知っておきたい 眼科鑑別診断 Q&A

外園千恵　　大野京子　　古泉英貴

佐藤美保　　榛村重人　　園田康平

辻川明孝　　中野　匡　　山上　聡

根岸貴志　　渡辺彰英

〈編　集〉

あたらしい眼科　VOL.41　臨時増刊号

Journal of the Eye

あたらしい眼科　第41巻　臨時増刊号　2024

知っておきたい
眼科鑑別診断 Q & A

外園千恵　大野京子　古泉英貴
佐藤美保　榛村重人　園田康平　編集
辻川明孝　中野　匡　山上　聡
根岸貴志　渡辺彰英

目　　次

巻 頭 言

Editorial

外 園 千 恵[*]

　眼科医として，疾患の早期発見，的確な診断，適切な治療を提供することは，医療の質の向上のみならず患者の生活の質を守るうえで欠かせない使命である．一方で，眼科領域の疾患は軽微な症状から重篤な疾患に至るまで多岐にわたり，「同様の症状を呈する疾患」が複数存在する．見誤ると予後に重大な影響を及ぼす疾患も存在するが，日常診療で診断に迷う場面は少なくない．

　そこで，今年の臨時増刊号は「鑑別診断」に焦点を当てた．角結膜疾患，網膜疾患，ぶどう膜炎，神経眼科疾患，そして眼形成領域に至るまで，多岐にわたる疾患群をカバーした．領域別ではなく「症状別」に鑑別診断のむずかしい疾患や病態を取り上げ，鑑別の考え方，所見のポイントを解説した．各項目が独立しており，読み重ねるなかで眼疾患の鑑別に関する知識とノウハウが蓄積されることをめざしている．

　診療現場では限られた時間やリソースのなかで診断を行う必要があるが，正確な判断が求められる場面で医師が多大な負担を感じることもある．読者の皆様が気軽に本誌を参照され，日々の診療に役立てていただけることを願っている．

　本誌の編集に際してご協力いただいた執筆者の先生方，ならびに企画・製作に携わっていただいたすべての方々に深く感謝申し上げる．

*Chie Sotozono：京都府立医科大学大学院医学研究科視覚機能再生外科学

あたらしい眼科 '24 臨時増刊号

知っておきたい眼科鑑別診断 Q&A

I 眼が赤い

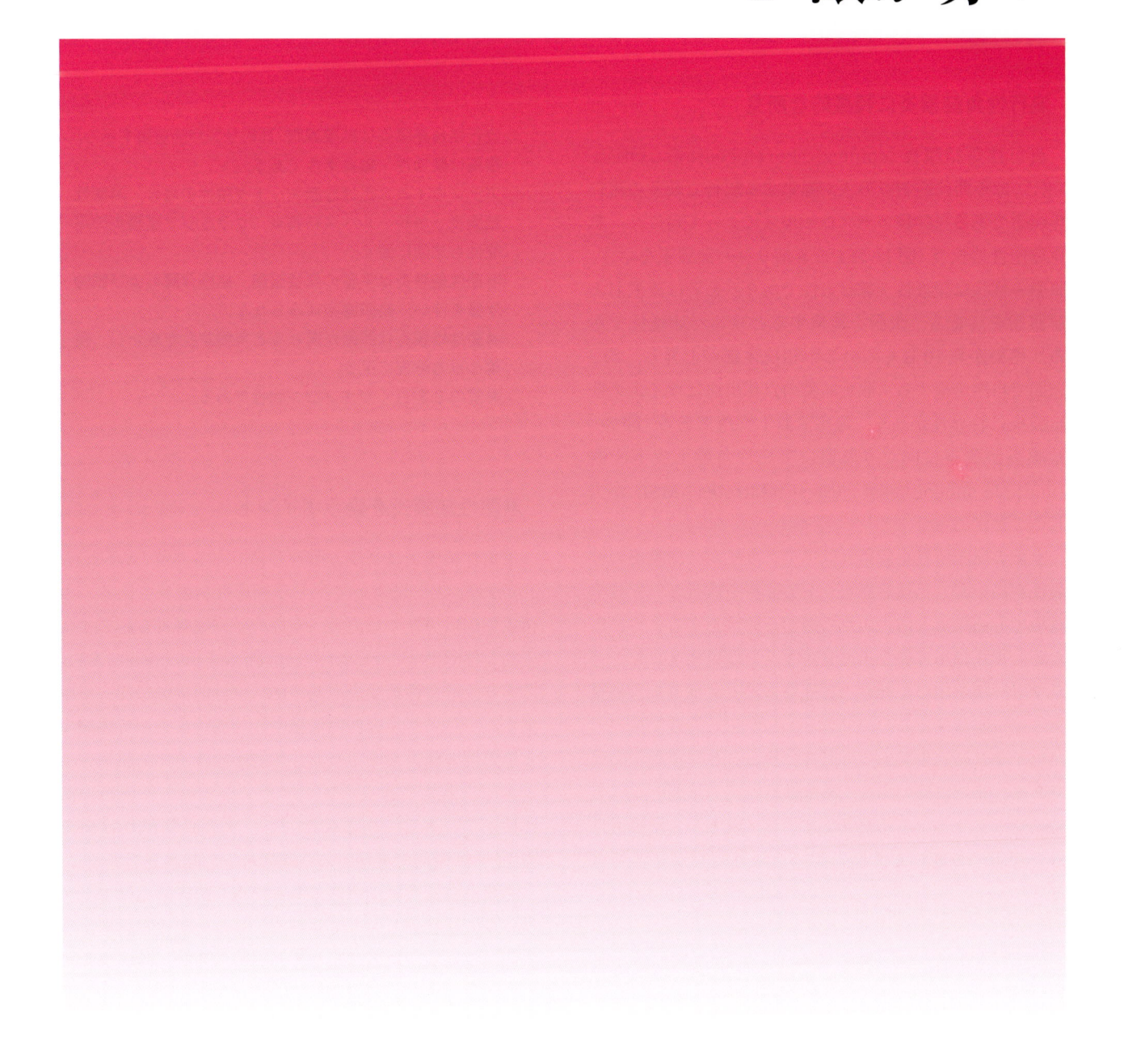

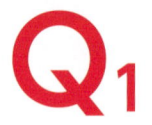 流行性角結膜炎と見分けるべき重症感染症は

回答者　戸 所 大 輔*

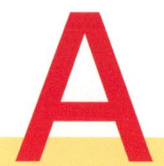

流行性角結膜炎に特徴的な所見

　流行性角結膜炎（epidemic keratoconjunctivitis：EKC）は年間に約100万人が罹患する眼科で最多の流行性疾患である．D種アデノウイルスによって起こり，急性濾胞性結膜炎（**図1**）および耳前リンパ節腫脹を示す．眼脂の性状は漿液性・線維素性であり，患者は流涙および眼脂を訴える．眼脂を鏡検するとリンパ球優位である．感染から10日くらいで中和抗体価が上昇し，約2週間で自然治癒する．眼瞼結膜の点状出血はウイルス性結膜炎に特異性が高く，臨床診断上有用である（**図2**）．結膜炎が改善に向かう時期に多発性角膜上皮下浸潤（multiple subepithelial corneal infiltrates：MSI）が生じることがある．

　上記の臨床所見を認めればアデノウイルス結膜炎の可能性が高いが，迅速診断キットで診断を確定し，学校や職場での感染拡大防止のため適切な助言をするようにしたい．現在使用可能な迅速診断キットは免疫クロマトグラフィー法を用いており，陽性ならアデノウイルス結膜炎と確定診断することができる．しかし，陰性でもアデノウイルス結膜炎である可能性は残ることに注意が必要である．また陰性の場合，淋菌性結膜炎，単純ヘルペス結膜炎，クラミジア結膜炎などアデノウイルス結膜炎以外の疾患の可能性を念頭に置いた経過観察が必要である．

- ■流行性角結膜炎は結膜濾胞，耳前リンパ節腫脹を示し，眼脂は漿液性・線維素性である．
- ■アデノウイルス迅速診断キットが陰性の場合，淋菌性結膜炎，単純ヘルペス結膜炎，クラミジア結膜炎の可能性も念頭に置く．
- ■淋菌性結膜炎は多量の膿性眼脂，結膜浮腫および眼瞼浮腫を伴い，結膜濾胞はみられない．
- ■淋菌性結膜炎は診断が遅れると角膜穿孔をきたし，重篤な視力障害に至る．
- ■淋菌の8割近くがキノロン耐性である．

淋菌性結膜炎を疑うポイント

　淋菌性結膜炎はグラム陰性球菌である淋菌（*Neisseria gonorrhoeae*）によって生じる細菌性結膜炎である．淋菌感染症は男性の尿道炎，女性の子宮頸管炎を起こす代表的な性感染症（sexually transmitted infections：STI）であり，淋菌性結膜炎も基本的には性的接触に伴って感染する．しかし，家族内伝播や性的虐待によって感染する小児例の報告もあるため，年齢から淋菌性結膜炎を否定することはできない[1,2]．アデノウイルス結膜炎の潜伏期が7〜10日であるのに対し，淋菌性結膜炎は感染後12〜48時間で発症する「超急性」の結膜炎である．

　淋菌性結膜炎は細菌性であるため，臨床所見はアデノウイルス結膜炎と大きく異なる．多量の膿性眼脂を伴う急性結膜炎で，結膜濾胞を伴わない（**図3**）．強い炎症に

*Daisuke Todokoro：群馬大学大学院医学系研究科病態循環再生学講座眼科学分野
〔別刷請求先〕　戸所大輔：〒371-8511 前橋市昭和町 3-39-15　群馬大学大学院医学系研究科病態循環再生学講座眼科学分野

　　　　　　　　　　　　　　　　　　　　　　　　　0910-1810/24/¥100/頁/JCOPY

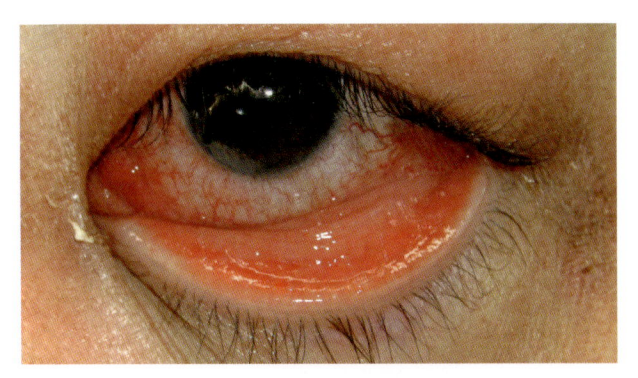

図1　流行性角結膜炎
結膜充血に加え，下眼瞼結膜に結膜濾胞を認める．
（眼科プラクティス16，文光堂，2024年より許可を得て転載）

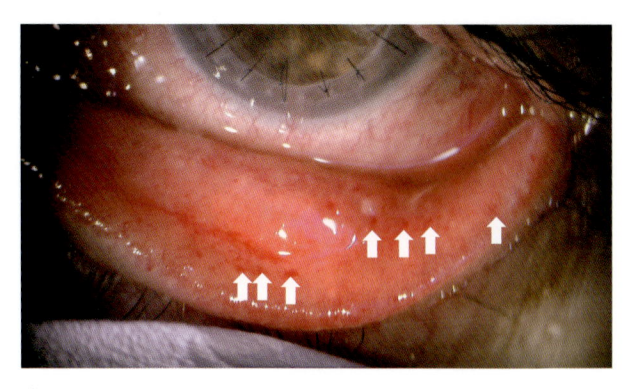

図2　眼瞼結膜の点状出血（流行性角結膜炎）
下眼瞼結膜に点状出血を認める（⇧）．

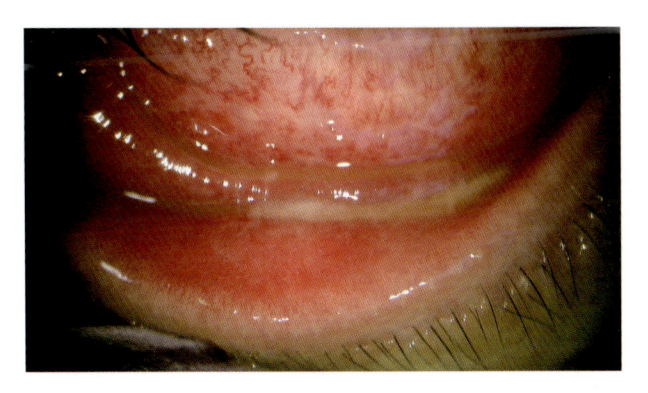

図3　淋菌性結膜炎
下眼瞼結膜円蓋部に黄色の膿性眼脂を認める．球結膜の炎症が非常に強い．

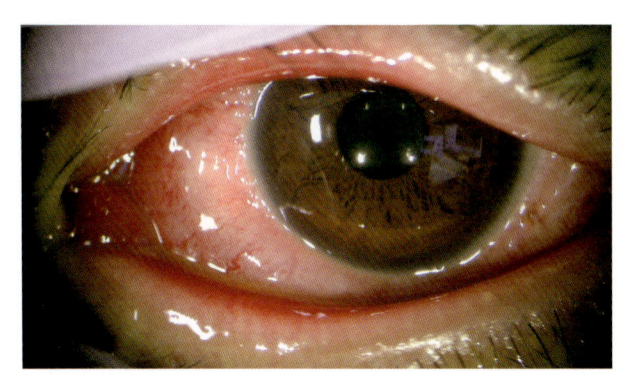

図4　淋菌性結膜炎（図3と同一患者）
結膜浮腫，眼瞼浮腫，多量の膿性眼脂により開瞼困難となっている．

よる結膜浮腫，眼瞼浮腫のために自力では眼が開けられないことが多い（**図4**）．診断のためには問診も重要だが，STIであるためプライバシーに配慮して行う．未診断の状態で過度にSTIと決めてかかると医師患者間，または患者家族間のトラブルになることがあるので注意を要する．おくすり手帳などで処方歴を確認すると，泌尿器科から抗菌薬が処方されていることがある．

　淋菌性結膜炎の診断のためにもっとも有用な検査は眼脂の塗抹鏡検と培養である．とくに塗抹鏡検は迅速診断が可能であり，グラム陰性球菌を認めれば診断がほぼ確定する（**図5**）〔注：きわめてまれに髄膜炎菌（*Neisseria meningitidis*）による結膜炎がある〕．仮にグラム陰性球菌を認めなくても，炎症細胞の性状が多核球優位であれば，その時点で少なくともアデノウイルス結膜炎ではない．また保険適用外ではあるが，泌尿器科・婦人科で用いられる淋菌の迅速診断キットが有用であった報告がある[3]．淋菌性結膜炎では多量の眼脂があり検体が採取しやすいので，治療開始前に眼脂の鏡検と培養をオーダー

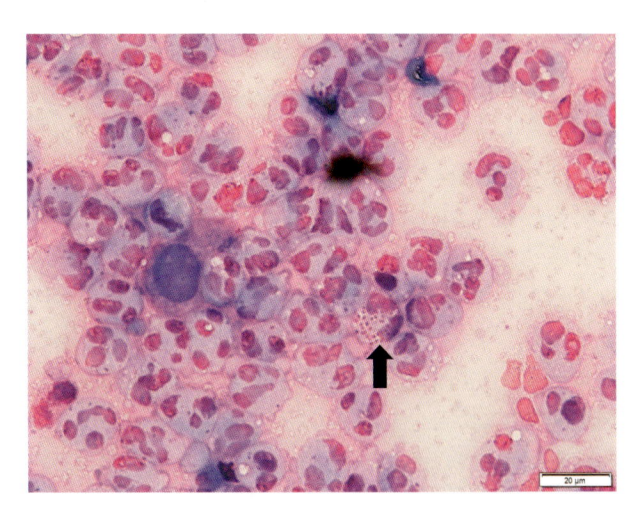

図5　淋菌性結膜炎の眼脂（グラム染色，1,000倍）
多核球に貪食されたグラム陰性球菌（⬆）を認める．流行性角結膜炎と異なり，炎症細胞は多核球（好中球）優位である．

しておくとよい．*Neisseria*属は血液寒天培地では発育せず，チョコレート寒天培地でCO_2培養を行う必要があるため，淋菌を疑っていることを検査室へ伝えておく

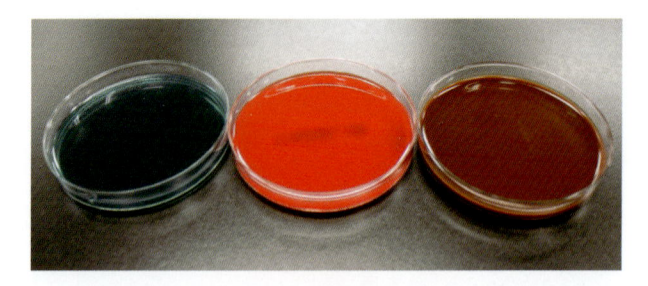

図 6　各種細菌培地
左から BTB 寒天培地，血液寒天培地，チョコレート寒天培地．
淋菌の培養にはチョコレート寒天培地が必要である．

表 1　淋菌性結膜炎の治療

点眼
・セフメノキシム　1 時間ごと
全身投与
・スペクチノマイシン 2 g 筋注　単回投与
または
・セフトリアキソン 1 g 静注　単回投与
（上記の点眼および全身投与を併用する）

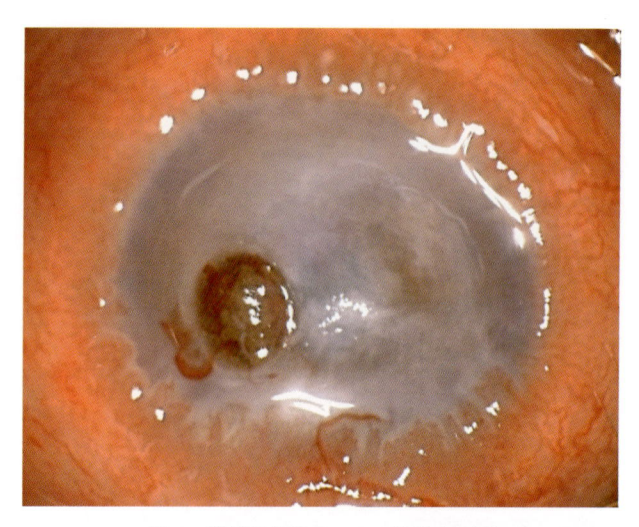

図 7　淋菌性結膜炎による角膜穿孔例
角膜全面が混濁・菲薄化し，大きな角膜穿孔を生じている．
（あたらしい眼科 40：1126，メディカル葵出版，2023 年より転載）

表 2　淋菌に対する各種抗菌薬の耐性率

抗菌薬の系統	薬剤名	耐性率（％）
ペニシリン系	ペニシリン G	19.8
セファロスポリン系	セフィキシム	0.4
	セフォジジム	0
	セフトリアキソン	0
テトラサイクリン系	テトラサイクリン	18.2
マクロライド系	アジスロマイシン	0.6
キノロン系	シプロフロキサシン	78.6
	レボフロキサシン	71.5
	ガチフロキサシン	74.1
アミノグリコシド系	スペクチノマイシン	0
	ゲンタマイシン	0

（文献 4 を元に作成）

（図 6）．また低温で死滅するため，検体を冷蔵庫へ入れることは避ける．淋菌性結膜炎に対して推奨される治療を表 1 に示す．

なぜ淋菌性結膜炎を見落としてはならないか

　淋菌性結膜炎は早期に診断し適切な治療を開始しないと，角膜融解から角膜穿孔をきたし，結膜炎であるが失明など重篤な視力障害に至る場合がある（図 7）．治療を行ううえで注意しなければならないのは，淋菌は 8 割近くがキノロン耐性であることである（表 2）[4]．したがって，急性結膜炎に対して短絡的にキノロン系抗菌薬（＋ステロイド点眼）のパターン処方を行っていると，淋菌性結膜炎の初期治療に失敗し重症化させてしまう可能性がある．実際，淋菌性結膜炎の患者の多くが流行性角結膜炎と初期診断されている．これを防ぐには，アデノウイルス迅速診断キットが陰性だった場合は淋菌性結膜炎をはじめヘルペス性結膜炎，クラミジア結膜炎など他の病原体による結膜炎の可能性を頭の片隅に入れ，前眼部所見を再度みなおすとよい．アデノウイルス結膜炎と決定的に異なるのは，眼脂の性状と量，そして球結膜の充血・浮腫の強さである．

文　　献

1) 田辺芳樹，成味知子，高良由紀子ほか：対応に苦慮した生後 4 カ月の乳児に発症した淋菌性結膜炎の 1 例．臨眼 **70**：1619-1623, 2016

2) 岡島行伸，小早川信一郎，柿栖康二ほか：生後 3 カ月の乳児に発症したニューキノロン耐性淋菌性結膜炎の 1 例．臨眼 **66**：1003-1007, 2012

3) 野村ちひろ，野村英一，伊藤典彦ほか：迅速診断キットが補助診断として有用であった淋菌性結膜炎の 1 例．臨眼 **66**：853-856, 2012

4) 田中正利，霜島正浩，雑賀　威ほか：日本全国から分離された淋菌の抗菌薬感受性に関する調査．感染症誌 **85**：360-365, 2011

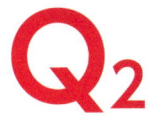 **見逃したくないアカントアメーバ角膜炎の初期病変とは**

回答者　中川　迅*

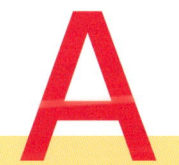

はじめに

　アカントアメーバ（Acanthamoeba）角膜炎は，日本ではおもにコンタクトレンズ（contact lens：CL）装用が原因となって生じる感染性角膜疾患である．病期は初期と完成期に分かれ，角膜炎が進行することで治療はより難治となる．よって，いかに初期の段階でアカントアメーバ角膜炎と診断できるかが患者の視力予後を左右する．アカントアメーバ角膜炎の初期像は多様な病像を呈することが特徴であり，適切な顕微鏡操作で観察を行うことが重要である．また，病歴聴取を不足なく行うことが診断するまでに重要である．本稿では，アカントアメーバ角膜炎の初期像を見逃さないための診断のエッセンスを提示していく．

焦らずにじっくり問診を行う

　アカントアメーバ角膜炎に限らず感染性角膜炎疾患，または前眼部疾患に付随する症状を訴える患者には下記の問診を行ってから所見を観察することを推奨する．

　①CL装用の有無（CL装用なしの場合は外傷のエピソードの有無を確認する．CL装用ありの場合は下記へ進む）

　②CLの種類（1日使い捨てタイプ，2週間交換タイプ，定期交換使い捨てCL，カラーCLなど）

　③発症はCLを使用開始して何日目だったか

　④CLの管理法（こすり洗いは行っているか，マルチパーパスソリューションを使用しているか，など）

■感染性角膜炎を疑う場合は，コンタクトレンズ装用の有無についてしっかりと問診を行い情報収集することが重要である．また主訴に関しても耳を傾け，前眼部所見の程度と合致しているかといった感覚的な部分も診断の手助けとなる．

■細隙灯顕微鏡による観察法としてはスリット光，ディフューザー法，強膜散乱法があげられ，強膜散乱法を行うには顕微鏡支持部のリボルバーを最大限に緩める必要がある．

■臨床所見ではアカントアメーバ角膜炎は初期と完成期とに病期が分かれ，初期はさまざまな症状を呈する．

■ヘルペス性角膜炎とアカントアメーバ角膜炎はしばしば酷似した臨床所見を呈することから，鑑別は困難をきわめる場合がある．臨床所見のみで診断が困難な場合は，できるだけ他覚的な検査を組み合わせて行うことが望ましい．

■アカントアメーバに対してはいまだに特異的な治療薬が開発されておらず，現行の薬物療法の治療効果もエビデンスに乏しい．もっとも有用性の高い治療は，直接角膜病巣からアカントアメーバを取り除く病巣搔爬である．

　上記内容を直接聞く，またはチェックシートなどを用意して診察待機の間に記入してもらってもよい．また，CLケースを持ってきているかを確認することも重要である．ケース内の保存液の培養検査を行い，診断に至る場合もある．他院からの紹介ですでに治療が施されている場合は，その内容についても聞く必要がある．とくに

*Hayate Nakagawa：東京医科大学茨城医療センター眼科医局
〔別刷請求先〕　中川　迅：〒300-0395 茨城県稲敷郡阿見町中央 3-20-1　東京医科大学茨城医療センター眼科医局

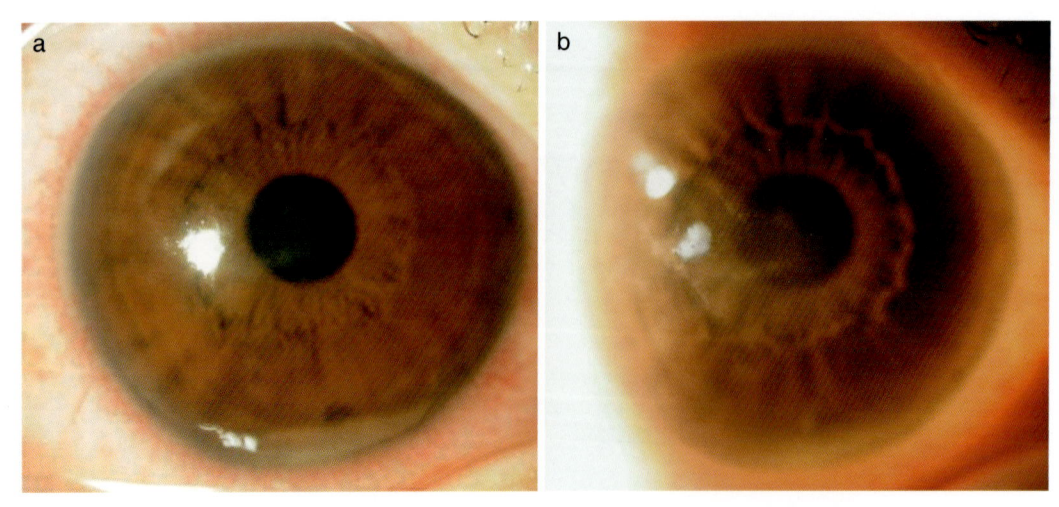

図1　細隙灯顕微鏡の観察法による見え方の違い（同一症例による比較）
a：ディフューザー法による写真．**b**：強膜散乱法による写真．

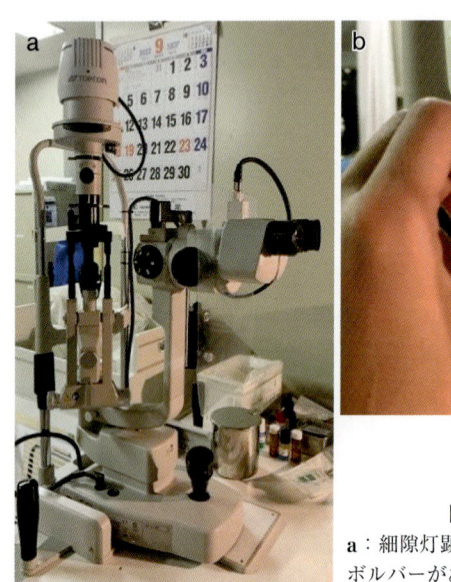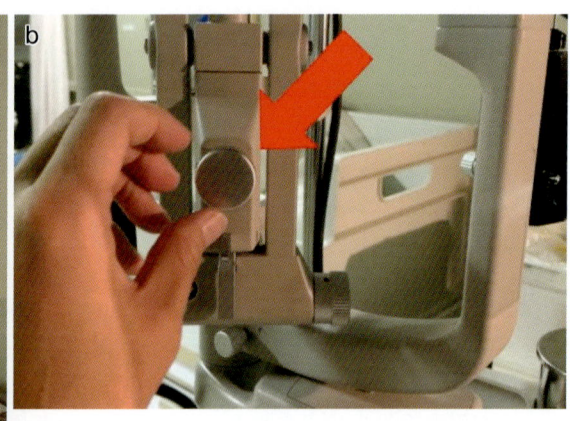

図2　細隙灯顕微鏡のリボルバー部位
a：細隙灯顕微鏡全体．**b**：細隙灯顕微鏡の支持部（➡）にリボルバーがある．

ステロイド投与が行われている場合は，病像が修飾されている可能性がある．また，前医では角膜ヘルペスと診断され，治療されたが改善がみられなかったなどのエピソードもアカントアメーバ角膜炎を疑うきっかけとなる．このほか，患者の主訴では「疼痛の訴え」に注目すべきで，前眼部所見の程度に比べ痛みの訴えが強いといった診察医の違和感，感覚的な部分も診断の助けとなる．

まとめると，問診から得られた患者背景やさまざまな情報から「アカントアメーバ角膜炎が疑わしい」と念頭に置いて前眼部観察を行い，「所見を探しに行く」というマインドセットが診察に役立つこととなる．

細隙灯顕微鏡を適切に扱い診察を進める

最初に細隙灯顕微鏡を覗く際には低倍率，広範照明で全体を俯瞰して観察をする．角膜所見，結膜所見，眼瞼所見，睫毛所見などをまず広範囲に観察する．眼瞼は下眼瞼，上眼瞼を翻転して観察し，またマイボーム腺周囲，開口部位の観察，そして睫毛の観察を行っていく．病変部位を把握したのちに低倍率から高倍率へ上げて観察を行う．細隙灯顕微鏡による観察法としてスリット光，ディフューザー法，強膜散乱法があげられる．光の扱い方で所見の見え方が変わってくるため（**図1**），適切な観察法を用いる必要がある．

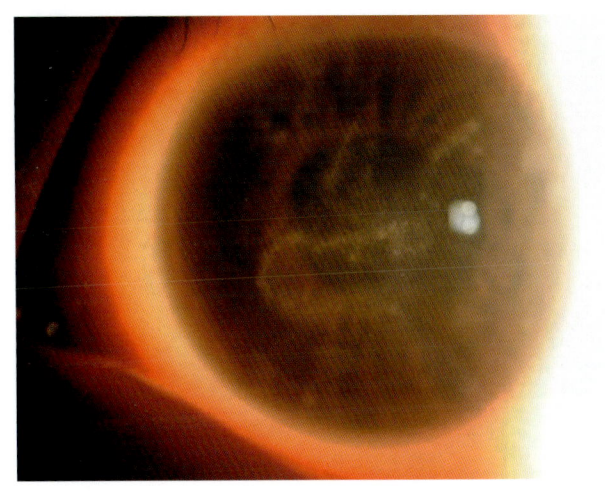

図3 アカントアメーバ角膜炎の初期像
上皮下の点状混濁が連なり，斑状混濁と線状混濁を呈する．

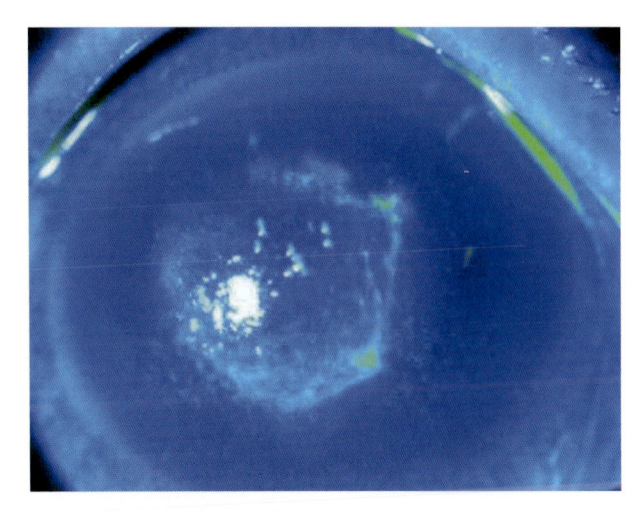

図4 偽樹枝状角膜炎のフルオレセイン染色写真
HSVによる樹枝状角膜炎と非常によく似た偽樹枝状潰瘍．よく見ると末端膨大部は形成されていない．

角膜浸潤病巣を把握するには強膜散乱法が必須である．とくに非典型的な浸潤病巣を呈するアカントアメーバ角膜炎の場合は，この観察方法でないと所見を把握できない場合がある．強膜散乱法を行うには顕微鏡支持部のリボルバーを反時計周りに回して最大限まで緩める必要がある（**図2**）．最初はこのセッティングだと顕微鏡が不安定で観察がやりづらいと感じると思われるが，徐々に感覚を慣らしていくとよい．

臨床所見

アカントアメーバ角膜炎の病期は初期と完成期に分かれる．初期像はおもに感染成立から1カ月以内の時期にあたる．

1. 初　　期
a. 点状，線状，斑状角膜混濁
角膜上皮，上皮下に点状の混濁，またこれが連なった線状混濁，集簇した斑状混濁など，さまざまな混濁像を呈する（**図3**）．
b. 偽樹枝状角膜炎
フルオレセイン染色を用いると点状の染色が連なった樹枝状様の病像がみられ，単純ヘルペスウイルス（herpes simplex virus：HSV）による樹枝状角膜炎との鑑別が重要である．HSVに特徴的な末端膨大部（terminal bulb）がみられないのが特徴である（**図4**）．
c. 放射状角膜神経炎
角膜周辺部の実質中に放射状に走る線状の淡い炎症細胞浸潤がみられる（**図5**）．
d. 輪部結膜の腫脹および充血
角膜の浸潤部位や放射状角膜神経炎の部位に一致して，輪部結膜の腫脹および充血がみられることが多い．

2. 完　成　期
リング状角膜浸潤病巣が出現する．浸潤病巣から角膜周辺部位までほぼ等間隔のリング状浸潤が生じるのが特徴的である．アカントアメーバが中央に集結していっている部分に免疫反応が生じている状態と考えられている．リング状の角膜浸潤から中央方向に浸潤が広がっていき，円板状混濁および潰瘍所見を呈する（**図6**）．鑑別として，ヘルペス性角膜実質炎があげられる．

アカントアメーバ角膜炎とヘルペス性角膜炎

臨床所見でも述べたように，ときにヘルペス性角膜炎はアカントアメーバ角膜炎に酷似した臨床所見を呈することから，鑑別は困難をきわめる場合がある．世界的にもこれまでに多くの既報がなされている．アカントアメーバ角膜炎完成期と診断され，全層角膜移植を施されたが，角膜病理像からヘルペス性角膜実質炎であったことが判明した事例[1]，CL装用者の上皮欠損を伴った角膜炎をみた場合は上皮型ヘルペスよりもアカントアメーバ角膜炎を疑うべきである，といった意味合いが込められた臨床報告[2]，また，アカントアメーバ角膜炎とヘルペス性角膜炎が実際は共感染していた9例の角膜炎の報告[3]もなされている．

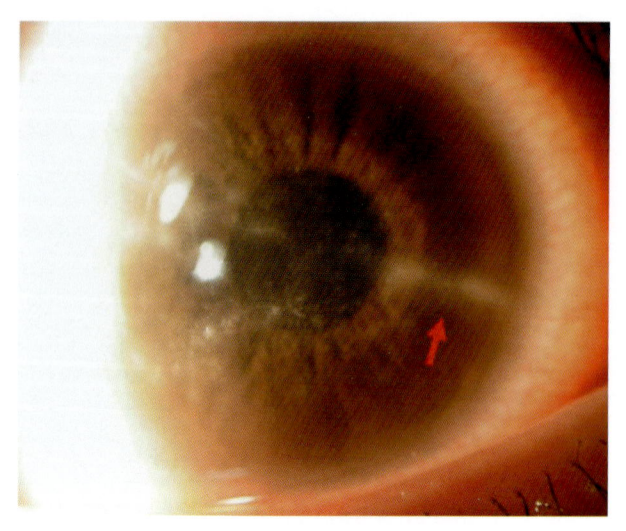

図 5　放射状角膜神経炎の所見
線状の淡い炎症細胞浸潤がみられる (⬆).

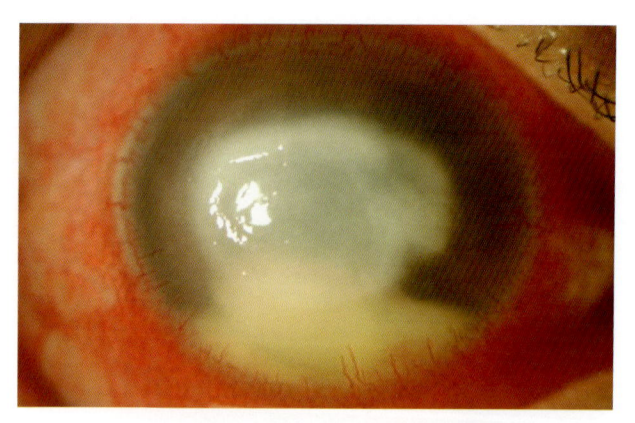

図 6　アカントアメーバ角膜炎の完成期像
角膜中央に円板状混濁を呈する.

　臨床所見のみで診断が困難な場合は，できるだけ他覚的な検査を組み合わせて行うことが望ましい．基本的には角膜擦爬を行い，培養塗抹検査への提出．コンフォーカルマイクロスコピーや前眼部 OCT などの非侵襲的な検査，またマルチプレックス PCR などのよりアブロードな検査まで行えれば共感染が生じていた場合でも診断をつけられる可能性が高まる.

アカントアメーバ角膜炎に対する治療法

　アカントアメーバに対してはいまだに特異的な治療薬が開発されていない．もっとも有用性の高い治療は，直接角膜病巣からアカントアメーバを取り除く，病巣擦爬である．また病巣擦爬を行うことで点眼薬の浸透性の向上も期待できる．治療薬の第一選択としては，保険適用外である自家調剤点眼，ビグアナイド系消毒薬のクロルヘキシジン酸塩点眼，または polyhexamethylene bigu-anide（PHMB）点眼である．PHMB は点眼液の作製に適した原液の入手が困難であり，現実的に使用することはむずかしい．またエビデンスは乏しいが，イセチオン酸プロパミジン（Brolene）や抗真菌薬，ボリコナゾール点眼も一部有用性があるとの報告がある．これらの薬剤は，ビグアナイド系消毒薬の点眼と併用して使用することが推奨される．また，進行したアカントアメーバ角膜炎に対しての薬物療法には限界があるため，治療的角膜移植の適応となる場合がある.

文　　献

1) Singh RB, Batta P：Herpes simplex virus keratitis mimicking Acanthamoeba keratitis：a clinicopathological correlation. *BMJ Case Rep* **2018**：bcr2018226100, 2018
2) Sanchez S, Faraj LA, Wajnsztajn D et al：Acanthamoeba more commonly causes epithelial keratitis than herpes simplex in South-East England contact lens users. *Infection* **50**：1619-1622, 2022
3) Mathers WD, Goldberg MA, Sutphin JE et al：Coexistent Acanthamoeba keratitis and herpetic keratitis. *Arch Ophthalmol* **115**：714-718, 1997

*　　　*　　　*

Q3 どのようなときにクラミジア結膜炎を疑うか

回答者　篠崎和美*

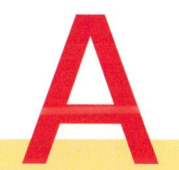

クラミジア結膜炎とは

クラミジア・トラコマティス（*Chlamydia trachomatis*）による結膜炎に，トラコーマと封入体結膜炎の病態がある．主要外膜蛋白に由来する血清型の A〜C ではトラコーマを，D〜K により封入体結膜炎を発症する．

トラコーマは基本的にわが国でみることはないが，衛生環境の不備な国では今も失明原因として問題となる．接触感染やハエの媒介で伝播し，反復感染や慢性炎症により結膜瘢痕化，睫毛や眼瞼内反，角膜障害が進行し，重篤な視力障害をきたす．

わが国で性行為感染症（sexually transmitted disease：STD）として問題となるのは封入体結膜炎で[1]，成人封入体結膜炎と新生児封入体結膜炎がある．前者は泌尿生殖器などの性器クラミジア感染症や上咽頭のクラミジア感染から眼に伝播し，結膜炎を発症するもので，淋菌など他の STD を合併していることも少なくない．また，STD 関連疾患の好発年齢でない小児の発症では，性的虐待などの可能性も考慮する[2]．新生児はおもに産道感染による発症である．

最近では封入体結膜炎をクラミジア結膜炎と呼称することが多く，本稿では以下，封入体結膜炎をクラミジア結膜炎と記載する．

どのようなときにクラミジア結膜炎を疑うべきか

クラミジア結膜炎の可能性が高いのは，とくにつぎに

A

■ クラミジア結膜炎は，わが国ではおもにクラミジア・トラコマティス（*Chlamydia trachomatis*）の血清型 D〜K による封入体結膜炎で，性行為感染症の一つである．

■ クラミジア結膜炎の臨床所見は，急性濾胞性結膜炎で発症し，急性期には耳前リンパ節の腫脹を伴う．アデノウイルス結膜炎と類似した臨床所見を呈する．

■ クラミジア結膜炎に特徴的な堤防状の濾胞形成は 3〜4 週を経て観察される．感染の背景因子の有無，上方の角膜輪部腫脹，角膜表層の血管侵入や上皮下浸潤を生じる．上咽頭感染の症状の有無は診断の手がかりになる．

■ クラミジア結膜炎の濾胞は円蓋部に著明．眼脂は粘液膿性眼脂で，リンパ球より多核白血球が優位である．封入体の観察には，検体採取時に結膜上皮細胞の採取を意識する．

■ 2 週間以上遷延する急性濾胞性結膜炎や慢性結膜炎やアレルギー性結膜炎として抗菌薬や副腎皮質ステロイドなどが漫然と処方されている患者などではクラミジア結膜炎の可能性も疑い，再度問診，結膜炎の原因検索を行う．

■ クラミジア結膜炎の治療は，*C.trachomatis* の特殊な増殖サイクルについて患者の理解も得て，有効な治療を徹底することが重要である．

示すときである．感染の背景因子があり，急性濾胞性結膜炎を発症した場合，アデノウイルス結膜炎にしては経過が長すぎるという印象をもった場合，アレルギー性結

*Kazumi Shinozaki：東京女子医科大学眼科学教室，東京女子医科大学八千代医療センター眼科
〔別刷請求先〕　篠崎和美：〒162-8666 東京都新宿区河田町 8-1　東京女子医科大学眼科学教室

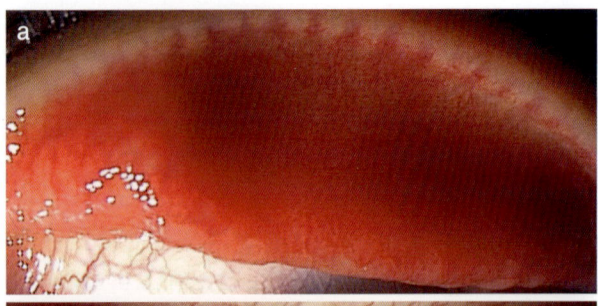

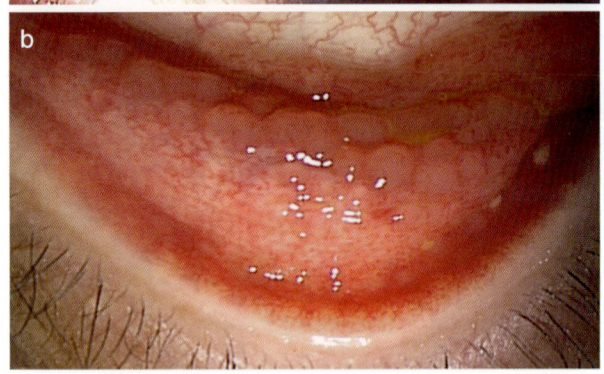

図1　成人クラミジア結膜炎の結膜所見
a：上眼瞼結膜，充血，浮腫，おもに乳頭増殖がみられる．**b**：下眼瞼結膜，円蓋部に堤防状の癒合した混濁した濾胞がみられる．

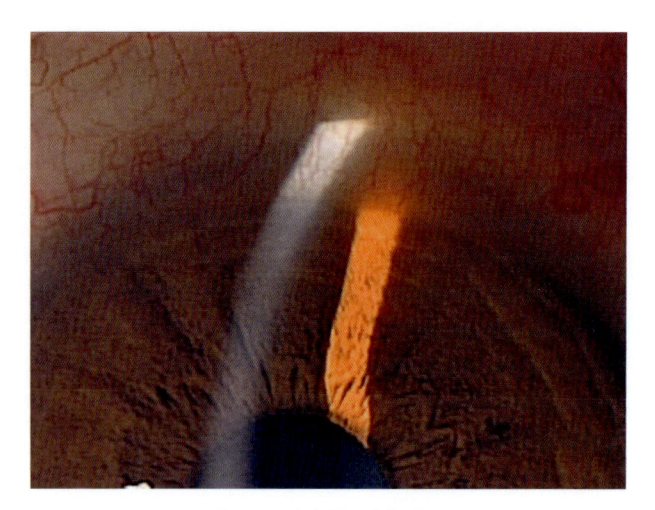

図2　上方角膜の血管侵入

膜炎や慢性結膜炎などとして副腎皮質ステロイド点眼や抗菌薬点眼が投与され，寛解憎悪を繰り返している場合などである．

濾胞性結膜炎で典型的な経過でない患者や，長期に抗菌薬や副腎皮質ステロイド点眼液が漫然と投与されている患者では，クラミジア結膜炎も疑い，再度問診をとりなおして塗抹検査，微生物学的検査を行う．この理由についてクラミジア結膜炎の特徴，鑑別疾患から考える．

クラミジア結膜炎の臨床所見

1. 成人クラミジア結膜炎

性器クラミジアなどの感染から約1週間の潜伏期を経て，急性濾胞性結膜炎で発症する．片眼の発症が多い．粘液膿性眼脂，著明な結膜充血を示し，上眼瞼結膜には乳頭増殖，耳前リンパ節腫脹を伴うことも多い．濾胞は下眼瞼の円蓋部にめだち，発症初期には濾胞は融合していないが，結膜炎が遷延化して3〜4週経つと濾胞が融合し，クラミジアに特徴的とされる癒合した堤防状のやや混濁した濾胞形成を呈する（**図1**）．また，上方の角膜輪部腫脹，角膜表層の血管侵入（**図2**）や上皮下浸潤を生じる．

2. 新生児クラミジア結膜炎

新生児も産道感染から約1週間の潜伏期を経て発症する．新生児はリンパ組織が未発達のため，濾胞形成をしない．眼瞼腫脹，瞼結膜はビロード状になり偽膜性結膜炎，角膜上皮下浸潤を生じる．また，咽頭炎や肺炎の呼吸器感染を合併する．成人と異なり基本的に両眼性である．

クラミジア結膜炎の診断

クラミジア結膜炎においても，確定診断は結膜での*C.trachomatis*の検出である．塗抹検査，分離培養，抗原検査や核酸検出法によるが，現在，日常臨床で活用できるのは塗抹検査，ポリメラーゼ連鎖反応（polymerase chain reaction：PCR）検査である．ただし，PCRは結膜炎に対しては保険適用外である．

結膜擦過物の塗抹検鏡でギムザ染色やDiff-Quick染色で，結膜上皮細胞質内の封入体（Prowazek小体）が観察できれば診断がつく（**図3**）．眼脂の炎症細胞は単核球より多核白血球が優位で，Leber細胞や形質細胞がみられることもある．

結膜上皮細胞内の封入体をみつけるためには，検体採取時に結膜上皮をしっかり擦過し採取する必要がある．

PCRは，感度・特異度とも高い．また，一つの検体でクラミジアと淋菌を同時に検査することが可能であり，混合感染の多いSTDには有用である．

クラミジア結膜炎の治療における注意点

クラミジア結膜炎の治療において，*C.trachomatis*の

48〜72時間からなる特殊な増殖サイクル（**図4**）を理解しておく必要がある.

C.trachomatis は偏性細胞寄生性で，感染性粒子の基本小体が宿主細胞に吸着・侵入し，感染細胞内で封入体（小胞）内で代謝活性のある増殖型の網様体に変化し，増殖後に再び基本小体に変化し，宿主細胞の崩壊に伴い基本小体が細胞外に放出され，感染を拡大していく.

増殖サイクルのなかで抗菌薬の効果が期待できるのは，網様体の形態の時のみである. したがって，結膜上皮内の網様体に効かせるためには，結膜上皮内の抗菌薬の有効濃度を長期間維持することが必要となる. また，細胞内への組織移行への考慮も必要で，テトラサイクリン系，マクロライド系，キノロン系が有効である. セフェム系やアミノグリコシド系などは細胞内移行が低く効果を示さない.

具体的には，オフロキサシン眼軟膏1日5回を8週間継続する. 眼軟膏はアドヒアランスが得にくい，眼軟膏のためにアドヒアランスが低い患者には，保険適用外であるが，オフロキサシン点眼液やトスフロキサシン点眼

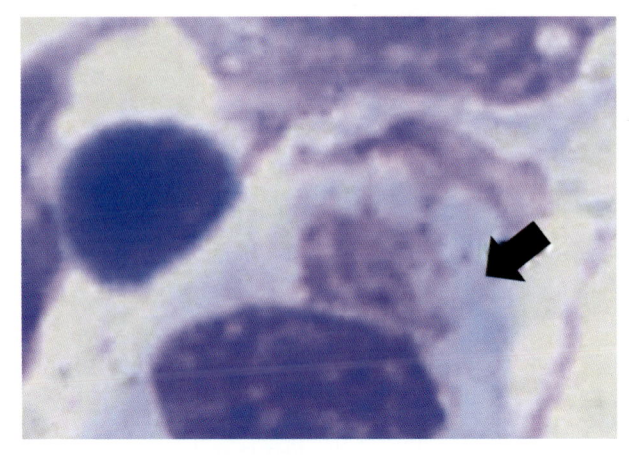

図3　結膜擦過物（Diff-Quick 染色）
結膜上皮に細胞封入体がみられる（➡）.

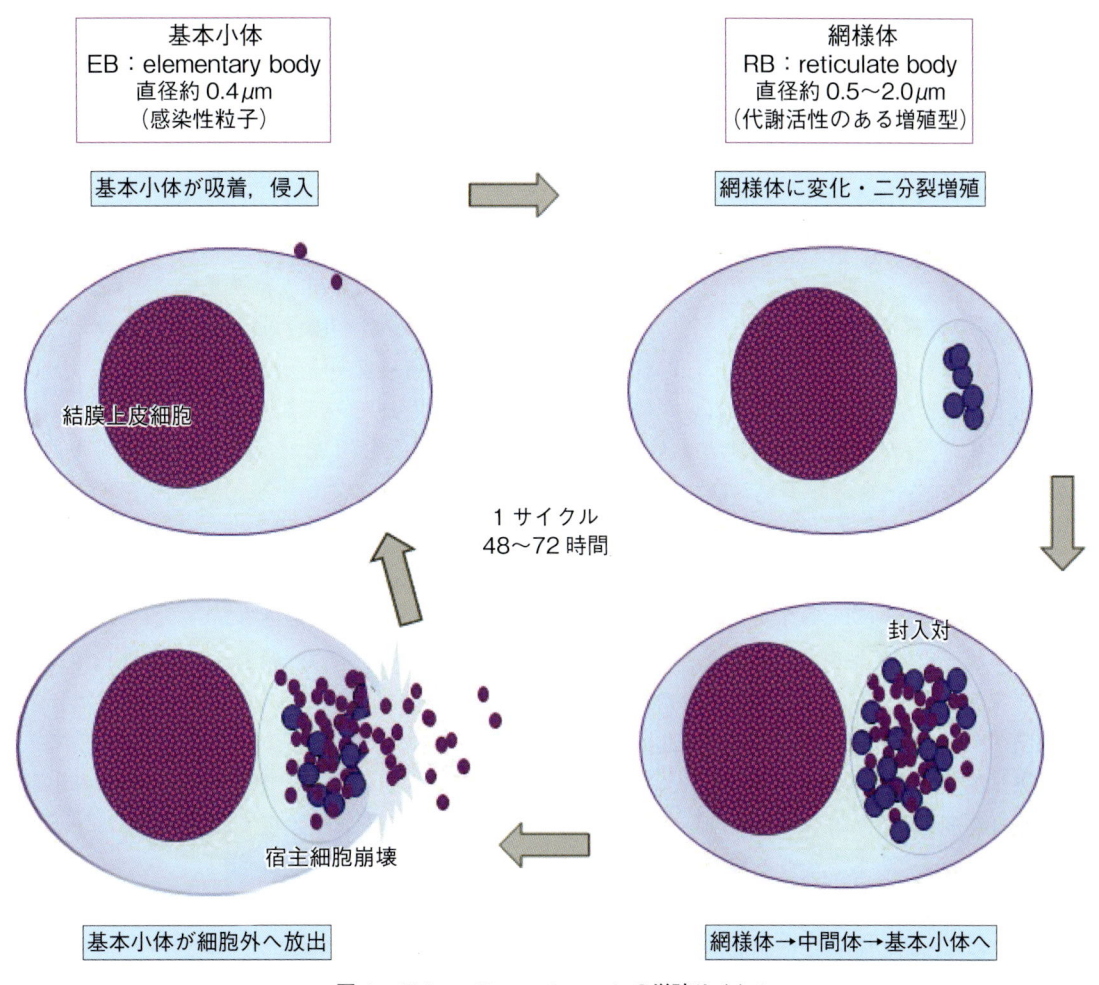

図4　*Chlamydia trachomatis* の増殖サイクル

表1 アレルギー性結膜疾患（ACD）の定義

臨床診断（Aのみ）	ACD に特有な臨床症状がある
臨床的確定診断（A+B）	臨床診断に加えて，涙液中総 IgE 抗体陽性，血清抗原特異的 IgE 抗体陽性，または推定される抗原と一致する皮膚反応陽性
確定診断（A+B+C，A+C）	上記に加えて，結膜擦過物中の好酸球が陽性

A：臨床症状あり
B：I型アレルギー素因（全身的素因・局所的素因）あり
C：結膜でのI型アレルギー反応あり　　　（文献6より引用）

液の1時間おきの点眼にする[3]．最近処方が可能となったマクロライド系のアジスロマイシン点眼液の効果も期待されている[4]．内服薬は，成人ではマクロライド系のアジスロマイシン（ジスロマック）1g1回投与やクラリスロマイシン（クラリス）200mg1日2回1週間投与する[3]．全身合併症やパートナーの治療も必ず平行して行う．新生児では，エリスロマイシンエチルコハク酸エステル（50mg/kg）を1日4分割で14日間経口投与する[3]．

症状が軽減しても中断せず，徹底して治療を継続しないと遷延化する．また，パートナーの治療も必要である．治療へのアドヒアランスを高めるためには，クラミジア結膜炎の病態について患者の理解を得ることも重要な疾患である．

鑑別疾患と鑑別のポイント

1. アデノウイルス結膜炎

アデノウイルスによる結膜炎で，片眼性で，急性濾胞性結膜炎で発症し，耳前リンパ節の腫脹を伴い，偽膜形成や多発性角膜上皮下浸潤をきたす．アデノウイルス結膜炎の診断に用いられる迅速診断キットは，特異度は100%だが感度が6〜7割のため，陰性でもアデノウイルス結膜炎を完全には否定できない．

クラミジア結膜炎の発症初期と臨床所見の類似点が多く，初期にアデノウイルス結膜炎として加療されることも少なくない．アデノウイルス結膜炎の合併症の抑制目的で，副腎皮質ステロイドの点眼が投与されることがしばしばある．典型的な所見が修飾されてしまい，鑑別しづらくなり，慢性結膜炎やアレルギー性結膜炎の診断で副腎皮質ステロイドが漫然と投与される要因にもなる．

クラミジア結膜炎との鑑別のポイントは，発症初期では，眼脂がアデノウイルス結膜炎では漿液性粘性眼脂にあるのに対して，クラミジア結膜炎は粘液膿性眼脂であ

る．眼脂の塗抹検査では，アデノウイルス結膜炎ではリンパ球主体であるが，クラミジア結膜炎では，リンパ球もみられるが多核白血球が優位である．アデノウイルス結膜炎は，約2週間で鎮静化する．2週間以上，結膜炎が鎮静化しない場合はクラミジア結膜炎の可能性を疑う．

また，アデノウイルス感染も STD として注意が必要となっており[5]，アデノウイルスの診断キットで陽性だった場合も，経過が長い場合は，*C.trachomatis* の混合感染も疑う必要がある．

2. アレルギー性結膜炎

アレルギー性結膜疾患（allergic conjunctival diseases：ACD）の定義[6]は，I型アレルギー反応を主体とした結膜の炎症性疾患であり，抗原により惹起される自覚症状・他覚所見を伴うものとされている．診断は，ACD に特有な臨床症状があるのみの臨床診断，臨床診断に加えて涙液中総 IgE 抗体陽性，血清抗原特異的 IgE 抗体陽性，または推定される抗原と一致する皮膚反応陽性による臨床的確定診断，さらに結膜擦過物中の好酸球の陽性を確認することで確定診断となる（**表1**）．日常の臨床のなかでは，臨床診断で治療されていることが少なくない．

ACD の臨床診断にかかわる所見は，かゆみ，異物感，眼脂などの自覚症状，結膜充血，結膜腫脹，結膜濾胞，結膜乳頭増殖，結膜浮腫である．クラミジア結膜炎にもみられる所見である．抗菌薬や副腎皮質ステロイドが漫然と投与されたクラミジア結膜炎も，慢性の ACD も静脈充血が主であり充血の色調での鑑別もむずかしい．患者からクラミジア結膜炎の感染因子の申告がない場合は，クリニックを転々としている患者などは，問診で経過をよく聞きだし，疑わないとクラミジア結膜炎の診断にたどり着かない可能性も高い．

鑑別のポイントは，経過と眼脂の性状の違い，濾胞形成の部位や大きさである．ACD の眼脂はリンパ球や好酸球が多く，好中球が少なく漿液性粘液性である．濾胞は，アレルギー性結膜炎は瞼板部にみられ小さいのに比較し，クラミジア結膜炎では，円蓋部に著明で大きく混濁し癒合している（**図5**）．

ま　と　め

クラミジア結膜炎は *C.trachomatis* による結膜炎で，

STD として問題となる. 急性濾胞性結膜炎で発症し, 耳前リンパ節の腫脹を伴う. 濾胞は下眼瞼の円蓋部に目立ち, 3〜4週経つと濾胞が融合し, クラミジア結膜炎に特徴的とされる癒合した堤防状のやや混濁した濾胞形成を呈する. 眼脂は粘液膿性眼脂で, リンパ球もみられるが多核白血球が優位である. 封入体の観察には結膜擦過を行い, 結膜上皮細胞を採取する必要がある. 感染の背景因子の有無, 上方の角膜輪部腫脹, 角膜表層の血管侵入や上皮下浸潤, 上咽頭感染の症状の有無も診断の手がかりとなる.

初期にアデノウイルス結膜炎として加療されることも少なくない. 2週間以上遷延する急性濾胞性結膜炎や, 慢性結膜炎, アレルギー性結膜炎の診断で副腎皮質ステロイドや抗菌薬の点眼が漫然と投与されている場合には, クラミジア結膜炎の可能性も疑い, 問診の取り直し, 結膜炎の原因検索を行うことが大切である.

治療では, 中断しないよう高いアドヒアランスを得るために, クラミジア・トラコマティスの特殊な増殖サイクルから, 長期に局所治療を要することやパートナーの治療の必要性の理解を得ることが重要である.

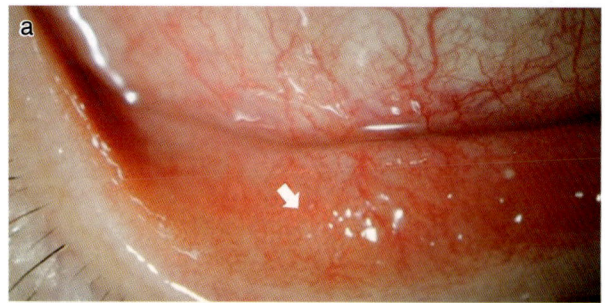
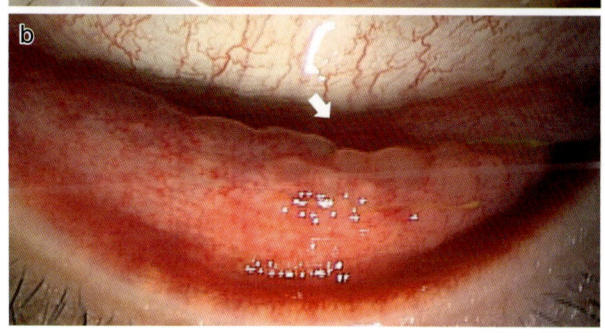

図5 アレルギー性結膜炎とクラミジア結膜炎の結膜所見
a：アレルギー性結膜炎は濾胞が瞼板部にみられ小さい（⇨）.
b：クラミジア結膜炎は円蓋部に著明で, 軽度混濁し大きく癒合している（⇨）.

文　　献

1) 中川　尚：クラミジア結膜炎. あたらしい眼科 **35**：1585-1589, 2018
2) 花谷あき, 坂内優子, 塩田睦記ほか：小児淋菌感染症発症の背景　性的虐待との関連性を疑った1例. 東女医科大誌 **83**（臨増）：E399-E403, 2013
3) 中川　尚：眼と性感染症. 性感染症診断・治療ガイドライン 2020（一般社団法人 日本性感染症学会編）, p35-43, 診断と治療社, 2020
4) 佐々木　香る：感染性角膜炎：細菌. 臨眼 **66**：129-133, 2012
5) 内尾英一：アデノウイルス結膜炎. あたらしい眼科 **40**：1137-1142, 2023
6) 宮崎　大, 内尾英一, 海老原伸行ほか；日本眼科アレルギー学会診療ガイドライン作成委員会：アレルギー性結膜疾患診療ガイドライン（第3版）. 日眼会誌 **125**：741-785, 2021

*　　　*　　　*

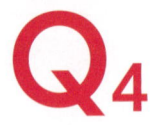 角膜輪部周辺部の細胞浸潤で考えるべき疾患は

回答者　山下　耀　平*　　北　澤　耕　司*

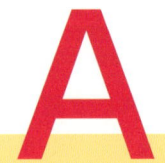

はじめに

　角膜輪部周辺部に細胞浸潤を認める場合は，カタル性角膜潰瘍と Mooren 角膜潰瘍が重要な鑑別疾患としてあげられる．両者は角膜周辺部に難治性の潰瘍を生じるという点で共通しているが，病因，臨床所見，治療法などに違いがある．的確な診断と適切な治療方針の選択が良好な予後を得るために不可欠である．本稿では，カタル性角膜潰瘍と Mooren 角膜潰瘍の特徴や鑑別点について詳述し，それぞれの疾患に対する適切な治療アプローチについて解説する．

カタル性角膜潰瘍

1．病因・病態

　カタル性角膜潰瘍は，慢性的なブドウ球菌性眼瞼縁炎に合併して生じることが多い．眼瞼炎の細菌培養検査で，黄色ブドウ球菌（*Staphylococcus aureus*）が陽性となる場合がほとんどである．角膜の病変部を擦過しても培養検査は陰性となり，グラム染色やギムザ染色などの検体染色検査でも好中球を認めるだけで細菌は検出されない．つまり，病理学的には病変部の直接的な感染ではなく，ブドウ球菌抗原に感作された角膜周辺部実質において抗原-抗体複合体が補体の古典経路を活性化（III 型アレルギー反応）し，白血球の浸潤が生じた結果，潰瘍が形成されると考えられている．実際，Mondino らによるブドウ球菌の菌体外毒素を用いた家兎実験モデルにおいて，抗原（菌体外毒素）と抗体との複合体が補体の

■角膜輪部周辺部に細胞浸潤を認める場合は，カタル性角膜潰瘍と Mooren 角膜潰瘍が主要な鑑別疾患となる．

■カタル性角膜潰瘍の角膜浸潤は眼瞼縁と接する 2 時，4 時，8 時，10 時の位置に好発し，浸潤病巣は角膜輪部と平行に存在することが特徴で，輪部と浸潤病巣の間には 1〜2 mm の透明帯を伴う．

■Mooren 角膜潰瘍の診断は関節リウマチ，Wegener 肉芽腫症などの膠原病疾患の除外診断のうえで成り立つものである．

■Mooren 角膜潰瘍での潰瘍の辺縁は境界明瞭で，潰瘍先端あるいは潰瘍底に白色の細胞浸潤を伴う．また，潰瘍は undermining とよばれる深い坑道状の特徴的な形状を呈し，透明帯は認められない．

■Mooren 角膜潰瘍の治療は，おもに免疫抑制療法と外科的治療からなり，外科的治療の術式としては潰瘍底の掻爬と結膜切除術，重症では角膜上皮形成術が併用され，穿孔した場合には表層角膜移植術が行われる．

古典経路を活性化し，多核白血球の浸潤を誘発し，それに続く酵素反応によって潰瘍形成が起こることが示されている[1]．このように，カタル性角膜潰瘍の発症には，慢性的な細菌感染による免疫学的機序が深く関与していると考えられる．

2．臨床所見

　カタル性角膜潰瘍は 20〜50 代に多く発症し，患者は

*Yohei Yamashita & Koji Kitazawa：京都府立医科大学大学院医学研究科視覚機能再生外科学
〔別刷請求先〕　北澤耕司：〒602-0841 京都市上京区河原町広小路上ル梶井町 465　京都府立医科大学大学院医学研究科視覚機能再生外科学

0910-1810/24/¥100/頁/JCOPY

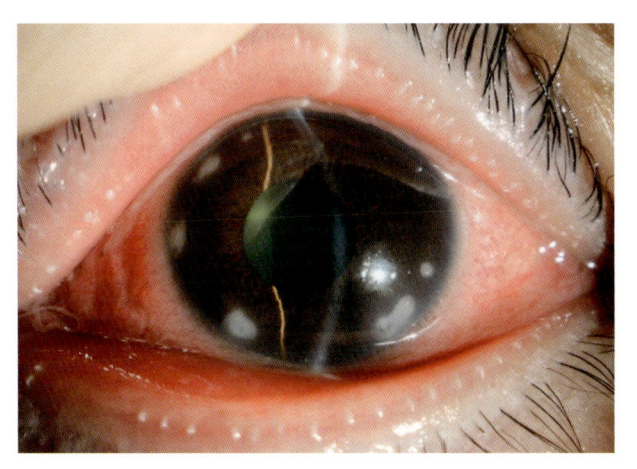

図1 カタル性角膜潰瘍の特徴的な所見
角膜周辺部に透明帯を伴って円形〜楕円形, 灰白色の細胞浸潤を
複数認める.

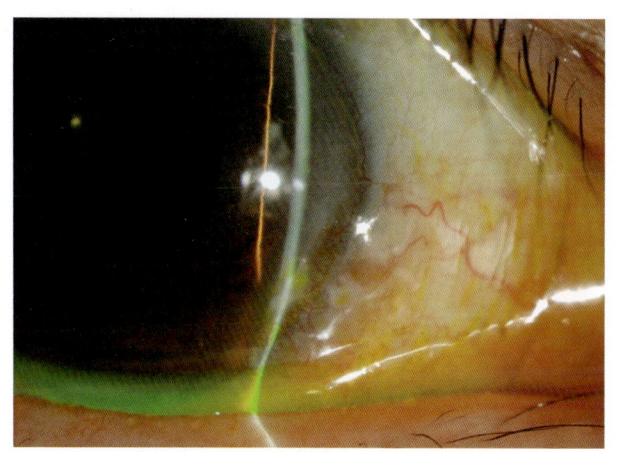

図2 カタル性角膜潰瘍の重症例
カタル性角膜潰瘍の再発を繰り返した例. 表層性血管侵入を認める.

充血, 強い痛み, 異物感, 羞明を主訴に来院する. 通常は前眼部眼瞼炎や結膜炎の合併が認められる. 特徴的な所見は, 角膜周辺部に一つあるいは複数の円形〜楕円形の灰白色の上皮下〜実質の細胞浸潤が認められることである (**図1**). 浸潤は, 眼瞼縁と交差する2時, 4時, 8時, 10時の位置に好発する. 浸潤病巣は角膜輪部と平行に存在することが特徴的で, 輪部と浸潤病巣の間には1〜2mmの透明帯, つまり浸潤のない部分が確認される. 重症例では浸潤部の角膜上皮が脱落し, びらん・潰瘍を生じるが, 潰瘍部は無菌性であることが重要である. 対応する球結膜には充血がみられ, 浸潤は輪部と平行に同心円状に広がる. 再発を繰り返すと, 表層性血管侵入を認めることがある (**図2**).

3. 治 療

カタル性角膜潰瘍の治療においては, 発症時の炎症制御と治癒後の再発予防が重要となる. 発症時には, 抗菌薬の点眼に加えて0.1%フルオロメトロンなどの低濃度ステロイドの点眼を1日2〜4回行うことで, 角膜局所の免疫反応を抑制し, 炎症の鎮静化を図る. ただし, ステロイド点眼のみでは根本的な治療とはならず, 長期的なコントロールには眼瞼縁の清拭と抗菌眼軟膏 (エリスロマイシン眼軟膏, オフロキサシン眼軟膏など) の塗布を実施する. これにより, 眼瞼縁に常在するブドウ球菌などの細菌量を減らし, 抗原刺激を減少させることで, 炎症の再燃を予防する.

再発例や難治例では, 細菌培養と薬剤感受性試験に基づいて適切な抗菌薬を選択する. また, マイボーム腺機能不全を合併している場合には, ミノサイクリンやドキシサイクリンなどの抗菌薬の内服も考慮するとよい. マイボーム腺機能不全に対する適切な治療は, カタル性角膜潰瘍の再発予防に寄与すると考えられる.

4. 予 後

カタル性角膜潰瘍の自然経過は一般的に良好で, 適切な治療により2〜3週間で治癒する. ごく軽度の血管新生を伴うこともあるが, 適切な治療により視機能の予後は良好である. ただし, 眼瞼縁炎が十分にコントロールされない場合は再発を繰り返す可能性がある. 増悪と寛解を繰り返すと, 表層性血管侵入が顕著となり, 視機能の低下をきたす恐れがある. したがって, 眼瞼縁炎に対する継続的な管理が重要である.

Mooren 角膜潰瘍

1. 病因・病態

特発性周辺部角膜潰瘍とは, とくに全身疾患を伴わずに突然に角膜周辺部の潰瘍をきたす疾患で, 一般的にはMooren角膜潰瘍と称される. 若年から中高年の片眼または両眼に発症し, 著明な眼表面の炎症を呈するとともに, 急速に進行して角膜穿孔をきたす. 何らかの角膜抗原に対する自己免疫反応が関与していると推測されており, 外傷, 手術, 寄生虫感染, C型肝炎との関連を指摘した報告があるが, 発症機序は未解明のままである.

関節リウマチ, Wegener肉芽腫症などの膠原病にお

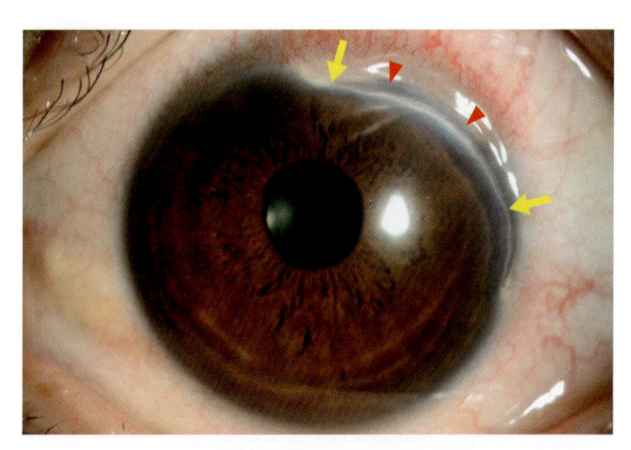

図3 Mooren角膜潰瘍の特徴的な所見
角膜潰瘍が輪部に沿って円弧状に進展する．潰瘍先端（⬇）および潰瘍底（🔺）に細胞浸潤を伴う．

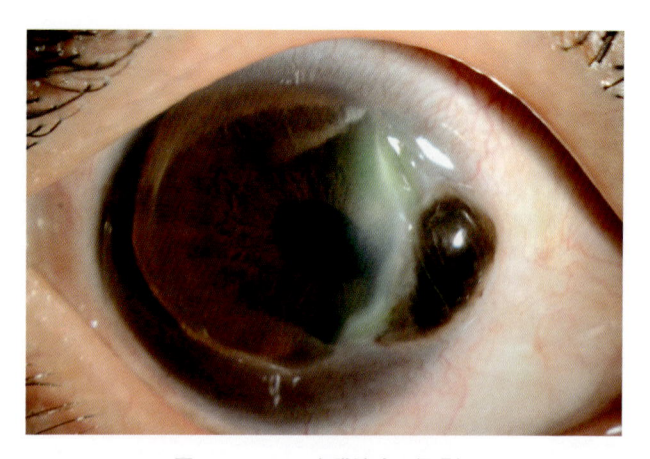

図4 Mooren角膜潰瘍の経過例
Mooren角膜潰瘍は難治性の経過をたどることが多く，コントロールが不完全であると角膜穿孔を生じる．

いても角膜周辺部に潰瘍を生じ，類似の経過をたどる．これらは高頻度に涙液分泌減少，ときに強膜病変を伴い，Mooren角膜潰瘍とは異なる疾患として区別されているが，Mooren角膜潰瘍の診断後に関節リウマチ，あるいは壊疽性膿皮症などまれな膠原病が明らかになる場合がある．そのため，あくまでMooren角膜潰瘍の診断は除外診断のうえで成り立つ．

白内障手術や角膜移植術，外傷などを契機として角膜組織が放出され，これに対する自己抗体が産生されることが発症に関与していると考えられている．また，格子状角膜ジストロフィーにMooren角膜潰瘍が合併した症例も報告されている[2]．実際にGottschらはMooren角膜潰瘍患者の角膜移植後に移植片の間質に浸潤したリンパ球や形質細胞を認め，ドナー角膜に対する免疫学的拒絶反応がMooren角膜潰瘍の病態に関与している可能性を示している[3]．

2. 臨床所見

Mooren角膜潰瘍は結膜充血，毛様充血，強い疼痛を伴うことが主要な症状である．特徴的な所見は，浸潤を伴った角膜潰瘍が角膜の外周に沿って円弧状に生じることである（**図3**）．片眼性または両眼性に発症し，非対称性である．潰瘍の辺縁は境界明瞭で，白色の細胞浸潤を伴う．潰瘍先端は突出したunderminingとよばれる深い坑道状の潰瘍を呈し，透明帯は認められない．潰瘍周囲には充血がみられるが，リウマチ性角膜潰瘍のような膠原病に合併する周辺部角膜潰瘍とは異なり，強膜炎は合併しない[4]．早期のMooren角膜潰瘍では，周辺部の

角膜実質浅層に限局した細胞浸潤を認める．病状の進行に伴い，病変部の角膜上皮が欠損し，角膜実質の菲薄化が生じる．潰瘍は輪部に沿って拡大し，周辺部は血管侵入を伴った結膜上皮で被覆されることがある．Mooren角膜潰瘍は難治性の経過をたどることが多く，角膜穿孔を生じることもある（**図4**）．確定診断には，リウマチ因子，抗核抗体，抗DNA抗体などが陰性であることを確認し，膠原病（関節リウマチやWegener肉芽腫など）による周辺部角膜潰瘍を除外する必要がある．また，続発性白内障，続発性緑内障，まれに感染性眼内炎を合併することがある．

3. 治療

a. 内科的治療

Mooren角膜潰瘍の治療は，おもに免疫抑制療法と外科的治療からなる．内科的治療としては，ステロイド点眼による局所の免疫抑制が第一選択となる（0.1％ベタメタゾン点眼4～6回/日）．ステロイド点眼は，角膜局所の炎症を抑え，潰瘍の進行を抑制する効果が期待できる．しかし，ステロイド点眼に反応が乏しい場合や，全身的な免疫抑制が必要な場合には，シクロスポリン内服100～150mg/日（体重1kgあたり2～3mg/日）を投与する．治療開始時にステロイドを全身投与（プレドニゾロン20～40mg/日，ベタメタゾン内服1～2mg/日の内服）することもあるが，シクロスポリンのほうが本疾患への効果を期待できる（ただし，適用外使用である）．シクロスポリンはヘルパーT細胞のインターロイキン-2産生を抑制することにより，液性および細胞性免疫反

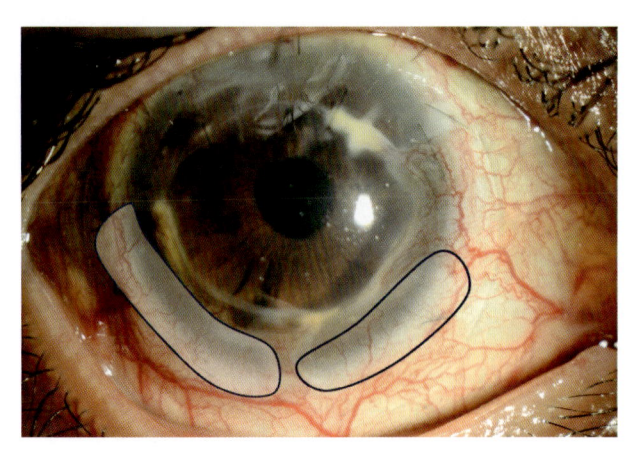

図5 潰瘍底の掻爬と角膜上皮形成術（KEP）の併用
KEPではドナー角膜を角膜潰瘍部ではなく潰瘍の周辺部（〇）に移植する.

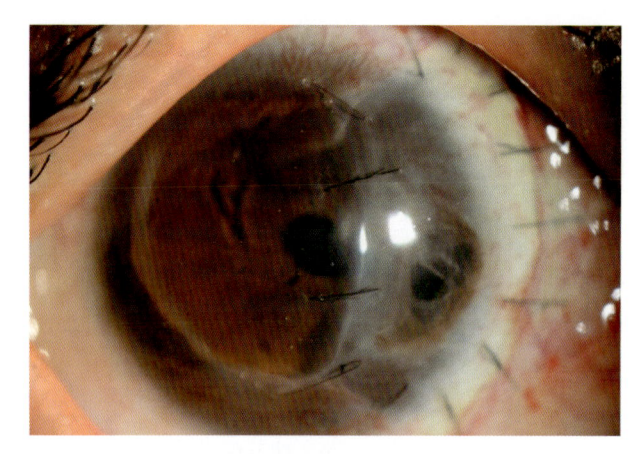

図6 表層角膜移植術（LKP）の適応例
菲薄化が顕著で角膜穿孔の危険性が高い場合や穿孔例は，表層角膜移植術（LKP）の適応となる.

応を抑制するとされる.

b. 外科的治療

内科的治療で効果が得られない場合や，角膜穿孔の危険性が高い場合には外科的治療の適応となる. 外科的治療の選択肢としては，潰瘍底の掻爬と角膜上皮形成術（keratoepithelioplasty：KEP）の併用，表層角膜移植術，角膜全層移植術などがある. KEPではドナーから健常な輪部上皮を採取し，角膜潰瘍部ではなく潰瘍の周辺部に移植することで結膜側からの攻撃をブロックする. ドナーが新鮮角膜の場合は角膜上皮の再生を促す作用も期待できる（**図5**）. 角膜中央部まで進行した患者や難治例では，表層角膜移植術とKEPの併用が有効である[5]. また，病変部周囲の粘膜切除（Brown手術）をすることで，炎症を伴った結膜組織を除去する効果もあるとされる[6]. 菲薄化が顕著で角膜穿孔の危険性が高い場合や穿孔例は，表層角膜移植術（lamellar keratoplasty：LKP）の適応となる（**図6**）. ただし，角膜移植片に再発を生じるリスクもあり，術後の慎重な経過観察が必要となる. 術後にはシクロスポリンの全身投与を行うことで再発を認めなかったことが報告されている[7]. また，術後には少なくとも半年程度は治療用ソフトコンタクトレンズ（soft contact lens：SCL）の連続装用を行い，涙液中の炎症細胞と角膜組織の接触を減らすことで，潰瘍の進行予防および再発予防を図る. SCLは，角膜上皮の再生を促進する効果もあり，KEPや角膜移植術後の補助療法としても用いられる.

寛解状態での再発予防に関しては，低濃度ステロイド点眼の継続が再発を予防するとされる. また，再発例の

なかにはステロイド点眼の自己中断が再発の契機となった例もあり，患者に再発予防のための継続した点眼の必要性を認識してもらうことが大切である. ステロイド投与に伴う眼圧上昇にも留意する.

4. 予　後

Mooren角膜潰瘍の予後は一般的に不良であり，内科的治療に抵抗性で，外科的治療を必要とすることが多い. 適切な治療を行っても再発を繰り返し，最終的に角膜穿孔をきたして失明する場合もある. 視力予後は穿孔例が非穿孔例と比較して不良であり，また，潰瘍が多象限に及んでいる患者で予後不良である. したがって，早期診断と速やかな治療介入が重要である. 全身的な免疫抑制療法を行う場合には，副作用の発現に注意しつつ治療を進める. 再発の早期発見・早期治療のためにも長期的な経過観察を行う必要がある.

■ 鑑別診断

カタル性角膜潰瘍とMooren角膜潰瘍の鑑別においては，臨床所見や病歴に加えて全身的な免疫学的検査が重要となる. カタル性角膜潰瘍では，慢性的な眼瞼縁炎の存在や角膜知覚が保たれていることが特徴的である. 一方，Mooren角膜潰瘍ではリウマチ因子，抗核抗体，抗DNA抗体などの自己抗体が陰性であることを確認し，膠原病による周辺部角膜潰瘍を除外する必要がある. 鑑別を要する他の疾患としては，非炎症性で眼痛を伴わないTerrien角膜変性や，角膜浸潤が黄色調で炎症所見が強い細菌性角膜潰瘍があげられる. Terrien角膜変性は，

角膜上皮が保たれ角膜菲薄化が主体であることから鑑別できる．細菌性角膜潰瘍は濃厚な角膜浸潤と前房炎症が特徴的であり，起炎菌の同定と感受性に基づく抗菌薬治療が必要となる．

■ ま と め

カタル性角膜潰瘍と Mooren 角膜潰瘍は，角膜周辺部に細胞浸潤を生じる代表的な疾患である．両者は臨床所見や治療法に違いがあるため，的確な鑑別診断と適切な治療方針の選択が重要となる．カタル性角膜潰瘍は，慢性的なブドウ球菌性眼瞼縁炎に伴う免疫反応が主体であり，ステロイド点眼と抗菌薬の使用により良好な予後が期待できる．一方，Mooren 角膜潰瘍は角膜抗原に対する自己免疫反応が関与する難治性の潰瘍であり，内科的治療に加えて外科的治療を必要とすることが多い．Mooren 角膜潰瘍の治療においては，免疫抑制療法と外科的治療を適切に組み合わせることが重要である．

角膜周辺部の潰瘍性病変は，ときに視機能の予後を脅かす重篤な病態へと進行する可能性がある．したがって，これらの疾患を念頭に置き，詳細な病歴聴取と注意深い観察を行うことが求められる．カタル性角膜潰瘍と

Mooren 角膜潰瘍の的確な鑑別診断と，それぞれの病態に応じた適切な治療介入が，良好な視機能の予後を得るための鍵となる．

文　献

1) Mondino BJ, Kowalski R, Ratajczak HV et al：Rabbit model of phlyctenulosis and catarrhal infiltrates. *Arch Ophthalmol* **99**：891-895, 1981
2) Kayukawa K, Kitazawa K, Wakimasu K et al：A case of lattice corneal dystrophy type 1 with bilateral Mooren's ulcer. *Am J Ophthalmol Case Rep* **29**：101796, 2023
3) 木下　茂，大橋裕一：Mooren 潰瘍の病態と治療．日眼紀 **41**：2055-2061, 1990
4) Gupta Y, Kishore A, Kumari P et al：Peripheral ulcerative keratitis. *Surv Ophthalmol* **66**：977-998, 2021
5) Kinoshita S, Ohashi Y, Ohji M et al：Long-term results of keratoepithelioplasty in Mooren's ulcer. *Ophthalmology* **98**：438-445, 1991
6) 粉川範子，西田幸二，横井則彦ほか：周辺部角膜潰瘍の外科的治療：上皮なしの Lenticule を用いた Keratoepithelioplasty．あたらしい眼科 **12**：1151-1153, 1995
7) 後藤　周，外園千恵，稲富　勉ほか：特発性周辺部角膜潰瘍の発症および臨床経過に関する検討．日眼会誌 **122**：287-292, 2018

*　　*　　*

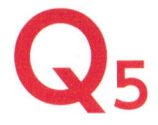

結膜充血が続いて結膜が短縮するときに考える疾患は

回答者　**松本佳保里**[*]　**福 岡 秀 記**[*]

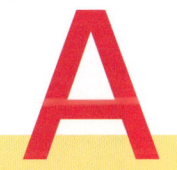

はじめに

　結膜充血が続く場合には，感染性結膜炎，アレルギー性結膜炎，ドライアイなどさまざまな疾患が鑑別にあがる．感染性結膜炎は抗菌点眼薬による治療で数週間から1カ月ほどで改善する．また，アレルギー性結膜炎はアレルギー素因があり，充血や掻痒などの症状を伴うが，抗アレルギー点眼薬やステロイド点眼薬で症状の改善がみられる．ドライアイは乾燥感や異物感，羞明などの自覚症状がみられ，ドライアイのタイプ別に点眼薬治療が開始される．これらの治療を開始したあとも症状が増悪したり，慢性的に眼表面の炎症が持続したりする場合があり，その際は治療の強化が必要になることがある．数カ月にわたり治療を行っているにもかかわらず，炎症が持続し，結膜嚢の短縮や瞼球癒着を生じる場合は，眼類天疱瘡の鑑別が必要である．慢性結膜炎と眼類天疱瘡は初期の眼所見では鑑別がむずかしいが，その病態を知ることで，早期に診断治療を行うことが可能である．本稿では，眼類天疱瘡の所見，診断，治療について解説する．

眼類天疱瘡

　眼類天疱瘡は，おもに皮膚科で診療されている自己免疫性水疱症の粘膜類天疱瘡の眼型とされる．自己免疫性水疱症のなかでも比較的まれな疾患であり，指定難病疾患である．口腔に病変のみられる患者が多いが，眼病変が主体となる眼類天疱瘡は非常にまれである．

■結膜嚢短縮がみられた場合は眼類天疱瘡を疑う．
■眼類天疱瘡は進行すると失明に至る疾患である．
■眼局所治療のみでは進行する眼類天疱瘡症例があり，その場合は全身治療が必要である．
■確定診断には自己抗体検出が必要であり，皮膚科や耳鼻咽喉科など他科との連携が重要である．
■広く用いられる糖尿病治療薬や免疫チェックポイント阻害薬を契機に発症する眼類天疱瘡の増加が懸念される．

　女性での罹患率がやや高く，60〜80歳代の中高年に好発するため，近年の高齢化に伴い患者の増加が懸念される疾患の一つである．正確な病態は明らかになっていないが，上皮基底膜の細胞表面抗原に対する自己抗体によって引き起こされるⅡ型アレルギー反応が原因だと考えられている．眼病変については，白内障手術などを含む手術を契機に眼表面の炎症が誘発されるため注意が必要である．

臨床所見

　初期は充血やドライアイを主訴に眼科を受診され，長期にわたり改善がみられないまま点眼加療されていることが多く，徐々に結膜嚢の短縮が進行する．慢性結膜炎の場合は結膜円蓋部の短縮，瞼球癒着や持続する全身の皮膚粘膜病変はみられないため，臨床所見から鑑別が可能である．抗緑内障薬などが原因となる薬剤性の偽眼類

*Kaori Matsumoto & Hideki Fukuoka：京都府立医科大学眼科学教室大学院医学研究科視覚機能再生外科学
〔別刷請求先〕　松本佳保里：〒602-0841 京都市上京区河原町通広小路上ル梶井町465　京都府立医科大学眼科学教室大学院医学研究科視覚機能再生外科学

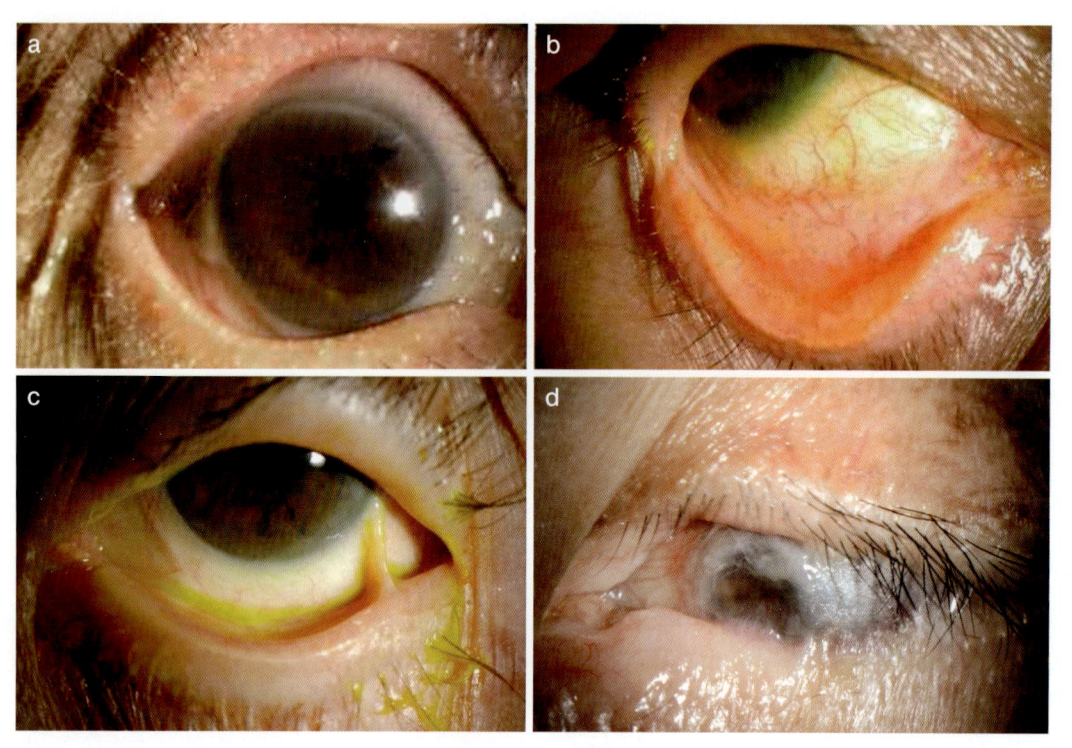

図 1 Foster 分類
a：慢性結膜炎．b：結膜嚢短縮．c：瞼球癒着．d：眼表面の角化．

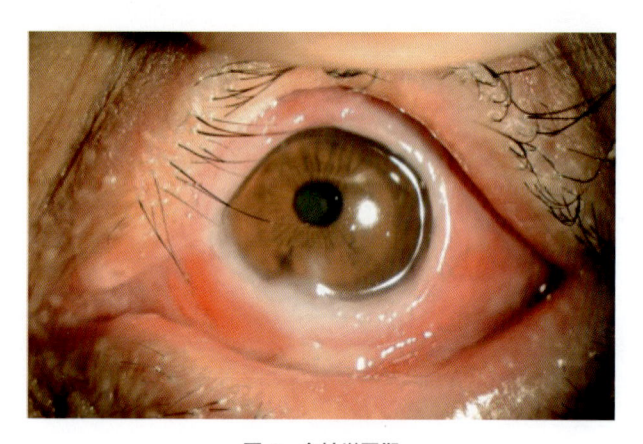

図 2 急性増悪期
著明な充血，輪部結膜が堤防状に隆起している．上皮欠損を伴う場合もある．

天疱瘡も鑑別が必要である．

眼類天疱瘡は進行すると結膜の線維性瘢痕性変化がみられ，瞼球癒着が進行し，最終的に失明に至る．眼所見の進行度分類として Foster 分類が用いられる[1]．I 期〜IV 期まで分類されており，I 期は慢性結膜炎，II 期は結膜円蓋部の短縮，III 期は瞼球癒着，睫毛乱生，涙液分泌減少，角膜への血管侵入，IV 期は眼表面の角化がお

もな所見である（**図 1**）．病変が急激に進行する急性増悪期（**図 2**）を認めることがあり，輪部の著明な結膜浮腫や遷延性角膜上皮欠損がみられ瞼球癒着が進行する．

また，全身所見として皮膚および全身の粘膜（とくに口腔粘膜）にびらんを生じるが（類天疱瘡のなかでもおもに全身の皮膚に病変がみられる水疱性類天疱瘡に対し，粘膜性類天疱瘡に分類される），眼類天疱瘡の皮膚病変は軽症例が多く，まったく認めない場合もある．さらに，眼類天疱瘡においては眼病変に限局している場合が多い．そのほか咽頭，喉頭，消化管など全身の粘膜に病変がみられる場合がある．

検 査 所 見

眼所見から眼類天疱瘡が疑われる場合は，確定診断のために血液検査や組織検査を可能な限り行う．血液検査で血中自己抗体の検出を行うが，現在保険収載されており検査可能な項目は，抗デスモグレイン 1（Dsg1）抗体，抗 Dsg3 抗体，抗 BP180NC16a 抗体である．抗 Dsg1抗体と抗 Dsg3 抗体は天疱瘡患者に多い自己抗体であり鑑別のために実施し，抗 BP180 抗体は類天疱瘡患者に多くみられる自己抗体であるため検査を実施する．粘膜

類天疱瘡の標的抗原として同定されているのは BP180（COL17），ラミニン 332 であり，さらに眼類天疱瘡では α6β4 インテグリンの関与が知られている．類天疱瘡の自己抗体で保険収載されているのは抗 BP180NC16a 抗体のみであり，自己抗体検出率が低くなる要因である．

　組織検査では表皮下の水疱形成や蛍光抗体直接法を用いて表皮基底膜部の IgG あるいは補体沈着の有無を確認する．皮膚科，耳鼻咽喉科，口腔外科など他科と協力し，全身の病変の確認と検体採取が可能な箇所を検討する．筆者らの施設では皮膚，口腔粘膜，結膜の検体を採取することが多く，採取は各科と協力して行っている．

診　　　断

　眼類天疱瘡の確定診断は類天疱瘡診療ガイドライン[2]に従って診断される．診療ガイドラインによると，皮膚や口腔粘膜に病変がみられることに加え，病理組織学的所見もしくは蛍光抗体法の項目を満たす必要があり，組織生検が必要である（**表1**）[2]．しかし，眼類天疱瘡は眼病変のみを有する場合が多く結膜を採取する必要があるが，結膜生検は手技や周術期の管理がむずかしいことからわが国では積極的に行われていない．また，眼類天疱瘡では結膜以外の病変部からの検体採取では抗体検出率が低く[3]，現行の診断基準では皮膚および口腔粘膜所見が必須とされているため確定診断がむずかしい．このため，わが国では眼所見から Foster 分類に該当し，他疾患と鑑別できる患者を臨床的に眼類天疱瘡と診断している場合が多い．

治　　　療

　類天疱瘡は全身性の自己免疫性疾患であるため，局所治療に加えて全身治療が必要な患者があり，確定診断がつけば全身の治療を開始する．全身治療は診療ガイドラインに基づき皮膚科で行われる．全身治療は低リスク群と高リスク群に分けて行われる．眼，外陰部，鼻咽腔，食道，喉頭病変があると高リスク群に分類され，大量のステロイド内服療法や免疫抑制療法を行う．治療抵抗例では IVIG 療法，ステロイドパルス療法，血漿交換療法，シクロホスファミドパルス療法，リツキシマブ（抗 CD20 抗体）などを併用する．近年では副作用の少ない免疫抑制薬が普及しており，高齢患者にも使用しやすくなっている．

表1　類天疱瘡の診断基準

A　症状
1. 皮膚に多発する，掻痒性紅斑
2. 皮膚に多発する，緊満性水疱およびびらん
3. 口腔粘膜を含む粘膜部の非感染性水疱およびびらん

B　検査所見
1. 病理組織学的診断項目
　　1）表皮下水疱を認める．
2. 免疫学的診断項目
　　1）蛍光抗体直接法により，皮膚の表皮基底膜部に IgG，あるいは補体の沈着を認める．
　　2）蛍光抗体間接法により，血中の抗表皮基底膜部抗体（IgG），抗 BP230 抗体（IgG）あるいは抗 VII 型コラーゲン抗体（IgG）を検出する．

C　鑑別診断
以下の疾患を鑑別する．
　表皮水疱症，虫刺症，蕁麻疹様血管炎，ポルフィリン症，多形紅斑，薬疹，アミロイドーシス，水疱型エリテマトーデス

＜診断のカテゴリー＞
Definite：以下の①又は②を満たすもの．
　① A のうち 1 項目以上かつ B-1 かつ B-2 のうち 1 項目以上を満たし，C の鑑別すべき疾患を除外したもの．
　② A のうち 1 項目以上かつ B-2 の 2 項目を満たし，C の鑑別すべき疾患を除外したもの．

（文献 2 より引用）

　眼病変の局所治療は炎症に対する治療とドライアイ治療を主体に行う．症状に合わせて人工涙液や低濃度ステロイド点眼，睫毛抜去で管理を行う．炎症が高度である場合はベタメタゾン点眼や皮膚科と相談してステロイドや免疫抑制薬など内服の調整を行う．眼球癒着や瞼瞼癒着が進行している患者では羊膜移植術や角膜輪部移植術，自家培養口腔粘膜移植術などの眼表面再建術を行う．眼局所治療を開始しても癒着の進行する患者があり，眼表面再建術の術後成績でもほかの難治性眼表面疾患と比較して再発率が高かった[4]．眼類天疱瘡は局所治療だけでは治療が不十分な場合があることに加え，適切に治療されていても上皮下組織の線維化が進行する．そのため，早期に診断し治療を開始することが視機能予後の改善において重要である．

鑑別疾患

　早期診断・治療のためには，次の類似疾患の鑑別が重要になる．
　・Stevens-Johnson 症候群（Stevens-Johnson syndrome：SJS）
　・重症ドライアイ

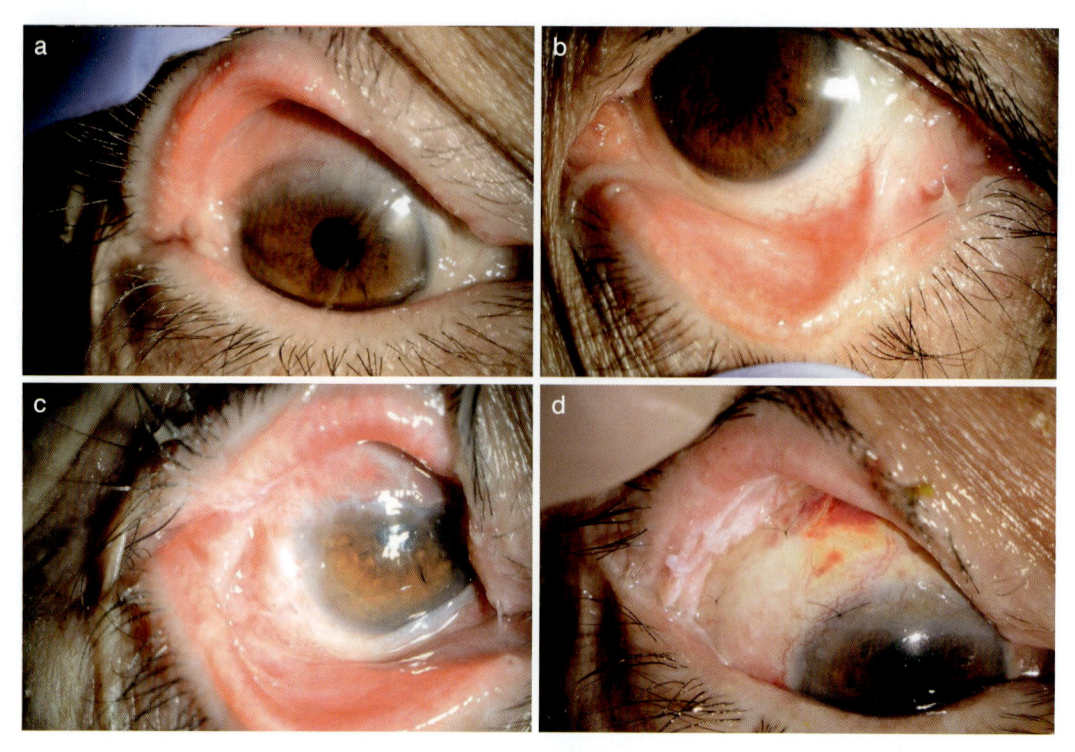

図3　前眼部写真

a：初診時の右眼．上眼瞼に瞼球癒着がみられる．b：初診時の左眼．結膜囊の短縮と耳側下眼瞼に瞼球癒着がみられる．c：初診から2年経過後の右眼．視力は0.04に悪化．瞼球癒着が進行し角膜への結膜侵入がみられる．d：培養口腔粘膜上皮移植術後．癒着解除されている．

・結膜炎（アレルギー性，感染性）

・腫瘍性病変（結膜リンパ腫，扁平上皮癌など）

　SJSは眼類天疱瘡の進行例と同様に瞼球癒着や瞼瞼癒着，眼表面の瘢痕性変化を生じることがある．しかし，SJSは発症時の高熱，内服歴，全身の皮膚粘膜びらんなど病歴の聴取によって比較的容易に鑑別できる．つぎに，重症ドライアイの鑑別が必要である．重症ドライアイはSjögren症候群などに合併し，眼表面の炎症や角結膜上皮障害が持続するが，眼類天疱瘡のように結膜囊短縮や癒着は生じないことから鑑別可能である．

　また，結膜炎についても鑑別が必要である．アレルギー性結膜炎は，充血や搔痒感などの症状を伴い，結膜上皮細胞の鏡顕による好酸球の浸潤や血清中・涙液中のIgE量の増加が確認される．抗アレルギー治療により症状が改善する点が特徴である．感染性結膜炎については病歴や眼所見から鑑別可能である．細菌性が疑われる場合は原因菌を同定するために鏡顕や培養検査を行い，ウイルス性が疑われる場合は外来で可能な免疫学的検査を実施する．細菌性結膜炎は抗菌薬治療，ウイルス性結膜炎は対症的に抗菌薬点眼やステロイド点眼が有効で，数週間で改善が期待される．最後に，結膜の腫瘍性病変も鑑別が必要である．結膜リンパ腫や扁平上皮癌などが考えられるが，これらは生検により診断が行える．

症　　例

　65歳，男性．慢性的な難治性口内炎の原因精査目的に内科より紹介となった．眼科受診歴はないが，慢性的に充血と眼脂の増加を自覚していた．

　初診時眼所見：

　・視力　RV＝0.1（0.6×sph＋1.50D◯cyl−0.50 A×90°），LV＝0.15（0.4×sph＋2.00D）．

　・眼圧　RT＝12mmHg，LT＝13mmHg．

　・前眼部所見　両結膜充血，両結膜囊短縮，両瞼球癒着（**図3a, b**）．

　検査所見：

　・血液検査　血中自己抗体は検出されず．

　・組織検査　口腔粘膜の蛍光抗体直接法により表皮基底膜部に補体の沈着を認めた．

　診断：粘膜類天疱瘡．

　治療経過：粘膜類天疱瘡の診断後，皮膚科入院にてス

テロイドパルス療法と免疫グロブリン療法が開始された．全身治療はガイドラインに準じてステロイド漸減を行い，免疫抑制薬が併用された．局所治療についてはベタメタゾン点眼4回/日，ガチフロキサシン点眼4回/日で加療を行った．口腔粘膜所見は改善に向かっているが，右眼は徐々に瞼球癒着が進行したため（**図3c**），癒着解除と培養口腔粘膜上皮移植術を施行した（**図3d**）．

今後の課題

わが国では，確定診断に至らないために全身治療が開始される前に眼病変が悪化する患者が多くみられる．眼局所治療を開始しても，強い炎症が持続し瞼球癒着などが進行する患者があり，その場合は全身治療が必要である．

確定診断のために自己抗体を検出することが課題となっている．保険収載されていないが，血中自己抗体検出のために全長BP180ELISA法など新規検査法も開発が進んでいる[5]．また，英国では蛍光抗体法による自己抗体検出のため，粘膜類天疱瘡患者の口腔粘膜や結膜などの病変部位から検体を採取している．蛍光抗体法による陽性率は，眼病変のみの患者では35.3%であったのに対し，眼病変と口腔粘膜に病変があった患者では80.0%であったと報告されている[3]．口腔粘膜は，結膜に比べると組織採取しやすく，蛍光抗体法での陽性率も高く，確定診断の一助となる可能性がある．組織生検は皮膚科，耳鼻咽喉科，歯科と連携して行う必要がある．

トピックス

近年，新規薬剤の副作用により類天疱瘡を発症することがわかってきた．2009年の承認後に2型糖尿病治療薬として広く普及しているdipeptidyl peptidase-4（DPP-4）阻害薬の副作用で類天疱瘡の報告が増加した

ことから，2023年7月に医薬品医療機器総合機構より注意喚起が行われている（https://www.pmda.go.jp/files/000263325.pdf）．DPP-4阻害薬による眼類天疱瘡はわが国からも報告されている[6,7]が，これらの報告によると薬剤中止後に眼病変は改善する場合もあるため，早期にDPP-4阻害薬の使用について問診を行い，疑わしい場合は変更することが重要である．また，2014年の承認後に癌治療に用いられている免疫チェックポイント阻害薬の副作用として類天疱瘡の発症が報告されている．免疫チェックポイント阻害薬は適応範囲が広がっており，今後はさらに患者が増加することが懸念される．

文　献

1) Foster CS：Cicatricial pemphigoid. *Trans Am Opthalmol Soc* **84**：527-663, 1986
2) 氏家英之，岩田浩明，山上　淳ほか：類天疱瘡（後天性表皮水疱症を含む）診療ガイドライン作成委員会：類天疱瘡（後天性表皮水疱症を含む）診療ガイドライン．日皮会誌 **127**：1483-1521, 2017
3) Dart J, Setterfield J, Groves RW et al：Autoantibody detection for diagnosis in direct immunofluorescence-negative mucous membrane pemphigoid：ocular and other sites compared. *Ophthalmol* **128**：372-382, 2021
4) Komai S, Inatomi T, Nakamura T et al：Long-term outcome of cultivated oral mucosal epithelial transplantation for fornix reconstruction in chronic cicatrising diseases. *Br J Ophthalmol* **106**：1355-1362, 2022
5) Mai S, Izumi K, Mai Y et al：Native autoantigen complex detects pemphigoid autoantibodies. *JID Innov* **3**：100193, 2023
6) 糸山花梨，横山勝彦，久保田敏昭ほか：難治性の結膜病変を呈したdipeptidyl peptidase-4阻害薬関連類天疱瘡の1例．日眼会誌 **126**：808-813, 2022
7) Matsumoto A, Fukuoka H, Yoneda A et al：Ocular cicatricial pemphigoid following Dipeptidyl Peptidase-4 inhibitor use：a case report. *Am J Ophthalmol Case Rep* **32**：101957, 2023

＊　　　＊　　　＊

知っておきたい眼科鑑別診断 **Q&A**

II 眼のかすみ

Q1 ドライアイで見えにくさを訴えるのはなぜ

回答者　高　静花*

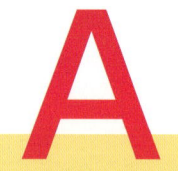

> ■ドライアイの微妙な視機能変化は従来の視力検査では検出できない．
> ■ドライアイでは，涙液安定性の低下，角膜上皮障害により視機能低下を生じる．
> ■ドライアイは術前検査，術後成績に影響を与える．

はじめに

最初にドライアイの定義と診断基準が提唱されたのは日本，米国ともに 1995 年であり，それからほぼ 30 年になる．ドライアイの疾患概念が提唱されだした最初のころは，涙液の量的・質的異常や角膜上皮障害に関して詳細に解析されてきたが，新しい視機能評価方法の開発に伴ってドライアイの光学的特性に関する研究が飛躍的に進歩した．慢性疾患であるドライアイでは，光学的特性に関する定量的評価は診断，病態理解，治療効果判定のうえで重要と考えられる．

本稿では，定量的な視機能評価アプローチに基づいて「ドライアイの見えにくさ」について述べる．

ドライアイの見え方に関する症状

ドライアイ患者の多くは，乾燥感のみならずさまざまな自覚症状を訴えて来院するが，そのなかには見え方に関する自覚症状も含まれる．たとえば，「見えかたが変動する」「まぶしい」「ぼやける」「目が疲れる」などといったものである．ドライアイのみで視力不良というのは重症患者を除けばほとんどないことから，その光学的特性に関して詳細は知られていなかった．しかし，さまざまな眼疾患の治療において視覚の質（quality of vision：QOV）が追求されるようになり，ドライアイにおいても光学的特性が注目されている．ドライアイ研究会による 2016 年の定義にも次のとおり「視機能異常」という文言が含まれている．

「ドライアイは，様々な要因により涙液層の安定性が低下する疾患であり，眼不快感や視機能異常を生じ，眼表面の障害を伴うことがある」[1]．

従来の視力検査の問題点

眼科医以外の医師も含め，多くの人は「視力検査がすべて」と考えがちだが，疾患眼においては従来の視力検査には限界がある．ドライアイにおけるおもな理由としては以下の二つがあげられる．

第一に，視力検査では通常，黒と白の高コントラストを使用しているが，実生活では低コントラストの対象物を見ることが多い．このため，視力検査による日常生活での視力の評価には限界がある．

第二に，視力検査では瞬目が自由であり，そのため「瞬間最高視力」を測定している可能性がある．ドライアイ患者では瞬目回数が低下する状況が多く，「見え方の変動」の訴えも多いため，瞬目の影響を考慮しない検査結果だけでは実際の視力を正確に反映するのはむずかしい．

*Shizuka Koh：大阪大学大学院医学系研究科視覚先端医学
〔別刷請求先〕　高　静花：〒565-0871 吹田市山田丘 2-2　大阪大学大学院医学系研究科視覚先端医学

0910-1810/24/¥100/頁/JCOPY

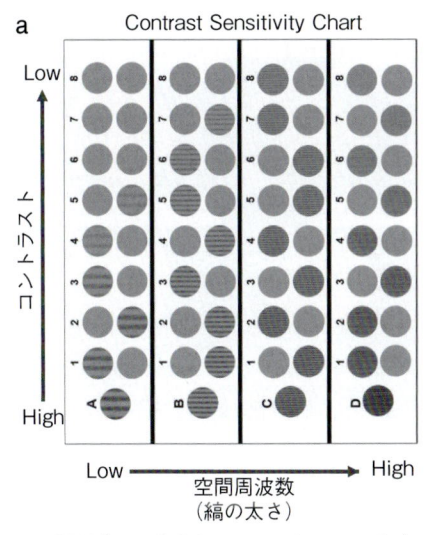
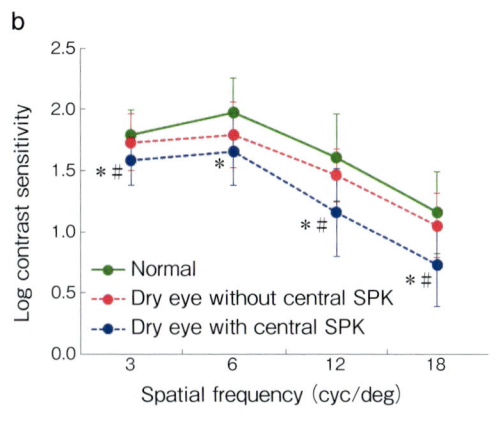
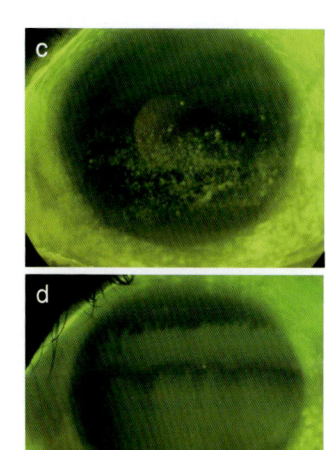

図1 角膜中央部の上皮障害の有無によるドライアイのコントラスト感度の違い

a：コントラスト感度チャート．b：中央グラフの緑線は健常眼，ピンク線は角膜中央部に上皮障害がないドライアイ，青線は角膜中央部に上皮障害があるドライアイ．c：角膜中央部にSPKのあるドライアイ．d：角膜中央部にSPKのないドライアイ．（文献2より改変引用）

微妙な視機能低下

1. コントラスト感度

前述のとおり，実際の生活では低コントラストの対象物を見る機会も多く，そのような条件下での視機能評価に用いられるのがコントラスト感度測定である．被検者にとっては「やや意地悪な」検査となるが，従来の視力検査では検出できない視機能低下をさまざまな病態で発見することができる．

筆者らは，ドライアイ患者を角膜中央部の上皮障害の有無で二つのグループに分けて，健常眼群と比較検討した．その結果，コントラスト感度の低下は角膜中央部の上皮障害があるドライアイのみでみられ，また角膜中央部の上皮障害の重症度と相関した．つまり，ドライアイのコントラスト感度低下には角膜中央部の上皮障害が関与している（図1）[2]．

2. 角膜不正乱視

現在，多くの角膜形状解析装置があるが，その原点となるPlacido角膜形状解析装置は涙液層で反射されるマイヤーリング像を撮影し，各測定点における角膜曲率半径を求め角膜屈折力が得られるため，涙液の影響を受けやすい．

Fourier解析を用いれば，角膜形状を球面成分，正乱視成分，非対称成分，高次不整成分の四つの成分に分けて定量化することが可能である．非対称成分と高次不整成分は従来の視力検査では検出できず，眼鏡で矯正できない不正乱視に該当する．筆者らがFourier解析を用いてドライアイの角膜形状を検討したところ，ドライアイでは非対称成分，高次不整成分が健常眼に比べて有意に増大していた（図2）[3]．またこれらの2成分，すなわち角膜不正乱視は中央部の角膜上皮障害と相関した．

3. 前方散乱

一般的に，散乱は入射光と同じ方向に散乱する前方散乱（forward light scattering）と，逆方向に散乱する後方散乱（backward light scattering）に分類される．羞明やグレアといった自覚症状に関連するのは前方散乱である．前方散乱は，欧州の運転免許取得・更新において視機能評価として有用であることが知られている．前方散乱は「眼球全体」の散乱として測定される．

筆者らはドライアイを角膜中央部の上皮障害の有無で二つのグループに分けて健常眼と比較検討した．その結果，前方散乱はどちらのドライアイでも健常眼より高く，ドライアイの二つのグループ間で差はなかった．また，角膜上皮障害の重症度とも相関しなかった．すなわち，ドライアイにおける前方散乱の増加は角膜上皮障害よりも涙液安定性の低下が関与していると考えられる

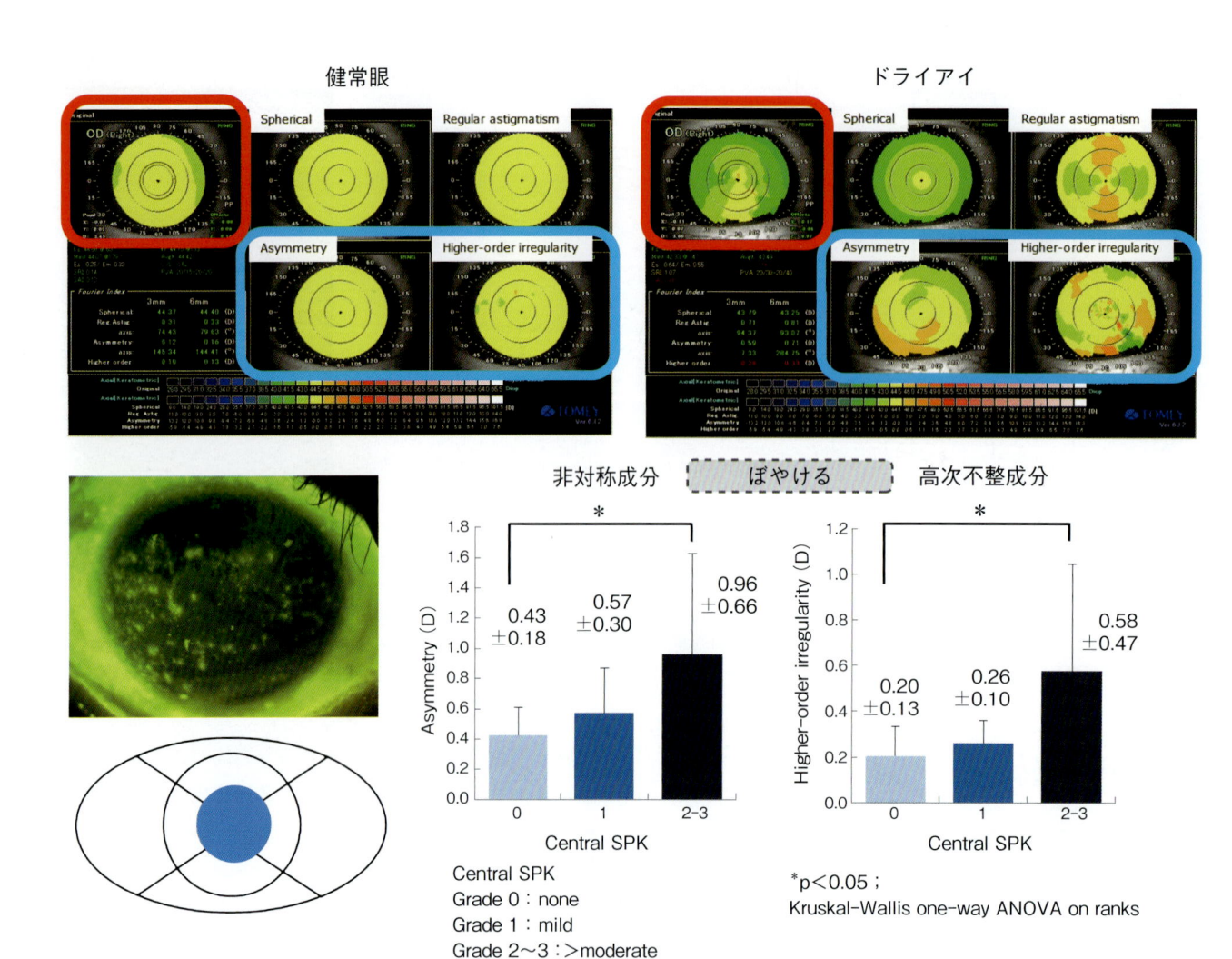

図2　角膜形状の Fourier 解析

ドライアイにおける赤い囲みはオリジナル角膜 Axial マップ．Fourier 解析により4成分に分けられ，ドライアイでは青く囲まれている非対称成分（Asymmetry），高次不整成分（Higher-order irregularity）が健常眼に比べて高かった．　　　　　　（文献3より改変引用）

（図3）[4]．

ゆらぐ視機能

　涙液の特徴として「常に動いている」という点があり，それが眼光学系に影響を与える．動的な視機能評価には角膜形状の連続測定，実用視力の測定，波面センサーによる収差の連続測定などがある．

1. 角膜不正乱視

　Placido 型角膜形状解析装置の「涙液に影響を受けやすい」という欠点を利用し，涙液の非侵襲的評価装置として開発されたのが涙液安定性評価装置（tear stability analysis system：TSAS）である．この装置は瞬目後に一定時間開瞼を保ち，その状態で連続撮影を行い，マイ

ヤーリング像の経時的な乱れを解析することで涙液の安定性を評価する．健常眼では10秒間カラーコードマップがほぼ安定しているが，ドライアイの場合，時間とともに多彩なカラーが現れ，涙液の安定性の低下によって角膜の形状に乱れが生じるのが確認できる．

2. 実用視力

　実用視力検査は，視力を一定時間内で連続的に測定することにより，日常生活における視機能をシミュレーションする評価方法である．実用視力は，視力の経時的な変化の平均値として定義される．市販されている実用視力検査では1分間の平均視力が表示される．健常眼では視力が測定中にほぼ安定しているのに対し，ドライアイでは視力の変動がみられ，実用視力の低下がわかりや

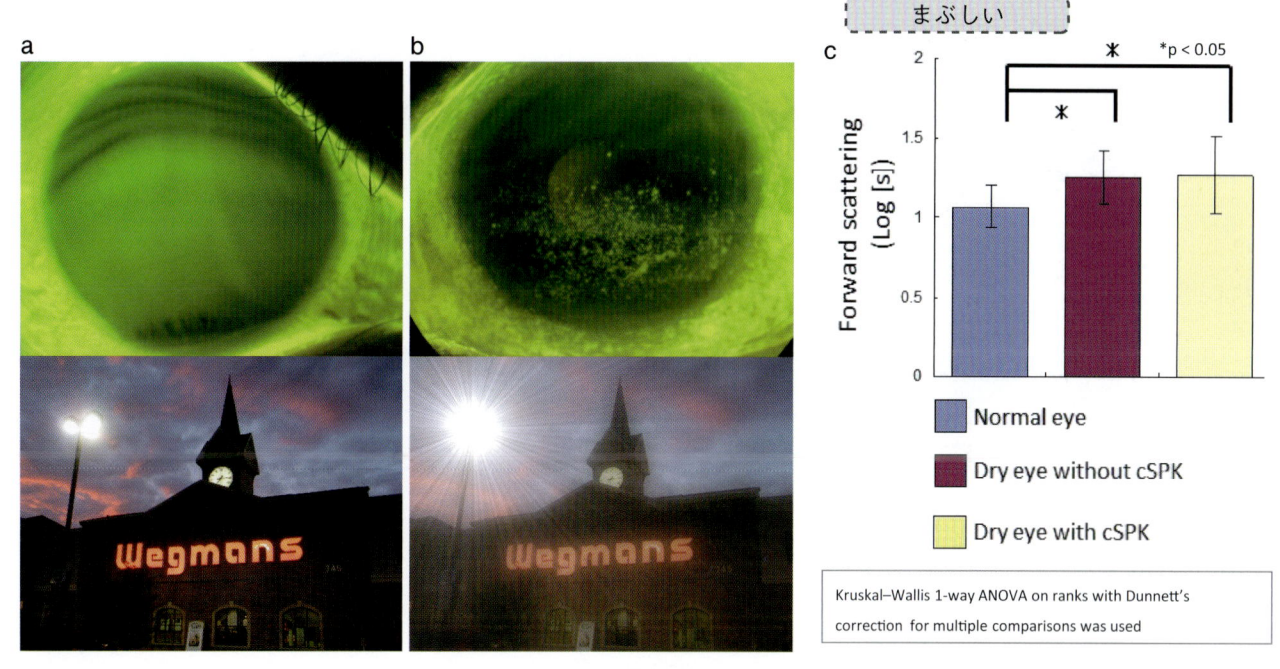

図3　ドライアイと健常眼の前方散乱の違い

a：健常眼．下は見え方の例．**b**：ドライアイ（中央部にSPKあり）．下は見え方の例．**c**：縦軸に前方散乱の指標となる迷光の値を示す．紫は健常眼，赤は角膜中央部に上皮障害がないドライアイ，黄は角膜中央部に上皮障害があるドライアイ．ドライアイを角膜中央部の上皮障害の有無で2群に分けて健常眼と比較したところ，どちらの群も健常眼より前方散乱が高く群間に差はなかった．前方散乱は角膜上皮障害の重症度とも相関せず，涙液安定性の低下がおもな原因と考えられる．　　　　　　　　　　（文献4より改変引用）

すく示される．

3. 高次収差

　収差は波面センサーを用いて定量的に測定できる．収差は低次収差と高次収差に分けられ，低次収差は従来の視力検査で検出でき，眼鏡で矯正可能な近視，遠視，乱視などを含む．一方，高次収差は従来の視力検査では検出できず，眼鏡で矯正できない不正乱視が該当する．健常眼でも涙液層の破綻後には高次収差が有意に増加することが報告されている．波面センサーによる連続測定で，ドライアイにおける時間変化に伴う視機能への影響の評価が可能となる．

Break-up pattern と視機能

　眼表面を層別に診断し，不足成分を補うことで涙液層の安定性を高める層別治療（tear film oriented treatment：TFOT）が提唱された．TFOTのためには，眼表面の不足成分を特定する必要があり，フルオレセイン染色を用いたbreak-up patternの鑑別が有効である．このbreak-up patternと視機能の関係について紹介す

る（**図4**）[5~7]．

1. 涙液減少型ドライアイ

　涙液量が著しく減少すると，高次収差の変化がほとんどみられない．これは，収差の変化を引き起こすほどの涙液が存在しないためである．角膜中央部に上皮障害があり，これが瞳孔領にかかるため，ベースラインの高次収差が高くなる．

a. Area break

　涙液減少型ドライアイの重症型で，角膜中央部に上皮障害がみられる．瞬目後のベースラインの高次収差は瞬目直後から高く，瞬目後の変動はなく「高値安定型」を示す．瞬目間の網膜像はぼけたままで，経時的な悪化はみられない．

b. Line break

　涙液減少型ドライアイの軽症型で，角膜下方に上皮障害がみられる．フルオレセインの上方移動時に線状のbreak-upが観察される．角膜中央部に上皮障害がなければ，瞬目後のベースラインの高次収差の増加はみられない．

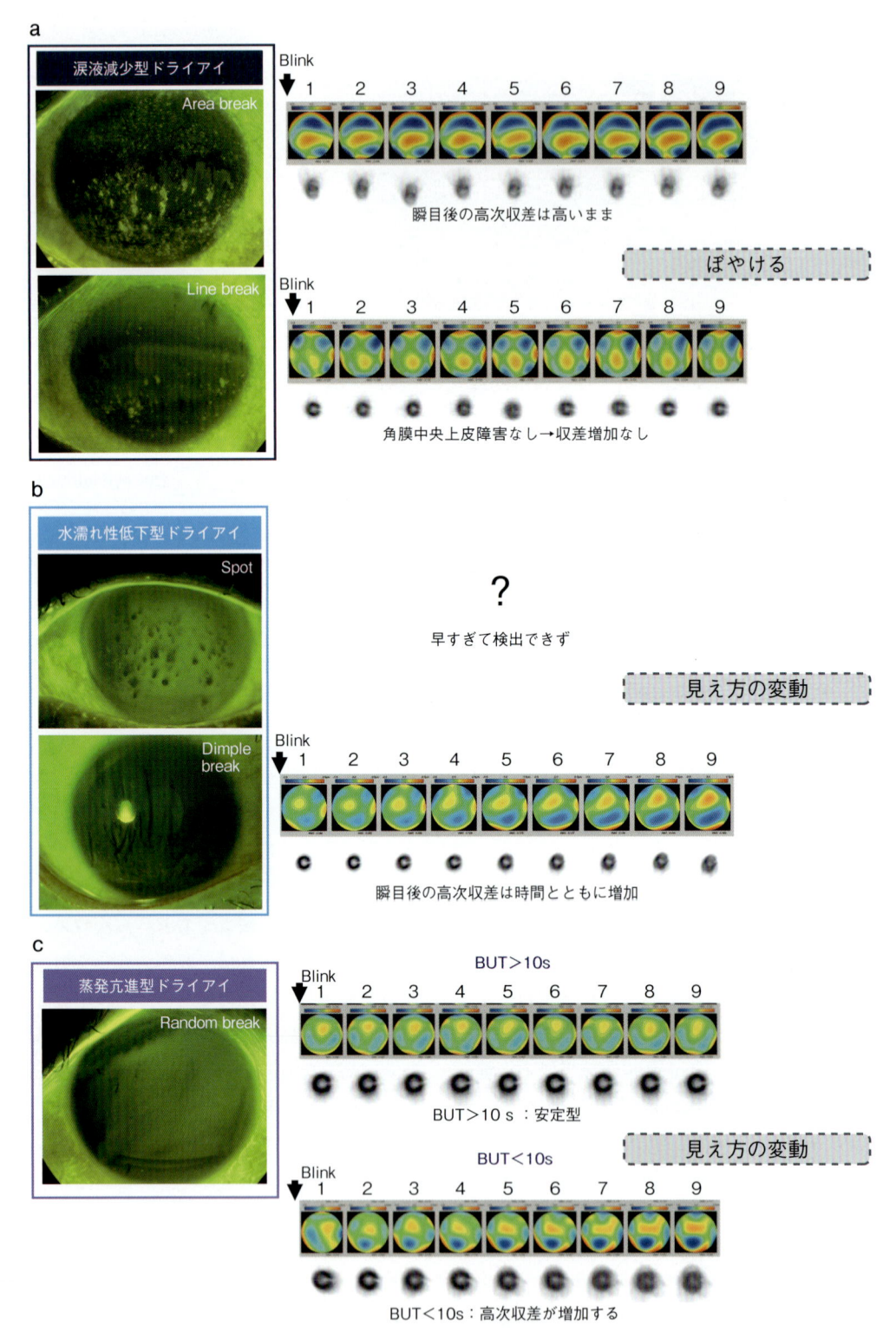

図 4　Break-up pattern と高次収差

a：涙液減少型ドライアイでは涙液が著しく減少しても高次収差の変化は少ない．Area break：重症例では角膜中央に上皮障害があり，瞬目直後から高次収差が高いが変動しない．網膜像はぼけたまま．Line break：軽症例では角膜下方に上皮障害があり，瞬目後の収差増加はない．**b**：水濡れ性低下型ドライアイでは涙液の安定性が低下し，高次収差に影響．Spot break：重症例では開瞼直後に break-up が起こり，波面センサーでは観察困難．Dimple break：軽症例では瞬目後に収差が増加し，網膜像が悪化する．**c**：蒸発亢進型ドライアイ．Random break：蒸発亢進で BUT が 10 秒未満だと収差が変化．　　　（文献 5〜7 より改変引用）

2. 水濡れ性低下型ドライアイ

角膜表面の水濡れ性が低下している病態である．涙液の安定性が低下するが，涙液水層の厚みは比較的保たれており，不安定な涙液の動態変化が高次収差に現れやすい．

a. Spot break

水濡れ性低下型ドライアイの重症型で，開瞼直後からbreak-up がみられる．市販の波面センサーでは，break-up が早すぎて変化を観察するのがむずかしい．

b. Dimple break

水濡れ性低下型ドライアイの軽症型で，フルオレセインの上方移動時に線状または不定形の break-up がみられる．瞬目後の高次収差の増加はみられないが，涙液変化に伴い瞬目後に高次収差が増加し，網膜像も経時的に悪化する．

3. 蒸発亢進型ドライアイ

a. Random break

蒸発亢進が関与する病態で，フルオレセイン染色の上方移動後に break-up が観察される．**図4**のように，涙液層破壊時間（break-up time：BUT）が10秒以上であれば収差は安定するが，10秒未満であれば涙液変化に伴う収差の変化が観察される．

■ おわりに

ドライアイにおいて「見えかたが変動する」「まぶしい」「ぼやける」について定量的に示されていることを紹介した．こういう条件下でものを見るドライアイ患者は疲れる．そのため「目が疲れる」と訴える．

聖書には「探しなさい．そうすれば，見つかる」という言葉がある（マタイによる福音書7：7）．この言葉は，求めれば答えが得られるということを示している．ドライアイによる見えにくさの理由を理解するためには，視機能検査を活用し，鑑別診断を行うことが重要である．「これ，ドライアイが原因!?」という発見があるかもしれない．本稿により，ドライアイで見えにくさを訴える理由が理解されることを願う．

文　献

1) ドライアイ研究会，ドライアイの定義および診断基準委員会：日本のドライアイの定義と診断基準の改定（2016年版）．https://dryeye.ne.jp/wp/wp-content/themes/dryeye/file/dryeye-definition-diagnose.pdf
2) Koh S, Maeda N, Ikeda C et al：The effect of ocular surface regularity on contrast sensitivity and straylight in dry eye. *Invest Ophthalmol Vis Sci* **58**：2647-2651, 2017
3) Koh S, Maeda N, Takai Y et al：Fourier analysis of corneal irregular astigmatism due to the anterior corneal surface in dry eye. *Eye Contact Lens* **45**：188-194, 2019
4) Koh S：Mechanisms of visual disturbance in dry eye. *Cornea* **35** (Suppl 1)：S83-S88, 2016
5) Koh S, Maeda N, Hirohara Y et al：Serial measurements of higher-order aberrations after blinking in normal subjects. *Invest Ophthalmol Vis Sci* **47**：3318-3324, 2006
6) Koh S, Maeda N, Hirohara Y et al：Serial measurements of higher-order aberrations after blinking in patients with dry eye. *Invest Ophthalmol Vis Sci* **49**：133-138, 2008
7) Koh S, Maeda N, Hori Y et al：Effects of suppression of blinking on quality of vision in borderline cases of evaporative dry eye. *Cornea* **27**：275-278, 2008

＊　　　＊　　　＊

Q2 ドライアイ点眼薬に反応しない BUT 短縮を認めたら

回答者　福岡詩麻*

ドライアイとマイボーム腺機能不全

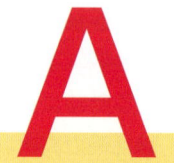

- ■ドライアイとマイボーム腺機能不全は，自覚症状が似ているが異なる疾患である．
- ■ドライアイの8割以上がマイボーム腺機能不全に伴う蒸発亢進型ドライアイである．
- ■わが国初のマイボーム腺機能不全診療ガイドラインが発表され，診断基準が改定された．
- ■自覚症状と眼瞼縁の異常および分泌物の質的・量的異常の両者を満たす場合に分泌減少型マイボーム腺機能不全と診断できる．
- ■マイボーム腺機能不全の治療の基本は，患者が自宅で行う温罨法と眼瞼清拭であるので，丁寧に患者教育を行うことが重要である．

患者が「眼のかすみ」とともに眼の乾燥感や異物感といった症状を訴え，涙液層破壊時間（tear film breakup time：BUT）の短縮を認めたら，ドライアイと考え，まずはドライアイ点眼薬で治療するのが一般的である．ドライアイ点眼薬で涙液安定性が改善しない場合には，どのタイプのドライアイなのかを見なおす必要がある．ドライアイは，Tear Film and Ocular Surface Society（TFOS）による国際分類によると，涙液分泌低下型ドライアイと蒸発亢進型ドライアイの二種がある[1]．ドライアイ全体の86%が，マイボーム腺機能不全（meibomian gland dysfunction：MGD）の関連する蒸発亢進型ドライアイであることがわかっている．ドライアイの本質は，わが国では涙液層の安定性の低下であると考えられている．涙液層の安定性は BUT で評価される．現在の日本のドライアイの診断基準は，「BUT が5秒以下かつ眼不快感，視機能異常などの自覚症状を有する」ことである[2]．涙液層の安定性は，涙液の量，涙液の質，角結膜上皮の状態，眼瞼の状態など数多くの要因によって決まる．涙液の水分は涙腺，油層は眼瞼のマイボーム腺，ムチンは角結膜で産生されている．ドライアイ点眼薬は，涙液の水分の補給もしくは分泌増加，ムチン産生増加，眼表面の炎症抑制といった効果をもっている．ドライアイ点眼薬を処方しても涙液安定性が十分に改善せず，眼のかすみも改善しない場合は，その患者のドライアイの原因を見なおし，MGD が原因と考えられるので

あれば MGD に対する治療を行う必要がある．

2017年に LIME 研究会（Lid and Meibomian Gland Working Group）が行った日本初の MGD とドライアイの疫学調査，平戸度島スタディによれば，6歳以上の島民の MGD とドライアイの有病率は32.9%と33.4%で，MGD とドライアイの合併率は12.9%であった[3]．MGD のリスクファクターは男性，年齢，脂質降下薬内服であった一方，ドライアイは女性，コンタクトレンズ装用，結膜弛緩，眼瞼縁異常所見であった．MGD とドライアイの年齢別有病率も一致していなかった．MGD とドライアイはどちらも頻度の高い疾患であり，自覚症状も類似しているが，この疫学調査の結果から MGD とドライアイは似て非なる疾患であることが判明した[3]．

*Shima Fukuoka：大宮はまだ眼科西口分院
〔別刷請求先〕　福岡詩麻：〒330-0854 埼玉県さいたま市大宮区桜木町 1-169-1　大宮はまだ眼科西口分院

0910-1810/24/￥100/頁/JCOPY

2023年2月に，わが国初のMGD診療ガイドライン[4]が発表された．MGDは「さまざまな原因によってマイボーム腺の機能がびまん性に異常をきたした状態であり，慢性の眼不快感を伴う」と定義されている[4,5]．この眼不快感には，霧視や羞明といった視覚に関する症状も含まれる．マイボーム腺から瞬目のたびに分泌される脂（マイバム）は，涙液油層を形成し，涙液の蒸発を防ぎ，涙液の安定性を維持する重要な働きをしている．MGDはマイボーム腺機能が低下する分泌減少型と，亢進する分泌増加型の二つに大きく分けられる[4,5]．分泌減少型MGDのほうが分泌増加型よりも患者数が多い[4,5]．

マイボーム腺機能不全の診断と検査

1. 分泌減少型MGDの診断基準

これまでは，MGDワーキンググループが2010年に作成した分泌減少型MGDの診断基準[5]が使用されてきたが，MGD診療ガイドラインにより新たに診断基準が提案された（**表1**）[4]．新しい分泌減少型MGDの診断基準では，自覚症状と眼瞼縁の異常および分泌物の質的・量的異常の両方を満たす場合に分泌減少型MGDと診断する．分泌減少型MGDの診断は，患者の自覚症状の聴取と細隙灯顕微鏡があれば容易にできる．分泌増加型MGDについては，病態解明が進んでから診断基準が作成される予定である．

2. MGDの自覚症状

分泌減少型MGDでは，眼不快感，異物感，乾燥感，圧迫感，疼痛，灼熱感，流涙，眼精疲労，霧視，掻痒感，眼脂，羞明など，さまざまな症状を訴える[6]．MGDでは，涙液油層厚が薄いほど涙液量（Schirmer値）が多くなる．そのため，実際に涙が溢れてはいないのだが「目がうるうるする」と訴えることがある．平戸度島スタディの結果から，"流涙感"がMGDに特徴的な症状であることが判明した．就寝中に質の低下したマイバムが眼表面にたまるため，とくに起床時に症状が強くみられる．

MGDやドライアイの自覚症状の評価方法として，簡便で臨床の現場でも使用しやすいものにStandard Patient Evaluation of Eye Dryness（SPEED）質問票がある．LIME研究会のホームページから無料でダウンロードできる（https://www.lime.jp/main/leaflet）．短時間で症状の頻度と重症度の定量化が可能である．

表1 分泌減少型マイボーム腺機能不全の診断基準

以下の1，2をいずれも満たすものを分泌減少型マイボーム腺機能不全とする．

自覚症状
1. 眼不快感，異物感，乾燥感，圧迫感，流涙などの自覚症状がある．

2. 眼瞼縁の異常および分泌物の質的，量的異常
①または②を満たす場合，2を満たすと考える．

①マイボーム腺開口部閉塞所見をびまん性に認める．
②拇指による眼瞼の中等度圧迫，もしくは鑷子や鉗子による眼瞼の圧迫でマイボーム腺開口部から油脂の圧出が低下している，もしくは粘稠な油脂の圧出を認める

注釈
1. 自覚症状に関しては，マイボーム腺機能不全による症状と他の眼表面疾患に起因する症状との鑑別が必要である．明らかに他の眼表面疾患に起因する症状は除外して判断する必要がある．
2. 以下の所見は，分泌減少型マイボーム腺機能不全のサブタイプ診断，重症度判定，鑑別診断のために有用であり，参考所見としてその有無を評価することを推奨する．ただし診断基準には含めない．
　①マイボーム腺開口部周囲の血管拡張もしくは瞼縁の発赤
　②粘膜皮膚移行部の前方または後方移動
　③眼瞼縁不整
　④マイボグラフィーによる腺脱落
　⑤角膜異常所見（フルオレセイン染色異常，血管侵入，結節）
　⑥涙液層破壊時間，涙液層破壊パターンの異常

（文献4より引用）

3. 分泌減少型MGDの診断に必要な所見

分泌減少型MGDの診断として，細隙灯顕微鏡などを用いてマイボーム腺の①開口部閉塞所見，②分泌物の量的・質的異常のいずれかを満たすことを確認する[4]（**表1**）．

マイボーム腺開口部閉塞所見であるplugging（**図1**）は，開口部に角化物や脂質などが詰まったものである．角化物により閉塞した開口部が隆起して，口を尖らせたような形になっているものをpoutingという．複数の開口部が閉塞した角化物でつながっているものをridgeという．

マイバムの量的・質的異常は，眼瞼を拇指で5秒間中等度で圧迫することで判定できる．マイバムの分泌が低下すると圧出される量が減る．正常なマイバムは透明で液状であるが，マイバムの質に異常をきたすと，黄色または白色に混濁したり，粘稠度が高くなったり，顆粒状や練り歯磨き状になる．半定量的にマイバムを評価する方法として島崎分類がある（**表2**）[7]．マイバムの性状や

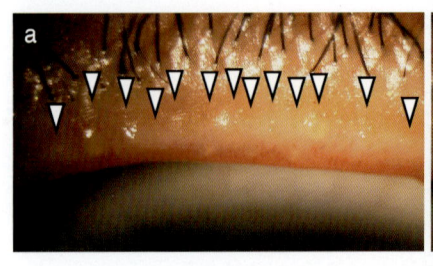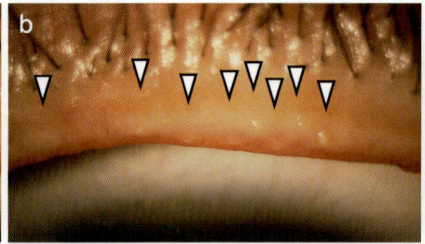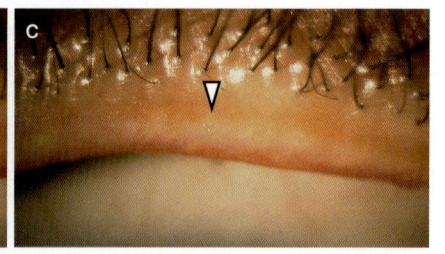

図1 眼瞼炎を伴うマイボーム腺機能不全の症例

a：他院でドライアイ点眼薬を処方されていたが，乾燥感，違和感，眼精疲労が改善せず来院した．マイボーム腺開口部が角化物や脂質により閉塞している所見である plugging（◁）を複数認めた．瞼縁に血管拡張を認めた．BUT は 2 秒であった．**b**：アジスロマイシン点眼 2 週間と温罨法，眼瞼清拭により，マイボーム腺開口部の閉塞所見と瞼縁血管拡張所見が改善した（◁）．BUT は 4 秒となった．**c**：IPL 治療とマイボーム腺圧出を 4 回施行し，温罨法，眼瞼清拭を継続した．さらにマイボーム腺開口部の閉塞所見（◁）と瞼縁血管拡張所見が改善した．BUT が 6 秒に延長し，自覚症状も改善した．

表2 マイバムグレード（島﨑分類）

グレード	マイバムの圧出しやすさと性状
0	透明なマイバムが容易に出る
1	軽い圧迫で，混濁したマイバムが出る
2	中等度以上の強さの圧迫で，混濁したマイバムが出る
3	強い圧迫でもマイバムが出ない

拇指により上眼瞼中央部を圧迫したときの，マイボーム腺開口部からの分泌脂（マイバム）の圧出しやすさと性状を半定量的に判定する．グレード 2 以上を異常と考える．　　（文献 7 より改変引用）

色は，マイバムを構成する脂肪酸の種類や割合の異常を反映している．マイバムの成分のバランスがとれていることが，涙液の水分蒸発の抑制や涙液安定性の維持の働きに重要である．

4．分泌減少型 MGD の診断に関する参考所見

眼瞼縁血管拡張，眼瞼縁不整，粘膜皮膚移行部の移動などのマイボーム腺開口部周囲異常所見について，細隙灯顕微鏡を用いて観察する（**表1**）．フルオレセイン染色による BUT や角結膜上皮障害とあわせて角膜の観察も行う．閉塞性 MGD の一部に，マイボーム腺炎に伴い角膜に結節性細胞浸潤および表層血管侵入を伴ったり（フリクテン型），細胞浸潤はなく点状表層角膜症がみられる（非フリクテン型）マイボーム腺炎角結膜上皮症（meibomitis-related keratoconjunctivitis：MRKC）があるためである．

Arita らが開発した赤外線によるマイボグラフィーを用いると，非侵襲的にマイボーム腺の形態を観察でき，診断の助けにもなる．分泌減少型 MGD ではマイボーム線の脱落（開口部～黒い部分），短縮，狭細化などの所見がみられる（**図2**）．

マイボーム腺機能不全の治療

MGD 診療ガイドラインでは，従来よりあるものから最先端のものまで 13 の MGD の治療法について，エビデンスの強さ，安全性，自費診療かなどを考慮したうえで推奨度が定められている．現段階で推奨されている治療法は九つあり[4]，患者自身が自宅で行うケア，薬物療法，病院で行う治療の三つに大きく分けられる．

1．自宅で行うケア（温罨法，眼瞼清拭，オメガ 3 脂肪酸摂取）

MGD 治療においては，患者自身が根気強く温罨法と眼瞼清拭を行うことがもっとも重要である．温罨法は毎日，1 日 2 回・5 分以上を根気強く継続することを患者に勧める．眼瞼温度を上昇させることでマイバムを融解し，分泌を促進して眼瞼の血流を改善する効果がある．蒸しタオルは簡便だが，眼瞼が濡れるため，タオルをはずしたあとの気化熱で眼瞼が冷えてしまい，むしろ逆効果となる．眼瞼が濡れない温罨法のほうが効果が高い．温罨法に続けて眼瞼清拭を行う．眼瞼専用の洗浄液や清浄綿などを用いて眼瞼をマッサージし，眼瞼縁をやさしく擦過する．マイバムの排出促進，マイボーム腺開口部の閉塞の除去，瞼縁を清潔にする効果がある．植物由来の精油である tea tree oil には，MGD のリスクファクターの一つである *Demodex*（睫毛ダニ）を減らす効果がある．LIME 研究会のホームページに患者向けの温罨法と眼瞼清拭の具体的な方法についての動画が掲載されている（http://www.lime.jp/main/mgd/treatment）．さまざまな温罨法・眼瞼清拭用品が市販されている．

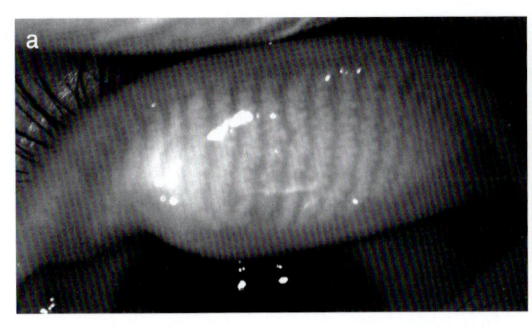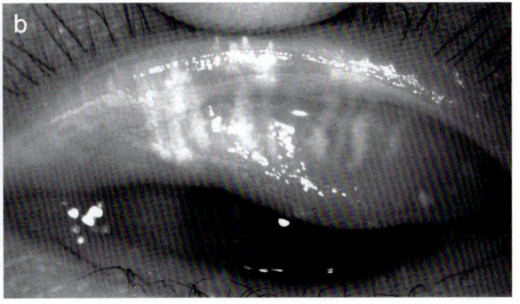

図2 マイボグラフィー所見
idra（SBM Sistemi社）で撮影．**a**：正常眼．ブドウの房状のマイボーム腺構造が白く，開口部から瞼板の端まで描出される．**b**：MGD眼．マイボーム腺の短縮や脱落（開口部から消失）がみられる．

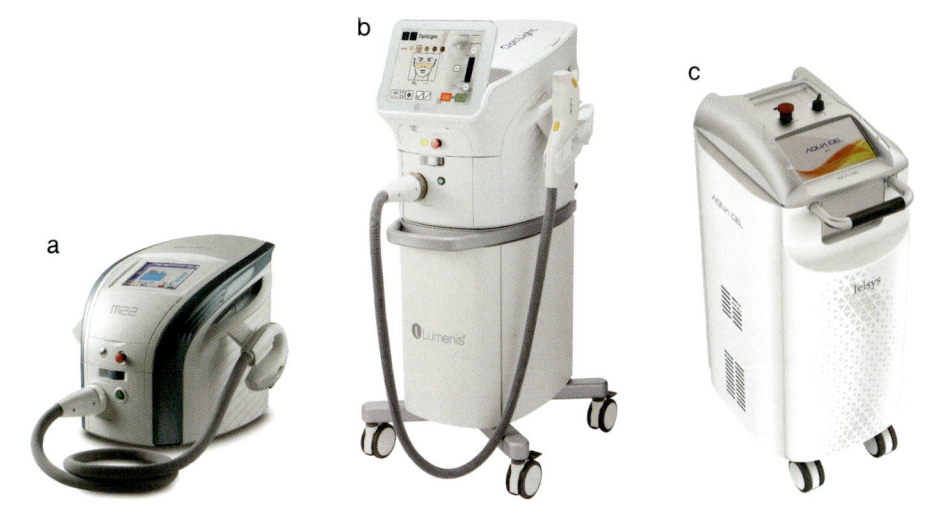

図3 眼科領域で使用可能なIPL治療機器
a：M22（ルミナス・ビー・ジャパン社）．**b**：OptiLight M22（ルミナス・ビー・ジャパン社）．**c**：AQUA CEL（Jeisys Medical Japan社）

オメガ3脂肪酸（以下，オメガ3）は必須脂肪酸であり，人間の体内では合成できない．α-リノレン酸は亜麻仁油やエゴマ油，エイコサペンタエン酸とドコサヘキサエン酸は青魚に多く含まれるので，食事やサプリメントを利用して摂取する．オメガ3には抗炎症作用がある．

2. 薬物療法（アジスロマイシン点眼，ステロイド点眼，抗菌薬内服）

抗菌薬点眼のうち，マクロライド系抗菌薬のアジスロマイシンのみがMGDの治療にエビデンスがある．静菌的に作用し，抗炎症作用もある（**図1b**）．最初の2日間は1日2回，3〜14日目は1日1回点眼する．点眼時に眼刺激感や霧視を伴う場合があることをあらかじめ患者に説明しておく．

MGDではサブクリニカルな炎症が関与していることがあり，ステロイド点眼が有効な患者がいる．眼瞼清拭や温罨法と併用しながら，フルオロメトロン0.1％点眼液を1日2回程度処方する．眼圧や感染に注意し，効果をみながら漸減していく．

MGDに対する抗菌薬の内服としては，マクロライド系のアジスロマイシン，テトラサイクリン系のドキシサイクリン，ミノサイクリンがある．テトラサイクリン系抗菌薬は内服期間が比較的長期なため，全身的な副作用に注意する必要がある．

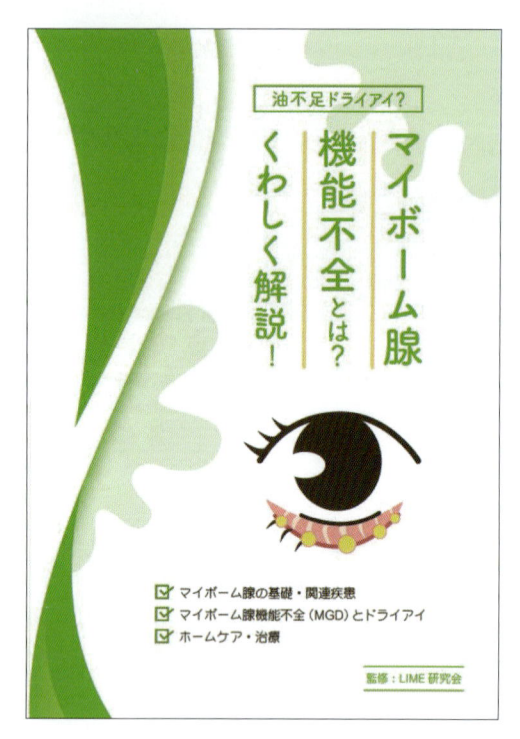

図4 LIME 研究会監修の患者教育用冊子
「マイボーム腺機能不全診療ガイドライン」（文献4）の発表に伴い，今年改訂された冊子『マイボーム腺機能不全とは？ くわしく解説！』．LIME 研究会のホームページで無料配布されている．
https://www.lime.jp/main/product/books.php

3. 病院での治療（マイバム圧出, intense pulsed light（IPL）治療, LipiFlow）

マイバム圧出は，マイボーム腺閉塞を解除し，腺機能を改善させる効果がある．10 日〜1 カ月ごとの圧出を継続して行うとよい．指や綿棒，硝子棒よりも MGD に対する治療効果が高い圧出専用の鑷子が開発されている．マイボーム腺が閉塞している部位ほど痛みが伴うことを患者に説明しておく．開口部周囲は痛みが強いので，点眼麻酔をしたうえで瞼縁を避けてやさしく眼瞼の奥のほうから圧出する．圧出時にマイバムの量や質の観察も行うようにする．

IPL 治療は，皮膚科や美容領域で使用されてきた光線療法であるが，近年 MGD に対しても有効であることが報告されている．マイバムの溶解や抗炎症作用，感染抑制の効果などがある．（**図 1c, 図 3**）約 3 週おきに 4 回程度施術する．IPL 治療後に，マイバム圧出をあわせて行うとより効果が高まる．

LipiFlow（Johnson & Johnson Vision 社）は，眼瞼を温めながら同時にマッサージを行う thermal pulsation therapy のための医療機器である．

MGD 治療の注意点

現時点では，「マイボーム腺機能不全」の病名に対する保険適用のある治療法はない．処方薬の適用症としては，オメガ3は高脂血症，アジスロマイシン点眼とステロイド点眼は眼瞼炎を伴う MGD，テトラサイクリン系内服抗菌薬は涙嚢炎や麦粒腫である．マクロライド系内服抗菌薬は眼疾患に対する保険適用はない．マイバム圧出は，「マイボーム腺梗塞」などの病名をつけて，処置の内容を併記したうえで「眼処置」として請求する．IPL 治療と LipiFlow は自由診療である．

ま と め

ドライアイと MGD はいずれも有病率が高く，似た症状を訴えうるが，異なる疾患である．眼のかすみを訴えるドライアイ患者の診察時には，涙液検査や角結膜上皮障害の検査に加えて，眼瞼縁，マイボーム腺開口部やマイバムの観察，そして客観性・再現性の高いマイボグラフィーによる形態観察も行うと，MGD を的確に診断することができる．

MGD の治療でもっとも大切なのは，患者が自宅で行う温罨法と眼瞼清拭である．患者自身が根気強く毎日のケアを続けられるように丁寧に指導する．涙液油層の質や量の改善とともに涙液安定性が向上し，眼のかすみの改善につながる．疾患や検査についての知識とともに，患者自身によるケアや治療継続の重要性を伝えるために，MGD 診療ガイドライン発行にあわせて改訂した LIME 研究会の MGD 患者教育用冊子（**図4**）をご活用いただきたい．

文 献

1) Craig JP, Nichols KK, Akpek EK et al：TFOS DEWS II definition and classification report. *Ocul Surf* **15**：276-283, 2017

2) 島﨑 潤, 横井則秀, 渡辺 仁ほか：日本のドライアイの定義と診断基準の改訂（2016 年版）．あたらしい眼科 **34**：309-313, 2017

3) Arita R, Mizoguchi T, Kawashima M et al：Meibomian gland dysfunction and dry eye are similar but different based on a population-based study：the Hirado-Takushima study in Japan. *Am J Ophthalmol* **207**：410-418, 2019

4) マイボーム腺機能不全診療ガイドライン作成委員会：マイボーム腺機能不全診療ガイドライン．日眼会誌 **127**：109-228, 2023

5) マイボーム腺機能不全ワーキンググループ：マイボーム腺

機能不全の定義と診断基準. あたらしい眼科 **27**：627-631, 2010

6）Arita R, Itoh K, Maeda S et al：Proposed diagnostic criteria for obstructive meibomian gland dysfunction. *Ophthalmology* **116**：2058-2063, 2009

7）Shimazaki J, Sakata M, Tsubota K：Ocular surface changes and discomfort in patients with meibomian gland dysfunction. *Arch Ophthalmol* **113**：1266-1270, 1995

＊　　　＊　　　＊

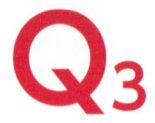　眼のかゆみでかすむのは

回答者　**廣田旭亮**[*]

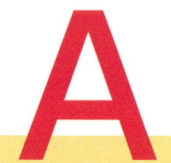

はじめに

　眼のかゆみを主訴に眼科を受診する患者は多く，真っ先に考える疾患はアレルギー性結膜疾患（allergic conjunctival disease：ACD）で，かすみを伴うことも多い．2017 年の日本眼科アレルギー研究会有病率調査によるACD の有病率は 48.7%であり[1]，1993 年の厚生省の調査では ACD の有病率が 15〜20%であったことから近年増加しているといえる．2021 年にアレルギー性結膜疾患診療ガイドラインが第 3 版に改訂され，ACD は「I 型アレルギー反応を主体とした結膜の炎症性疾患であり，抗原により惹起される自覚症状・他覚所見を伴うもの」と定義されている[2]．ACD に比較的特異的な角結膜の他覚所見に加え，異物感，眼脂，流涙などの何らかの自覚症状がある場合に診断する．とくにかゆみは特異的な症状である．アトピー性皮膚炎患者の眼合併症としては眼瞼炎，角結膜炎，円錐角膜，白内障，水晶体偏位，眼内レンズ偏位，網膜裂孔，網膜剥離があげられる[3]．かすみや視力低下の原因として角膜上皮障害（角膜炎），円錐角膜，白内障，水晶体偏位（**図 1a**），眼内レンズ偏位（**図 1b**），網膜剥離などがあげられ，早急な手術が必要な疾患もある．また，ACD はステロイド治療が必要なこともあり，ステロイド治療に伴うステロイド白内障やステロイド緑内障もかすみの原因となることを頭に入れて治療する必要がある．眼のかゆみでかすむ原因疾患について解説する．

- アトピー性皮膚炎の眼合併症〔角膜上皮障害（角膜炎），円錐角膜，白内障，水晶体偏位，眼内レンズ偏位，網膜剥離〕によりかすみや視力障害，視野障害が生じる．
- アトピー性角結膜炎はアトピー性眼瞼炎を合併していることが多く，結膜炎と眼瞼炎の両者を治療することで相乗効果が生まれるため，積極的に治療を行う必要がある．
- 春季カタルは年齢により重症度が異なり，免疫抑制点眼薬による治療戦略は年代ごとに特徴がある．
- 春季カタルやアトピー性角結膜炎は角膜病変を伴うと角膜混濁や強い不正乱視を生じてしまうので，早期から治療することで角膜病変を未然に防ぐことが重要である．
- 春季カタルやアトピー性角結膜炎は長期に治療が必要になるため免疫抑制点眼薬をうまく使いながら治療することでステロイド緑内障を防ぐ必要がある．

アトピー性角結膜炎，春季カタル

　ACD にはアレルギー性結膜炎，アトピー性角結膜炎，春季カタル，巨大乳頭結膜炎と四つの病型がある．どの病型でも，病状によっては流涙症や角膜上皮障害などを発症し，かすみを訴えることがある．本稿では，アトピー性角結膜炎および春季カタル患者のかすみについて解説する．

[*]Akira Hirota：日本大学医学部視覚科学系眼科学分野
〔別刷請求先〕　廣田旭亮：〒173-8610 東京都板橋区大谷口上町 30-1　日本大学医学部視覚科学系眼科学分野

0910-1810/24/¥100/頁/JCOPY

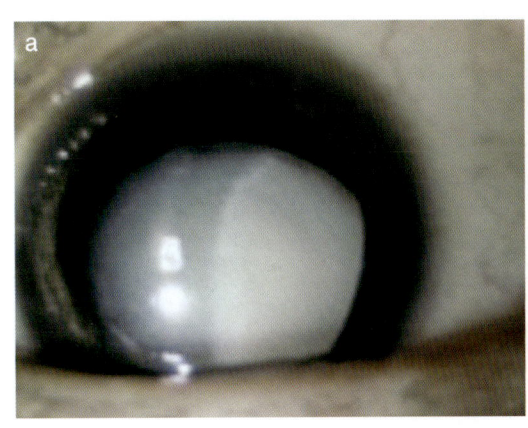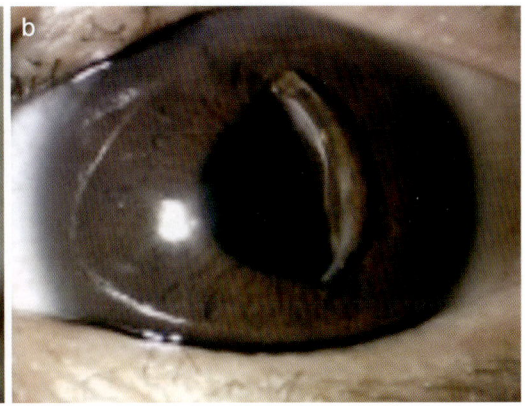

図1 アトピー性皮膚炎眼合併症
a:水晶体偏位. b:眼内レンズ偏位.

1. アトピー性角結膜炎

顔面にアトピー性皮膚炎を伴う患者に起こる慢性の ACD がアトピー性角結膜炎（atopic keratoconjunctivitis：AKC）である．AKC では，結膜の乳頭増殖，結膜充血と腫脹，瞼結膜線維化に加え，重症化や遷延化により角膜合併症が生じる．角膜上皮障害は，急性増悪により落屑状点状表層角膜炎やシールド潰瘍がみられ，慢性化すると新生血管を伴った瘢痕性角膜混濁（図2）などがみられる．角膜合併症の発症により，かすみを主訴に来院する患者も多い．AKC には結膜増殖性変化を伴わない患者が多いが，急性増悪時には巨大乳頭などの結膜増殖性変化を伴うこともある．かゆみや異物感，眼脂などの自覚症状や，角膜上皮障害などの他覚所見を有するときは治療が必要である．治療の第一選択は抗アレルギー点眼薬で，効果が不十分な患者にはステロイドを併用する．アトピー性眼瞼炎を合併している場合が多く，積極的に治療を行う必要がある．結膜炎と眼瞼炎の両者を治療することで相乗効果が生まれ，自覚・他覚所見の改善がみられる．眼瞼炎の治療にステロイド軟膏を使用する場合は，ステロイド緑内障に注意する必要がある．現在はカルシニューリン阻害薬，ホスホジエステラーゼ 4 阻害薬やヤヌスキナーゼ阻害薬などの皮膚用軟膏が使用できるため，ステロイド軟膏は長期間使用せずに適宜変更して治療する必要がある．重症アトピー性皮膚炎の治療には，2018 年より生物学的製剤であるヒト型抗インターロイキン-4/13 受容体モノクローナル抗体のデュピルマブが上市されてからアトピー性皮膚炎の治療は大きく変わり，アトピー性眼瞼炎や AKC にも治療効果が高い[4]．ただし，デュピルマブによる結膜炎（図3）のリ

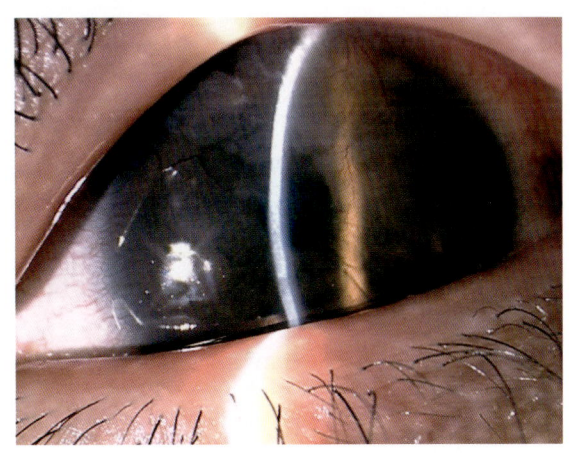

図2 アトピー性角結膜炎による瘢痕性角膜混濁
新生血管を伴った角膜混濁を認める．

スクが知られているので注意が必要である[5]．

2. 春季カタル

春季カタル（vernal keratoconjunctivitis：VKC）は結膜に増殖性変化を有する重症アレルギー性結膜疾患である．学童期から思春期に多く，成長に伴い寛解していく患者も多いが，しばしば難治例に遭遇する．国によって疾患概念に差異がみられ，日本においてはアトピー性皮膚炎に合併する上眼瞼結膜乳頭増殖病変を VKC と診断している例が多いのに対して，欧米では AKC と診断しているため，VKC のアトピー性皮膚炎合併率が日本において高く，厳密に分けることはむずかしい．VKC はかゆみを伴い，流涙や角膜病変を合併するとかすみを訴える．結膜の増殖性病変として，巨大乳頭による石垣状乳頭増殖（図4a）や輪部堤防状隆起とよばれる高度の

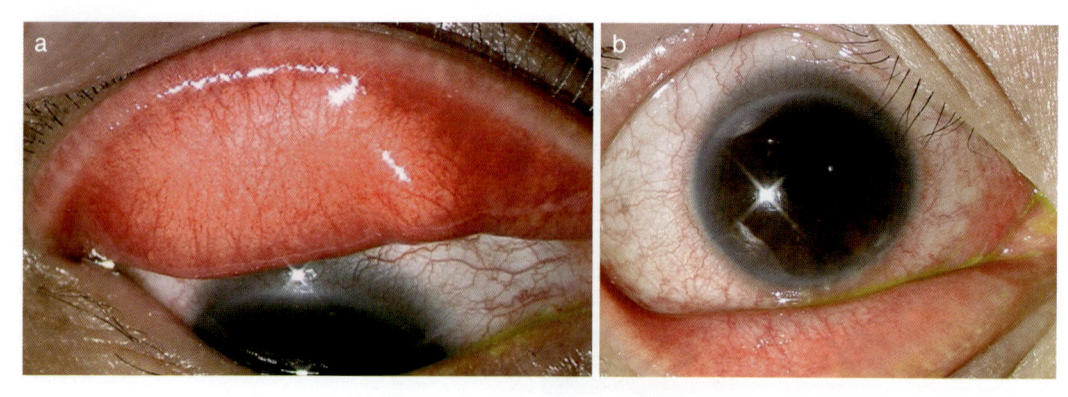

図3　デュピルマブによる結膜炎
デュピルマブによる治療開始後に認めた結膜炎.

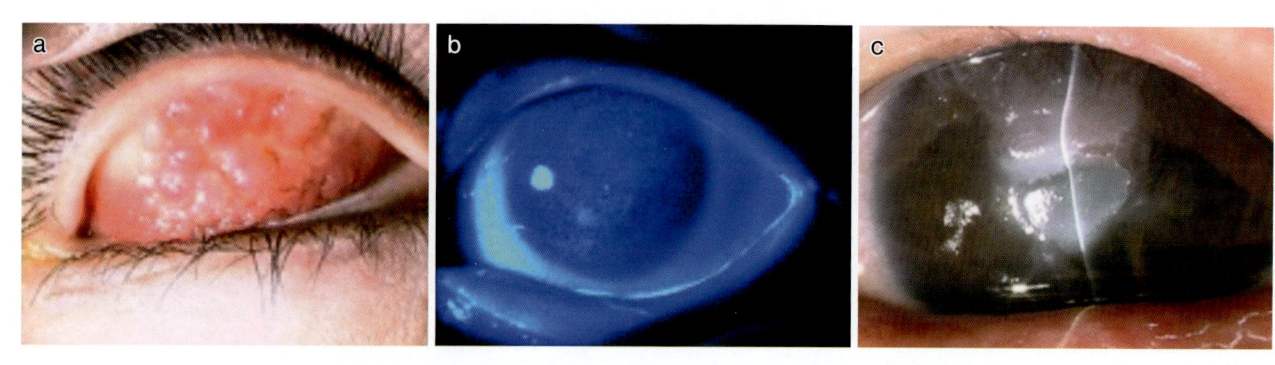

図4　春季カタル
a：石垣状乳頭増殖.　**b**：落屑状点状表層角膜炎.　**c**：シールド潰瘍,　角膜プラーク.

輪部腫脹があげられ，VKC に特異性が高い他覚所見である．特徴的な角膜病変には，落屑状点状表層角膜炎（図4b），シールド潰瘍（図4c），角膜プラーク（図4c）などがあり，角膜所見は重症度判定に役だつ．自覚症状としては，かゆみ，流涙，異物感，眼痛，結膜充血，黄白色のやや粘りのある眼脂，重症例では視力障害などがあげられる．

病型は，眼瞼型，輪部型，混合型に分けられる．眼瞼型は上眼瞼結膜に巨大乳頭がみられるもの，輪部型は輪部に堤防状隆起やトランタス斑がみられるもの，混合型は両者がみられるものをさす．もっとも重症の病型は混合型とされている．巨大乳頭を生じる眼瞼型および混合型の場合には，角膜上皮障害が高率に発症し，点状表層角膜炎，落屑状点状表層角膜炎がみられるが，重症例ではさらに角膜上皮欠損が高度となるためシールド潰瘍が形成され，潰瘍部にムチンや変性上皮などが蓄積すると白色の角膜プラークとなる．重症例では，シールド潰瘍が軽減しても，角膜混濁や角膜血管侵入の残存および瘢痕による不正乱視が出現し，高度の視力障害を残す．そ

のため，角膜混濁や強い不正乱視などの合併症を未然に防ぐことが重要である．VKC の治療は，軽症例では抗アレルギー点眼薬だが，抗アレルギー点眼薬だけで不十分な中等症以上の患者に対しては免疫抑制点眼薬を追加する．2剤で症状の改善がみられない重症例に対しては，さらにステロイド点眼薬を追加し，症状に応じてステロイド内服や瞼結膜下注射，外科的治療も試みる．免疫抑制点眼薬が使えるようになったため，外科的治療は激減している．

症状の改善がみられたら，ステロイド点眼薬を低力価に切り替え，または点眼回数を漸減・中止し，抗アレルギー点眼薬・免疫抑制点眼薬の2剤で治療する．寛解期間が長くなれば，免疫抑制点眼薬のプロアクティブ療法や抗アレルギー点眼薬のみでコントロールする．プロアクティブ療法とは，十分な薬物治療後に再燃を避けるため，症状をみながら投与量を減量していき，最終的には少量の維持量を続ける治療のことである．たとえば，1日2回の使用で臨床症状が治まった場合には再発防止のため1日1回，さらには週2回といった使用を継続す

る．免疫抑制点眼薬の点眼回数のコントロールには，かゆみや角膜病変によるかすみなどの臨床症状が参考になる．

VKCは慢性に経過し，数年にわたって増悪と寛解を繰り返す疾患である．したがって，VKCに対する免疫抑制点眼薬の長期使用は治療上の懸念点であった．以前，筆者らは2年間にわたりVKC/AKCに対してタクロリムス点眼治療を継続した症例をレトロスペクティブに検討し，その効果と安全性について報告した[6]．臨床所見として乳頭所見，輪部所見，角膜所見を臨床スコアとしてスコアリングし，2年間タクロリムス点眼を継続して使用することで臨床スコアが改善したことを明らかにした．また，クラスター解析により患者背景と臨床経過の特徴から三つのクラスターに分類することができた（**表1**）．

①小児期群：再燃が多く，タクロリムス点眼だけではコントロールできない場合があるため，寛解導入にステロイドの点眼や結膜下注射などを含めた3剤併用療法が必要になることがある．この群で注意しなければならないことは，ステロイド使用後の副作用発現である．とくにステロイド緑内障には注意が必要で，定期的な眼圧チェックやかすみなどの自覚症状のチェックは欠かせない．

②青年期群：活動期を過ぎ，春季カタルが寛解しやすい年齢に至っている患者群である．ステロイドの併用は必要なく，タクロリムス点眼のみで鎮静期が維持できることが多い群である．タクロリムス点眼治療に関しては，プロアクティブ療法など寛解に向けた取り組みが必要である．

③成人期群：急性増悪はあまりないが，軽度の炎症が続くため臨床的にはビロード状乳頭増殖がみられ，巨大乳頭を併発する場合もある．角膜にも点状表層角膜炎やパンヌス様の血管侵入を伴うことがあり，かすみを自覚することも多い．慢性疾患として他覚所見の経過観察および点眼アドヒアランスチェックなどを行う定期受診が必要で，受診継続率を向上させる取り組みが必要である．

以上の結果からVKC/AKCは年齢により重症度が異なり，タクロリムス点眼による治療戦略は，年代ごとに特徴があると考えられた．また，免疫抑制点眼薬を2年間使用した患者の合併症を調査したところ，水痘1例，伝染性膿痂疹1例，細菌性結膜炎2例，麦粒腫1例，発

表1　三つのクラスター分類

小児期群	再燃が多く，時々ステロイドの併用を要する群
青年期群	再燃がなく，ステロイド併用を要さない群
成人期群	再燃がなく，ステロイド併用は要さないが軽度の炎症が続く群

熱1例，肺炎1例がみられ，既報と比べ長期使用に伴う新たな有害事象の発生および有害事象の発症頻度の増加はみられなかった[6,7]．そのため，細菌感染やウイルス感染には注意が必要ではあるが，免疫抑制点眼薬の長期投与は患者の状態をみながら継続すべきである．

アトピー白内障

アトピー性皮膚炎に伴う白内障をアトピー白内障という．若年者の白内障の原因としてもっとも多い．眼のかゆみを伴ったかすみや視力低下で来院するアトピー性皮膚炎患者に認めることが多い．アトピー白内障の発症機序はまだ解明されていないが，アトピー性皮膚炎の増悪で生じた強いかゆみに対し，顔面や眼瞼を掻破，擦過，叩打することで生じるとする外傷説が考えられている．外傷説以外にはステロイド説や水晶体上皮細胞障害説がある．実験的に反復する鈍的機械刺激を眼球に加えることによって白内障が発症することから，外傷説が有力である[8]．アトピー性皮膚炎や眼瞼炎のコントロールが悪いと掻破，擦過や叩打が非常に多くなり，慢性的な眼球への鈍的外傷が比較的若年から認められ，白内障発症早期からかすみや視力低下の原因となる．タクロリムス軟膏が使用できるようになり，リアクティブ療法からプロアクティブ療法が標準的な治療法になったことで顔面を叩打するほどの重症なアトピー性皮膚炎患者が減っている[9]．顔面や眼瞼の掻破，擦過や叩打といった行動を起こさせないように皮膚炎をコントロールすることが重要である．アトピー白内障は前嚢下や後嚢下白内障を認め，進行すると成熟白内障に至る．また，ヒトデ状混濁といわれる前嚢下線維性混濁を伴う患者も多い（**図5**）．鈍的機械刺激では白内障だけでなく，Zinn小帯の脆弱化や断裂を生じることも多く，白内障は難治例が多い．生じてしまうと手術のみが治療方法となる．

ステロイド緑内障

眼のかゆみからかすむ症状へ直接的には関与しないが，病状の進行に伴いかすみを訴えるステロイド緑内障

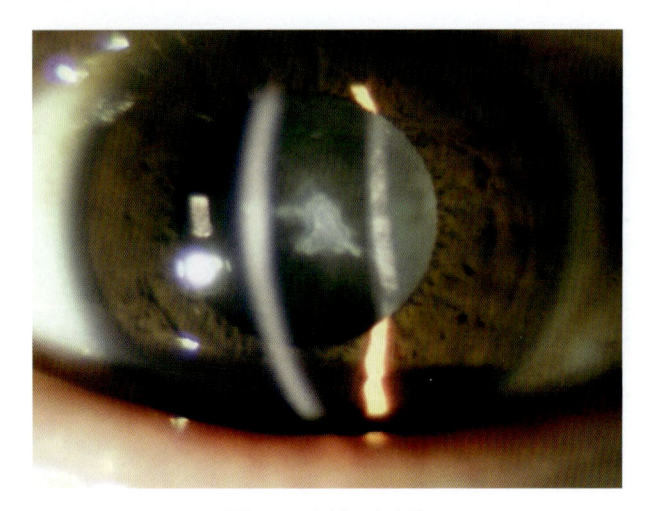

図5　アトピー白内障

について解説する．ステロイドは眼科領域だけでなく，幅広い診療科において使用される．全身投与，局所投与により眼圧が上昇して発症した緑内障をステロイド緑内障という．ステロイドの局所投与で高頻度に発症し，視野障害は不可逆的であるので注意が必要である．ステロイドによる眼圧上昇が生じやすい体質のことをステロイドレスポンダーという．ステロイドレスポンダーでは細胞外マトリックスの産生亢進，線維柱帯細胞による細胞外マトリックスの貪食機能の低下により，線維柱帯への細胞外マトリックスの異常蓄積による房水流出路抵抗の増大がみられ，眼圧上昇につながると考えられており，小児や高齢者に生じやすい．治療としては，ステロイドの減量や中止を行う．ACD の中でもとくに VKC や AKC は長期に治療が必要になるため漫然とステロイドを使用せず，免疫抑制点眼薬をうまく使いながら治療することでステロイド緑内障を防ぐ必要がある．

■ ま と め

眼のかゆみでかすみを訴える原因は多岐にわたる．か

ゆみを早期から治療することで他疾患に移行させないことが重要である．VKC や AKC では免疫抑制点眼薬を適切に使用し，ステロイドを使用しなければならない状態をなるべく回避することでステロイド緑内障を発症させないようにすることが重要である．

謝　辞

ご高閲，ご指導頂きました日本大学医学部視覚科学系眼科学分野主任教授・山上　聡先生に深謝致します．

文　献

1) Miyazaki D, Fukagawa K, Okamoto S et al：Epidemiological aspects of allergic conjunctivitis. *Allergol Int* **69**：487-495, 2020
2) Miyazaki D, Takamura E, Uchio E et al：Japanese guidelines for allergic conjunctivitis diseases 2020. *Allergol Int* **69**：346-355, 2020
3) Rich LF, Hanifin JM：Ocular complications of atopic dermatitis and other eczemas. *Int Ophthalmol Clin* **25**：61-76, 1985
4) Fukuda K, Ebihara N, Kishimoto T et al：Amelioration of conjunctival giant papillae by dupilumab in patients with atopic keratoconjunctivitis. *J Allergy Clin Immunol Pract* **8**：1152-1155, 2020
5) Ou Z, Chen C, Chen A et al：Adverse events of dupilumab in adults with moderate-to-severe atopic dermatitis：a meta-analysis. *Int Immunopharmacol* **54**：303- 310, 2018
6) Hirota A, Shoji J, Inada N et al：Evaluation of clinical efficacy and safety of prolonged treatment of vernal and atopic keratoconjunctivitis using topical tacrolimus. *Cornea* **41**：23-30, 2022
7) Fukushima A, Ohashi Y, Ebihara N et al：Therapeutic effects of 0.1% tacrolimus eye drops for refractory allergic ocular diseases with proliferative lesion or corneal involvement. *Br J Ophthalmol* **98**：1023-1027, 2014
8) 大下雅世，後藤　浩，山川直之ほか：反復する鈍的機械刺激による実験的白内障モデルの確立と発症機序の解明．日眼会誌 **109**：197-204, 2005
9) Yamamoto K, Wakabayashi Y, Kawakami S et al：Recent trends of ocular complications in patients with atopic dermatitis. *Jpn J Ophthalmol* **63**：410-416, 2019

＊　　　＊　　　＊

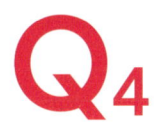 最近パソコンの文字がみにくいが

回答者　　**梶田　雅　義***

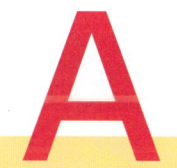

■パソコン用単焦点眼鏡の処方はパソコン作業時の見づらさの解決策にはならない．

■ピント合わせに必要な矯正度数は視距離の逆数であるが，偽調節の考慮が必要．

■巷でスマホ老眼とよばれている眼は遠くが見える矯正状態で近くの見え方が不安定．

■スマホ老眼とよばれる調節異常はどの年齢でも発症する．

■累進屈折力レンズ眼鏡の加入度数の決定は，年齢ではなく個人ごとに異なる調節機能に配慮する．

はじめに

　私たちは外界の物体を角膜と水晶体で集光して網膜に結像し，映像として認識している．角膜は涙液層に覆われているが，角膜の構造物は均一な媒体ではない．水晶体もまたしかりであり，硝子体はゲル状の物質で光学的には均一な物質ではない．光を受ける網膜細胞は網膜神経節線維や網膜血管をすり抜けた光を受けている（反転網膜）ので，網膜の視細胞は決してシャープな映像を受けているわけではない．それらの光が通過するいずれの場所に変化が生じても，網膜に映る映像は変化する．網膜像に質の低下が起これば見えにくいと感じ，質の向上が生じれば見やすくなったと感じる．

屈折と調節の関係

　眼の屈折値は絶えず変化している．私たちがどこを見るともなくぼーっと見ているときにも，眼の屈折値は揺れ動いている．これを調節微動という．また，調節は自律神経でコントロールされている．交感神経と副交感神経のバランスがとれたところが調節安静位で，それよりも遠方は交感神経の働きで負の調節とよばれ，それよりも近方は副交感神経によってコントロールされており，正の調節とよばれている．調節安静位の距離は自律神経が中立な状態で，毛様体筋に負担をかけずに長時間見続けられる疲れにくい距離である．

屈折値と視距離の関係

　私たちの多くは生活に必要な遠方視力が得られる矯正で生活をしている．したがって，パソコンを見るためにはパソコン距離に適切にピントが合わせられるように，毛様体筋を収縮させて水晶体屈折力が増加した状態を続けている．このときには副交感神経が優位になった状態を続けていることになる．パソコン画面から視線を離して遠くを見たときには副交感神経が緩み，ピントは遠くにシフトする．遠くが見やすくなった眼の状態ではパソコン画面はぼけて見える．しかし，調節機能が健全であれば，パソコン画面に視線を戻せば，またすぐにパソコン画面が鮮明に見えるようになる．もし調節機能に異常が生じれば，パソコン画面にはすぐにはピントが合わなくなり，パソコンの文字が見えにくくなる．その原因と

*Masayoshi Kajita：眼科梶田塾
〔別刷請求先〕　梶田雅義：〒960-8141 福島市渡利字七社宮 45-2　眼科梶田塾

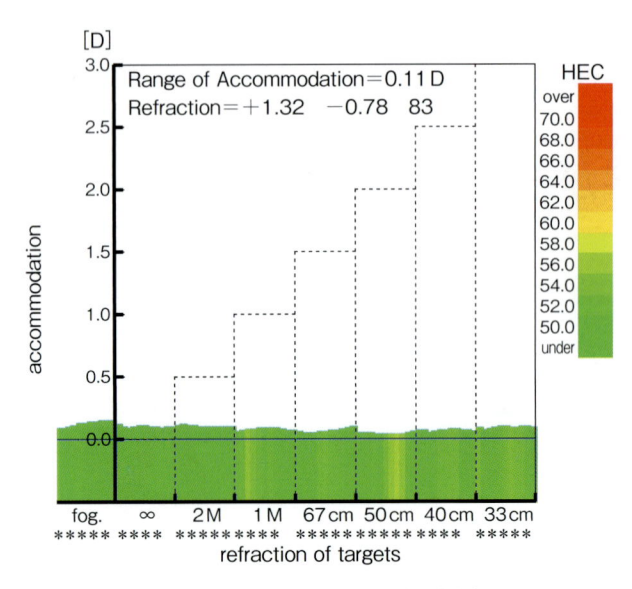

図1　Fk-map（56歳，男性．老視）
56歳，男性．ピントは遠方に合ったままで，近接視標に対しても調節反応は生じていない．ピントを合わせようとする努力も生じていないので，HFC値は低い値を呈している．年齢からしても標準的な老視眼である．

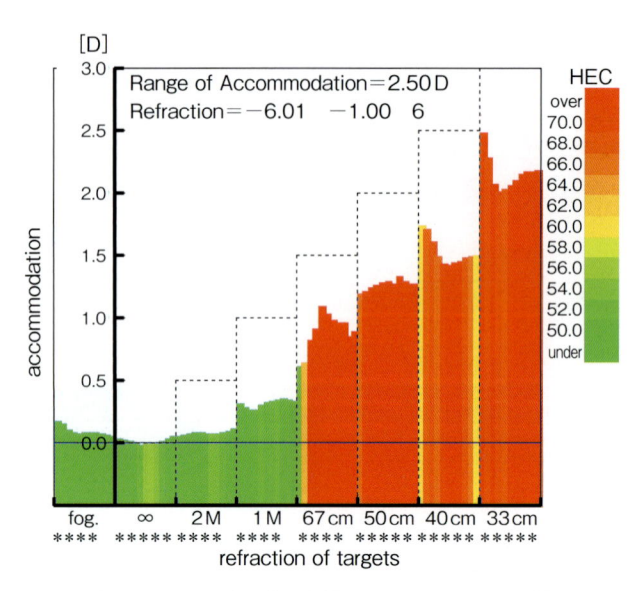

図2　Fk-map（27歳，女性．テクノストレス眼症）
遠方から近方まで提示視標に対して年齢相応の調節反応は得られているが，遠方から1mまでの視標に対しては正常な調節機能を呈しており，HFC値は低値であるが，67cmよりも近い距離の視標にピントを合わせているときには高いHFC値を呈していて，安定して見続けることが困難な状態に陥っている．仕事をしようとすると頭痛や眼の奥の痛みが襲ってきて仕事ができないという訴えをよく反映している．

してもっとも多いのは，老視である（**図1**）．

調節時の屈折値の変化

毛様体筋の主として輪状線維が収縮すると，毛様体筋は瞳孔と同じように内径を小さくする．毛様体筋の内側に付着して水晶体を円板状に牽引している毛様体小帯に緩みが生じて，水晶体は自らの弾性で膨らみを増し，水晶体屈折力を増加させる．これが正の調節である．

毛様体筋の輪状線維が弛緩すれば，逆の動きが生じて毛様体筋の内径は大きくなり，毛様体小帯は牽引を強め，水晶体は円板状に引っ張られて水晶体屈折力は減少する．調節安静位よりも遠方へのピント合わせは，毛様体筋の輪状線維以外の働きによると思われるが，わずかに存在しており，負の調節とよばれている．

近方視におもに関与するのは正の調節であり，毛様体筋に異常が生じても水晶体に異常が生じても，以前と同じようなピント合わせはできなくなる．毛様体筋に疲労が生じれば適切な水晶体の変形は望めなくなるし，水晶体に硬化が生じれば毛様体筋による適切な水晶体の変形は望めなくなる．加齢による毛様体筋の機能低下は大きくはないといわれており[1]，もっとも関与しているのは水晶体嚢の硬化といわれている[2]．

調節機能の異常

調節機能の状態は調節力の検査である程度は把握することが可能であるが，調節機能解析装置を用いれば，さらに容易にビジュアルに観察することができる[2,3]．

パソコンの普及によって急激に増加してきたのがテクノストレス眼症である．日常生活ではまったく異常を感じないが，パソコン作業を行おうとすると頭痛や眼の奥の痛みが襲ってきて作業の継続が困難になる．調節機能解析装置のFk-mapでみると，遠方視票に対しては，正常者と同じような調節反応量と低い高周波成分出現頻度（high frequency component：HFC）値を呈しているが，近方視標に対しては，調節緊張症や調節けいれんのような調節応答と高いHFC値を呈する（**図2**）．調節力だけからは，患者の訴えはまったく理解できないが，特徴的なFk-mapの所見をみれば容易に診断できる．

スマートフォンの普及によって急激に増加してきているのは，巷で「スマホ老眼」とよばれている調節機能の異常である．もっとも多いのは，調節衰弱に陥っている例である．近方視に快適な近視眼であることが多い．遠くを見る機会が少なく，近くのスマートフォンやタブ

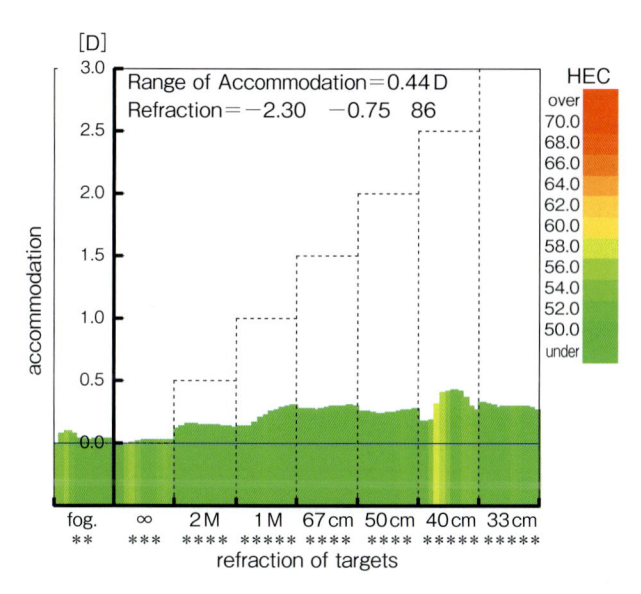

図3 Fk-map（7歳，女児．調節衰弱）

遠方から近方視標まで調節反応量が低く，50歳以上の老視眼と同等の調節機能を呈している．軽度の近視で近方視には不自由がないため，ピントを合わせる必要がなかったことによる習慣性の衰弱と考えられる．若いので，適切な眼鏡を装用して調節を行う習慣を身につけることで症状は改善する．

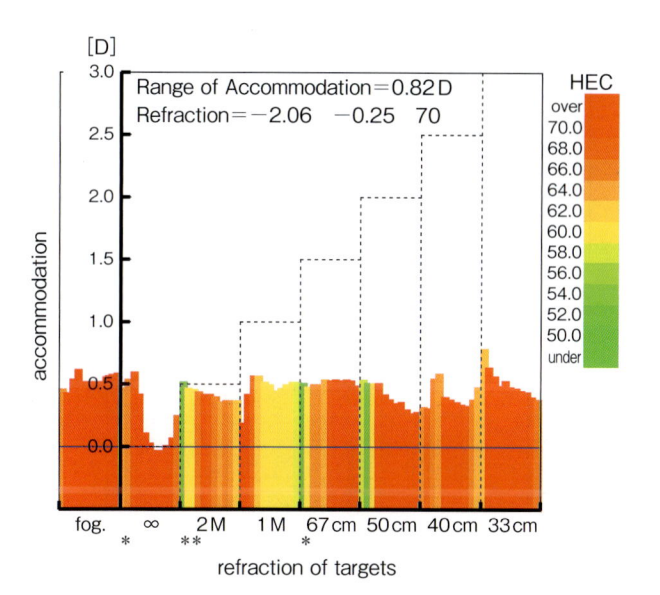

図4 Fk-map（9歳，男児．衰弱けいれん）

遠方から近方視標まで50歳以上の老視眼と同等の調節反応を呈している．どの視標に対しても HFC 値が高く，毛様体筋の興奮が常に働いている状態である．本来は軽度の遠視眼であるが，スマホやゲーム機などを見続けているため，調節した状態で毛様体筋が凝り固まっていると考えられる．低濃度の調節麻痺剤の点眼を行い，毛様体筋の緊張を解除してから規則正しい眼の使い方を指導することで改善する例も少なくない．

レットばかりを見て過ごしている人で発症する．遠くが見づらいことが気になり眼鏡を新調したが，眼鏡を掛けるとスマートフォンが見づらいと感じて，眼鏡の装用になかなか慣れないと訴える（**図3**）．年齢が低ければ，遠くもある程度見えて近方視に支障を感じないくらいの度数の眼鏡を常用するように指導すると，たいていは正常な調節力が得られるようになる．しかし，どうしてもなじまず，累進屈折力レンズ眼鏡を進めなければならない患者も生じてきている．つぎに多いのが，本来は正視〜軽度の遠視の人がスマートフォンやタブレット端末を見続けることによって，毛様体筋が凝り固まり調節力が低下している例である（**図4**）．屈折値が軽度の近視眼を呈しているので，遠くが見えにくいという訴えに対して，遠くが見えるような眼鏡を作製したとたんに，眼鏡をかけると手元が見えづらいと訴える．低濃度の調節麻痺剤の点眼液を使用することで屈折異常が軽度であることが分かり，年齢が低ければ規則正しい視生活習慣を身につけることで改善する患者もある．なかなか改善しない場合には低濃度調節麻痺剤の継続点眼と累進屈折力レンズ眼鏡の使用が必要になることもある．

　提示したのは極端に低年齢の患者であるが，どの年代でも同じような調節機能異常に陥っている患者が増加し

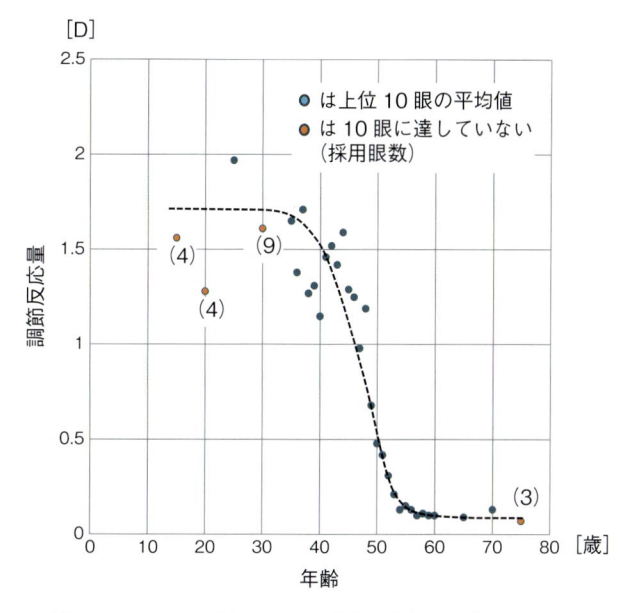

図5 Fk-map で記録された正常者の年齢・調節反応量曲線

患者数が少ない35歳未満と60歳を超える患者は5歳平均で示した．35歳頃から低下を開始し，40〜50歳で急激に低下し，55歳頃には他覚的な調節はできなくなっている様子がわかる．

てきている．

　平均的な人の調節反応量は35歳くらいから急激に低下を始めて，55歳くらいでは完全に消退する（**図5**）[5]．

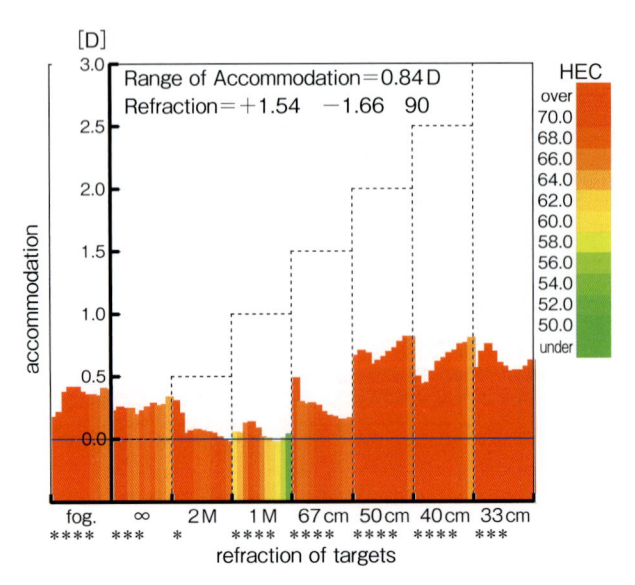

図6 Fk-map (78歳，男性．老視＋調節けいれん)
調節力がまったくなくなっていても不思議ではない年齢でも，
40歳代くらいの調節反応量が残存している患者がいる．しかも，
毛様体筋が活発に働いており，調節しようとする努力が確認でき
る．しかし，一般には不安定な見え方と眼の疲れや眼の奥の痛
み，近くを見ようとすると眼を針で刺されるような鋭い痛みを訴
える．低濃度の調節麻痺剤の点眼で瞬時に改善するが，なにもし
なければすぐに再発する．軽度の加入度数の累進屈折力レンズ眼
鏡を常用することで症状の再発を抑えることができる．

もちろん個人差も大きいが，30歳を過ぎてパソコン画
面が見えづらいと訴える場合には，作業に適した累進屈
折力レンズ眼鏡の常用を進めるのがよい．

　また，最近では調節力がまったくなくなっていてもお
かしくない高齢者でも調節けいれんを発症し，老眼鏡を
使用しても近くがよく見えないと訴えることがある．
Fk-map でみると，小児の衰弱けいれんとまったく区別
ができないような調節機能を呈している（図6）．このよ
うな患者では低濃度の調節麻痺薬の点眼を行って毛様体
筋の緊張を解除したうえで，累進屈折力レンズ眼鏡の装
用を勧めると遠くも近くも安定して見えるようになる．
ただ，70歳以上の患者が眼鏡の常用を始めるのはそれ
ほど容易ではなく，なじみやすい度数から徐々に慣れて
もらうように気長に装用指導を続ける必要があることも
少なくない．

文　　献

1) 吉富健志，石川　均，鳩野長文ほか：IOL 挿入老人眼の毛
様体筋収縮能．臨眼 **47**：983-986, 1993
2) Semmlow JL, Stark L. Vandepol C et al：The relationship
between ciliary muscle contraction and accommodative
response in the presbyopic eye. In Presbyopia Research-
from molecular biology to visual adaptation（Obrecht G,
Stark LW eds）. p245-243, Plenum Press, New York, 1991
3) 梶田雅義：調節機能測定ソフトウェア AA-2 の臨床応用．
あたらしい眼科 **33**：467-476, 2016
4) 梶田雅義：調節機能解析装置．眼科 **61**：231-240, 2019
5) 梶田雅義：デジタルデバイスの汎用で変わった調節応答と
眼鏡処方．視覚の科学 **42**：69-79, 2021

*　　　*　　　*

Q5 角膜はきれいなのにかすみを訴えたときは

回答者 **大西貴子**[*]

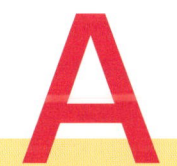

> ■中間透光体は前房・水晶体・硝子体の総称であり，光の透過性を保つために透明である．
> ■水晶体は変性により，前房・硝子体は出血や炎症などにより透明性が失われる．その混濁の特徴的所見を捉えることは，鑑別診断に重要である．
> ■中間透光体の混濁は手術によって除去，再建できる．眼底透見困難な場合でも，術前からある程度の病態予測をしておくことが大切である．
> ■中間透光体を検体として採取し，調べることによって確定診断を得られる疾患がある．

はじめに

　角膜から眼内に入った光は房水（前房・後房），水晶体，硝子体を通過して網膜に到達する．これらの眼組織は中間透光体と総称され，角膜がきれいなのにかすみを訴える場合には中間透光体に問題がある可能性を考える必要がある．中間透光体には他の眼組織の栄養供給と眼球形態を保持する役割もあるが，第一に光を通過させるために透明でなければならない．透明であるがために正常の状態ではその把握がむずかしく，混濁が生じたときにその存在を認識させられる．

房水の混濁

　正常な状態では房水は透明であり，細隙灯顕微鏡を用いても前房内には何も見えない．出血や炎症により血液房水関門が破綻すると，房水中に細胞が浮遊するのが観察できるようになる．

1. 出血によるもの

　おもに虹彩や毛様体からの出血により赤血球細胞が前房内に浮遊し，出血量が多ければ沈殿して前房出血とよばれるようになる．眼打撲などの鈍的外傷によるもの，眼科手術の合併症，虹彩ルベオーシスの破綻，強い虹彩毛様体炎などが原因になる．前房出血は通常自然吸収されていくが，激しい眼圧変動を引き起こす可能性があるので注意が必要である．また，大量の前房出血が吸収されずに1週間以上経過すると不可逆的な角膜染血が生じ

る危険性があるので，前房洗浄などの外科的治療を検討したほうがよい．

2. 炎症によるもの

　虹彩毛様体炎により，以下のような所見を呈する．

　前房内細胞（セル）：細隙灯顕微鏡のスリット光でリンパ球やマクロファージ，好中球の浮遊が白い点として前房内に確認できる．セルとよばれ，虹彩毛様体炎の活動性の指標となる．

　前房フレア：蛋白濃度の上昇が前房水の透明性を低下させ，スリット光による観察で前房水が混濁する所見をフレアとよぶ．小児のぶどう膜炎におけるフレア値の測定はぶどう膜炎の活動性のモニタリングに有用といわれている．しかし，前房内バリアが不可逆的に破綻したような慢性期では，活動性がなくてもフレア値が高値で推

*Takako Ohnishi：日本大学医学部視覚科学系眼科学分野
〔別刷請求先〕　大西貴子：〒173-8610　東京都板橋区大谷口上町30-1　日本大学医学部視覚科学系眼科学分野

表1 Emery-Little 分類

Grade	核硬度	色調
I	Soft	透明〜やや白
II	Semi soft	白〜やや淡黄
III	Medium	黄色
IV	Hard	茶色がかった黄色
V	Rock hard	茶〜黒

移するといわれ，必ずしも活動性を反映しないこともあるので注意を要する．強い炎症によってさらに急激に房水の蛋白濃度が上昇すると，フィブリンが析出する．

角膜後面沈着物（keratic precipitates：KP）：セルが変性して角膜内皮側に付着したものである．KPの特徴的所見を捉えることはぶどう膜炎の鑑別に重要である．豚脂様KPは肉芽腫性ぶどう膜炎の特徴的所見であるが，なかでも大小不同の厚みのあるKPはサルコイドーシス，整然と配列したKPはヘルペスウイルス性虹彩炎において特徴的とされている．白色微塵様KP（fine KP）は非肉芽腫性ぶどう膜炎に有名な所見であるが，肉芽腫性ぶどう膜炎でも認められることがある．

前房蓄膿：前房内に大量のセルが出現し下方に沈殿することで形成される．非肉芽腫性ぶどう膜炎の特徴的所見といわれているが，感染性眼内炎や眼内リンパ腫でも出現することがある．

3．混濁の評価方法

細隙灯顕微鏡を用いて診察するときに，上記のような前房内所見の有無は重要である．一見所見がないように思われても，スリット光の角度や幅を変えて注意深く観察すると見えることがある．前部硝子体の所見も同時に確認したほうがよい．レーザーフレアメーターは前房内蛋白濃度を測定し，前房炎症を数値化できる機器で，前房炎症の有無の確認や治療効果判定に有用である．

水晶体の混濁

水晶体は凸レンズの形をした透明な組織である．房水や硝子体ほど完全に透明ではないので，正常な状態でも細隙灯顕微鏡を用いることにより容易に確認することができる．虹彩の後方にあるので，全体像を把握するには散瞳薬を用いて散瞳したうえで観察する必要がある．水晶体は光の屈折・調節というレンズの役割を担うととも

に，眼球の中間部に位置し病変の前後への拡大を抑制する働きもある．

水晶体は透明性を保つために水晶体自身で代謝を行っている．水晶体前嚢の内面にある一層の水晶体上皮細胞が，水晶体線維細胞へと増殖・分化していく．線維細胞は徐々に水晶体中央へ移動して，水晶体核を中心としたタマネギ様の層構造を形成していく．これは生涯続くため，加齢とともに水晶体は膨化し，凸も大きくなって屈折力が増加する．水晶体上皮細胞の分化異常，主要蛋白質の変性，浸透圧異常などによって水晶体の混濁が生じる．この状態を白内障という．加齢性白内障は70歳以上の半数以上に認められるといわれる．内眼手術によって硝子体や前房中の酸素濃度が急激に上昇することも白内障進行のリスクになる．

白内障は細隙灯顕微鏡により混濁の部位や核硬度を観察して評価する．

皮質白内障：もっとも頻度が高い．発症リスク要因としては，加齢・糖尿病・紫外線暴露などがある．細隙灯顕微鏡の徹照法で観察しやすい．周辺部から中央への車軸状混濁と，周辺部にのみ輪状に広がる輪状混濁の2パターンがある．混濁の部位により，視力低下の程度はさまざまである．

核白内障：おもに加齢により，水晶体核部の硬化と着色変化が生じる．進行とともに白色→黄色→褐色へと色調が変化し，色調を観察することで核硬度が推察できる（Emery-Little 分類，**表1**）[1]．着色によりコントラスト感度低下が生じ，硬化により水晶体屈折率が増加して近視が進行する．水晶体核部とその周囲の皮質部との屈折率の差は，単眼性複視の原因となる．ある程度進行するまで矯正視力は保たれていることが多い．

後嚢下白内障：後嚢に接するように平面状に混濁が広がり，視軸近くに生じると強い視力低下につながる．皮質白内障と同様に細隙灯顕微鏡の徹照法で観察しやすい．副腎皮質ステロイドの局所・全身投与，放射線暴露，外傷などが原因になるといわれており，このような原因による単独混濁は若年層に多い傾向がある．一方で，加齢によって核白内障と一緒に出現することもある．

前嚢下白内障：水晶体上皮細胞の異常増殖・変性による．アトピー性白内障に特徴的である．

近年，強度近視眼に対する屈折矯正目的や浅前房眼の眼圧上昇予防のために，視力が良好な場合でも白内障手

術適応になる患者が増えてきている．術者は視力低下と混濁の程度が一致しているか，他の眼疾患が隠れていないかを術前に慎重に観察する必要がある．視力がよくても視機能低下の訴えが強い場合には，コントラスト感度や波面収差解析のような検査も有用である．

後発白内障

白内障術後，水晶体の代わりに挿入された眼内レンズが中間透光体としての役割を担うこととなる．後発白内障は，残存した水晶体上皮細胞の再増殖により水晶体嚢の混濁が生じる術後合併症である．Nd：YAGレーザーによる後嚢切開術で比較的容易に治療できるが，液状後発白内障のような程度の強い混濁の場合は，術後炎症や眼圧上昇の合併症があるため注意が必要である．

硝子体の混濁

硝子体は水晶体後面から網膜までを満たすゲル状組織であり，眼球の7割を占める広い空間である．硝子体混濁の代表的な自覚症状は飛蚊症であり，加齢や強度近視の影響で硝子体ゲルが液化することにより生じた混濁は，生理的飛蚊症として知られている．このような治療適応にならないケースから，混濁が強すぎて眼底透見困難のために硝子体手術を要するようなケースまでさまざまである．

前部硝子体の観察：前部硝子体は焦点を水晶体の少し後方に移動させることにより，細隙灯顕微鏡で観察できる．スリット光の幅を小さくして照度を最大にして観察する．患者に素早く視線を動かしてもらうことで硝子体の動的観察も可能である．硝子体中に出血性色素があれば網膜裂孔や網膜剥離などによる硝子体出血の可能性を，炎症細胞があればぶどう膜炎の可能性を念頭に置いて診察しなければならない．

後部硝子体剥離：硝子体変化の一つで，網膜から後部硝子体膜がはがれた状態をいう．後部硝子体剥離の有無は網膜硝子体疾患の治療方針に大きく影響する．前置レンズを用いた細隙灯顕微鏡検査で観察できるが，近年では超広角swept-source光干渉断層計（SS-OCT）を用いて黄斑部以外までも評価することが可能になってきている[2]．

星状硝子体（asteroid hyalosis）：星のように輝くカルシウム結晶が硝子体中に浮遊することから名付けられた，非炎症性・原因不明の疾患である．自覚症状はほと

んどなく，視機能障害を引き起こすことはまれとされるが，ひどければ眼底透見困難になるため，網膜疾患が隠れていないか注意が必要である．

1. 出血によるもの

網脈絡膜からの出血が主であるが，虹彩や毛様体からの出血が後方に回っている場合もあるので，前眼部の診察も必要である．

網膜裂孔：後部硝子体剥離によって網膜牽引が生じ，網膜裂孔の形成の際に網膜血管の損傷から硝子体出血が生じることが多いため，網膜裂孔の有無の確認は重要である．初回検査で確認できなくても網膜剥離の危険性を念頭に慎重な経過観察を行う必要がある．

血管異常：増殖糖尿病網膜症や網膜静脈閉塞症に伴う網膜新生血管からの出血では，反対眼の眼底検査や全身疾患の確認が重要である．網膜細動脈瘤破裂では網膜内出血や網膜下出血を伴う．脈絡膜新生血管の代表疾患は加齢黄斑変性である．

Terson症候群：頭蓋内出血後の眼内出血が生じた病態をさす．網膜出血も伴う場合がある．

硝子体出血は自然吸収される可能性があるため経過観察という治療の選択肢もあるが，網膜剥離の有無が治療選択において重要である．SS-OCTは過去のspectral domain OCTと比較して，中間透光体の混濁を受けにくいため，多少の硝子体出血があっても網膜の状態を捉えることが可能になっている．しかし，強い硝子体出血でOCT検査が困難な場合には超音波検査（Bモード）が有用になる．

硝子体出血が数カ月経過すると徐々に灰白色の硝子体混濁となる．発症後長期間経過していることが予想される患者では網膜電図（electroretinogram：ERG）が有用である．広範囲の網膜剥離がある場合にはnon-recordableになり，手術しても視力回復が期待できない可能性が高いことを術前に予想できる．

2. 炎症によるもの

前部硝子体中に白色の炎症細胞を確認した場合には，ぶどう膜炎を疑う必要がある．硝子体炎による硝子体混濁はぶどう膜炎の特徴的所見の一つであり，その特徴的形状を把握することは，ぶどう膜炎の原因を推察する大きな手がかりとなる．硝子体混濁とぶどう膜炎の活動性は必ずしも一致しないが，急性網膜壊死などにおける急

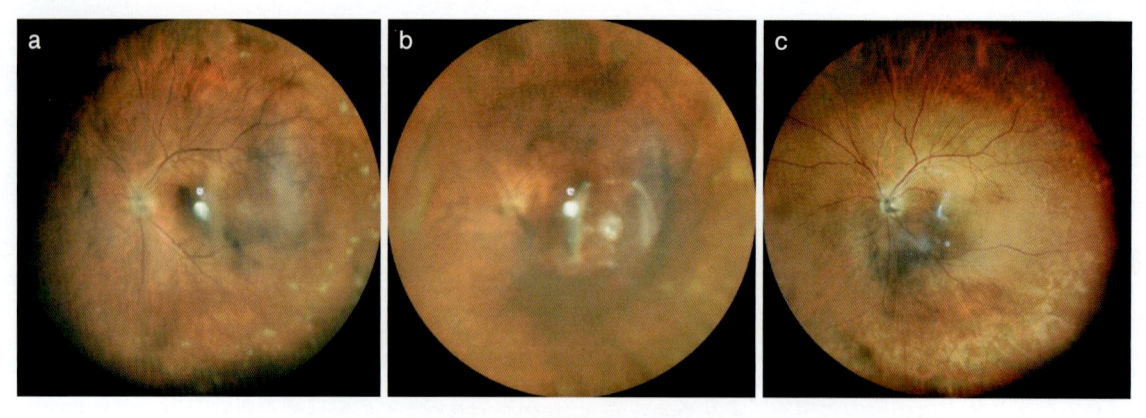

図1　急性網膜壊死の症例
a：初診時．**b**：治療開始1週間後で硝子体混濁が急激に増悪．**c**：治療開始3カ月後．網膜剝離に至らずにすんだ．

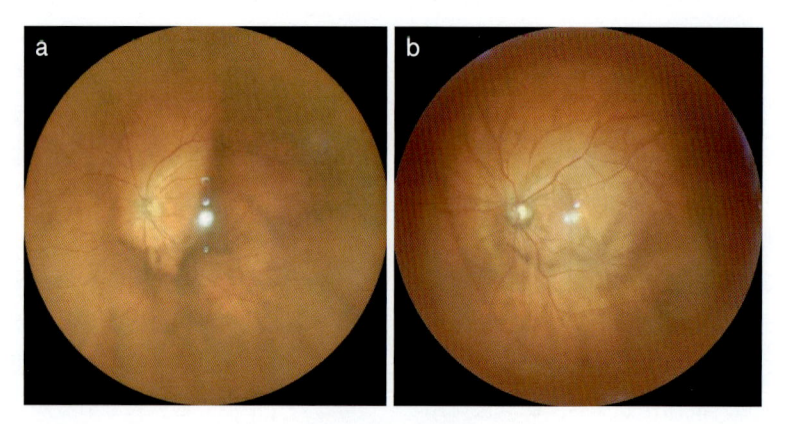

図2　眼内悪性リンパ腫の2症例

な硝子体混濁の増悪は，牽引性網膜剝離の前兆の可能性があるため，注意を要する（**図1**）．

雪玉状・真珠の首飾り様：サルコイドーシスなどの肉芽腫性ぶどう膜炎に多いが，Behçet病でみられることもある．眼底下方に沈殿し，ぶどう膜炎の活動性がなくなっても残存しやすい．

索状・土手状：眼トキソカラなど感染性ぶどう膜炎に多い．感染病巣付近の硝子体が混濁，網膜最周辺部が混濁し土手状に盛り上がって見える．

ベール状・オーロラ状：眼内悪性リンパ腫，HTLV-1ぶどう膜炎などで，眼底全体に広がるが，後極より周辺部で強い傾向がある．縞状の濃淡がオーロラ状とよばれる所以である（**図2**）．

羽毛状：境界不明瞭の毛羽立った塊状混濁であり，真菌性眼内炎に特徴的である．

びまん性・微塵様：眼底全体に均一に広がり，集塊を形成しない．混濁は増減しやすく病勢が反映されやすい．Behçet病の眼発作時の代表的所見であり，硝子体

中への好中球浸潤によるものである．

3．腫瘍によるもの

硝子体混濁を主体とした原因不明のぶどう膜炎は，眼内悪性リンパ腫（硝子体網膜リンパ腫）の可能性がある．眼内リンパ腫はぶどう膜炎と所見が酷似するため，仮面症候群とよばれてきた．眼内リンパ腫はまれな疾患とされてきたが，近年の国内における疫学調査ではぶどう膜炎の2.5％を占めており[3]，世界的にも増加しているといわれている．硝子体混濁は約90％と高率にみられる所見である．原因不明のぶどう膜炎で，硝子体混濁がある場合には眼内悪性リンパ腫の可能性も考えなければならない．

眼内悪性リンパ腫は5年生存率が約60％と生命予後不良の疾患である．眼内リンパ腫は原発中枢神経系リンパ腫の一つと考えられており，眼初発の場合でも発症数年以内に約60～90％の患者に中枢神経系浸潤が出現するといわれている．腫瘍細胞の脈絡膜浸潤による網膜下

の黄白色病変を特徴とする眼底型は比較的診断しやすいが，ベール状・オーロラ状の硝子体混濁を主体とする硝子体混濁型は，眼底所見のみでの鑑別は困難である．眼内悪性リンパ腫を疑う場合には硝子体生検が必要である．

腫瘍性の硝子体混濁のほとんどは眼内悪性リンパ腫であるが，まれに硝子体転移による硝子体混濁の報告もある．今後は癌治療の進歩と担癌患者の生存期間の延長によって，そのような患者に遭遇する可能性が増えてくると思われる．

検体としての中間透光体

1. 眼内液 PCR 検査

ぶどう膜炎における眼内液ポリメラーゼ連鎖反応（polymerase chain reaction：PCR）検査が必須になりつつある．とくにサイトメガロウイルスによる続発緑内障，急性網膜壊死などの感染性ぶどう膜炎における前房水 PCR 検査は確定診断に欠かせない検査となっている．近年では網羅的 PCR 検査が開発され，微量な検体でも複数項目の病原体のチェックが可能になった[4]．同時に PCR 検査の結果と病態が一致しない患者も散見され，常に眼所見の治療経過と PCR 検査の結果が一致するか注意していく必要がある．

2. 眼内リンパ腫における硝子体生検

眼内悪性リンパ腫を疑う場合には，病理学的診断で class IV または V であることが確定診断に必要である．しかし，硝子体中のリンパ腫細胞は検体が微量であったり他の細胞が混在したりするなどの理由から，約30%は確定に至らないケースがあると報告されている．セルブロック法は，術中の硝子体灌流液をカセットパックから回収・遠心分離して，パラフィン包埋後に薄切標本を作製する方法である．遠心分離しているため細胞密度が上昇し，腫瘍細胞検出率が向上する．セルブロック薄切標本は長期保存に適しており，あとから免疫染色などの追加検査も可能になる[5]．

また，病理組織検査以外にも眼内悪性リンパ腫の診断にはさまざまな補助診断法が開発されてきた[6]．

硝子体液もしくは前房水中のサイトカイン測定は，補助診断法のなかでも感度90%，特異度100%と，もっとも有用といわれている．インターロイキン（interleu-kin：IL）-10 と IL-6 を測定する．ぶどう膜炎では IL-6 のほうが高値であるが，眼内リンパ腫では IL-10 濃度が上昇する．眼内液中の IL-6/IL-10 比の測定は保険適用になっている．そのほかの補助診断としてフローサイトメトリー，免疫グロブリン重鎖遺伝子再構成，MYD-88 遺伝子変異の検出などがある．

これらの検査結果を複合的に組み合わせて診断していく必要があるため，眼内悪性リンパ腫の診断は複雑であり専門的知識を要する．硝子体手術の進歩により硝子体検査のハードルが下がりつつあるが，得られた検体を適切に扱わねばならない．手術により混濁が除去されれば視機能改善を得られる可能性はあるが，初回手術で適切な診断をしないと再手術では検査困難となる可能性が高いので，確定診断の機会を逃してしまうことになる．確定診断されないと全身の化学療法や放射線療法もできなくなる可能性があり，生命予後にも影響するため，安易な硝子体生検は避けるようにしたい．

おわりに

中間透光体は透明な組織であり，正常時には存在感が乏しいが，異常があった場合にその特徴的所見を捉えることは診断に大変重要である．近年では診断確定のための検体としての重要性も加わり，その存在感が増してきている．

文　献

1) Emery JM, Little JH：Phacoemulsification and aspiration of cataracts：surgical techniques, complications, and results. Mosby, St Louis, 1979
2) 高橋洋如：超広角光干渉断層計による硝子体イメージングと近視性牽引黄斑症の病態解明．日眼会誌 **126**：958-967, 2022
3) Sonoda KH, Hasegawa E, Namba K et al：Epidemiology of uveitis in Japan：a 2016 retrospective nation-wide survey. *Jpn J Ophthalmol* **65**：184-190, 2021
4) Nakano S, Sugita S, Tomaru Y et al：Establishment of multiplex solid-phase strip PCR test for detection of 24 ocular infectious disease pathogens. *Invest Ophthalmol Vis Sci* **58**：1553-1559, 2017
5) 武田篤信：臨床検体で科学する！ ぶどう膜炎/切除組織～セルブロック法を用いた硝子体切除標本の診断．*Retina Medicine* **7**：39-43, 2018
6) Tanaka R, Kaburaki T, Taoka K et al：More accurate diagnosis of vitreoretinal lymphoma using a combination of diagnostic test results：a prospective observational study. *Ocul Immunol Inflamm* **30**：1354-1360, 2022

知っておきたい眼科鑑別診断 **Q&A**

Ⅲ 見えにくい・見えない

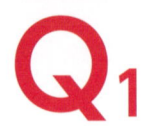 視神経炎・虚血性視神経症に伴う視覚障害の
特徴は

回答者   江 本 博 文*   江 本 有 子**

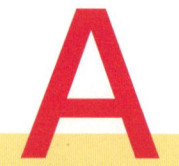

視 神 経 症

　視神経が障害されるものを視神経症 (optic neuropa-thy) といい，視力視野異常と相対的瞳孔求心路障害 (relative afferent pupillary defect：RAPD) 陽性 (片眼性，もしくは両眼性非対称性視神経症の場合) の二つの所見は，視神経症の診断上，とくに重要である．多発性硬化症 (multiple sclerosis：MS) にみられるような球後視神経炎では，視神経乳頭腫脹はみられず，「視神経症であれば視神経乳頭に異常がある」とは限らず，視神経乳頭が正常であっても視神経症は除外できない．逆に視神経乳頭腫脹がみられても，うっ血乳頭や偽うっ血乳頭などの場合もあり，必ずしも視神経症とは限らない (**図 1**)．視神経症の病因はさまざまであり (**表 1**)，必要に応じて血液検査，頭部・眼窩部 MRI，その他の検査 (髄液検査，網膜電図，視覚誘発電位など) を行う．

視 神 経 炎

　視神経症のうち炎症により視神経が傷害されているものが視神経炎 (optic neuritis) で，診断には他の病因である虚血性，圧迫浸潤性，薬剤性，遺伝性，外傷性のものを除外する必要がある．視神経炎を生じる疾患もさまざまである (**表 2**)．

1. 視神経炎の一般的症状

　20〜40 歳の女性に多く (70%)，10 万人に 1 例 / 年程度．通常片眼性 (70%) で眼球運動時痛 (60%) や，球

- ■視神経症では，視力低下および中心暗点を呈することが多い．病因として炎症性，虚血性，圧迫浸潤性，薬剤性，遺伝性，外傷性などさまざまなものがある．
- ■視神経症では視神経乳頭所見に乏しい患者もおり，視力視野異常と RAPD の所見が診断上重要である．
- ■視神経炎では，多発性硬化症などの中枢性脱髄性疾患に関連している場合があり，脳神経内科との連携が必要である．
- ■虚血性視神経症や視神経脊髄炎では水平性視野欠損を呈することがあり，鑑別を要する．
- ■虚血性視神経症では非動脈炎型か動脈炎型かの鑑別を要し，動脈炎型の可能性がある場合は失明予防のため速やかな治療開始が必要である．

後痛，眼球後部痛，眼球周囲痛を伴うことがある．眼球運動時痛では，眼球運動時に総腱輪を牽引して三叉神経を刺激するためと考えられている．急激な視力低下では 1〜2 週間で視力が最低になり (60% は 0.1 未満)，3 週間以内に改善が始まることが多いが，発症後に回復しないまま永久に失明することもある．他に色覚障害 (80%)，光覚低下を生じる．視野異常は基本的に中心暗点だが，あらゆる視野欠損パターンをとりうる．水平性視野欠損がみられる場合は虚血性視神経症や視神経脊髄炎スペクトラム障害 (neuromyelitis optica spectrum dis-orders：NMOSD) の鑑別が必要である．

*Hirofumi Emoto：東京科学大学眼科学教室   **Yuko Emoto：江本眼科
〔別刷請求先〕 江本博文：〒113-8519 東京都文京区湯島 1-5-45 東京科学大学眼科学教室

                            0910-1810/24/¥100/頁/JCOPY

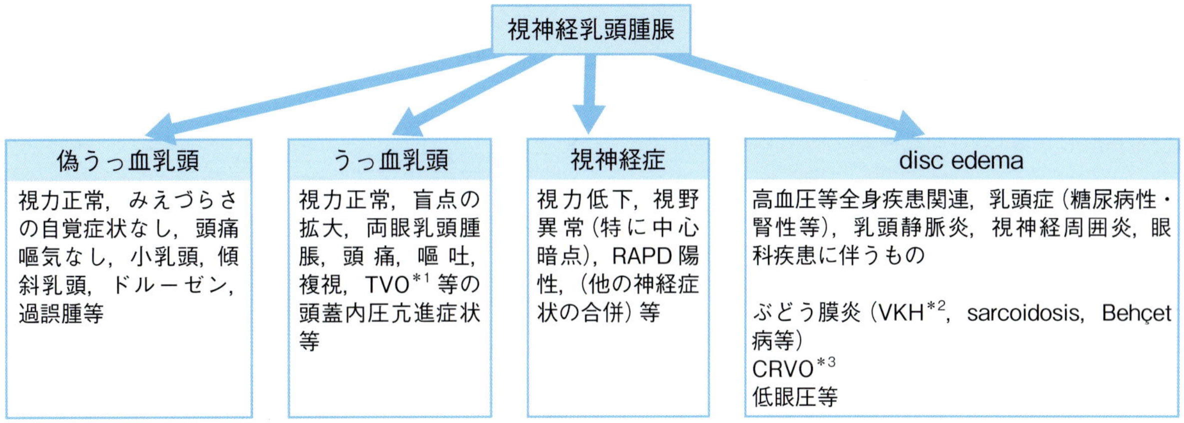

```
                        視神経乳頭腫脹
         ┌──────────┬──────────┼──────────┬──────────┐
```

偽うっ血乳頭	うっ血乳頭	視神経症	disc edema
視力正常，みえづらさの自覚症状なし，頭痛嘔気なし，小乳頭，傾斜乳頭，ドルーゼン，過誤腫等	視力正常，盲点の拡大，両眼乳頭腫脹，頭痛，嘔吐，複視，TVO*1 等の頭蓋内圧亢進症状等	視力低下，視野異常（特に中心暗点），RAPD 陽性，（他の神経症状の合併）等	高血圧等全身疾患関連，乳頭症（糖尿病性・腎性等），乳頭静脈炎，視神経周囲炎，眼科疾患に伴うもの ぶどう膜炎（VKH*2, sarcoidosis, Behçet 病等） CRVO*3 低眼圧等

*1　transient visual obscuration：TVO
*2　Vokt-Koyanagi-Harada disease：VKH
*3　central retinal vein occlusion：CRVO

図 1　視神経乳頭腫脹の鑑別診断
（文献 2 より引用）

表 1　視神経症の病因

炎症性	特発性，MS，NMOSD，MOGAD，ADEM，CCPD，感染性，全身性炎症性疾患関連
虚血性	AAION，NAION（動脈硬化），PION，放射線性（血管内皮障害），血圧低下性
圧迫・浸潤性	腫瘍，膿瘍，筋腫大（甲状腺眼症，IOI，IgG4RD），肥厚性硬膜炎，動脈瘤，血液疾患
遺伝性	Leber 病，優性視神経萎縮，遺伝性神経疾患関連
中毒・栄養障害性	薬剤性，アルコール性，ビタミン欠乏性
外傷性	
頭蓋内圧亢進症	特発性，脳占拠性病変（出血/血栓塞栓，感染，腫瘍）等
緑内障	
強度近視	
先天異常	

MS：multiple sclerosis, NMOSD：neuromyelitis optica spectrum disorders, MOGAD：MOG antibody-associated disease, ADEM：acute disseminated encephalomyelitis, CCPD：combined central peripheral demyelination, AAION：arteritic anterior ischemic optic neuropathy, NAION：non-arteritic anterior ischemic optic neuropathy, PION：posterior ischemic optic neuropathy, IOI：idiopathic orbital inflammation, IgG4RD：IgG4-related disease　　　　　　　　　　　（文献 2 より引用）

2. 検　　査

眼科スクリーニングとして視力，眼圧，視野，色覚，RAPD のチェック，眼底検査を行う．

MS を示唆する運動感覚障害や，脊髄炎を示唆する四肢の運動知覚麻痺，膀胱直腸障害は問診でチェックする．脳神経内科へ紹介し，抗アクアポリン 4 抗体や抗ミエリンオリゴデンドロサイト糖蛋白（myelin-oligodendrocyte glycoprotein：MOG）抗体の測定，頭部・眼窩部・脊髄 MRI，髄液検査などの精査へつなぐ（図 2）．MRI では，視神経病変や深部白質病変を検索する．視神経をチェックするには，眼窩部 MRI の冠状断で short TI inversion recovery（STIR）＋造影がよい．MS では，脳室周囲の白質病変が特徴的である（図 3）．また，矢状断は脳梁病変を検出するのに有用である．国内 530 例の視神経炎のうち，MS は 4%，アクアポリン 4 抗体陽性視神経炎は 12%，抗 MOG 抗体陽性視神経炎は 10% で，MS は欧米に比べて少ない．

3. 治　　療

MS や NMOSD，抗 MOG 抗体関連疾患（MOG antibody-associated disease：MOGAD）などの疾患の可能性を考えて感染性を否定した場合には，除外診断の完了を待たずにステロイドパルス療法（メチルプレドニゾロン1,000 mg/日を3〜5日間点滴静注）を行い，血漿交換を検討する．ステロイドパルス療法の施行前には結核やB型肝炎などを除外し，血液検査，精神疾患のチェックなどを行って全身状態の把握と副作用予防に努める．

虚血性視神経症

篩状板前部および後部に分布する短後毛様動脈系の虚血による視神経症である．視神経乳頭に蒼白浮腫を生じる型を前部虚血性視神経症（anterior ischemic optic neuropathy：AION）とよび，これに対して視神経乳頭に異常のない型を後部虚血性視神経症（posterior ischemic optic neuropathy：PION）とよぶ．AIONには動脈炎型と非動脈炎型がある．虚血性視神経症では責任病変をMRIなどの画像で確認できないことが多く，臨床診断となる．そのため，他の疾患概念に比べて診断に曖昧さが伴う点に留意する．

非動脈炎型前部虚血性視神経症

非動脈炎型前部虚血性視神経症（non-arteritic anterior ischemic optic neuropathy：NAION）は40歳以上でみられる急性の片眼性，無痛性（90％）の視力低下で発症し，動脈硬化の危険因子を認めることが多い．血圧が急激に低下したエピソードがある場合や，白内障術後

表2 視神経炎の病因

脱髄性	特発性
	MS
	NMOSD
	MOGAD
	ADEM
	CCPD
感染性	細菌性，ウイルス性，寄生虫性，真菌性
予防接種後	
その他の全身性炎症性疾患関連	サルコイドーシス
	自己免疫性/膠原病関連：SLE，SjS，AAV，IOI，IgG4RD，IBD 等

MS：multiple sclerosis, NMOSD：neuromyelitis optica spectrum disorders, MOGAD：MOG antibody-associated disease, ADEM：acute disseminated encephalomyelitis, CCPD：combined central peripheral demyelination, SLE：systemic lupus erythematosus, SjS：sjögren's syndrome, AAV：ANCA-associated vasculitis, IOI：idiopathic orbital inflammation, IgG4RD：IgG4-related disease, IBD：inflammatory bowel disease　　（文献2より引用）

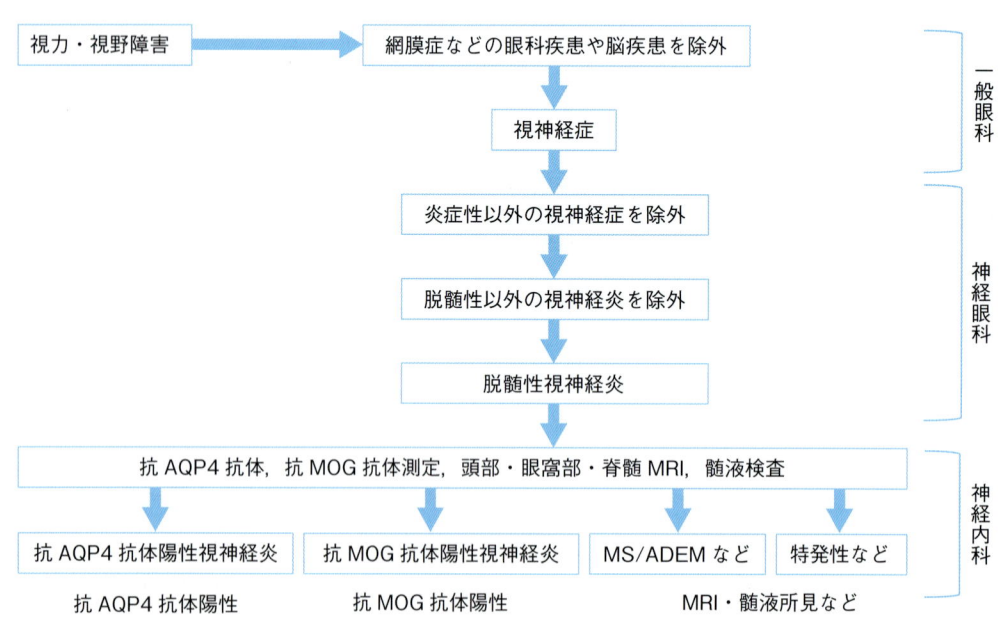

AQP4：aquaporin-4, MOG：myelin oligodendrocyte glycoprotein, MS：multiple sclerosis, ADEM：acute disseminated encephalomyelitis

図2 脱髄性視神経炎の診断チャート
（文献2より引用）

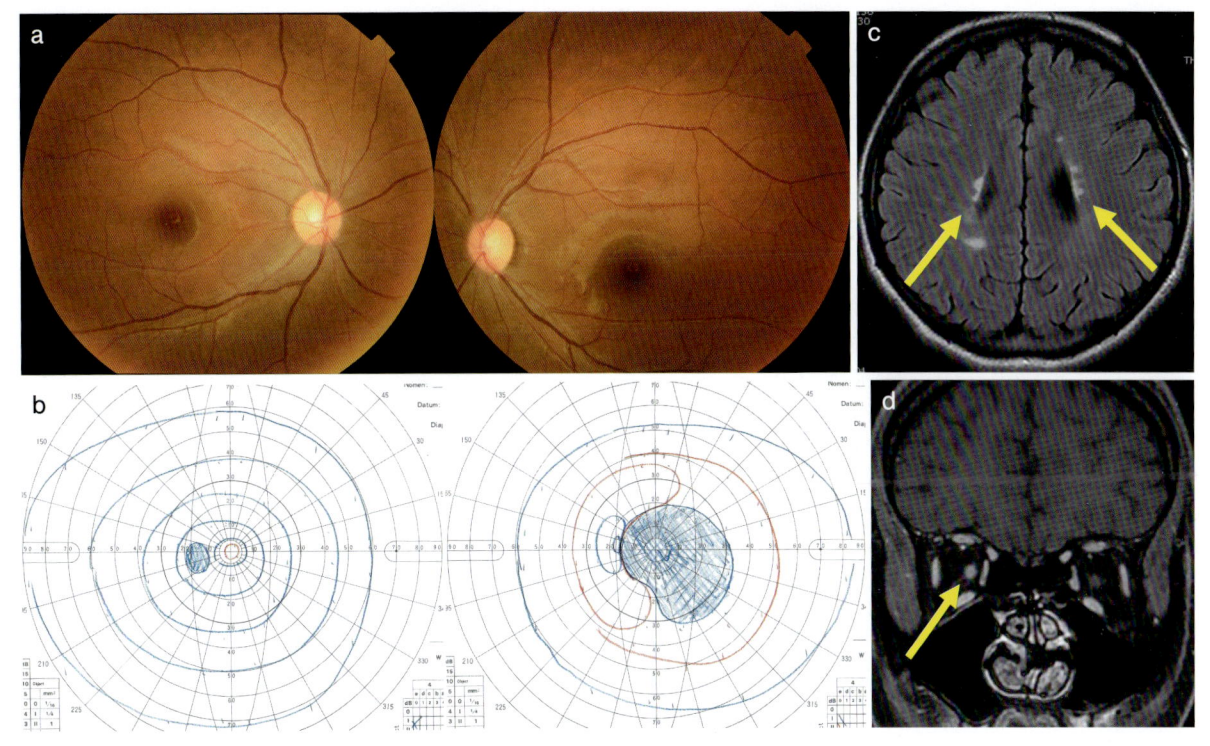

図3 MSの症例

24歳, 女性. 10日前から右眼の視力低下, 眼球運動時痛あり. 矯正視力は右眼0.1, 左眼1.2. **a**：眼底写真. 右RAPD陽性で, 眼底検査では右眼の視神経乳頭は正常であった. **b**：GPでは右眼に中心暗点を認めた. **c**：頭部MRI水平断. **d**：頭部MRI冠状断. 両側の側脳室周囲等の深部白質病変 (c, ⇨) と右視神経に異常信号 (d, ⇨) を認め, MSと診断された.

の眼圧変化などが影響した患者もある. 動脈炎型前部虚血性視神経症との鑑別として, 巨細胞性動脈炎を示唆する頭痛や, リウマチ性多発筋痛症を示唆する近位筋痛の有無がポイントとなる. 視力低下は, 動脈炎型に比べて比較的軽度である (**表3**).

1. 検　　査

眼科的一般検査に加え, 血圧, 血糖, HbA1c, 脂質パネル, CBC, CRP/赤沈 (異常であれば動脈炎型, 感染, 膠原病などの可能性を考える), 頭部MRI/MRA, 眼窩部MRIなどで検索する. 内頸動脈狭窄症が疑われる場合は頸動脈エコーを行う.

2. 所　　見

視神経乳頭の蒼白浮腫 (頻度は35％だが特異度は93％). 欠損部視野に一致して分節型の乳頭腫脹がみられることがある. 蛍光造影ではその部を含め周囲部脈絡膜血管の充盈遅延, もしくは欠如がみられる. 全身性の動脈硬化疾患の合併や腎機能低下例もあり, 蛍光造影検査には注意が必要である. 小乳頭 (crowded disc, disc at

risk) を認めることがある. 視野欠損の形は部分欠損型で, 水平性視野欠損 (下半盲が多い) が典型的だが, その他のパターンもみられる. NMOSDでも水平性視野欠損を呈することがあり, 鑑別が必要である. 視神経炎では視力低下に比べ色覚低下が著明であるが, NAIONでは, 視力低下や色覚低下はともに軽度のことが多い. 光干渉断層計 (optical coherence tomography：OCT) では発症1カ月後頃から網膜神経節細胞複合体 (ganglion cell complex：GCC) 厚の菲薄化が始まり, 乳頭周囲網膜神経線維層 (circumpapillary retinal nerve fiber layer：cpRNFL) 厚は発症6カ月後から菲薄化が始まる.

3. 治療と予後

動脈硬化の危険因子のコントロールを行う. 抗血小板薬に関しては明らかなエビデンスはない. 網膜浮腫などが回復し, 視野が多少改善することはあるが, 通常改善はみられないのが特徴である. 一部に2週間ほど視力低下が進行する患者もある (20％). 3年以内の再発は5％以下で, 僚眼に再発する可能性は10年で10％程度である.

表 3　特発性視神経炎，AAION，NAION の臨床所見

	特発性視神経炎	AAION	NAION
年齢	20〜40 歳に多い	平均 70 歳（たいてい 65 歳以上）	平均 60 歳
随伴症状	眼球運動時痛，眼窩部痛	頭痛，頭皮痛，jaw claudication，一過性片眼性視覚障害，リウマチ性多発筋痛症の症状など	基本的になし
視力障害	重度：60% 以上は 0.1 以下だが，改善する	重度：60% 以上は 0.1 以下	比較的軽度：60% 以上は 0.1 以上
乳頭所見	2/3 は正常，1/3 は充血，浮腫	乳頭：蒼白，浮腫	乳頭：蒼白，浮腫
赤沈	正常	平均 70 mm/時	正常
CRP	正常	上昇	正常
FAG	特徴的所見なし	乳頭：脈絡膜充盈遅延	乳頭充盈遅延
僚眼合併	30%	50%	10%
治療	経過観察，ステロイドパルス療法など	ステロイド	エビデンスなし．アスピリンなど

（文献 2 より引用）

表 4　巨細胞性動脈炎（GCA）の診断基準（米国リウマチ協会）

下記の三つ以上で感度，特異度ともに 90% 以上
1. 50 歳以上
2. 新しいパターンの頭痛（70%）
3. 側頭動脈の所見（脈なし，圧縮，結節）
4. 赤沈 50 mm/hr 以上
5. 側頭動脈生検で所見あり

（文献 2 より引用）

動脈炎型前部虚血性視神経症

　一般的に動脈炎型前部虚血性視神経症（arteritic anterior ischemic optic neuropathy：AAION）は巨細胞性動脈炎（giant cell arteritis：GCA）による前部虚血性視神経症のことをいう．各抗好中球細胞質抗体（anti-neutrophil cytoplasmic antibody：ANCA）の検索も必要であるが，以下では GCA に関連する AAION を解説する．AAION はまれな疾患であるが，数日〜数週以内に僚眼にも著しい視力低下をきたす可能性が 50% 程度あり，失明（15%）を避けるため迅速に診断治療を行う（**表4**）．診断上，年齢は重要な要素で，年齢層が非動脈炎型より高い．50 歳以下では考えにくく，90% は 60 歳以上で平均年齢は 70 歳である．NAION も AAION も虚血性視神経症の眼科的所見を呈するため鑑別が重要になるが，

視力低下が重度である場合は AAION を念頭に置く．視力視野障害以外に，一過性あるいは恒久的な複視（15%，動眼神経麻痺，外転神経麻痺など）も生じることがあり，診断のヒントになる．

　GCA では，中大血管に血管炎を生じる．側頭動脈エコーが非侵襲的で，血管壁に浮腫を生じ，血管内腔周囲が低エコーとなる dark halo を確認する．また，大動脈弓およびその分枝に障害を合併していることがあり，胸部 CT で大動脈の壁肥厚も評価する．リウマチ性多発筋痛症を合併しやすく，発熱，食欲不振，体重減少，両肩と大腿部などの近位筋痛，赤沈の亢進，CRP 高値を確認する．jaw claudication（顎を使うと痛くなってくる）はもっとも特異的で，この場合には側頭動脈生検での陽性率も高い．顎関節症として診断治療されているケースもあり，問診が重要である．

1. 側頭動脈生検

　新しいパターンの頭痛，顎跛行（jaw claudication），側頭動脈所見の三徴候は GCA に非常に特異的（99%）なので，赤沈が正常であっても側頭動脈生検（temporal artery biopsy：TAB）を考慮する．AAION では僚眼も失明のリスクがあり，生検を待たずにステロイドの投与を開始するが，そのあとに生検を行うならば 1〜2 週間以内が好ましい．感度は 56〜93% とばらつきがある．

病変は非連続性（skip lesion）なので，少なくとも2cm以上の検体が必要となる．生検が陰性であった場合に対側の生検で陽性となるケースは5～10％と低い．生検で陰性であればステロイドの中止を考慮する．側頭動脈生検の合併症は少ないが，出血，感染，慢性の皮膚潰瘍，一時的な眉毛下垂，顔面神経麻痺などがある．

2. 治療・予後

GCAの可能性が高い場合は，側頭動脈生検を待たずにステロイド投与を開始する．

ステロイドパルス療法を行い，内服療法も行う（プレドニゾロン換算40～80mg/日より漸減）．用量・投与期間に関するエビデンスはないが，内服用量は赤沈値を指標に，週に10mg/日もしくは総量の10％程度で減量していく．10～15mg/日となると，その用量をしばらく維持し減量時の再燃に注意する．適切に治療が行われれば，発症1年以後ではステロイドを中止しても僚眼への発症の可能性は少ない．抗ヒトIL-6受容体ヒト化抗体（トリシズマブ）皮下注を投与することもある．一般的

に視覚障害は回復が困難であると考えられているが，ステロイドの投与開始後に視力の改善がみられる患者もある一方，治療開始後に視力が悪化することもある（20％）ので，事前に説明しておく．

参 考 文 献

1) Ishikawa H, Kezuka T, Shikishima K et al：Epidemiologic and clinical characteristics of optic neuritis in Japan. *Ophthalmology* **126**：1385-1398, 2019
2) 江本博文，清澤源博，藤野　貞：神経眼科　臨床のために 第4版. 医学書院, 2023
3) 中島一郎：多発性硬化症と視神経脊髄炎の診断. 神経眼科 **35**：11-16, 2018
4) 中馬秀樹：虚血性視神経症の診断・治療に対する最近の考え方. 神経眼科 **34**：281-292, 2017
5) 前久保知行，中馬秀樹：側頭動脈炎の病理. 神経眼科 **27**：11-22, 2010
6) 小林奈美江，小野田貴嗣，小林健太郎ほか：発見に苦慮したリウマチ性多発筋痛症に両眼性動脈炎型虚血性視神経症を合併した1例. 眼臨紀 **12**：587, 2019
7) 小山達夫，小嶋健太郎，三木　岳ほか：両眼の網膜中心動脈閉塞症と左眼の前部虚血性視神経症で判明した巨細胞性動脈炎の1例. 日眼会誌 **125**（Suppl.）：264, 2021

＊　　　＊　　　＊

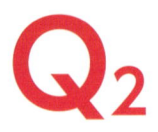 黄斑疾患に伴う視覚障害を把握するには

回答者　丸子留佳*　丸子一朗*

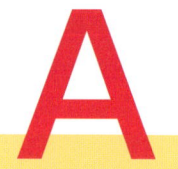

■視機能は視力だけではない.
■適切な屈折矯正のうえ，視機能を多方面から評価する.
■散瞳前に気をつけることがある.

はじめに

　黄斑上膜や加齢黄斑変性などの黄斑疾患患者は「物が歪む」などの症状をきっかけに眼科を受診するが，まずは屈折検査を行い，屈折異常がある場合にはそれを矯正することが大前提となる．そして，屈折異常の矯正後も残る症状に対して精査を行う．黄斑疾患の精査というと，視力と眼圧を測定した後に散瞳を行い，画像検査をすることと思われがちであるが，散瞳前に多方面から視機能を評価することで，その患者の実際の見え方がわかり，何に困っているのかを把握することができる．

　本稿では，黄斑外来に患者が来院した際に有用な，視機能を評価する検査について述べる．

まずは適切な屈折矯正が必要

　視機能とは，外部の物体が眼球光学系を通じて網膜上に結像し，それが視路を通って中枢に伝達された結果どのように見えるか，というものである．そのため，黄斑部の機能を症状で評価する大前提として，屈折異常を是正し，黄斑部の網膜上に光を収束させる必要がある．黄斑疾患に伴う網膜の形態異常があれば，屈折異常を矯正しても症状は消失しない．

　傾斜乳頭症候群は下方の後部ぶどう腫を伴うことが多く，20％程度で上耳側の視野障害を伴う[1]．眼球が外側に突出している後部ぶどう腫の部位では，中心窩よりも角膜頂点からの距離が長くなるため，屈折値が中心窩よりも近視化する．視野検査を行う際に，通常の屈折矯正

にマイナス度数の球面レンズを付加することで，後部ぶどう腫の部位に対応する視野の沈下が回復することがある．このような屈折矯正エラーに伴う低感度を屈折暗点とよぶ（**図1**）．

　屈折暗点を緑内障の視野障害と誤認して，過剰な緑内障の点眼が処方されている例もあると考えられる．マイナスの球面レンズの付加により屈折暗点を検出することは，過剰な薬剤処方の防止にもつながる．

視機能は視力だけではない

　われわれは黄斑疾患の視機能を視力のみで評価しがちであるが，視機能は視力だけではない．視機能は視野，コントラスト感度，色覚，立体視などによって構成されている．私達が日常診療で視機能判定に用いている「視力」は，「明室で，5 mの距離から，100％に近いコントラストの，動かない指標を見る」という特殊な環境下で測定した指標である．日常生活のなかでは，近づいてくる人を判別したり，夕方に薄暗い道を歩いたり，色の識別をしたり，立体的な物を見たりしているので，日常の見え方を「視力」という非日常の指標だけで評価することはできない．

*Ruka Maruko & Ichiro Maruko：東京女子医科大学眼科
〔別刷請求先〕　丸子留佳：〒162-8666 東京都新宿区河田町 8-1　東京女子医科大学眼科

0910-1810/24/¥100/頁/JCOPY

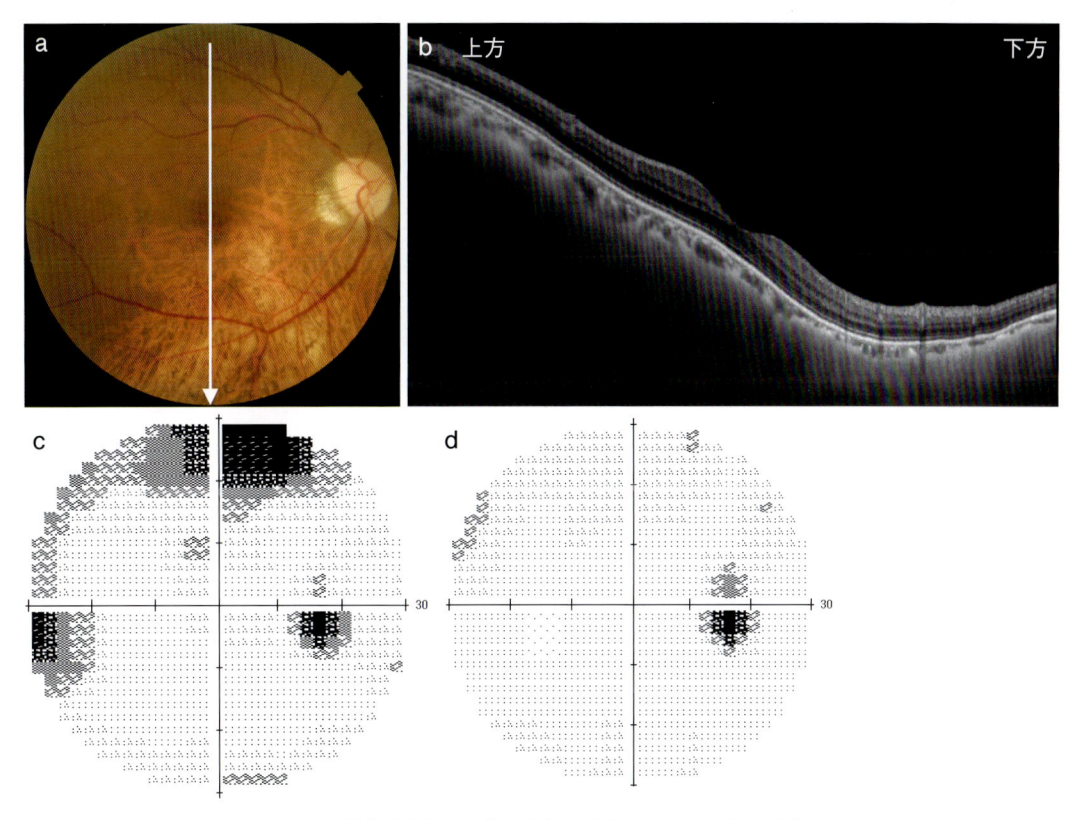

図1　傾斜乳頭症候群に伴う後部ぶどう腫でみられた屈折暗点

47歳，女性．右眼視力（1.25）．右眼透過球面度数は－5.5D．右眼眼圧は15mmHg．OCTで網膜神経節細胞複合体が保たれているにもかかわらず，初回の視野検査で上方の感度低下がみられたため，屈折暗点を疑い，－3Dの球面レンズを付加のうえ再検査したところ上方の感度が改善した．

a：カラー眼底写真．OCTの撮影部位を白矢印で示した．**b**：OCT垂直断．**c**：初回のHumphrey視野検査（30-2プログラム）．**d**：矯正レンズに－3Dの球面レンズを付加のうえ施行したHumphrey視野検査．

　日常診療において，黄斑疾患患者の主訴は「なんとなく見づらい」「色が薄く見える」「歪む」「小さく見える」「距離感がつかめない」など多彩である．これらを不定愁訴と片づけずに「なんとなく見づらい」→コントラスト感度低下，「色が薄く見える」→色覚異常，「歪む」→変視（歪視），「小さく見える」→不等像視，「距離感がつかめない」→両眼視機能低下と捉え，意味のある自覚症状として評価することが重要である．黄斑疾患患者の視機能を視力のみならず視野，コントラスト感度，色覚，変視，不等像視，立体視などの面から包括的に評価することで，医療者は患者の置かれている状況を初めて理解できる．

視野の評価

　黄斑疾患に視力障害を伴っている場合は中心窩に病変が及んでいると考え，中心窩の網脈絡膜構造を光干渉断層計（optical coherence tomography：OCT）などの画像を用いて確認する．

　視力障害を伴わない視野障害を訴える場合には，まず片眼ずつ遮蔽して左右どちらの眼に症状があるのかを確認する．つぎに視野障害が周辺部にあるのか，中心にあるのかを確認し，中心視野障害がある場合にはAmslerチャートを施行する．Amslerチャートで異常がみられた場合は，それに対応する部位の網膜をOCTで詳細にスキャンする．

　読書などの近見作業時に「中心のすぐ右上が欠ける」などピンポイントの視野異常を訴える場合は，中心窩近傍の外層障害，とくに視細胞層の障害がみられることが多い．緑内障や網膜血管疾患では，ピンポイントの異常を訴えることは少ない．

　黄斑円孔の中心窩に細隙灯を当て，くびれを自覚するかを確認するWatzke-Allen signのように，前置レンズを用いて症状に相当する位置の網膜に細隙灯顕微鏡のスリット光を当て，症状が自覚されるのかを問う方法が

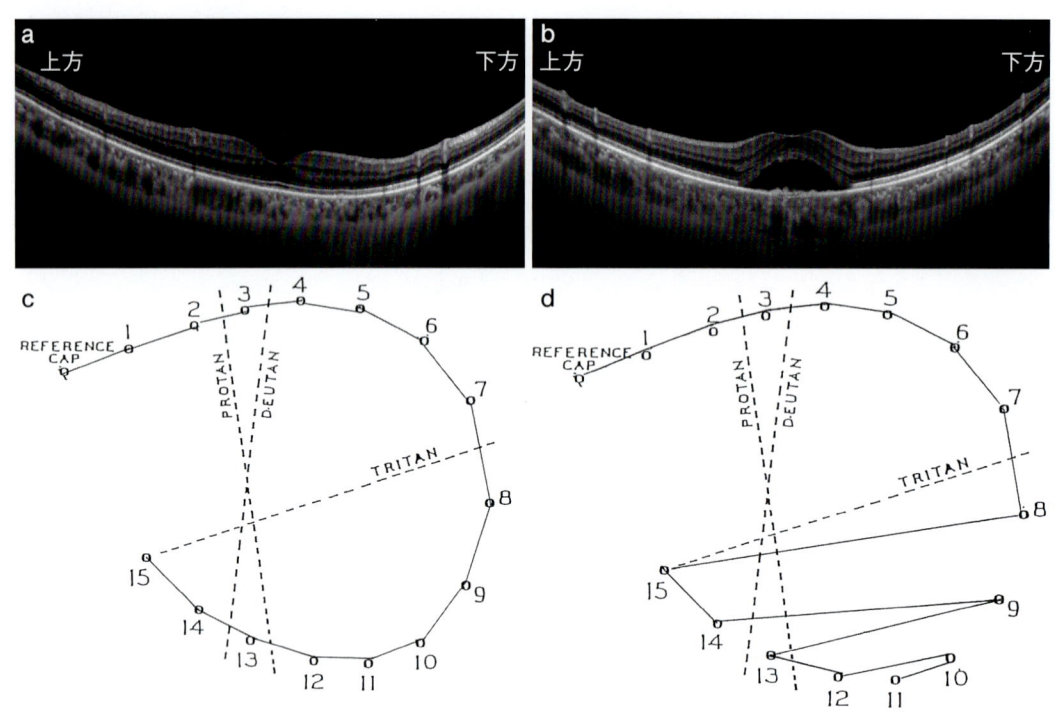

図2　中心性漿液性脈絡網膜症でみられた後天青黄色覚異常

60歳，女性．右眼視力 (1.2)，左眼視力 (1.0)．視力障害に先行する後天青黄色異常がみられる．**a**：右眼のOCT 垂直断．**b**：左眼のOCT 垂直断．漿液性網膜剥離がみられる．脈絡膜は右眼より肥厚している．**c**：右眼パネル D-15 結果．Pass (no error)．**d**：左眼パネル D-15 結果．Tritan 軸に並行な横断線が2本みられる (fail)．

網膜の異常部位の特定に有用である．

色覚の評価

患者より色覚異常の訴えがあったとき，また診断の補助，病状の進行度評価，治療の効果判定をする際に色覚検査を施行する．先天色覚異常では両眼開放下で色覚検査を行うことが多いが，黄斑疾患は片眼性の疾患も多いため，片眼ずつ色覚検査を行う．スクリーニングには仮性同色表のうち『SPP 標準色覚検査表 第2部 後天異常用』を用いる．原疾患により視力や視野など，他の視機能も障害されていることが多く，とくに仮性同色表はその影響を受けやすいので注意が必要である．後天青黄色覚異常か後天赤緑色覚異常かを大まかに分類するにはパネル D-15 が簡便で使用頻度も高いが，色覚障害の程度や疾患の経過に伴う色覚異常の推移を定量的に判定する場合は100ヒューテストが用いられる[2]．

錐体にはL（赤），M（緑），S（青）の三種類があり，その組み合わせで色を見分けている．黄斑疾患では錐体が障害を受けてその数が減少していくが，正常色覚者ではS錐体の全錐体に占める割合が5%程度と少ないため，

黄斑疾患における後天色覚異常では青黄色覚異常が赤緑色覚異常に先行する．

中心性漿液性脈絡網膜症で後天青黄色覚異常が出ることはよく経験される（**図2**）．後期加齢黄斑変性でも後天色覚異常が出現するが，初期や中期の段階ですでに色覚異常がみられ，その程度は subretinal drusenoid deposits（SDDs）を有する場合にもっとも強いと報告されている[3]．SDDs は萎縮型加齢黄斑変性と網膜血管腫状増殖（新生血管型加齢黄斑変性のなかで網膜内新生血管を伴うタイプ）のリスク因子である．SDDs は桿体を障害することが知られているが，SDDs 周辺では錐体密度も低下しており，そのために色覚異常が出ると考えられている[3]．

変視（歪視）の検出

変視（歪視）とは物体の形状が実際と異なり変形して見えることで，黄斑疾患に特徴的な症状である．まれに中枢神経系由来の変視もある．黄斑疾患により，規則正しく配列していた視細胞，またその外節に乱れが生じると，外界と視中枢との間で確立していた精密な空間対応

に乱れが生じて変視を自覚するようになる．黄斑上膜，黄斑円孔，加齢黄斑変性，中心性漿液性脈絡網膜症，網膜静脈閉塞症に伴う黄斑浮腫，糖尿病黄斑浮腫などの黄斑疾患において変視は重要な自覚症状である．変視は日常生活に支障をきたさないものから，片眼遮蔽を要する重篤なものまで重症度に幅があり，視覚の質（quality of vison：QOV）に大きく影響する．

変視症の測定法には Amsler チャートと M-CHARTS がある．いずれも検査距離は 30 cm である．Amsler チャートは視角 20°（視野の中心 10°内）の視野異常を簡便に測定することを目的としており，中心暗点，傍中心暗点，変視症を検出することができる．中心窩のみならず，後極部血管アーケード内の変視を検出できるが，自覚症状を記録する定性的な検査で，変視を客観的に定量することはできない．そのため経時変化をみるのには適さず，患者によって訴えの強さが異なるのも問題である．訴えの多い患者では検査時間が長くなり，験者・被験者双方の負担が大きい．

一方，M-CHARTS は視角 0.2°～2.0° まで 0.1°刻みに間隔を変えた 19 種類の点線から構成される指標で，点線の全長は Amsler チャートと同じ視角 20°である．変視を認知するには，一定の長さの直線による網膜面への刺激が必要であり，M-CHARTS は，直線を点線に変えて，点と点の間隔を徐々に広げていくと，ある時点から変視が認知されなくなる原理に基づき作成されている．患者に中心を固視してもらい，間隔の細かい点線から間隔の広い点線へと順次提示してゆき，歪みが自覚されなくなった時点での間隔の視角をもって変視量とする．縦方向と横方向で検査を行い，それぞれの方向の変視量を求める．変視が定量化されるため，病状推移の把握や治療効果判定に役立ち，患者説明の際にも有用である．ただし，M-CHARTS の線上に相当しない病変による変視の検出はむずかしい．黄斑上膜や黄斑円孔では，変視量が 0.5 以上になると日常生活に支障をきたすことが多い[4]．M-CHARTS には 1 本線のタイプと，中心暗点のある患者を対象とした 2 本線のタイプとがある．また点線の太さは，一般的なタイプでは視覚 0.1°であるが，低視力者用に視覚 0.5°に大きくした 0.5 M-CHARTS も発売されている．指標のサイズが異なるため，M-CHARTS と 0.5 M-CHARTS とで値を比較することができない点に注意が必要である．

Amsler チャートと M-CHARTS を両方施行すると，双方の欠点を補い合い，患者の変視の範囲と程度を把握することができる（**図 3, 4**）．

黄斑上膜は変視を起こす代表的な黄斑疾患で，黄斑上膜患者の約 8 割が変視を自覚する．黄斑上膜では水平方向の網膜収縮の度合いと垂直方向の変視量，また垂直方向の網膜収縮の度合いと水平方向の変視量がそれぞれ相関すると報告されている[5]．視神経乳頭の存在により，黄斑部では横方向より縦方向の網膜収縮が起こりやすいため，病期が進むと水平方向の変視量が大きくなる傾向がある．

黄斑円孔は中心暗点とともに，中心に引き込まれるような特殊な変視を生じさせる．これは黄斑円孔形成時に円孔部の視細胞そのものが欠落するわけではなく，円孔周辺部に偏位するためと考えられている．黄斑円孔は後部硝子体膜により水平方向に牽引され，修復の過程でも水平方向の移動が大きいため，黄斑上膜と異なり術前・術後を通して垂直方向の変視量が大きい傾向にある．

不等像視の検出

不等像視とは左右の眼で物の大きさが異なって見えることで，物体が大きく見えれば大視症，小さく見えれば小視症となる．不等像視の原因として両眼の屈折度数の差によるもの，いわゆる不同視が有名だが，黄斑疾患も原因となりうる．

黄斑部の視細胞配列が比較的均一に収縮して密になると，視中枢での空間的対応に乱れが生じ，対象が大きく見えて大視症となる．黄斑上膜が代表的な疾患で，黄斑上膜患者の約 8 割が大視症を自覚する．逆に，黄斑浮腫や漿液性網膜剝離のように網膜が伸張・膨張することにより視細胞配列が疎になると小視症を呈する（**図 5**）[6]．

不等像視を定量化するには，New Aniseikonia Test を用いる．左側に基準となる直径 4 cm の赤い半円，右側に直径が 1%ずつ変化する緑色の半円が向き合って配置され，両半円の間には融像を促すための十字指標がある．検査距離は 40 cm である．赤緑眼鏡をかけることにより左右の半円を分離して比較し，-24%（小視症）から＋24%（大視症）までの不等像視が測定可能である．

コントラスト感度の測定

コントラスト感度とは，見ようとするものとその背景の輝度の差を小さくしていったときに識別できる最小閾値を測定したものである．コントラスト感度検査は，空間

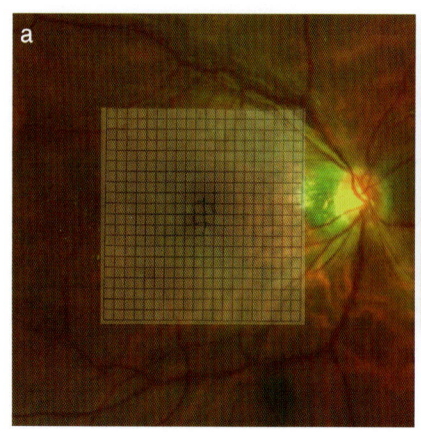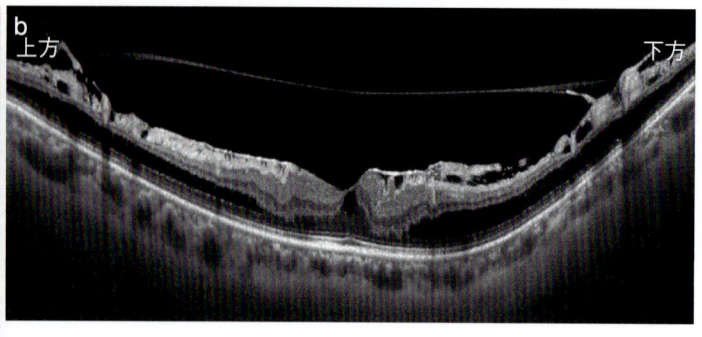

図3 黄斑上膜

58歳，男性．右眼視力 (1.2)．視力良好で，Amsler チャートで示される変視の範囲は狭いが，M-CHARTS にて垂直変視 1.1°，水平変視 1.3°が検出され，日常生活に支障があると考えられた．
a：カラー眼底写真に Amsler チャートの所見を投影したもの．b：OCT 垂直断．中心窩の陥凹は保たれているが，層構造の乱れがある．

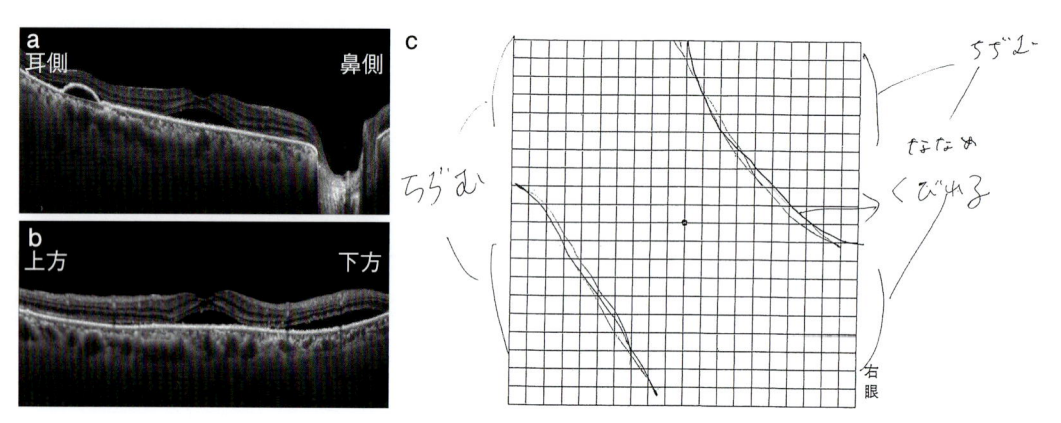

図4 中心性漿液性脈絡網膜症

63歳，男性．右眼視力 (0.7)．Amsler チャートで変視の様子が具体的に表現されており，患者の置かれている状況がよくわかる．M-CHARTS にて垂直変視 0.7°，水平変視 0.6°であった．a：OCT 水平断．脈絡膜肥厚，中心窩に漿液性網膜剝離，耳側に漿液性網膜色素上皮剝離がみられる．b：OCT 垂直断．黄斑部下方にも漿液性網膜剝離がみられ，病変が黄斑部全体にあることがわかる．c：Amsler チャート所見．

周波数特性という画像光学分野の概念を視覚系に応用したものである．空間周波数とは縞の細かさや粗さを表す指標であり，空間周波数が高いことは縞が細かいことを意味し，空間周波数が低いことは縞が太いことを意味する．空間周波数は単位長さ，あるいは単位視覚当たりに含まれる縞の数で表され，単位は cycles/degree である．

通常の視力検査では，白地に黒文字の濃淡のはっきりした100%に近いコントラスト指標を用いた最小分離閾を評価している．しかし，日常生活では濃淡や輪郭のはっきりしない物を識別しており，より日常に即した形態覚を評価する方法としてコントラスト感度検査が有用

である．

コントラスト感度検査は2018年度より保険収載されることになったが，水晶体混濁があるにもかかわらず矯正視力が良好な白内障患者において，水晶体再建術の手術適応の判断に必要な場合が適応となる．黄斑疾患に適応はないが，黄斑疾患の経過観察や治療効果判定をする際に，矯正視力に変わりはなくてもコントラスト感度が変化している場合があり，視機能評価に有用である．

コントラスト感度検査は，縞指標コントラスト感度検査，文字コントラスト感度検査，低コントラスト視力検査の3種類に大別できる．縞指標コントラスト感度検査

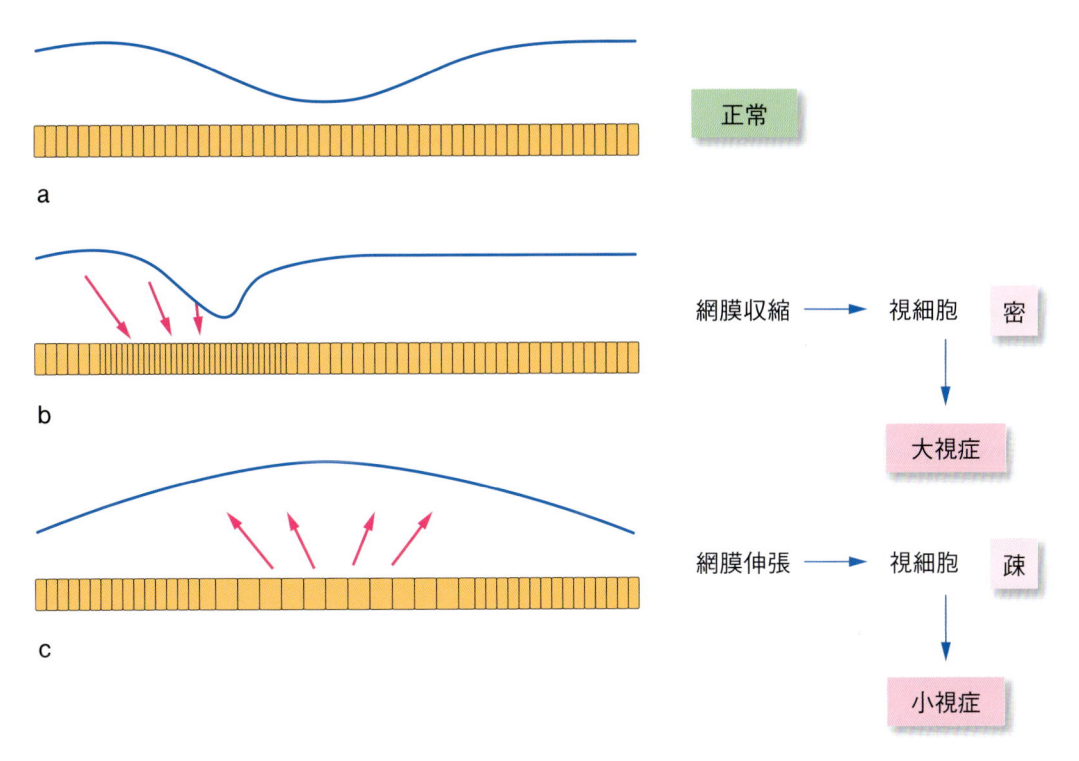

図 5　不等像視（大視症，小視症）のメカニズム（仮説）
a：正常の黄斑部と視細胞．**b**：網膜が収縮し，視細胞の配列が密になると大視症となる．**c**：網膜が伸張し，視細胞の配列が疎になると小視症となる．
（文献 6 の 167 ページ図 2 を許諾を得て転載）

は空間周波数もコントラストも変化する検査で，視機能全般を評価する際に用いる．縞模様を認識するために必要な最低のコントラストがコントラスト閾値，コントラスト閾値の逆数がコントラスト感度である．正常では 3 〜6 cycles/degree の中間周波数でもっとも感度がよく，その両側で感度が低下していく．文字コントラスト感度検査は，視標の大きさは一定で，コントラストが変化する検査で，弱視などの低視力者のコントラスト感度の評価に適している．低コントラスト視力検査はコントラストが一律 10％ と低く，視標の大きさが変化する検査で，一つの視標に対して 0.02logMAR 単位を割り当て，正答できた視標の合計数から視力を算出する．

立体視機能の評価

両眼が外界から受ける入力はわずかに異なっており，それを視覚中枢で単一視する機能が両眼視である．まず，両眼の中心窩に投影されたわずかに異なる図形が同時に知覚される同時視がベースとなり，融像によって両眼の中心窩に写った像を単一視する．融像が成立したうえで左右の眼の映像の視差を再構成し，奥行き知覚を得る最上位の両眼視機能が立体視である．非常に高度な機能であり，黄斑疾患によって視力やコントラスト感度が低下したり，不等像視が出ると立体視機能が低下する．測定は Titmus Stereo Test が用いられることが多く，結果は second of arc という単位で表される．検査距離は 40 cm であるが，ときに被検者が近づいて検査を受けている場面をみかける．斜視患者での検討ではあるが，距離が近くなると検査で良い結果を示す傾向が報告されているため[7]，常に検査距離を規定の 40 cm に保つように気をつける．

片眼の黄斑疾患では，健眼で視機能が代償されるため，疾患の発生に気がつかないことがある．一方で，針に糸が通らないなどの立体視の障害が疑われる主訴で患者が受診することもある．黄斑疾患の治療適応を決める際には，QOV に影響を与えうる立体視機能も考慮すべきである．

散瞳前にすべきこと

問診から視神経疾患が疑われる場合は，散瞳前に交互点滅対光反射試験（swinging flashlight test）による相対的瞳孔求心路障害（relative afferent pupillary defect：RAPD）の有無を確認する．RAPD は片眼性の網膜中心

静脈閉塞症における非虚血型と虚血型の鑑別に有用との報告がある[8].

また，中年以降の患者では散瞳によって前房内に細胞が出現することがあるため，散瞳前に前房内の炎症細胞や角膜後面沈着物の有無を確認しておく．

ま　と　め

われわれは黄斑疾患の解剖学的構造の画像解析には熱心に取り組むが，患者の視機能評価については，ともすれば視力に頼りがちである．しかし極端にいえば，解剖学的構造がどんなに乱れていようと，患者が見え方に不自由していなければ治療的介入は不要である．逆に，解剖学的構造がどんなに保たれていても患者が見え方に満足していなければ，それを向上させる努力をしなければならない．患者の見え方を多角的に評価し把握することは医師患者関係を良好にし，手術などの治療にまつわるトラブル回避にもつながると考える．

文　　献

1）横田　聡：視神経低形成．眼科学第 3 版（園田康平，近藤峰生，稲谷　大編），p485-486，文光堂，2020

2）中村かおる：色覚検査．眼科学第 3 版（園田康平，近藤峰生，稲谷　大編），p691，文光堂，2020

3）Vemala R, Sivaprasad S, Barbur JL：Detection of early loss of color vision in age-related macular degeneration-with emphasis on drusen and reticular pseudodrusen. *Invest Ophthalmol Vis Sci* **58**：BIO247-BIO254, 2017

4）Arimura E, Matsumoto C, Nomoto H et al：Correlations between M-CHARTS and PHP findings and subjective perception of metamorphopsia in patients with macular diseases. *Invest Ophthalmol Vis Sci* **52**：128-135, 2011

5）Arimura E, Matsumoto C, Okuyama S et al：Retinal contraction and metamorphopsia scores in eyes with idiopathic epiretinal membrane. *Invest Ophthalmol Vis Sci* **46**：2961-2966, 2005

6）岡本史樹：黄斑上膜，黄斑円孔．専門医のための眼科診療クオリファイ27，視野検査とその評価（松本長太編），p167，中山書店，2015

7）高木満里子：立体視検査における検査距離について－Titmus stereo test と Lang stereotest－．日視能訓練士協誌 **23**：144-147, 1995

8）Servais GE, Thompson HS, Hayreh SS：Relative afferent pupillary defect in central retinal vein occlusion. *Ophthalmology* **93**：301-303, 1986

*　　　*　　　*

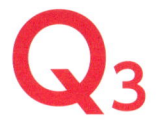 網膜変性疾患を疑うべき症状や病歴は

回答者　**林　孝彰**[*]

はじめに

　網膜変性疾患の診療でもっとも重要なことは，初診時の問診である[1]．何が以前と違い，何が心配で眼科を受診したのか，そのきっかけを積極的に聞き出すことが最初のステップである．

　つぎに，病歴を詳細に聞き出すことが診断の一助となる．症状の出現時期やその後の変化，同様の症状を有する血縁者（きょうだいや両親・祖父母），もしくは網膜変性と診断されている血縁者はいるのか，両親の近親婚の有無，以前同様なことでの眼科受診歴はあるのか，その際どのようなことを指摘されたか，その症状は少しずつでも悪化する一途なのかなどを聴取することも重要である．家族歴に関することは聞きづらい内容となるが，両親が健在かどうかや眼疾患の指摘についての話をきっかけにするとよい．ここまで聴取できれば網膜変性疾患の有無をある程度は否定・肯定することができる．

　さらに，眼科的検査前の診察で瞳孔所見や前眼部所見をとり，視力検査や必要な眼科的検査（眼底の画像検査，視野検査，網膜電図検査など）を行う[1]．本稿では，網膜変性の代表疾患である遺伝性網膜ジストロフィ（inherited retinal dystrophies：IRD）のなかで頻度の高い，網膜色素変性（retinitis pigmentosa：RP），黄斑ジストロフィ（macular dystrophy），その他の網膜変性疾患について解説し，最重要疾患の自験例を紹介する．

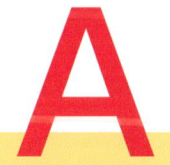

■夜盲，羞明・昼盲，視野狭窄，黄斑変性・萎縮を示唆する患者からの訴えがあった場合には，網膜変性疾患を疑うべきである．
■上記の症状を積極的な問診で聞き出すことが重要である．これらの症状を，10〜40代までに自覚し，両眼性かつ進行性に少しずつ悪化している場合は，網膜変性のなかでも網膜色素変性や黄斑（錐体）ジストロフィなどの遺伝性網膜ジストロフィを強く疑う．
■保険収載された遺伝子治療薬ボレチゲンネパルボネク（ルクスターナ注）の対象疾患は，両アレル性 *RPE65* 遺伝子変異による遺伝性網膜ジストロフィである．本疾患では，学童期までに重度の夜盲・視力低下が出現する．

網膜色素変性

　典型的な RP は定型 RP とよばれ，もっとも頻度の高い IRD で[2]，約 4,000 人に 1 人の発症頻度である（難病センター：https://www.nanbyou.or.jp/entry/196）．原発性ならびに遺伝性に網膜視細胞（とくに杆体細胞）が障害される．ほぼ同時に，もしくはやや遅れて錐体細胞も障害される．したがって，杆体細胞障害に伴う夜盲と視野狭窄に伴うエピソード（**表1**）が初期症状である[2]．また，錐体細胞障害に起因する羞明・昼盲や黄斑萎縮などに伴う症状（**表1**）もみられることがある．初期症状である夜盲を自覚した初発年齢を聴取することが重要で，受診時の年齢にかかわらず，一般的には 10〜30 代

[*]Takaaki Hayashi：東京慈恵会医科大学葛飾医療センター眼科
〔別刷請求先〕　林　孝彰：〒125-8506 東京都葛飾区青戸 6-41-2　東京慈恵会医科大学葛飾医療センター眼科

表1 網膜変性疾患を疑うべき症状の例

夜盲	他人と比べて夜が見にくいと感じる，暗いところで見にくくなる，映画館などで薄暗いときに周りがスタスタ歩いているのに同じように歩けない，明るいところから暗いところに入るとほとんど見えなくなる，など
羞明・昼盲	日中外に出たときに以前よりまぶしく感じる，快晴のときなどまぶしいだけでなく白っぽくみえる，外出時に痛くなるようなまぶしさを自覚することがある，など
視野狭窄	人とぶつかりやすい，突然横から来た自転車に気づかずぶつかってしまった，階段の段差が見にくく下りるのが怖い，歩行中段差に気づかず転んでしまった，など
黄斑変性・萎縮	かなり前より少しずつ見にくくなった，字が見にくい，中心がチカチカして見える，視界の中心が白っぽく見える，果物や野菜が色褪せて見える，線が歪んで見えるときがある，など

に自覚していることが多い．一方，両アレル性*RPE65*遺伝子変異による IRD のように，学童期までに重度の夜盲をきたす疾患も存在する[3,4]．RP の責任遺伝子が100種類以上報告されており，原因となる遺伝子の種類や遺伝子変異のパターンによって，遺伝形式や発症年齢，進行速度に多様性をもたらしていると考えられている．RP は常染色体顕性遺伝（autosomal dominant：AD），常染色体潜性遺伝（autosomal recessive：AR），X 連鎖性潜性遺伝（X-linked dominant：XL）のいずれの遺伝形式もとりうる[1]．夜盲と視野狭窄に伴う症状が少しずつ悪化していることを聴取できれば，この時点で本疾患を強く疑う．逆に，急性もしくは亜急性に見にくくなった場合には RP の可能性は低い．RP の類縁疾患として Leber 先天黒内障（AR），コロイデレミア（XL），クリスタリン網膜症（AR），脳回状網脈絡膜萎縮（AR）がある[2]．

2023年に PrismGuide IRD パネルシステム（シスメックス社）を用いた遺伝学的検査が保険収載され，2024年から運用開始となっている．血液サンプルを試料として採取し，臨床検査会社を経由して理研ジェネシス社で解析が行われる．本パネルシステム実施にあたっては，*RPE65* 遺伝子変異による IRD（AR）を疑う罹患者，すなわち遺伝子治療薬ボレチゲンネパルボネク（ルクスターナ注）の対象者を選定することを目的としているため，以下の三つの臨床所見に該当する必要がある．①常染色体潜性（孤発例を含む）の遺伝形式が疑われる，②

学童期までに発症した重度の夜盲および視力低下，③全視野網膜電図の振幅低下または消失，である．②に該当する IRD は少数と考えられている．

Leber 先天黒内障の自験例

RPE65 遺伝子変異による IRD の自験例（JU#0756）を紹介する．

症例1：30歳，女性．学童期に視力障害を認めていた．両親のエピソードとして，生後1年以内に追視困難ならびに夜盲を認めていたことを聴取し，RP の重症型・類縁疾患である Leber 先天黒内障と診断した[5]．家族歴聴取で，両親の近親婚や家族歴はなかった．初診時視力は，右眼（0.06），左眼（0.08）と視力障害を認めた．眼底に網膜の粗造化と骨小体様沈着物，周辺部網膜血管狭細化を認め，定型 RP の所見を認めた（**図1**）．32歳時の眼底自発蛍光所見として，眼底全体の自発蛍光が減弱する特徴的所見を認めた（**図1**）．この所見は，*RDH5* 変異による白点状眼底でも観察される．網膜色素上皮内で正常なリポフスチン産生もしくは蓄積が阻害されていることに起因すると考えられている．黄斑部の光干渉断層計（optical coherence tomography：OCT）では網膜菲薄化がみられた[5]．全視野網膜電図では杆体系応答，混合応答，錐体系応答，30 Hz Flicker 応答のいずれの反応も消失していた（**図2**）[5]．40歳時の超広角走査レーザー検眼鏡画像においても，30代と同様の所見を認めた（**図3**）．43歳時の視力は両眼それぞれ（0.03）であり，進行性の視力障害がみられた．全エクソーム解析による遺伝学的検査を実施し，*RPE65* 遺伝子（NM_000329.3）のエクソン14に c.1543G＞A（p.Arg515Trp）変異がホモ接合性に検出された[5]．この p.Arg515Trp 変異は，日本人における *RPE65* 関連 IRD でもっとも高頻度に検出されるものである[5,6]．東北大学・東北メディカル・メガバンク機構が運営している JMorp（ToMMo 54KJPN）データベース（https://jmorp.megabank.tohoku.ac.jp/）では，日本人 54,267人（1個人が2アレルを有しているため，108,534アレル）の全ゲノム配列から算出された頻度は0.08%（86/108,534）で，1万アレル中に8アレルが存在している計算となり，日本人 *RPE65* 関連 IRD における高頻度変異であることが証明されている．症例1のように両親の近親婚がなくても，本変異をホモ接合性に有する患者はほかにも報告されている．本患者は，遺伝子治療薬（ルクスターナ注）の対象となりうる．

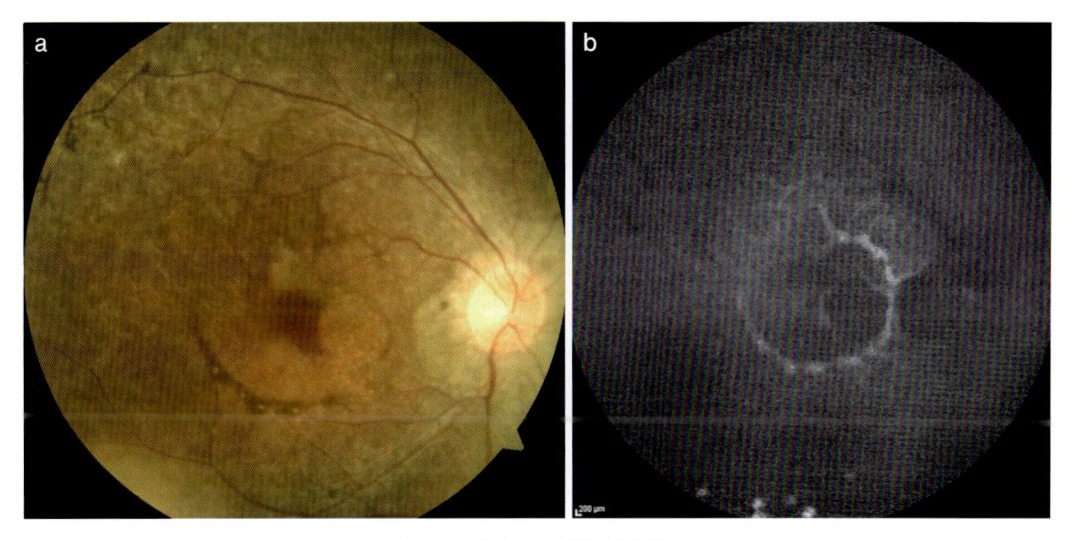

図 1　症例 1 の右眼眼底所見

a：30 歳時の眼底写真．眼底に網膜の粗造化と骨小体様沈着物，周辺部網膜血管狭細化を認め，定型網膜色素変性の所見を認める．b：32 歳時の眼底自発蛍光像．眼底全体の自発蛍光が減弱する特徴的所見を認める．

（文献 5 より改変引用）

黄斑ジストロフィ

　黄斑ジストロフィは黄斑部の視細胞（とくに錐体細胞）が障害され，進行性に黄斑萎縮，両眼性視力障害，中心視野異常，色覚異常をきたす疾患の総称をさし，指定難病に認定されている[7,8]．責任遺伝子は多岐にわたり，RP と同様に AD，AR，XL のいずれの遺伝形式もとりうる．卵黄状黄斑ジストロフィ/Best 病（AD），Stargardt 病/黄色斑眼底（AR），オカルト黄斑ジストロフィ/三宅病（AD），錐体ジストロフィ/錐体杆体ジストロフィ（AD，AR，XL），X 連鎖性若年網膜分離症/先天網膜分離症（XL），中心性輪紋状脈絡膜ジストロフィ（AD）の 6 病型が黄斑ジストロフィのガイドラインに記載されている[7,8]．各疾患の特徴を表 2 に示す．この 6 病型に属さない黄斑ジストロフィも存在する．欧米で頻度の高い Stargardt 病の有病率は 8,000〜10,000 人に 1 人といわれているが，全国調査が実施され，日本での頻度は欧米に比べ約 1/5 程であることが明らかにされている[9]．

　黄斑ジストロフィの初発症状として，視野の中心部の見えづらさ・まぶしさを訴えることが多い．その後に病期が進行してくると，黄斑変性・萎縮を示唆する症状（表 1）が出現する．両眼性かつ進行性疾患であるため，RP と同様に自覚症状の悪化を聴取することが重要なポイントである．20〜40 代で診断されることが多いもの

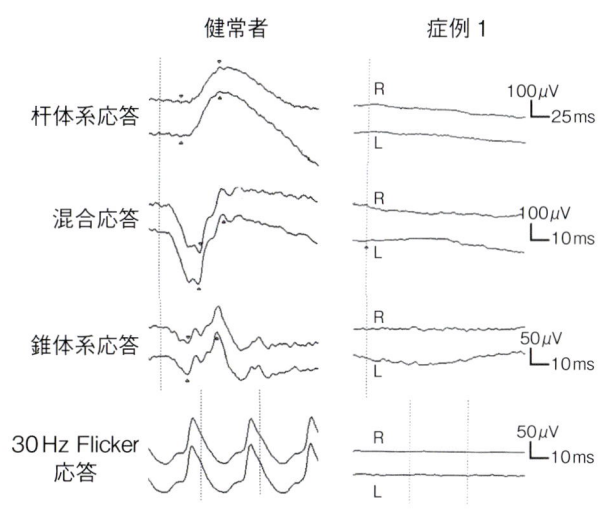

図 2　全視野網膜電図

健常者と症例 1（30 歳時）の記録結果を示す．症例 1 で，杆体系応答，混合応答，錐体系応答，30 Hz Flicker 応答のいずれの反応も消失している．R：右眼．L：左眼．

（文献 5 より一部改変引用）

の，Stargardt 病のように就学時前に発症する病型も存在する[10]．しかし，錐体機能が低下しているにもかかわらず，羞明を自覚していないケースが存在する．錐体機能が緩徐に低下している場合には自覚しにくい可能性が考えられる．

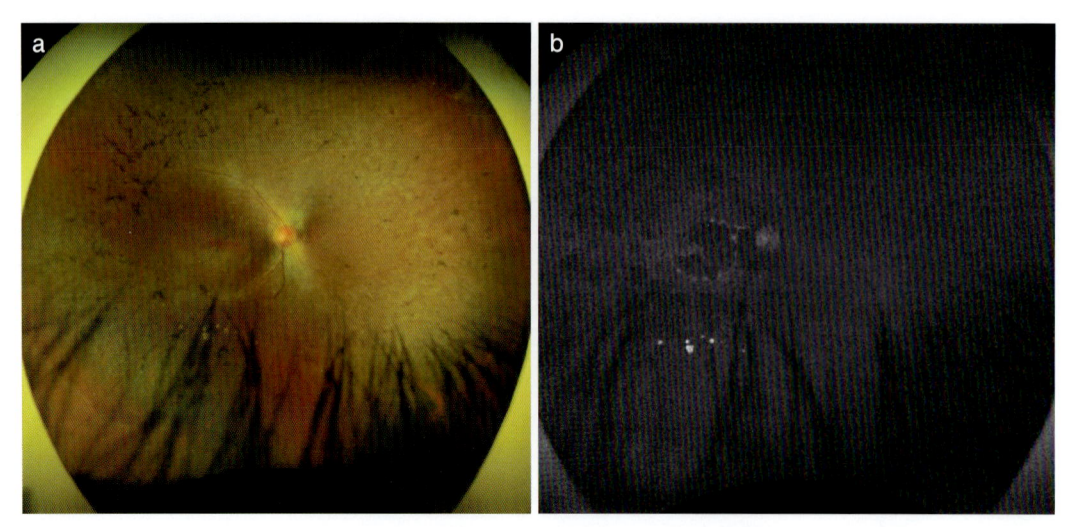

図3 症例1の右眼超広角眼底画像所見（40歳時）
a：擬似カラー眼底写真. b：眼底自発蛍光像. 図1と同様の所見を示している.

表2 黄斑ジストロフィ6病型分類

	病型	診断時年齢	進行度	周辺視野障害	疾患の重症度	遺伝形式	原因遺伝子
1	卵黄状黄斑ジストロフィ	20〜30代	緩やか	なし	軽症	AD	*BEST1*
2	Stargardt病	多くが10代	早い	あり	中等度〜重症	AR	*ABCA4*
3	オカルト黄斑ジストロフィ	20〜30代	きわめて緩やか	なし	軽症	AD	*RP1L1* が多い
4	錐体（杆体）ジストロフィ	20〜30代	比較的早い	あり	中等度〜重症	AD, AR, XL	多岐に渡る
5	X連鎖性若年網膜分離症	就学前〜10代	きわめて緩やか	周辺分離が起こればあり	軽症〜重症	XL	*RS1*
6	中心性輪紋状脈絡膜ジストロフィ	30〜40代	緩やか	なし	軽症	AD	*PRPH2* が多い

AD：常染色体顕性遺伝. AR：常染色体潜性遺伝. XL：X連鎖性潜性遺伝.

Stargardt病/黄色斑眼底の自験例

ABCA4 遺伝子変異によるStargardt病の自験例（JU#0666）を紹介する[10].

症例2：17歳, 女児. 両眼性視力障害を認め受診となった. 家族歴聴取で, 両親の近親婚や家族歴はなかった. 眼底所見として, 黄斑部色調異常ならびに血管アーケード内に小さな黄色斑がみられた（図4上段）. フルオレセイン蛍光写真（中期像）で, 黄斑部はwindow defectによる過蛍光, 黄色斑はstainingによる過蛍光を認めた（図4下段）. 血管アーケード外にdark choroidの所見を認めた（図4下段）. 黄斑部OCTでは網膜菲薄化がみられた. 臨床所見からStargardt病/黄色斑眼底と診断した. 22歳時の眼底自発蛍光像で, 黄斑部に低蛍光病変

（definitely decreased autofluorescence：DDAF）とその周囲に過蛍光リングを認めた. また, 黄斑外に点状の過蛍光・低蛍光所見, とくに左眼では黄斑外にもDDAF所見を認めた（図5）. 10年後（32歳時）の超広角眼底自発蛍光像で, DDAFの拡大に加えて眼底全体に点状過蛍光と点状低蛍光の混在する所見を認め（図6）, 本疾患が網膜全体に影響を及ぼす疾患であることが理解できる. 通常, OCTでのエリプソイドゾーンの消失が, DDAFに先行する. 本患者に対して, 全エクソーム解析による遺伝学的検査を施行したところ, *ABCA4* 遺伝子（NM_000350.3）に両アレル性変異（c.1099＋1G＞A, c5527C＞T；p.Arg1843Trp）が検出され, 遺伝学的にもStargardt病/*ABCA4* 関連IRDと診断された[10]. *ABCA4* 関連IRDは, 初期には黄斑ジストロフィの様相を呈し, 晩

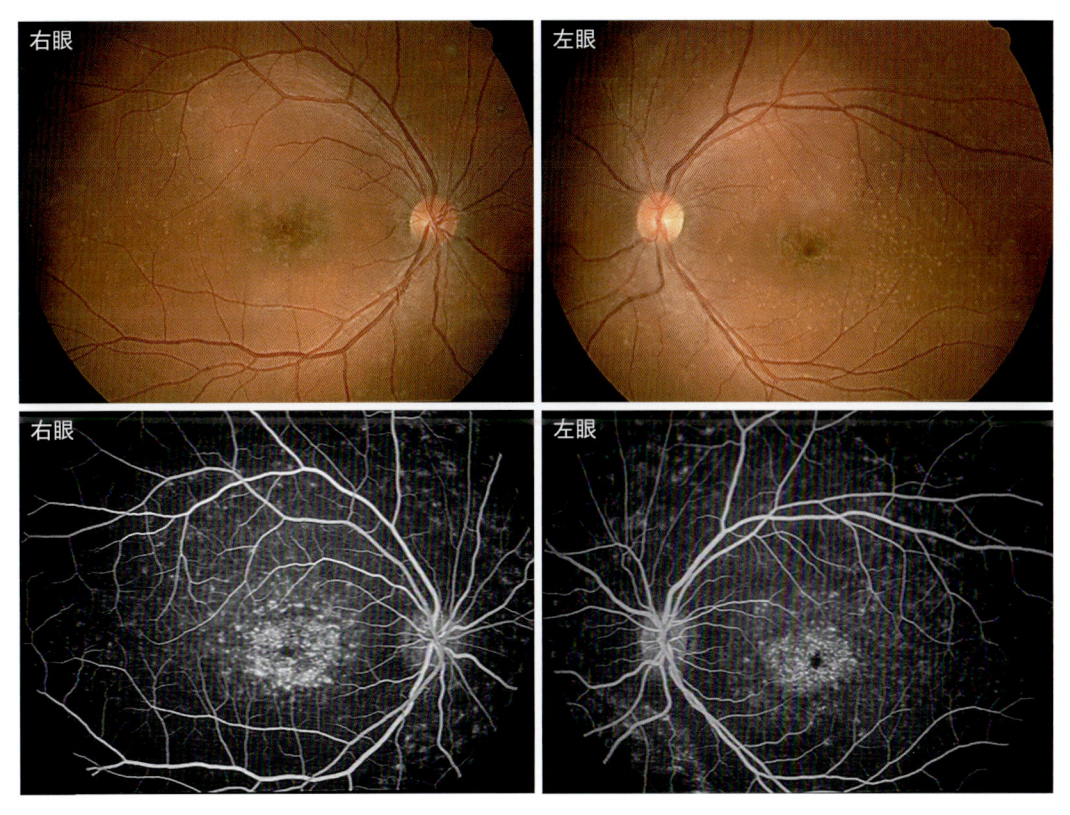

図 4　症例 2 の眼底所見（17 歳時）

上段：眼底写真．黄斑部色調異常ならびに血管アーケード内に小さな黄色斑がみられる．黄色斑は左眼で顕著である．下段：フルオレセイン蛍光造影写真．黄斑部は window defect による過蛍光，黄色斑は staining による過蛍光所見を認める．血管アーケード外に dark choroid の所見を認める．

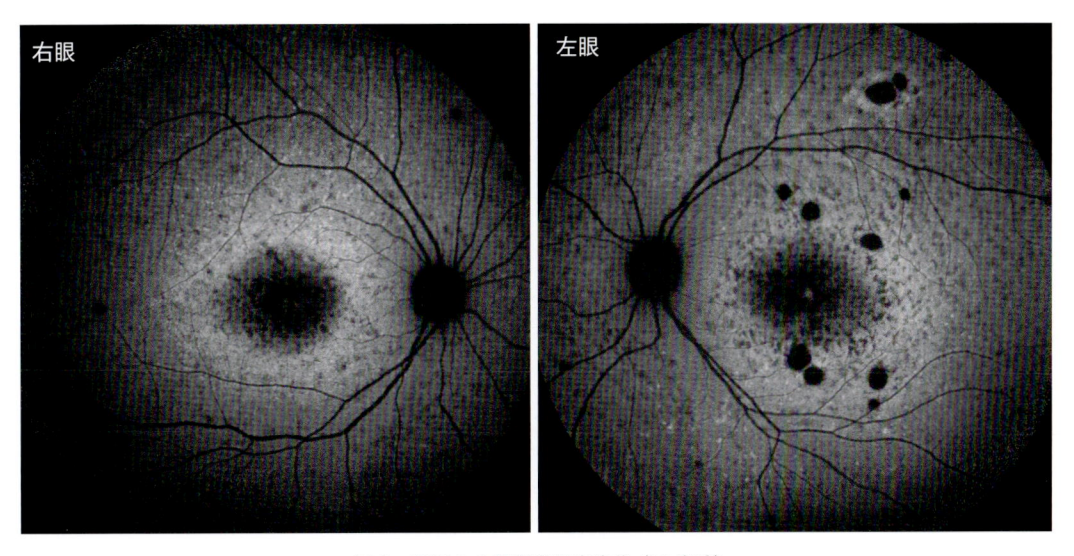

図 5　症例 2 の眼底自発蛍光像（22 歳時）

黄斑部に低蛍光病変，その周囲に過蛍光リングを認める．黄斑外に点状の過蛍光・低蛍光所見を認める．とくに左眼では黄斑外にも低蛍光病変所見を認める．

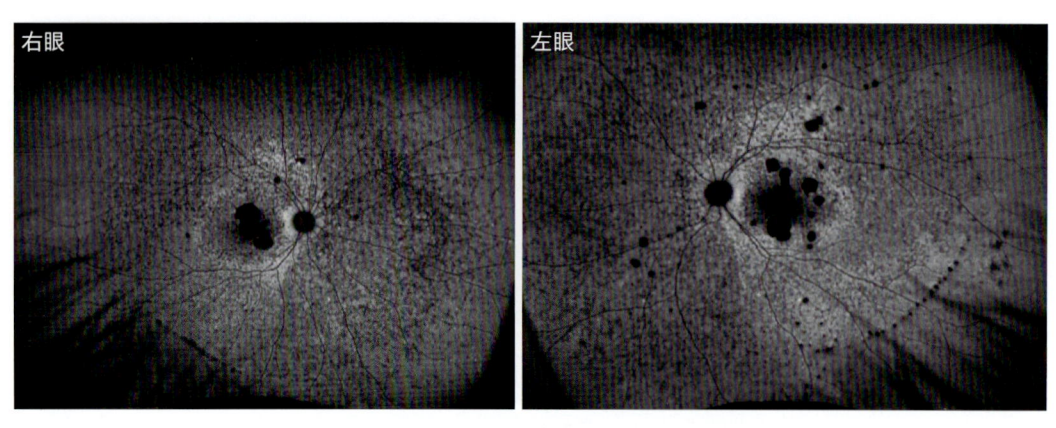

図 6　症例 2 の超広角眼底自発蛍光像（32 歳時）
超広角眼底自発蛍光像で低蛍光病変の拡大に加え，眼底全体に点状過蛍光と点状低蛍光の混在する所見を認める．

期には錐体杆体ジストロフィや RP との鑑別が困難なケースも存在する．本疾患は，治療薬の開発が望まれる最重要疾患として注目されている．

その他の網膜変性

IRD と鑑別を要する疾患として自己免疫網膜症（autoimmune retinopathy：AIR）について述べる．AIR は，何かしらの原因で組織・細胞の蛋白抗原に対して自己抗体が産生され，その抗原性が網膜に発現する蛋白抗原と交差反応を示し，産生された自己抗体が網膜を標的として攻撃し，網膜細胞の機能障害をきたす病態である．腫瘍が関係しない non-paraneoplastic AIR と，腫瘍が原因となる paraneoplastic AIR の二種に大きく分類される．後者はさらに，癌が抗原を産生する癌関連網膜症（cancer associated retinopathy：CAR）と，メラノーマが抗原を産生するメラノーマ関連網膜症（melanoma associated retinopathy：MAR）に分類される．網膜に局在する抗原として，視細胞に発現しているリカバリンと On 型双極細胞に発現している TRPM1 蛋白が報告されている．抗 TRPM1 蛋白抗体が産生されると，On 型双極細胞が選択的に障害され，完全型停在性夜盲類似の網膜電図所見を呈する．このように AIR では，IRD 同様に網膜電図の振幅が低下する．網膜機能障害が強いにもかかわらず，眼底所見の乏しいことが，AIR の特徴である．海外の報告では，AIR の平均発症年齢は，IRD より年齢が高い．しかし，わが国では 20〜30 代で診断されるケースもあり，発症時の年齢が若いからといって，AIR を除外してはならない．IRD は両眼性である一方，片眼性 AIR は起こりうる．AIR の診断は容易で

はないが，網膜機能障害が存在するにもかかわらず眼底異常が乏しい所見を見逃さないことが重要であり，IRD との鑑別に役立つ．AIR に対する根本治療は確立していないが，CAR や MAR では原疾患の治療を最優先することが基本である．わが国では免疫抑制に主眼を置いて，ステロイドの内服治療やステロイドパルス療法を行う施設もある．AIR は，希少疾患であるために，多施設共同による自己抗原・自己抗体を探索する研究・治療的臨床研究が期待される．

おわりに

進行性に見にくくなる眼疾患として IRD を鑑別にあげることは重要である．しかし，IRD の進行は緩やかであること，早期診断したとしても医学的に有効な治療法が確立していないことから，IRD を疑う場合にはまず，他の疾患を除外することが重要である．除外診断する過程で IRD と診断されることもある．また，診断のための検査については，患者の意向を確認しながら計画を立ててもよいと考える．IRD を疑う症状は**表 1** に示したとおりである．病歴については RP，その類縁疾患，黄斑ジストロフィに分けて考えると両者の鑑別に役立つ．IRD のなかで最重要疾患と考えられる *RPE65* 関連 IRD と *ABCA4* 関連 IRD の症例を提示した．IRD と鑑別を要する網膜変性疾患として，AIR の存在も頭の片隅に置いておく必要がある．RP を除く IRD や AIR は希少疾患で，単施設で多くの患者に遭遇する機会は多くない．本稿が日常臨床に多少でも役立てば幸いである．

利益相反：林孝彰　Fクラス III（ジョンソン・エンド・ジョンソン/AMO，リィツメディカル，ユニハイト，バイエル薬品，日本アルコン，参天製薬），Fクラス II（千寿製薬，オグラ，中外製薬，大塚製薬，協和キリン，ヤンセンファーマ）

文　　献

1) 林　孝彰：遺伝性網膜疾患のトータルケア　基礎と診断　遺伝性網脈絡膜疾患の診断と予後．臨眼 **69**：1608-1616，2015

2) 山本修一，村上　晶，高橋政代ほか：厚生労働科学研究費補助金難治性疾患政策研究事業網膜脈絡膜・視神経萎縮症に関する調査研究班網膜色素変性診療ガイドライン作成ワーキンググループ：網膜色素変性診療ガイドライン．日眼会誌 **120**：846-861，2016

3) 林　孝彰：先端医療を先取りしよう－日本にはない海外の医療　網膜変性に対する遺伝学的検査．臨眼 **78**：196-206，2024

4) 林　孝彰：遺伝学的検査・遺伝子検査．あたらしい眼科 **41**：763-772，2024

5) Katagiri S, Hayashi T, Kondo M et al：*RPE65* mutations in two Japanese families with Leber congenital amaurosis. *Ophthalmic Genet* **37**：161-169, 2016

6) Katagiri S, Hosono K, Hayashi T et al：Early onset flecked retinal dystrophy associated with new compound heterozygous *RPE65* variants. *Mol Vis* **24**：286-296, 2018

7) 近藤峰生，寺崎浩子，辻川明孝ほか；厚生労働科学研究費補助金難治性疾患政策研究事業網膜脈絡膜・視神経萎縮症に関する調査研究班黄斑ジストロフィの診断ガイドライン作成ワーキンググループ：黄斑ジストロフィの診断ガイドライン．日眼会誌 **123**：424-442, 2019

8) 林　孝彰：黄斑ジストロフィ．あたらしい眼科 **39**：1595-1604, 2022

9) Ueno S, Hayashi T, Tsunoda K et al：Nationwide epidemiologic survey on incidence of macular dystrophy in Japan. *Jpn J Ophthalmol* **68**：167-173, 2024

10) Mizobuchi K, Hayashi T, Tanaka K et al：Genetic and clinical features of *ABCA4*-associated retinopathy in a Japanese nationwide cohort. *Am J Ophthalmol* **264**：36-43, 2024

＊　　　＊　　　＊

Q4　緑内障を疑うべき見えにくさとは

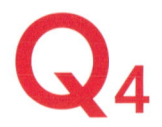

回答者　吉田武史*

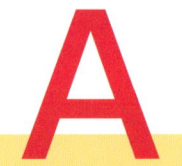

緑内障による視機能障害の特徴

　緑内障の発症母体である篩状板は，視野中心を支配する乳頭黄斑線維束に対応する篩状板中央部に比べて，篩状板の上下極付近では眼圧に対し脆弱であることから，篩状板上下極付近に障害が生じやすい．そのため，緑内障の視野障害は中心を回避する形で中心からやや離れた部位から発症するのが通常である．したがって，視野障害が発症したばかりの初期の段階では視力は保持されるため，患者が視機能障害を訴えることは非常にまれである．さらに，わが国でもっとも多い病型である正常眼圧緑内障では視野障害の進行が年単位の緩徐な進行であることが多いことから，患者自身が適応することが多く，多少の違和感を覚えたとしても眼科医に症状を訴えることは少ないのが現状である．無治療で経過すれば視野障害は徐々に進行していくが，固視点の感度低下が生じるところまで達すると急激に自覚症状が強くなり，日常生活に制限が加わるようになる．よって，眼科医は見落とされがちな緑内障初期の患者の見えにくさの訴えを正しく理解し，緑内障治療において非常に重要な早期発見からの適切な時期での治療開始を可能にすることが求められる．一方で，急激に眼圧上昇をきたした閉塞隅角緑内障の患者では急な視覚変化に加えて頭痛，悪心・嘔吐などの全身症状も同時に発症するため，通常は症状に対する訴えが強い．

■開放隅角緑内障をはじめとする緑内障は眼科疾患においてもっとも多い慢性疾患であり，発症から長い期間を経て徐々に進行するさまざまなパターンの視野障害が特徴である．

■症状は霧視，羞明，近見障害，虹視，流涙，眼瞼けいれん，眼精疲労など多岐にわたるが，緑内障の初期において自覚症状はほとんどなく，自覚症状が出た頃にはすでに末期であることが少なくない．

■患者における視機能低下の自覚症状の実際は，視野検査結果のように黒く見えるわけではなく，白いかすみやまだらに見えることであり，視野障害が進行すれば羞明や夜盲を訴える．

■視野検査における緑内障性視野障害パターンは，傍中心孤立暗点や弓状暗点，鼻側階段のように中心を回避する形で中心からやや離れた部位から発症する．

■強度近視眼では中心視野から障害されることがあり，通常の30°静的視野検査では視野異常の検出が困難な場合がある．

主　　　訴

　緑内障における主訴は多岐にわたる（**表1**）．閉塞隅角緑内障の高度で急激な眼圧上昇が起こる緑内障発作では眼痛，頭痛，充血に加えて角膜浮腫の結果として霧視，虹視，流涙，羞明，眼瞼けいれんが生じうる．しかし，徐々に進行して慢性化した比較的軽度な高眼圧状態では，視野が悪化するまで自覚症状に乏しいことが多い．

*Takeshi Yoshida：東京科学大学大学院歯学総合研究科眼科学分野先端視覚画像医学講座
〔別刷請求先〕　吉田武史：〒113-8519 東京都文京区湯島 1-5-45　東京科学大学大学院歯学総合研究科眼科学分野先端視覚画像医学講座

　　　　　　　　　　　　　　　　　　　0910-1810/24/¥100/頁/JCOPY

また，比較的軽度の慢性的な高眼圧状態では眼精疲労を訴えることが知られている．一般的に開放隅角緑内障では，初期緑内障においては自覚症状がほとんどなく，中期緑内障患者であっても正常もしくは緑内障の進行度の軽いほうの片眼が視野を補うために自覚症状は出にくい（図1）．病期が進行すると，視野障害が弓状に上下に進行した患者では視力低下の訴えのほかに霧視，羞明，近見で縦向きの文字列を読むことが困難であると訴えることが多い．患者自身の自覚症状が強くなり，ようやく眼科を受診した際にはすでに緑内障末期であることが少なくない．わが国の疫学調査では，緑内障の有病率は40歳以上で5%，70歳以上で10%を超えると報告されており[1~3]，総人口の高齢化に伴い今後も緑内障患者の総数はしばらく増加し続けると想定されるため，失明に近づく末期緑内障患者を減らす観点から自覚症状がなくとも定期的な眼科検診が行われることが望ましい．

患者側からの緑内障の見え方

　静的視野検査を行うと感度低下を伴う部分は黒く塗りつぶされて表示されるが，実際には患者の見え方は異なる．「視力が落ちた」「霞む」と患者が訴える際にどのような症状か詳しく聞いてみると，「白っぽく湯気や雲の中にいるような感じ」「グレーがかっている」「まだらに見える」などと説明することが多い．また，程度の差はあれ比較的早期の段階でも羞明を訴えることがしばしばある．さらに，視野障害が進行し周辺網膜に感度低下が及ぶと夜盲を訴えるようになる．これら症状の訴えは，緑内障の発症や進行を疑わせる重要な問診となる．

QOV低下と緑内障患者

　ロービジョン患者においては，読書困難，歩行困難，羞明は一般的にもっとも多い訴えであるが，緑内障患者においても同様である．

1. 読 書 困 難

　中心視野がまだ保たれている緑内障患者でも，読書に不自由さを自覚しているケースは多い．とくに傍中心暗点や下方の視野障害で読書困難の症状が出やすい．しかし，近見用眼鏡が合わなくなっていると思い込んでいる患者も多く，医師も近見視力が出ているために単なる愁訴として捉えていることも多いので注意が必要である．

2. 歩 行 困 難

　緑内障では耳側周辺の視野が保たれる患者が多く，比較的進行した患者でも独歩できるケースが多いが，下方の視野障害，とくに下方傍中心から中間の視野欠損に至

表1　緑内障の症状

一般的な緑内障の症状	急性緑内障発作時の症状
視力低下	視力低下視野障害
視野障害	霧視
読書困難	虹視
歩行困難	眼痛
霧視	頭痛
羞明	充血
夜盲	流涙
眼精疲労	羞明
	悪心
	嘔吐
	瞳孔異常

左眼 両眼 右眼

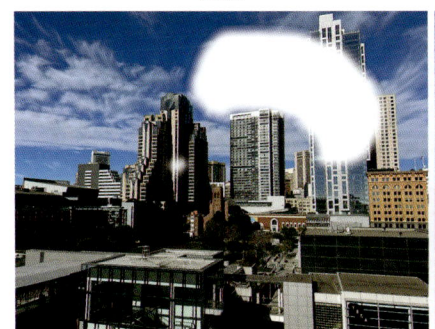 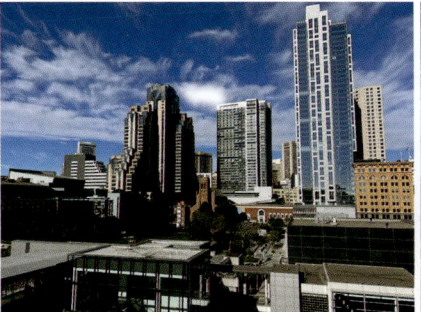 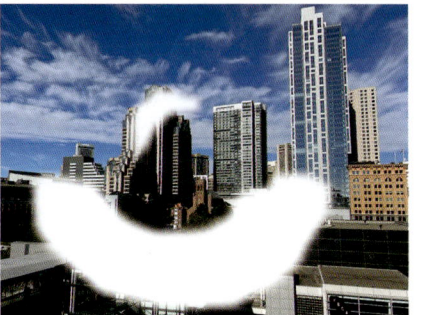

図1　緑内障眼における見え方のイメージ
両眼で見ると片眼での視野異常を補うため自覚症状は出にくい．

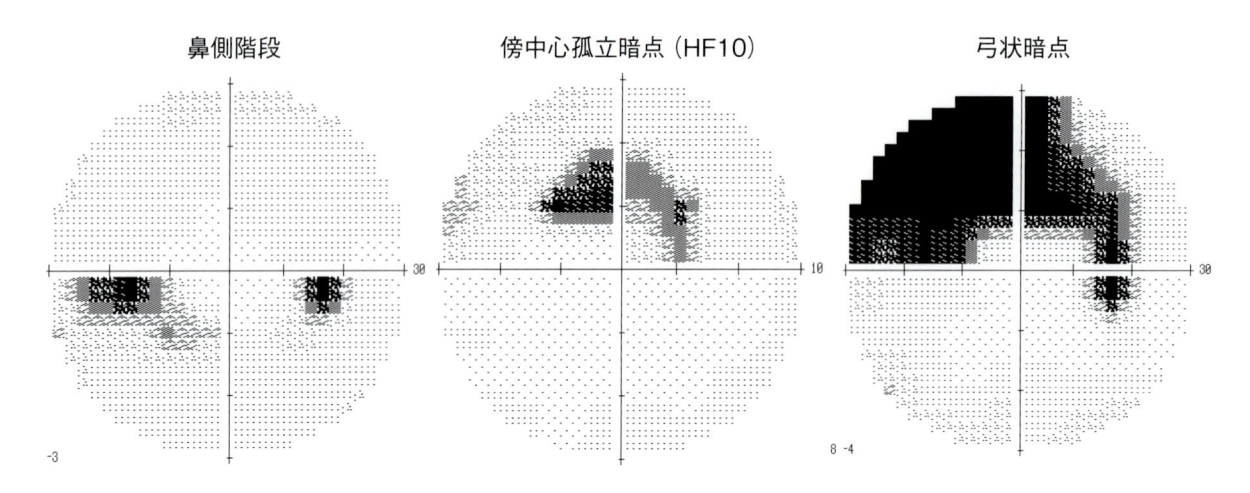

鼻側階段　　　　　　　傍中心孤立暗点（HF10）　　　　　弓状暗点

図 2　緑内障における特徴的な視野異常パターン

ると，下方の立体感が急激に低下することで階段の段差を見誤り階段を踏みはずす，障害物を見落としつまずき転倒するといった事例が生じやすくなる．

3. 羞　　明

　緑内障患者において羞明の訴えは比較的多く聞く．視機能に大きな影響を及ぼさない中期前半までの進行度であっても「少しまぶしい」「なんとなくまぶしい」「対向車線の車のヘッドライトや街灯がまぶしい」と訴えることがあり，視野障害が全体の半分を超える程度にまで進行すると羞明を強く訴えるようになる．また，緑内障が悪化した場合に都市部以外では運転の問題が生じる．わが国における視野障害別の事故歴を調べた報告では[4]緑内障初期群で 6.9％，中期群で 0％，後期群で 34.5％であり，視野の少なさと交通事故発生の関連が明らかであることから，緑内障患者への運転に対する指導も重要である．

視野検査における視野障害のパターン

　緑内障は視神経乳頭が障害を受け，結果として網膜神経線維束が脱落することで，脱落の程度と範囲に応じた特徴的な視野障害が生じる（**図 2**）．中心窩の網膜神経線維は乳頭黄斑線維束といわれ，構造的に眼圧に対する耐性が高く，対応する中心視野は緑内障末期まで保持される．一方，中心窩より耳側の網膜神経線維は乳頭の上下に入り，前述したように乳頭篩状板の上下極は構造上眼圧耐性が弱く，この部位に対応する視野障害から発症する．代表的な視野障害パターンは，固視点から約 25° 以

内の弓状に広がる Bjerrum 領域に好発する傍中心孤立暗点，傍中心孤立暗点からさらに進行し Mariotte 盲点から連続する鼻側水平経線まで達する弓状暗点，鼻側視野で水平経線の上下で網膜感度の差が大きい鼻側階段がある．これは，網膜耳側縫線（temporal raphe）で上下の網膜神経線維は交わらないことから，一方が障害されると上下の網膜感度の差が階段様に検出されるものである．さらに進行すると Mariotte 盲点およびそれに続く弓状暗点が連続するようになり，さらに鼻側周辺にまで感度低下が達する鼻側穿破の状態になる．末期になるとさらに視野障害は進行し，求心様視野障害となる．

近視眼における注意点

　近視は緑内障発症における重要な危険因子として知られている．近視眼のなかでも強度近視眼においてはとくに緑内障発症のリスクが高く，注意が必要である．また，強度近視における緑内障様視野障害の発症においては眼圧依存性と非眼圧依存性が混在している．そのため眼圧が正常か，ときに 10 mmHg 近辺であっても視野障害が進行することはまれではない．視野障害の進行が非近視眼に比べて早いことが多いため，早期発見は重要となる．強度近視眼の緑内障様視野障害では通常の緑内障ではみられない，中心視野から障害される独特なパターンをしばしば呈することを念頭に置く必要がある．この中心視野障害パターンは眼軸の過度な延長に伴い乳頭黄斑線維束領域に障害が生じることが原因となるが，初期変化だとしても障害部位が中心窩もしくはその近傍のために自覚症状が出やすい．しかし，視力検査や通常の

30°静的視野検査を行っても異常は認められず，経過観察となってしまうケースがしばしばある（**図3**）．その理由は，視野障害部位が比較的小さく中心障害パターンであっても視力検査時には視野障害部位外でまだ良好な視力が得られることや，通常の30°静的視野検査では検査点の間隔が大きいために障害部位を拾いきれないためである．このような場合に10°の静的視野検査を追加すると，30°静的視野検査では検出されなかった中心視野障害を検出できて適切な診断につながることがある．よって，強度近視患者においては30°に加えて10°の静的視野検査を追加して的確に診断・経過観察を行うことをお勧めする．

おわりに

緑内障における視野障害に対する患者の見えにくさは多種多様であり，病期や視野障害パターンによっても変化する．日常の眼科診療において患者の見えにくさの訴えの内容について深く聞くことは時間的制約などから少なくなり軽視もされがちであるが，そこにこそ診断につながるヒントが隠されている．

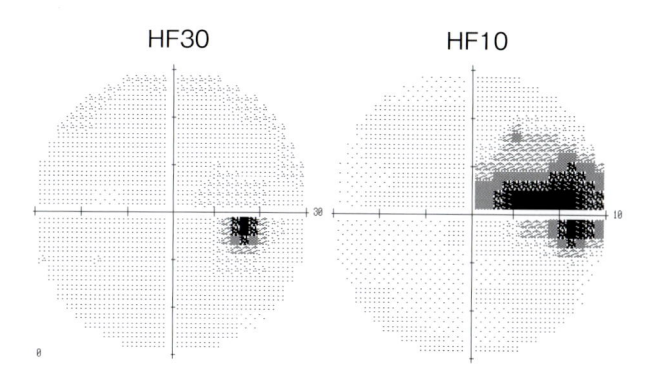

図3 強度近視眼緑内障患者
HF30 視野検査では明らかな感度低下はみられなかったが，HF10 視野検査を行ってみると中心視野に感度低下部位が確認された．

文　献

1) Iwase A, Suzuki Y, Araie M et al：The prevalence of primary open-angle glaucoma in Japanese：the Tajimi Study. *Ophthalmology* **111**：1641-1648, 2004
2) Yamamoto T, Iwase A, Araie M et al：The Tajimi Study report **2**：prevalence of primary angle closure and secondary glaucoma in a Japanese population. *Ophthalmology* **112**：1661-1669, 2005
3) 疫学調査委員会：日本緑内障学会多治見疫学調査報告書：2000-2001年，日本緑内障学会，2012
4) Tanabe S, Yuki K, Ozeki N et al：The association between primary open-angle glaucoma and motor vehicle collisions. *Invest Ophthalmol Vis Sci* **52**：4177-4181, 2011

*　　　*　　　*

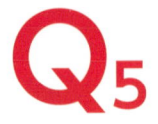 網膜血管性疾患による視覚障害を疑うべき症状は

回答者　原　　史拓*　　中尾新太郎*

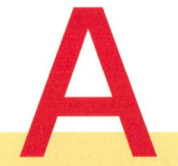

■網膜動脈閉塞症（RAO）では片眼性に突然の著明な視力低下をきたし，ときに眼前手動弁や光覚弁まで低下する．可能な限り早期の治療介入を試みる．

■網膜静脈閉塞症（RVO）は虚血型と非虚血型に分けられる．初期では黄斑浮腫の管理を行い，慢性期にとくに失明のリスクが高い虚血型を逃さず適切な治療を行うことが大切である．

■網膜細動脈瘤（RAM）では，動脈瘤からの滲出やその破裂により視力低下や変視を認める．加齢黄斑変性による出血との鑑別がしばしば重要になる．

■突然の視力低下や視野異常では網膜血管疾患を鑑別にあげることが重要である．

■網膜血管疾患は全身疾患につながってくるので，全身精査を怠らない．

はじめに

網膜血管疾患を疑う症状は，障害を受ける網膜血管のレベルによりさまざまである．そのため，その症状は多岐にわたり，片眼の急激な視力低下や視野障害，変視，中心暗点，飛蚊症などがあげられる．逆にいえば，その症状から障害された血管を推測し鑑別疾患をあげることが肝要となる．上記のような症状を認めた場合に，網膜血管性疾患としては**図1**に示すような疾患（広義の意味で）を鑑別にあげる必要がある．本稿では，このなかからとくに急激な症状を呈し，遭遇することの多い網膜動脈閉塞症（retinal artery occlusion：RAO），網膜静脈閉塞症（retinal vein occlusion：RVO），網膜細動脈瘤（retinal arteriolar macroaneurysm：RAM）について詳細に記載する．

網膜動脈閉塞症（RAO）

RAOは，突然の重篤な視力障害で発症する眼疾患である．閉塞部位により障害の広さが決まる．本稿では，網膜中心動脈閉塞症（central retinal artery occlusion：CRAO）と網膜動脈分枝閉塞症（branch retinal artery occlusion：BRAO）について述べる．

CRAOは片眼性の急性発症の無痛性視力低下が特徴であり，ときに眼前手動弁や光覚弁まで低下する．閉塞による網膜への血液の供給途絶が100分以上持続すると，ある程度の機能障害が残るとされる．しかし，臨床的には発症後4時間以内であれば視機能回復の見込みが

あると考えられている[1,2]．そのため，できる限り早期に積極的な治療介入が必要である．病因として，心房細動や内頸動脈の粥状硬化，血管炎や抗リン脂質抗体症候群などの全身疾患が原因になることがあり，僚眼の発症予防としても原因検索が重要である．

眼底所見は，網膜動脈狭細化，数珠状または分節状の血流，後極部を中心とする網膜白濁，中心窩の脈絡膜のみが赤く透見する桜実紅斑（cherry-red spot）である（**図2**）．対光反射減弱を認め，多くの患者では相対的瞳孔求心路障害（relative afferent pupillary defect：RAPD）陽性となる．

鑑別疾患はCRAOと同様に急激な視力低下，対光反

*Fumihiro Hara & Shintaro Nakao：順天堂大学大学院医学研究科眼科学
〔別刷請求先〕　原　史拓：〒113-8421 東京都文京区本郷2-1-1　順天堂大学大学院医学研究科眼科学

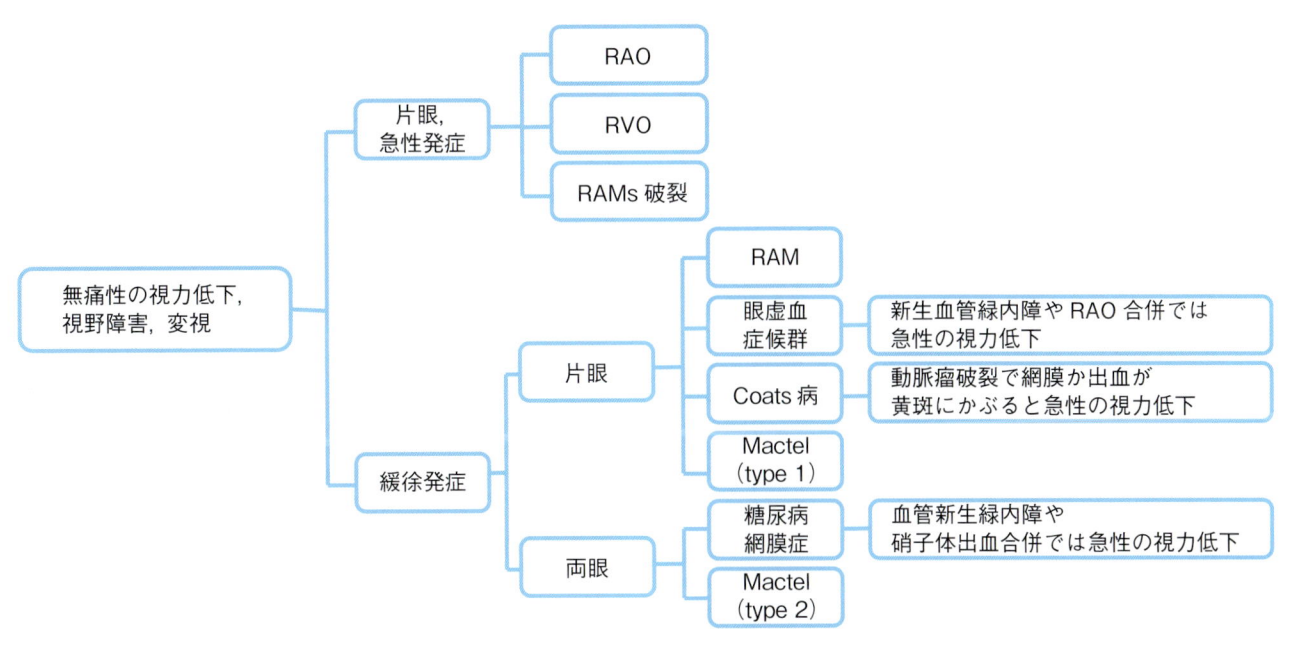

図1　網膜血管疾患として鑑別にあげる必要のある疾患（仮）

ツリー図:
- 無痛性の視力低下，視野障害，変視
  - 片眼，急性発症
    - RAO
    - RVO
    - RAMs 破裂
  - 緩徐発症
    - 片眼
      - RAM
      - 眼虚血症候群 → 新生血管緑内障やRAO 合併では急性の視力低下
      - Coats 病 → 動脈瘤破裂で網膜か出血が黄斑にかぶると急性の視力低下
      - Mactel（type 1）
    - 両眼
      - 糖尿病網膜症 → 血管新生緑内障や硝子体出血合併では急性の視力低下
      - Mactel（type 2）

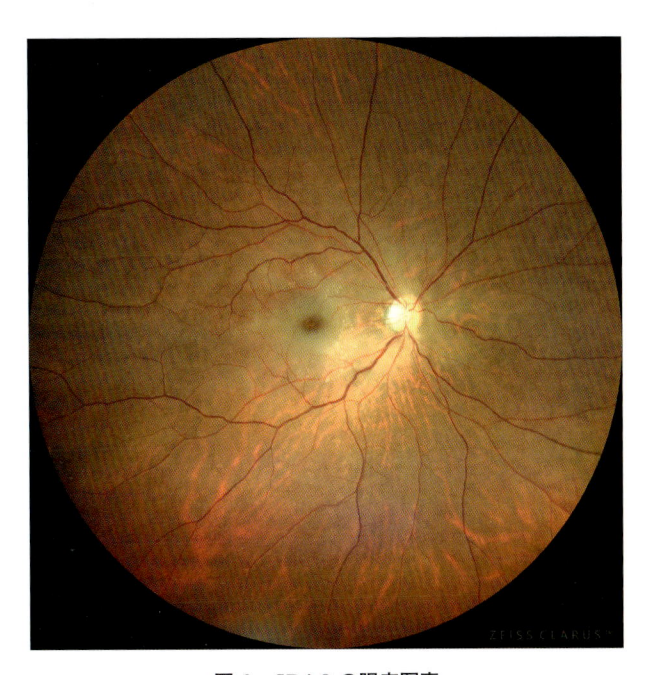

図2　CRAO の眼底写真
後極部を中心とする網膜白濁，cherry-red spot を認める．

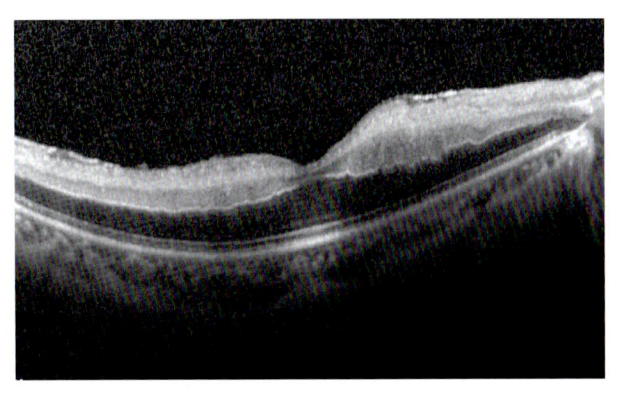

図3　CRAO の OCT
網膜内層の高輝度と肥厚を認める．

射減弱を認める視神経炎，虚血性視神経症があげられる．黄斑部の網膜白濁，cherry-red spot が鑑別点となるが，網膜の白濁は動脈閉塞後10〜15分かかって発現するため，発症初期では視力が低下していても眼底が正常ということもありうる[3]．フルオレセイン蛍光造影（fluorescein angiography：FA）では腕網膜循環時間が遅延して血流は顆粒状を呈し，網膜内循環時間は著明に遅延する．夜間の受診などではFA は施行困難な場合が多く，現在では光干渉断層血管撮影（optical coherence tomography angiography：OCTA）が有用となる場合も多い．

光干渉断層計（optical coherence tomography：OCT）では網膜内層の高輝度と肥厚を認め（図3），その後数週間かけて次第に網膜は菲薄化していく．網膜の白濁は浮腫と記載されることが多いが網膜壊死を反映している．視力予後不良例では急性期の網膜内層の肥厚が強い．また，その後の網膜の菲薄化も強く，中心窩の陥凹が消失する．

BRAO は網膜動脈が網膜内で分岐したあとに血栓や塞栓で血流が途絶する．黄斑部に虚血が及べば高度な視

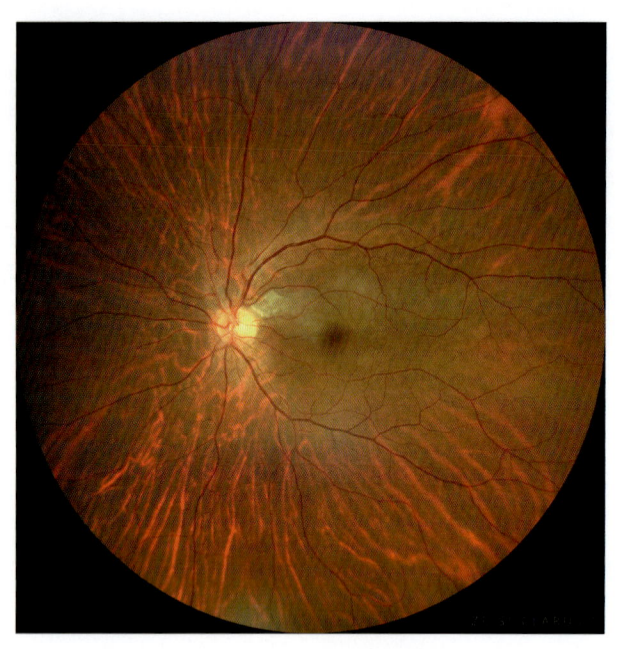

図 4　BRAO の眼底写真
動脈分枝領域に一致した境界明瞭な網膜白濁を認める.

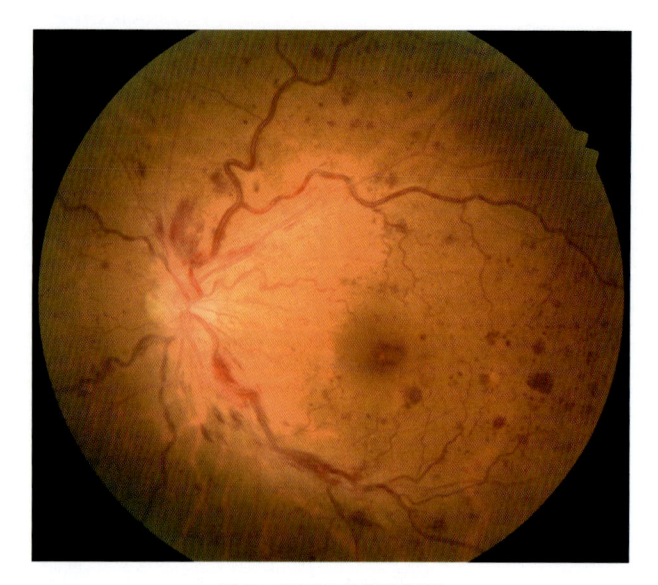

図 5　CRVO の眼底写真
視神経乳頭を中心にして放射状に広がる火炎状出血，視神経乳頭腫脹，静脈の拡張・蛇行，黄斑浮腫を認める.

力低下を自覚する場合もあるが，及ばなければ視野異常のみを訴えて受診することが多く，無症候性のこともある．動脈分枝の支配領域に一致して境界明瞭な網膜の白濁が生じ（**図 4**），その領域に原因となった塞栓子を認める場合がある．診断は上記と同様になる.

　治療は眼球マッサージ，前房穿刺，星状神経節ブロック，血栓溶解薬の点滴，プロスタグランジン E1 の点滴，炭酸脱水素酵素阻害薬の静脈注射，亜硝酸アミル吸入，ニトロール舌下投与，ペーパーバック法，高気圧酸素療法などさまざまな報告があるが，どの治療法の組み合わせが有効かについてはエビデンスがないため，行うことができる治療法を積極的に行うことが重要である[4]．上記で述べたように全身疾患が原因となる場合があり，また現在，米国心臓協会では RAO は脳梗塞と同等の扱いとなるため，積極的な原因検索と内科との連携が重要である.

網膜静脈閉塞症（RVO）

　RVO は，網膜静脈の閉塞により網膜内の血流うっ滞を生じ，網膜静脈の拡張・蛇行，網膜出血，網膜浮腫を生じる疾患である．出血や浮腫が黄斑部に及ぶと急激な視力低下や変視を生じる．閉塞部位の違いにより，網膜中心静脈閉塞症（central retinal vein occlusion：CRVO）と網膜静脈分枝閉塞症（branch retinal vein

occlusion：BRVO）に分類される.

　眼球後方の強膜には視神経や網膜動静脈が貫く強膜篩板とよばれる部位があり，同部で網膜中心動静脈が血管外膜を共有するため，動脈硬化などに伴い静脈が圧排される．CRVO は，この圧排により血栓が形成されることで網膜中心静脈が閉塞すると考えられている.

　診断は眼底検査により容易である．視神経乳頭を中心にして放射状に 4 象限すべてに広がる網膜神経線維層の火炎状出血とよばれる所見が特徴的である．そのほかに視神経乳頭腫脹，静脈の拡張・蛇行，黄斑浮腫を呈する（**図 5**）．軟性白斑が多発する患者は虚血型であることが多い．また，ときに軽度～中等度の硝子体出血を合併する場合もある.

　鑑別疾患は糖尿病網膜症，高血圧網膜症，腎性網膜症，乳頭血管炎による眼底出血などである．両眼発症では白血病などの血液疾患の合併に注意が必要である．また，若年発症では抗リン脂質抗体症候群などの血栓性疾患や全身の炎症性疾患の合併を精査する必要もある.

　網膜毛細血管の閉塞が高度な虚血型と広範な網膜無灌流領域（nonperfusion area：NPA）を伴わない非虚血型に分類される．Central Vein Occulusion Study（CVOS）では，FA で 10 乳頭面積以上の NPA をきたす CRVO を虚血型と定義している[5]．しかし，近年は広角撮像が浸透しつつあり，この場合には遠方末梢における虚血の臨床的意義が不明確であることから，この定義は適切で

はなくなりつつある．この撮像条件下では，45%以上の虚血指数（毛細血管非灌流/可視総面積の比），超広視野血管造影で75DAを超える非灌流総面積，10DAを超える後極非灌流が新生血管と相関することが判明している[6]．また，発症早期には出血によりNPAの判断が困難であることが多い．RAPDは，非虚血型では陰性，虚血型では陽性となることが多い．動的量的視野（Goldmann視野検査）では，虚血型では大きな中心暗点をきたすことがある．網膜電図（electroretinogram：ERG）では，虚血型でb波の減弱がみられる．OCTAでの評価も非常に有用となっている．

虚血型では6カ月以内に虹彩や隅角の血管新生が生じる危険性が高く，その結果の失明につながるため注意が必要である．また，非虚血型も3年で約34%が虚血型に移行するため，注意して経過をフォローする[5]．

OCTでは網膜の膨化と中心窩の囊胞様腔の黄斑浮腫を認める．非虚血型では網膜内層の層構造が保たれており，漿液性網膜剝離の丈は低い傾向にある．網膜虚血が強い場合には網膜内層構造が不明瞭で高輝度を示し，その結果，網膜外層の輝度が減弱して網膜外層が描出されない．神経線維層の空隙，急峻な丈の高い中心窩下の漿液性網膜剝離を認めることも多い．虚血型か非虚血型かの判定や治療方針の決定，経過観察にも有用である．

BRVOは，網膜静脈が網膜内の動静脈交差部で閉塞した疾患であり，RVOの約80%を占める．自覚症状としては，黄斑浮腫による視力低下が多い．動脈硬化を背景とすることが多く，背景因子として高血圧，糖尿病，脂質異常症などを有する患者が多いのも特徴である．また，開放隅角緑内障との合併や経口避妊薬内服との関連も報告されている．サルコイドーシス，全身性エリテマトーデスなどによる血管炎，抗リン脂質抗体症候群などに伴う凝固能亢進も原因となりうる．まれではあるが，多発性硬化症，異常赤血球，白血病などに生じる過粘稠度症候群でも網膜中心静脈閉塞症を生じることがある．

眼底検査では，分枝静脈が栄養する領域に一致し閉塞部位から扇状に広がる火炎状出血を特徴的に認め，軟性白斑が散見される患者も多い（**図6**）．

FAでは閉塞部位の確認，充盈遅延の程度，蛍光漏出が旺盛な部位の確認などを行う．閉塞部位の血栓が過蛍光として確認できることも多い．FAによるNPA有無の判定は網膜出血がある程度吸収されたタイミングで行うのが望ましい．OCTAでは後極や血管アーケード外

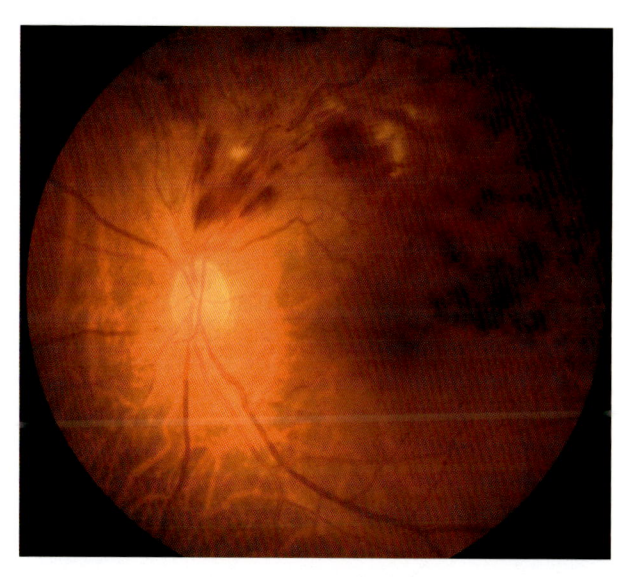

図6　BRVOの眼底写真
閉塞部位から扇状に広がる火炎状出血，軟性白斑を認める．

の毛細血管脱落の程度を定量的かつ経時的に評価することが可能である．BRVOでは網膜浅層に比べ網膜深層のほうが毛細血管脱落を生じやすく，毛細血管瘤も網膜深層に形成されやすい．網膜浅層かつ深層の毛細血管が広く脱落した部位は経過とともに網膜内層の萎縮を生じ，網膜感度は著しく低下する．黄斑部OCTAで浅層と深層の毛細血管脱落の差が大きい患者では黄斑浮腫が遷延しやすい一方，黄斑部の浅層かつ深層の毛細血管脱落が強い患者では黄斑浮腫が遷延しづらい場合が多い．

OCTでは黄斑浮腫の丈の高さを定量評価できるだけでなく，視力予後と密接にかかわる中心窩の網膜外層構造を評価できる．黄斑浮腫の滲出所見が外境界膜（external limiting membrane：ELM）より外層にある視細胞外節にまで及び，中心窩のELM断裂や漿液性網膜剝離の合併がある場合には視細胞層への障害の進行を抑えるために速やかに治療介入をすべきと考えられる．

治療としては，抗血管内皮増殖因子（vascular endothelial growth factor：VEGF）療法が現在もっとも視力改善効果が期待できる治療であり，黄斑浮腫に対しては第一選択となっている．一方で，新生血管合併症に関しては，抗VEGF薬治療だけでは新生血管合併の発生を抑制できないため，虚血型CRVOにおいては汎網膜光凝固を行うべきである．非虚血型では黄斑浮腫に対する治療が主となり，虚血型では血管新生緑内障の予防，治療が重要である．

BRVOにおいて，初回1回だけの抗VEGF薬投与で

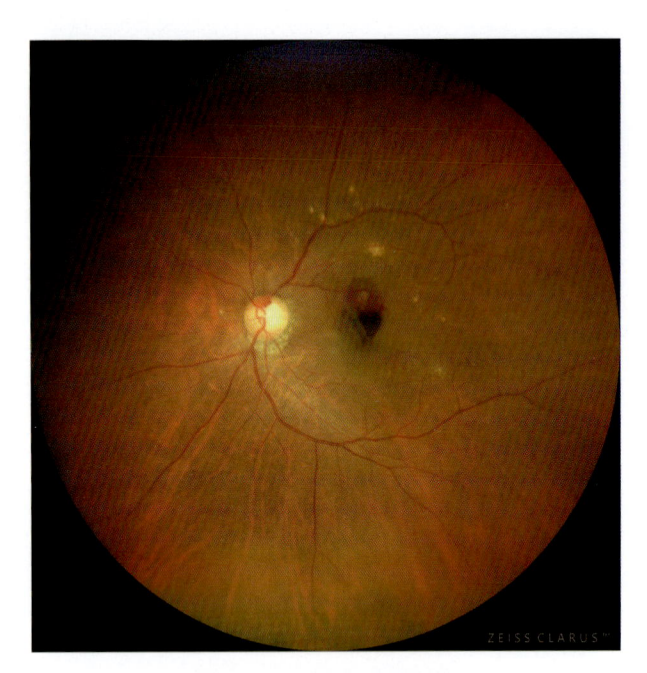

図7　RAM破裂の眼底写真
網膜下出血，網膜内出血，内境界膜下出血を認める．

済むのは20％前後であり，約80％の患者では2回以上の注射回数が必要である[7]．わが国で行われたジパングstudyでは年間の投与本数が約4本であった．抗VEGF療法に加えて血管アーケード外や後極部に存在するNPAに網膜光凝固術を併用する群やステロイドTenon囊下注射を併用する群と抗VEGF療法単独群とを比較する複数の臨床研究では，いずれの場合も抗VEGF薬の投与回数に有意な差は認められなかった．これらの結果からBRVOに伴う黄斑浮腫に対する最初の1年間の治療は，抗VEGF薬硝子体内注射単独治療が望ましいと考えられる．

網膜細動脈瘤（RAM）

RAMは網膜動脈が瘤状に拡張した病変で，第3分岐より中枢側に好発する．片眼発症が90％を占め，RAMのみでは自覚症状はないが，破裂して出血が中心窩に及んだ場合や硝子体出血が発生した場合に突然の視力低下，視野障害，中心暗点，飛蚊症を自覚する．破裂せずに滲出がメインの場合には，浮腫が黄斑部にかかると徐々に進行する変視症，視力低下を自覚する．視神経乳頭近傍に位置するものや紡錘状の病変は出血のリスクファクターである．

眼底検査で網膜動脈の血管瘤が白色病巣として認められる場合が多く，その周囲には出血がみられ，硬性白斑が形成される場合が多い．出血は網膜下出血，網膜内出血，内境界膜下出血，硝子体出血などさまざまな形態をとる（**図7**）．FAで動脈瘤に一致した過蛍光を認めるが，出血ブロックのため描出がむずかしいことがあり，その場合には長波長を用いるインドシアニングリーン蛍光造影（indocyanine green angiography：IA）が有用である．OCT所見は鑑別診断に有用である．

黄斑部出血を伴った場合には，加齢黄斑変性による出血との鑑別が重要であるが，眼底所見と造影検査で特徴的な動脈瘤の所見とその責任動脈の存在が明らかになれば診断は可能である．加齢黄斑変性による出血は出血性色素上皮剥離を生じることが多いため網膜色素上皮が不整な場合には加齢黄斑変性による出血を疑う[8]．また，滲出型では滲出性網膜剥離や黄斑浮腫，BRVO，糖尿病網膜症，Coats病などが鑑別にあがる．特徴的な眼底所見や造影検査でのRAMの描出，網膜全層にわたる出血といった所見が鑑別に有用である．

古くからRAMに対してレーザー光凝固が行われてきたが，経過観察に対する優位性については十分なエビデンスが得られていない．さらに，出血や網膜動脈閉塞といった合併症のリスクが高いことから，現在は積極的に適応すべき治療法ではないと考えられている．自覚症状がなく出血もない患者は経過観察でよい．また，破裂では自然経過で閉塞し血管瘤の退縮が期待できる[9]．動脈瘤破裂で黄斑に出血が及ぶ場合には，出血パターンごとに治療術式が異なる．

硝子体出血や網膜前出血のみであれば，単純な硝子体切除術のみで除去可能であるが，内境界膜下出血の場合にはこれに内境界膜剥離術を併用する．網膜下出血を伴っている場合には，出血の凝固塊が視細胞に対して強い障害を与えるため，とくに黄斑下出血の場合には速やかな黄斑部からの出血の移動と除去が必要である．組織プラスミノーゲン活性化因子（tissue plasminogen activator：t-PA）を併用した眼内タンポナーデ物質を用いる黄斑下血腫除去術が有用である[8,9]．

文　　献

1) Hayreh SS, Kolder HE, Weingeist TA：Central retinal artery occlusion and retinal tolerance time. *Ophthalmology* **87**：75-78, 1980
2) Hayreh SS, Zimmerman MB, Kimura A et al：Central retinal artery occlusion. Retinal survival time. *Exp Eye Res* **78**：723-736, 2004

3) 張野正誉：網膜動脈閉塞症. 眼科診療プラクティス 85（齋藤重博，田野保雄編）：38-41, 2002

4) 竹田宗泰：眼底所見，蛍光眼底所見. 眼科診療プラクティス 85（齋藤重博，田野保雄編）：10-22, 2002

5) 西信良嗣：網膜中心静脈閉塞症. 新篇眼科プラクティス 3 OCT と OCTA が，わかる！ 役立つ！（近藤峰生編），p90-93, 文光堂, 2022

6) Nicholson N, Talks SJ, Amoaku W et al：Retinal vein occlusion（RVO）guideline：executive summary. *Eye* (Lond) **36**：909-912, 2022

7) 長谷川泰司：網膜静脈分枝閉塞症. 新篇眼科プラクティス 3 OCT と OCTA が，わかる！ 役立つ！（近藤峰生編），p85-89, 文光堂, 2022

8) 﨑元　晋，坂口裕和：網膜細動脈瘤. 眼科診療クオリファイ 4，加齢黄斑変性：診断と治療の最先端（瓶井資弘編），p119-121, 中山書店, 2011

9) 石川桂二郎：網膜細動脈瘤に対するレーザー光凝固は行うべきか. *OCULISTA* **131**：22-26, 2024

* * *

知っておきたい眼科鑑別診断 **Q&A**

IV 視野が欠ける

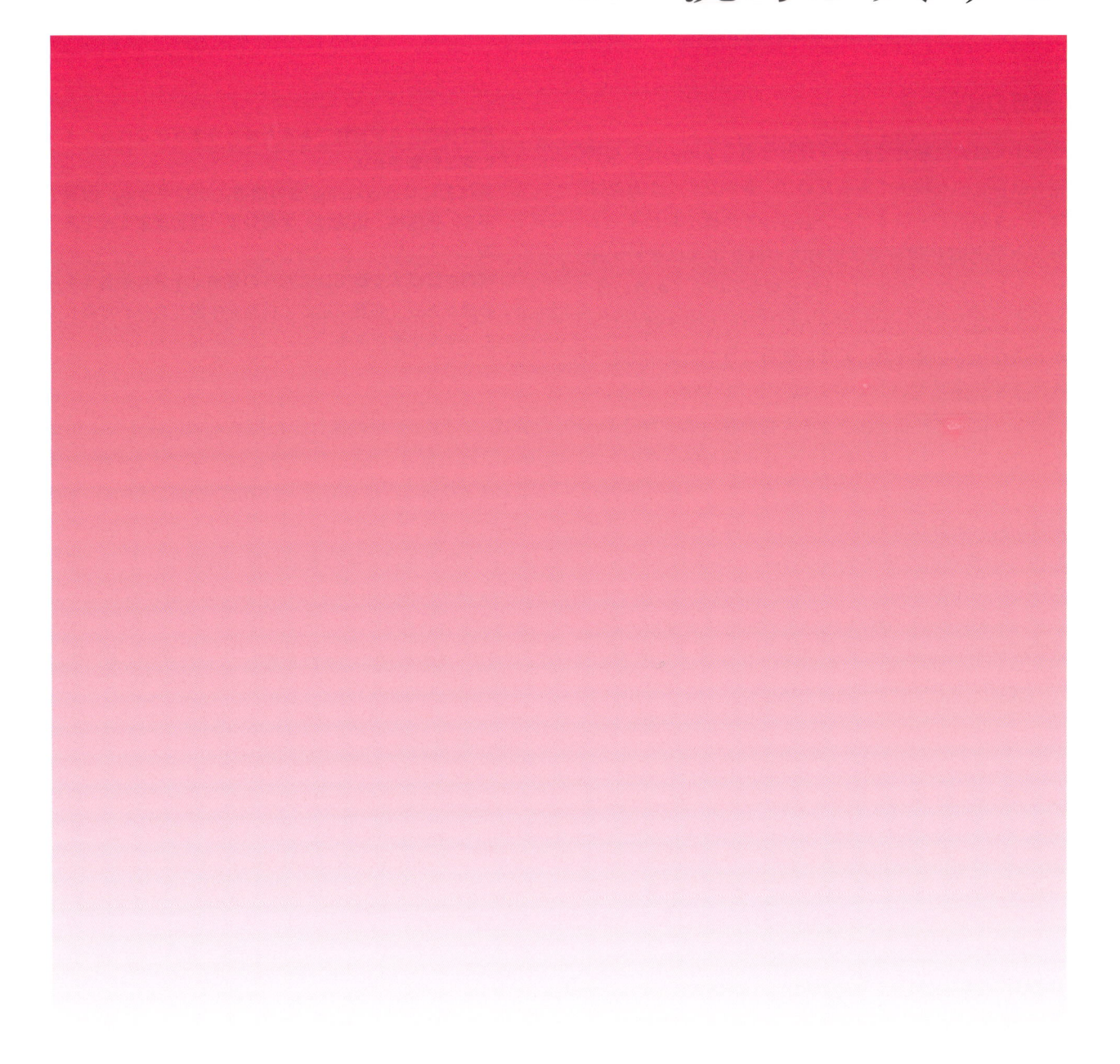

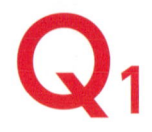　視野検査の結果がばらつく原因は

回答者　朝　岡　　亮[*]

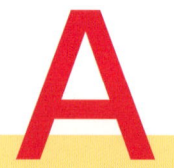

- ■視野検査は自覚検査であるため，さまざまなばらつきに常に影響される．
- ■具体的には bracketing 法の限界，プログラム，固視不良，偽陽性，偽陰性，学習効果，疲労現象などである．
- ■視野を評価する際にはこれらの事項に十分に注意する必要があり，必要に応じて検査を中断したりやり直したりする必要がある．

視野のばらつき

　まず，最初に触れておかなければならないのは，視野検査は自覚的な検査であるために，多かれ少なかれ必ずばらつきが出るということである．これはテレビゲームのスコアと同じ現象で，同じ人が同じようにゲームをやったところで，スコアには毎回変動が出る．あるいは，どんなに名人であってもゲーム中に寝てしまえばスコアが0になってしまうか，非常に低いスコアになってしまうことを想像していただいたほうがよいかもしれない．このように，視野感度はそもそも被検者の集中力によるものであるし，もっと厳密にいえば中枢神経のそのときどきの反応性によるものであるといえる．実際に過去の研究から，視野検査の結果（感度）には，短期的・長期的両方の変動がつきものであることが報告されている[1,2]．

　もう少し専門的に考えてみると，視野感度閾値の定義はある明度の視標が50％の確率で見えることである．この場合に，より明度の高い視標に対してはより高い確率で，より明度の低い視標に対してはより低い確率で見えることとなる．したがって，感度閾値＝25dB であれば，その視標が見える確率は50％になるため，検査結果として得られる感度閾値は25dB 近辺にばらつかないとおかしいということになる．

　視野がばらつけば緑内障の正確な診断にも支障をきたすことになる．さらには視野のばらつきの大きさは進行検出にも多大な影響を及ぼすことがわかっている．たと

えば，−1.0dB/年の進行を検出するのにばらつきが小さい（標準偏差＝0.5dB）場合には3年ですむのに，ばらつきが大きい（標準偏差＝2.0dB）場合には6.5年もかかってしまうことが Chauhan らによって報告されている[3]．このように，視野変動は緑内障臨床にとって非常にインパクトの大きいものである反面，避けられないものでもある点が困ったところである．

　では，視野のばらつきに影響を与える要因について一つずつ考えてみたい．

視感度曲線と bracketing 法

　現在の静的視野計測で感度閾値を決定するために使用されているのはおもに bracketing 法である．この方法は，たとえば Humphrey 視野計（Carl Zeiss meditech）では，最初にある輝度の視標を提示し，応答があれば4dB ステップで輝度を上昇させ，応答がなくなったら今度はダブルクロスとして2dB ステップで輝度を低下

[*]Ryo Asaoka：聖隷浜松病院眼科
〔別刷請求先〕　朝岡　亮：〒430-8558 静岡県浜松市中区住吉 2-12-12　聖隷浜松病院眼科

　　　　　　　　　　0910-1810/24/￥100/頁/JCOPY

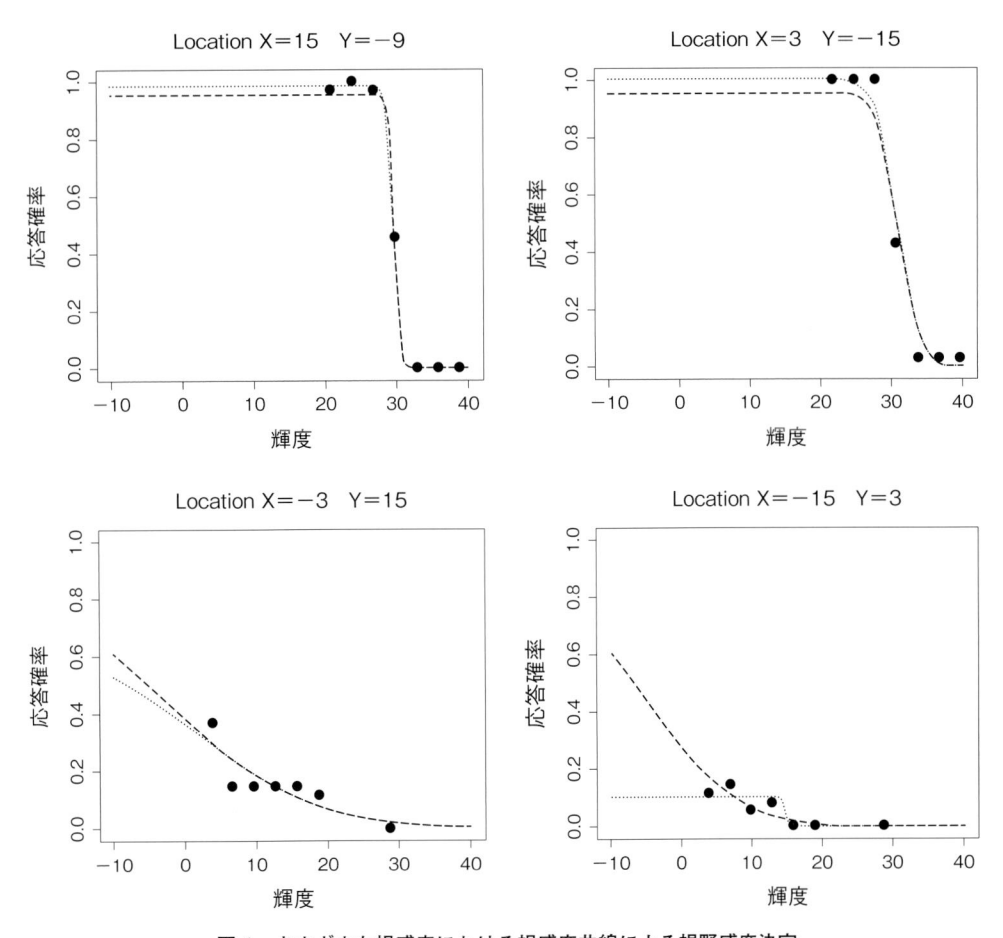

図1 さまざまな視感度における視感度曲線による視野感度決定

さまざまな輝度の視標を提示し，その反応から各輝度に対する応答確率をロジスティック曲線で近似して，50％の確率で見える輝度を視野感度として決定する． （文献4より引用）

させ，最後に反応した輝度値を感度閾値とするものである．しかし，この方法は視感度閾値の決定方法としては十分とはいえない．本来であれば最初にこの方法で感度閾値を仮決めしたあとに，その輝度前後の視標を通常50回程度提示し，おのおのにどう反応をしたかを観察することにより，視標輝度に対する応答確率をロジスティック曲線として描き，そこから50％反応確率をもつ視標輝度を割り出すべきである（**図1**）．しかし，この視感度曲線を描く方法では指標提示回数が多すぎるため，臨床現場の視野検査では実施が困難であり，本来であれば仮の視感度閾値であるはずのbracketing法による測定値が真の視感度閾値として臨床現場では扱われている．当然，そのような本来暫定的な決定方法による視感度閾値では正確性が十分とはいえず，結果測定ごとに結果がばらつくこととなる．Gardinerらはこの点に着目し，通常のbracketing法による視野感度（2回計測の

平均）と視感度曲線を割り出したあとの視感度閾値の関連を調べた[4]．その結果は，bracketing法による視野感度の信頼性は，緑内障による視野障害の程度に大きく依存するというものであった．たとえば，視野感度が30dB付近では両者の関連は相関係数0.4〜0.7と比較的良好であるが，20dBを切ると0.1〜0.3ときわめて不良となり，ほとんど正確性がないといってもよいレベルまで落ちることがわかった（**図2**）．このように，われわれが臨床現場で使用している静的視野計がbracketing法に依存している以上，とくに病期の進んだ領域で視野感度に信頼性がない＝ばらついてしまうことは，原理的にやむを得ないことである．さらには，この視感度曲線自体も病期が進むと勾配が緩くなって，特定される視感度閾値が毎回ばらつくことも知られている．

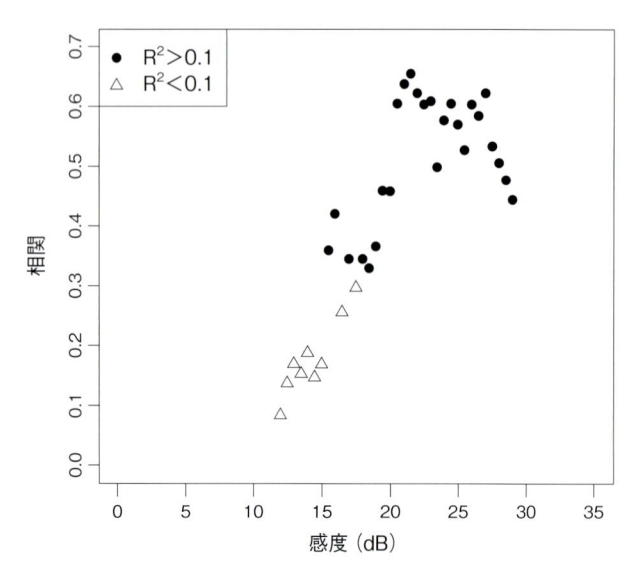

図2 視感度曲線による視野感度と bracketing 法による視野感度の関係
bracketing 法による視野感度の信頼性は，緑内障による視野障害の程度に大きく依存する． （文献4より引用）

プログラム

前述のように，bracketing 法による視野感度はそもそも暫定値の決定法にすぎないので，SITA fast や SITA faster のように bracketing の折り返しを廃止したアルゴリズム，あるいは計測時間短縮のために各測定点につき1回ずつしか視標を提示しないアルゴリズムなどでは，得られる感度閾値の信頼性がさらに損なわれることは自明の理である．

固 視

視野計測がある測定点に視標を提示してその反応を調べることで感度を決めている以上，計測中の固視不良が不正確な測定につながり，視野感度がばらつくという結果になることは避けられない．視野検査は自覚検査であり，非常によく訓練された被検者であっても，ある程度の固視不良の発生は避けられないことも多く報告されている．Humphrey 視野計では盲点に視標を提示し，被検者が誤って応答した確率を「固視不良」として提示している．この値が悪ければ，もちろん患者の固視状態は良くないことが推測されるが，実際のところこの方法は感度計測を行っているタイミングでの固視状態を観察した結果ではないため，必ずしも完全なものではない．これに対してHumphrey 視野計では各視標提示のタイミ

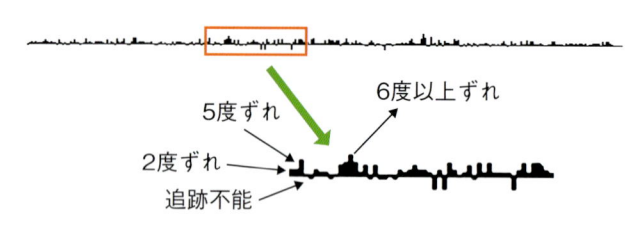

図3 Humphrey 視野計におけるゲイズトラック記録
各指標提示時の固視ずれの程度と瞬目や追跡不能が表示されている． （文献5より引用）

ングでの固視点ずれを計測しており，プリントアウト最下部にゲイズトラックとして示している（**図3**）．本来はこちらのほうが患者の固視状態を反映していると思われる[5~7]．いずれにしても，これらの指標が悪い場合には固視状態の悪さによる視野のばらつきの懸念があり，視野をとり直すなどの必要がある場合も考えられる．

偽陽性，偽陰性

視野計測の信頼性は，たとえ固視状態が良くても患者の集中が悪ければ悪化する．たとえば，何でもかんでもやたらと反応してしまうような状態では，いわばあてずっぽうで示した応答から，視野感度が誤って過大評価される．このような「trigger happy」な被検者を示すために，Humphrey 視野計では「偽陽性」指標が計測されている．これは，視野計で視標を提示してから本来人間が応答し得ないタイミングで被検者が応答する割合から算出されているものである．一方，たとえば被検者が最初から寝ているような状態では，視野計測は当然過小評価される．これについては「偽陰性」指標が提示されており，すでに決定された感度より明るい輝度の視標に被検者が応答しなかった確率として計算されているものである．これらの指標について，最近はその有用性を疑問視する報告も散見されるが，現実問題として臨床現場で視野の信頼性を評価する指標がこれらしかないのも事実である．視野検査を行っている間は，検者は被検者の様子をよく観察し，ときにこれらの指標を参考にしながら，必要に応じて検査を中断したり，やり直したりすることが必要な場合もあると思われる．

学 習 効 果

これまで述べてきたように，視野検査には検者・被検者ともに習熟が必要である．とくに初回の視野検査では，被検者が不慣れなために視野結果が正確ではなく，

その後の視野検査結果と大きなばらつきが出ることはよくある．最低でも初回の視野検査はこの点を考慮して完全な信頼は置かないようにする必要があるし，学習効果は数回程度にわたって続くとされている点にも留意が必要である．

疲労現象

視野検査がテレビゲームと似た面がある点を考えれば，患者の疲労が視野測定の信頼性に悪影響を与えるのは当然である．この点からすると，視野検査は高速であればあるほど望ましいということになる．したがって，全点閾値による視野検査よりはSITA standard法による検査のほうが優れているといえる．ここで重要なのは，SITA standard法ではBayes法というAIを用いて予測をしながらbracketing法を行うことで，測定プロセスを何一つ省略せずに高速化を実現している点である．これがSITA standard法に比べたSITA fast法の測定時間短縮と異なる点であり，現行のHumphrey視野計のアルゴリズムのラインナップのなかで，緑内障患者の視野をばらつきに影響されずに評価するためにもっとも優れているのはSITA standard法であると考えられる．

ノイズ除去

視野検査が自覚検査であることに由来して，必ず測定ノイズに大きく影響されることは古くから広く知られていた．そのため，測定ノイズを取り除く研究も古くから行われてきた．Strouthidisらは網膜における神経線維走行と視野の測定点の関連を詳細に調べ，これを用いて構築した視野フィルターを使用することを提案している．最近筆者らはvariational autoencoderというディープラーニングの1種を用いて視野をフィルターすることで測定ノイズを除去する方法を提案している．さらには視野のトレンド回帰のなかでのノイズをさまざまな統計手法を用いて除去する方法も提案されている．たとえば

Zhuらは，トレンド回帰を行う際に正規分布ではなくWeibill分布を当てはめることで視野のばらつきを吸収する方法を提案している．このほか筆者らは変分近似ベイズ法という統計手法を用い，緑内障の典型的な視野進行パターンに照らして視野進行予測を修正することで，視野のばらつきに影響されにくい視野進行解析・予測を行う方法を提案している．このように，測定された結果を事後に処理することで，より正しい視野感度推定や視野進行解析・予測を行う方法はさまざまに研究されているが，そもそものbracketing法による測定の限界という点についてはいまだ前世紀と同じ問題を抱えたままである．視野のばらつきにまつわるわれわれ臨床家の悩みの解決には，この点に関する研究の発展が待たれる．

文　献

1) Flammer J, Drance SM, Fankhauser F et al：Differential light threshold in automated static perimetry. Factors influencing short-term fluctuation. *Arch Ophthalmol* **102**：876-879, 1984
2) Flammer J, Drance SM, Zulauf M：Differential light threshold. Short- and long-term fluctuation in patients with glaucoma, normal controls, and patients with suspected glaucoma. *Arch Ophthalmol* **102**：704-706, 1984
3) Chauhan BC, Garway-Heath DF, Goni FJ et al：Practical recommendations for measuring rates of visual field change in glaucoma. *Br J Ophthalmol* **92**：569-573, 2008
4) Gardiner SK, Swanson WH, Goren D et al：Assessment of the reliability of standard automated perimetry in regions of glaucomatous damage. *Ophthalmology* **121**：1359-1369, 2014；
5) Ishiyama Y, Murata H, Asaoka R：The usefulness of gaze tracking as an index of visual field reliability in glaucoma patients. *Invest Ophthalmol Vis Sci* **56**：6233-6236, 2015
6) Ishiyama Y, Murata H, Hirasawa H：Estimating the usefulness of Humphrey perimetry gaze tracking for evaluating structure-function relationship in glaucoma. *Invest Ophthalmol Vis Sci* **56**：7801-7805, 2015
7) Ishiyama Y, Murata H, Mayama C et al：An objective evaluation of gaze tracking in Humphrey perimetry and the relation with the reproducibility of visual fields：a pilot study in glaucoma. *Invest Ophthalmol Vis Sci* **55**：8149-8152, 2014

＊　　　＊　　　＊

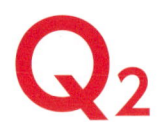 片眼性，両眼性の視野障害を起こす疾患は

回答者　須田謙史[*]

視路と網膜部位再現性（retinotopy）

　眼球は外界の視覚情報を得るための機能が備わっているが，ある一点を固視した際に視認可能な範囲のことを視野と称する．正常眼では片眼のみで垂直方向に135°，水平方向に180°の範囲の視野を有しており，鼻側より耳側の視野のほうが広い．この範囲の視野情報は角膜，水晶体を介して網膜に投射され，網膜の視細胞にある光受容体で光信号が電気信号に変換され，その信号が二つのシナプスを介して双極細胞から網膜神経節細胞へと受け渡される．網膜神経節細胞の軸索は視床の外側膝状体まで達しており，外側膝状体にて3回目のシナプスを介し，視放線を通じて最終的には後頭葉の一次視中枢まで情報が伝達される．この視覚情報を伝達するための網膜から後頭葉までの神経回路は視路（visual pathway）とよばれる．後述する視野障害を理解するうえで重要なのは網膜から後頭葉にかけての各部位で，視野のある1点と構造のある1点が1対1の対応関係をもっている（網膜部位再現性：retinotopy）という事実を知っておくことである．Retinotopyのもっとも有名な例は視交叉で，耳側視野の情報を伝達する鼻側網膜からの神経線維は視交叉にて交差するのに対して，耳側網膜からの神経線維は交差しない．そのため，視交叉が障害されると両耳側半盲が出現する．視路の各構成単位におけるretinotopyを熟知することで，より正確な視野障害の局在診断が可能になる[1]．

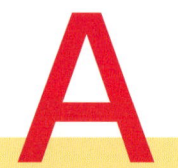

- ■ 視路は①網膜視細胞，②網膜神経節細胞〜視神経，③視交叉，④視索〜後頭葉の四つの構成要素からなる．
- ■ 網膜視細胞レベルの障害ではOCT検査にてellipsoid zoneの障害と視野欠損の範囲が一致していることを確認する．
- ■ 視神経症は両眼性と片眼性かで鑑別が分かれるが，網膜循環障害でも視神経症に似たような視野欠損を呈することがある．
- ■ 両耳側半盲は下垂体腺腫が有名だが，視交叉の障害は他の腫瘍や血管による圧迫，また視神経脊髄炎なども鑑別にあがる．
- ■ 同名半盲は視索から後頭葉にかけての視路に障害が生じた場合に起こり，脳梗塞・脳出血・脳腫瘍などが原因疾患としてあげられる．

視野障害と視路の分類

　眼科診療のなかで扱う視覚系の主要症候にはさまざまなものがあるが，眼表面（ocular surface），入力系，出力系に大別される．眼表面では眼脂，流涙，充血など，入力系では視力障害，色覚障害，飛蚊症など，出力系では複視，眼瞼下垂，瞳孔不同などが症候として生じうる．視野障害は入力系の異常に伴う症候の一種である．

　前眼部（角結膜，涙液）の疾患では眼表面の症候が，前房や水晶体，硝子体などの中間透光体の疾患では視力障害や飛蚊症が生じるのに対して，視野障害の原因となるのはおもに網膜から後頭葉へと至る視路の異常であ

[*]Kenji Suda：京都大学大学院医学研究科眼科学
〔別刷請求先〕　須田謙史：〒606-8507 京都市左京区聖護院川原町54　京都大学大学院医学研究科眼科学

0910-1810/24/￥100/頁/JCOPY

る．視路疾患に伴う視野障害を理解する際には前述の視路を以下の四つの構成単位に分類するのがよい．①網膜視細胞，②網膜神経節細胞〜視神経，③視交叉，④視索〜後頭葉（**図1**）．器質的な疾患に関しては，この四つの構成単位のどこに障害があるのかを視野検査結果から類推することで局在診断を行うことになる．その際に重要なのは，前項で述べた retinotopy に基づいた構造＝機能相関（structure-function relationship）を確認することをもって診断することである．確認方法は以下の各論で述べるが，この相関が確認できない場合は診断が違うか，もしくは併存病変が隠れていることを念頭に追加検査を行う必要がある．非器質的な視機能障害の可能性もあるが，その診断に関しては特殊なアプローチが必要となる．

視路の構成単位ごとの原因疾患

1. 網膜視細胞レベル

網膜視細胞レベルの障害は，視細胞の光受容体が欠損している部位に一致して視野欠損が生じるのが特徴である．網膜色素変性などの網膜変性疾患，加齢黄斑変性や中心性漿液性脈絡網膜症，後部ぶどう膜炎，変性近視や網膜光凝固に伴う網脈絡膜萎縮，急性帯状潜在性網膜外層症（acute zonal occult outer retinopathy：AZOOR）およびその類縁疾患[2]，癌関連網膜症などの自己免疫網膜症，薬剤性などがあげられる（**表1**）．光干渉断層計（optical coherence tomography：OCT）で ellipsoid zone が障害される部位に対応する形で視野感度が低下しており，この対応関係を確認することで診断を行う．

網膜視細胞レベルが障害される疾患は原則片眼性であるが，網膜色素変性や原田病，癌関連網膜症，薬剤性など両眼性に発症する疾患も多く，加齢黄斑変性も遺伝子多型が発症に関連すると考えられていることから両眼に発症する患者は多くみられる．

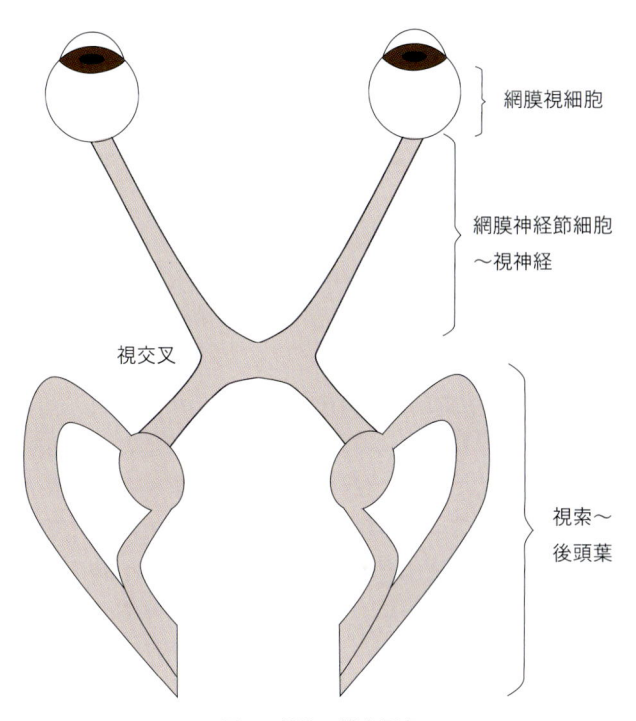

図1　視路の構成要素
視路疾患に伴う視野障害を理解する際には，視路を以下の四つの構成単位に分類するのがよい．①網膜視細胞，②網膜神経節細胞〜視神経，③視交叉，④視索〜後頭葉．

表1　網膜視細胞レベルが障害される疾患

網膜変性疾患	網膜色素変性およびその類縁疾患（Usher 症候群，Leber 先天盲，コロイデレミア，クリスタリン網膜症など），黄斑ジストロフィ〔Best 病，Stargardt 病，X 連鎖性（X 染色体）若年網膜分離症など〕
黄斑疾患	加齢黄斑変性，中心性漿液性脈絡網膜症
後部ぶどう膜炎	原田病，トキソプラズマ感染，梅毒，悪性リンパ腫など
網脈絡膜萎縮・網膜色素上皮過形成	変性近視，網膜剝離手術後，網膜光凝固術後，先天性網膜色素上皮肥大など
急性帯状潜在性網膜外層症（AZOOR）およびその類縁疾患（AZOOR-complex）	多発消失性白点症候群，急性黄斑神経網膜症，点状脈絡膜内層症，多巣性脈絡膜炎および汎ぶどう膜炎，急性特発性盲点拡大など
自己免疫網膜症	癌関連網膜症，悪性黒色腫関連網膜症など
薬剤性	クロロキン，フェノチアジン系抗精神病薬など

表 2　網膜神経節細胞〜視神経レベルが障害される疾患

網膜循環障害		糖尿病網膜症，網膜動静脈閉塞症，網膜血管炎，薬剤性（インターフェロンなど）
視神経症	両側性	盲中心暗点タイプ：栄養性（ビタミン B1，ビタミン B12 など），中毒性（シンナー，アルコールなど），薬剤性（エタンブトールなど）
		Bjerrum 暗点タイプ：緑内障，慢性うっ血乳頭，視神経低形成
	片側性	外傷性
		虚血性：動脈炎性，非動脈炎性
		脱髄性・炎症性：多発性硬化症，視神経脊髄炎（NMOSD），抗 MOG 抗体関連疾患（MOGAD），癌関連視神経症など
		圧迫性：視神経鞘髄膜腫，IgG4 関連疾患，甲状腺眼症，篩骨洞嚢胞など

表 3　視交叉レベルが障害される疾患

脱髄性・炎症性		視神経脊髄炎スペクトラム障害（NMOSD），抗 MOG 抗体関連疾患（MOGAD）
圧迫性	血管	両側内頸動脈硬化，脳動脈瘤，頭蓋内動脈拡張性動脈症（IADE）
	腫瘍	下垂体腺腫，Rathoke 嚢胞，頭蓋咽頭腫，松果体腫瘍，髄膜腫など

2. 網膜神経節細胞〜視神経レベル

　網膜神経節細胞〜視神経が障害される疾患はいわゆる視神経症と称されることが多い．例外は網膜中心動脈系の循環障害に伴う網膜虚血が原因で起こる視野障害であり，糖尿病網膜症や網膜動静脈閉塞症，ぶどう膜炎に伴う網膜血管炎などがあげられる．網膜循環障害が原因の場合は，網膜中心動脈系から酸素や栄養が供給されている網膜内層の広範に障害が波及するため，OCT では網膜神経線維層に限局しない（内網状層なども含む）網膜内層の菲薄化を認めることが特徴である．また，視野欠損に対応する領域に蛍光眼底造影や光干渉断層血管撮影（optical coherence tomography angiography：OCTA）で検出される無血管領域を認めることも診断的価値が高い．一方で，視神経症では OCT で網膜神経線維層に限局する菲薄化が特徴的である．もっとも黄斑部では網膜神経節細胞層の菲薄化も観察されることが多いが，現行の OCT 検査では黄斑部外の網膜神経節細胞層はほとんど厚みがなく，定量的評価がほぼ不可能であるため，網膜神経線維層の変化をもって診断していることが多い．視神経症は大きく両眼性と片眼性に分類される（**表2**)[3]．両眼性は，乳頭黄斑線維が選択的に障害される盲中心暗点タイプと，網膜神経線維がもっとも分厚く分布しており（double hump），弓状神経線維が障害されやすい Bjerrum 暗点タイプの二種類に大別できる．前者はミトコンドリアの ATP 産生が障害されることが原因の視

神経症が該当し，栄養欠乏性やアルコール・シンナーなどの中毒性，遺伝性視神経症などが含まれる．後者には緑内障や慢性うっ血乳頭といった篩状板における圧較差が原因で生じる視神経萎縮が含まれるほか，障害パターンとしては上方視神経部分低形成（superior segmental optic hypoplasia：SSOH）などの視神経低形成もこの群に該当すると考えてよい．片眼性の視神経症は外傷性のほか，虚血性，脱髄性（炎症性），圧迫性が含まれる．片眼性の視野障害の場合は視交叉接合部より末梢側（眼球側）に障害部位が限局していることが特徴である．また，視力低下に関しても同様であり，片眼性の視力低下が原因の場合は視交叉より後方（中枢側）の病変が原因である可能性は原則ないと考えてよい（例外は後述する）．

3. 視交叉レベル

　視交叉が障害されると両耳側半盲を生じるのが特徴である．ほとんどの患者では腫瘍もしくは血管による圧迫が原因であるが，例外は視神経脊髄炎スペクトラム障害（neuromyelitis optica spectrum disorders：NMOSD）もしくは抗 MOG 抗体関連疾患（myelin oligodendrocyte glycoprotein antibody-associated disease：MOGAD）である（**表3**)[4]．視交叉圧迫の原因となる腫瘍は下垂体腺腫[5]，Rathke 嚢胞，頭蓋咽頭腫，松果体腫瘍，髄膜腫などが含まれる．視交叉では耳側の視野からの光を受容する鼻側網膜の神経線維が交差するが，下方網膜からの神経線維が視交叉の前方で，上方網膜からの神経線維が視交叉の後方で交差することが知られている．そのため，トルコ鞍から発生する下垂体腺腫や Rathke 嚢胞は上方視野が，視交叉の後上方から圧迫することが多い髄膜腫や頭蓋咽頭腫，松果体腫瘍は下方視野が障害されることが多い．また，視交叉接合部を腫瘍が圧迫している場合は患側の圧迫性視神経症を生じるが，健側の耳上側に楔形の視野欠損を生じることが知ら

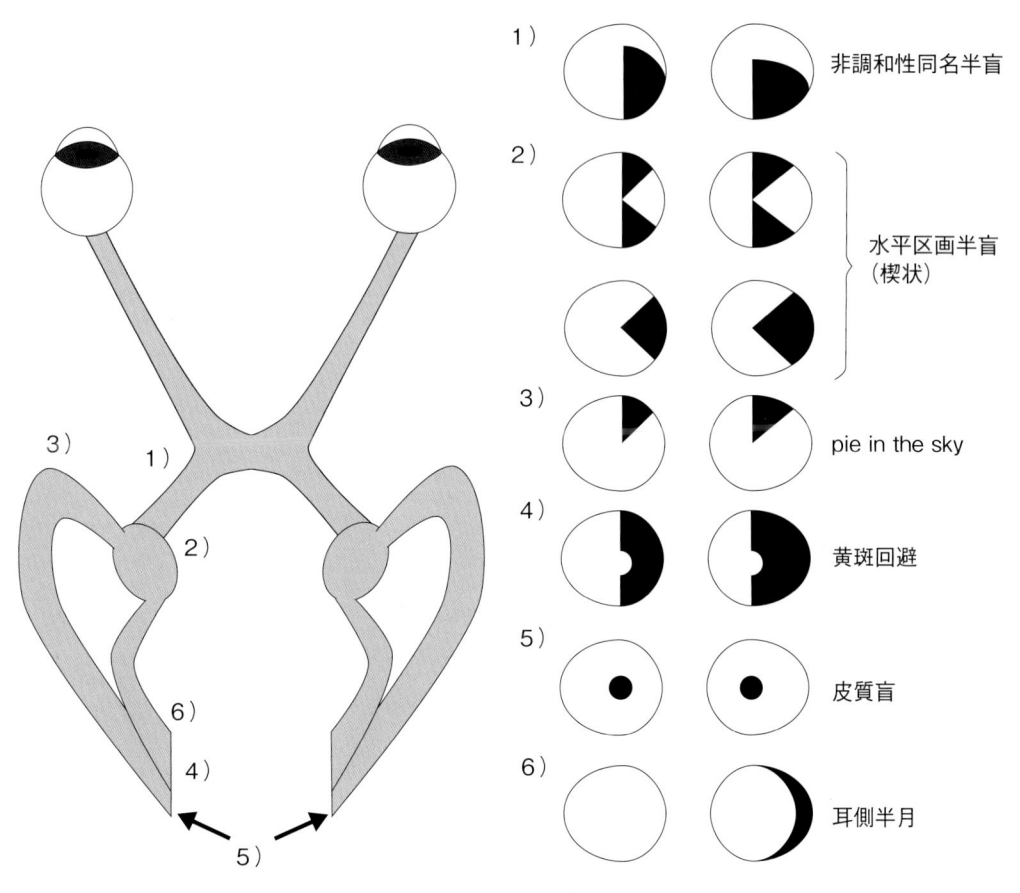

図2 同名半盲

視索から後頭葉にかけての視路が障害された場合はすべて同名半盲を呈する．障害されている解剖学的部位に応じて細かい特徴がある．①視索障害で生じる非調和性同名半盲．②視床梗塞で生じる楔状の水平区画半盲．③側頭葉の Meyer's loop の障害で生じる pie in the sky．④後頭葉病変で生じる黄斑回避．⑤両側後頭葉先端部病変で生じる皮質盲．⑥後頭葉内前側病変で生じる耳側半月．

れている（接合部暗点）．そのため，片側の視神経症を認めた場合でも健側の視野検査を行っておくことは診断上非常に重要である．

視交叉を外側から圧迫される場合は鼻側半盲を生じることがある．多くは内頸動脈病変で，両側内頸動脈硬化や脳動脈瘤，頭蓋内動脈拡張性動脈症（intracranial arterial dolichoectasia：IADE）などが含まれる．ほかにも髄膜腫やトルコ鞍空洞（empty sella），頭蓋内圧亢進，神経梅毒などで鼻側半盲をきたすという報告がある．

巨大な鞍上部腫瘍に伴い視交叉が上方にもち上げられると，視神経管の出口で視神経が屈曲し，視神経の上方が圧迫されるために下方に視野障害を呈することがある（contrecoup）．頭蓋内疾患の多くは垂直経線を温存する視野障害を呈することがほとんどであるが，数少ない例外である．

4. 視索～後頭葉レベル

視索から後頭葉にかけての視路が障害された場合はすべて同名半盲を呈する．障害されている解剖学的部位に応じて細かい特徴はあるが（**図2**），明らかな特徴を有していない同名半盲の視野結果だけをみて局在診断を行うことは困難なことが多い．ただし，視索病変では左右の視野欠損の形が異なることが多い（非調和性同名半盲）のに対し，後頭葉病変の多くでは左右の視野欠損がほぼ同じ形をしている（調和性同名半盲）ため，左右の視野を見比べることでおよその局在を推定できることもある．原因疾患としては髄膜腫・神経膠腫・転移性腫瘍などの占拠性病変，脳梗塞，脳動脈瘤や動静脈瘻・もやもや病に起因する脳出血などが含まれる．

外側膝状体は前脈絡叢動脈と外側後脈絡叢動脈で栄養されており，それぞれの retinotopy が楔形に分かれているため，それぞれの栄養血管で脳梗塞が起こると特徴

的な楔形の視野欠損を呈する（水平区画半盲）．視放線は下方網膜からの情報を伝達する神経線維が側頭葉を経由する（Meyer's loop）ため，側頭葉病変では上方の楔形視野欠損を呈する（pie in the sky）．視路の終着点は後頭葉であるが，retinotopy は後頭葉でも保たれており大脳縦裂が垂直経線に，鳥距溝が水平縫線に対応している．さらに中心視野は後頭葉先端に投射するのに対し，周辺部視野は内前側（脳室側）に投射する．後頭葉先端部は中大脳動脈（内頸動脈系）と後大脳動脈（椎骨脳底動脈系）の二重支配を受けているため，後頭葉梗塞では後頭葉先端部は虚血を免れ，中心視野が温存されることが多い（黄斑回避）．一方で後頭葉先端部の血管は終末枝となるため，椎骨脳底動脈系からの塞栓で両側の後頭葉先端部梗塞になると両眼の中心視野が障害され視力低下をきたすことがありうる（皮質盲）．視力低下は原則視交叉接合部より末梢の障害でしか起こらないと上述したが，皮質盲はその例外である．内前側の後頭葉が障害された場合，耳側視野が鼻側視野より広く一側支配となっているため，周辺部の耳側視野が半月状に欠損する視野欠損を呈する（耳側半月）．

■ ま と め

本稿では視野が欠ける疾患について，視路の構成要素を四つに分類したあとに，それぞれの部位を障害しうる疾患とそれに伴う視野欠損の特徴につき概説した．視野欠損の患者を鑑別していく場合には，障害部位に応じて視野欠損の特徴が変化するため，まず視野欠損の形状や左右差から病変主座の局在部位を推定し，そのうえで眼底写真，OCT 検査，もしくは CT や MRI などの放射線画像検査で推定した解剖学的部位の異常を検索して視野欠損との対応を確かめる（構造機能相関を確認する）ことが重要である．このステップをおろそかにしないことが，視野欠損の診断を確実に行うために不可欠である．

文　　献

1) Foroozan R, Vaphiades MS：Kline's neuro-ophthalmology review manual, 8th edition, CRC Press, Boca Raton, Florida, 2017
2) 近藤峰生，飯田知弘，園田康平ほか；厚生労働科学研究費補助金難治性疾患政策研究事業網膜脈絡膜・視神経萎縮症に関する調査研究班 AZOOR の診断ガイドライン作成ワーキンググループ：急性帯状潜在性網膜外層症（AZOOR）の診断ガイドライン．日眼会誌 **123**：443-449, 2019
3) 須田謙史：緑内障診療における OCT を用いた鑑別診断．眼科 **65**：1179-1189, 2023
4) Akashi T, Nakashima I, Takeshita T et al：Different etiologies and prognoses of optic neuritis in demyelinating diseases. *J Neuroimmunol* **299**：152-157, 2016
5) 有馬　寛，井野元智恵，岩崎泰正ほか：間脳下垂体機能障害の診断と治療の手引き（平成 30 年度改訂）．日内分泌会誌 **95**（Suppl）：1-60, 2019

*　　*　　*

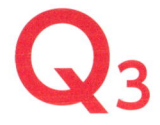

中心視野が障害される疾患は

回答者　篠 田　啓*　大 出 尚 郎**

中心視野障害とは

　視野欠損は，正常な視野に比べて著しい感度低下を認める状態をいう．このうち範囲が狭いことを狭窄，範囲は保っているものの感度が低いことを沈下，感度良好な領域に囲まれる低感度領域を暗点とよぶ．

　中心暗点，中心視野障害を呈する疾患は多岐にわたり，急性か慢性か，片眼性か両眼性か，家族歴の有無，薬剤歴，色覚異常・歪み・眼痛の有無など他の併発症状や所見から鑑別できることが多い．

　本稿では，中心も含む全体的な視野欠損ではなく，おもに中心暗点や中心付近の暗点を生じる疾患として網膜疾患，緑内障，視神経疾患，中枢疾患について記載する．

網 膜 疾 患

1. 黄 斑 円 孔

　50歳以上の片眼の黄斑部に直径 0.1〜0.5 mm 程度の孔を生じる．発症率は中高年者の 0.09〜0.3％ 程度で，女性が男性の 2〜3 倍多く，中心が見づらい，あるいは歪視を訴える．検眼鏡または細隙灯顕微鏡で確認できるが，偽黄斑円孔や層状黄斑円孔ではなく孔が全層にわたっていることや，正確な大きさ，硝子体牽引の詳細な状態の確認に光干渉断層計 (optical coherence tomography：OCT) が用いられる．自然閉鎖の報告もあるが治療は原則として硝子体手術である．

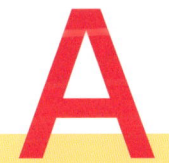

■視路のさまざまなレベルに原因がある可能性があり，多様な原因疾患が考えられる．

■中心視野障害の大きさ，形，パターンなどが診断に役立つ．

■急性か慢性か，両眼性か，眼痛，光視症，歪視などの併発症状，薬歴，生活習慣聴取といった発症経過と問診が診断の鍵になる．

■網膜疾患では眼底検査のほか，光干渉断層計 (OCT)，光干渉断層血管撮影 (OCTA)，眼底自発蛍光，蛍光眼底造影などマルチモーダルイメージングが有用なことが多い．

■中心視野障害が網膜レベルか否かを確認するために OCT のほかに多局所網膜電図 (ERG) が役に立つことがある．

■背景に他科疾患が存在している場合があることを念頭に置く．

2. 加齢黄斑変性

　黄斑部に新生血管（脈絡膜または網膜由来）が生じて中心視野障害を起こす．50歳以上の約1％にみられ，高齢になるほど多い．おもに萎縮型と滲出型の2種類があり，萎縮型は網膜色素上皮が徐々に萎縮していく疾患で，滲出型からの移行や頻度は高くないが逆の移行もある．日本では滲出型が多く，新生血管の位置によって網膜色素上皮下 (type I)，網膜色素上皮上 (type II)，網膜内 (type III) に分けられ，とくに type I のなかでも脈絡膜肥厚，ポリープ状血管を生じるポリープ状脈絡膜

*Kei Shinoda：埼玉医科大学医学部眼科学教室　**Hisao Ode：幕張おおで眼科
〔別刷請求先〕　篠田　啓：〒350-0495 埼玉県入間郡毛呂山町毛呂本郷38　埼玉医科大学医学部眼科学教室

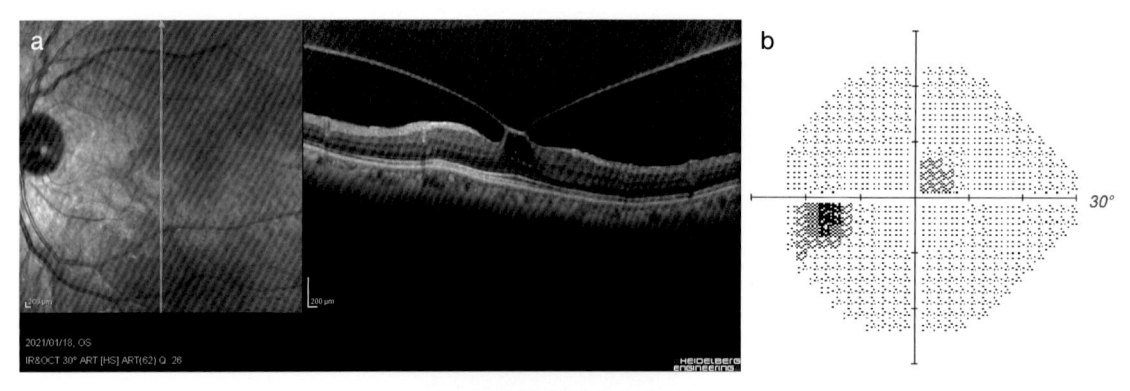

図 1　網膜硝子体牽引症候群
76 歳，女性．主訴：左眼の中心の文字がゆがんで見づらい．右眼視力 (0.3)．**a**：OCT 垂直断面．硝子体黄斑部牽引により内層に嚢胞様変化がみられる．**b**：Humphrey 視野計では中心に感度低下を認める．

血管症 (polypoidal choroidal vasculopathy：PCV) が約半数を占める．中心暗点，歪視，色覚異常を呈し，診断には OCT や光干渉断層血管撮影 (optical coherence tomography angiography：OCTA) を主としたマルチモーダルイメージングが用いられる．治療は，網膜下液，網膜内液，網膜色素上皮剝離を指標とした液体コントロールを目標として抗血管内皮増殖因子 (vascular endothelial growth factor：VEGF) 薬の硝子体内注射が行われるが，抵抗性の場合は光線力学療法 (photodynamic therapy：PDT) が行われる．

3. 中心性漿液性網脈絡膜症

黄斑部に漿液性網膜剝離が発生する疾患で 30〜50 代の働き盛りの男性に多い．片眼性だが両眼性のこともある．多くは良好な経過をたどり自然治癒するが，遷延化や再発例もある．中心暗点，歪視（とくに大視症状），不等像視，コントラスト視力低下，遠視化を生じる．原因としてストレス，妊娠，副腎皮質ステロイドの副作用，交感神経優位といった要素があり，画像所見から脈絡膜肥厚，脈絡膜血管の上下非対称性拡張が確認され，脈絡膜血流うっ滞，渦静脈の排出不全といった機序が考えられている．診断にはフルオレセイン蛍光造影 (fluorescein angiography：FA) や OCT が用いられ，高齢者では加齢黄斑変性との鑑別のためにインドシアニングリーン蛍光造影 (indocyanine green angiography：IA) や OCTA も有用である．治療は自然治癒を待ち，遷延化，視機能障害が強い，再発を繰り返すなどの患者では，網膜下への漏出点 (hot spot) が同定でき，中心窩から離れている場合はレーザーの適用である．ま

た，適用外であるが倫理委員会の承認・同意説明のうえで効果を弱めた PDT を行うこともある．

4. 黄 斑 浮 腫

糖尿病網膜症，網膜静脈閉塞症（おもに静脈分枝閉塞症），ぶどう膜炎，白内障術後，網膜色素変性などの遺伝性網膜疾患，薬剤性などで黄斑部に浮腫を生じる．中心感度低下や歪視を生じ，眼底所見，OCT，全身疾患，服薬状況などで診断できる．糖尿病網膜症および網膜静脈閉塞症の治療には後部 Tenon 嚢下注射 (sub-Tenon's triamcinolone acetonide injection：STTA)，抗 VEGF 薬硝子体内注射が効果的であるが，FA，IA で漏出点が同定されれば局所レーザー治療も行われる．ぶどう膜炎，白内障術後では炭酸脱水酵素阻害薬や STTA，薬剤性では薬剤投与中止で治癒する場合が多い．

5. 網膜中心動脈閉塞症

急激な無痛性の片眼性の高度な視力低下で発症する，眼科救急疾患の一つである．多数例の検討では視野障害のタイプは中心暗点がもっとも多く，ついで傍中心暗点であったと報告されている[1]．神経線維層の虚血浮腫による cherry red spot や，boxcarring とよばれる血栓による分節状血流，あるいはコレステロールによる Hollenhorst plaque がみられることもある．治療は眼球マッサージ，前房穿刺による減圧，ペーパーバッグによる血管拡張などが行われるが，必ずしも劇的な効果は期待できず，予後には発症から治療までの時間の影響が大きい．

6. 網膜硝子体牽引症候群

後部硝子体剝離, 黄斑上膜, 糖尿病網膜症の増殖膜などによる黄斑牽引によって中心窩構造が変化し, 中心視野障害や歪視を生じることがある. OCT で診断でき, 視機能低下の程度が強い, 進行性の場合は硝子体手術の適応になる (図1).

7. 近視性黄斑症

強度近視に伴う黄斑異常で, 近視性網脈絡膜萎縮, 網膜分離, 網膜剝離, 中心窩下脈絡膜新生血管, 中心窩下単純出血がある. びまん性萎縮, 斑状萎縮などは眼底検査で脈絡膜血管が透けて見えることで診断できる. 中心窩網膜分離は進行すると黄斑剝離から黄斑円孔を生じるので黄斑剝離を生じたら手術適用があるが, 黄斑分離の時期でも僚眼の状態, 進行性, 視力低下などを勘案して手術を検討する. この診断や経過の評価には OCT が有用である. 脈絡膜新生血管の診断は, 眼底所見で網膜下の灰白色病変と出血を呈し, OCT で type Ⅱ 新生血管を認める. 新生血管は比較的小さいことが多く, FA で初期から過蛍光を呈し漏出も強くない. OCTA での検出率は高く, OCT・OCTA で単純出血と鑑別する. 治療は新生血管には抗 VEGF 薬硝子体内注射を行い, 単純出血は経過観察をする. また, 脈絡膜新生血管の原因として高齢者では加齢黄斑変性, 近視が多く, 若年者では近視性がもっとも多い. そのほか特発性, 網膜色素線条, 点状脈絡膜内層症 (punctate inner choroidopathy:PIC), 梅毒, トキソプラズマ, Best 病など多くの疾患で生じうる.

8. 乳頭ピット黄斑症候群

視神経乳頭の先天異常である乳頭小窩 (乳頭ピット) に伴って網膜分離や網膜剝離を生じる疾患である. 診断には眼底検査, OCT が役に立つ. 乳頭ピットのない occult pit ではとくに波長掃引 OCT (SS-OCT) による観察が有用なことがある. 治療は乳頭縁のレーザー, 乳頭黄斑線維部分のバックルなどが行われてきたが, 現在は硝子体手術が行われることが多い.

9. 黄斑部毛細血管拡張症

黄斑部毛細血管拡張症 (macular telangiectasia:MacTel) は, Gass らによって特発性傍中心窩網膜毛細血管拡張症 (idiopathic juxtafoveolar retinal telangiec-

tasis:IJRT) とよばれ, のちに Yannuzzi らによって特発性黄斑部毛細血管拡張症 (idiopathic macular telangiectasia:IMT) と命名された疾患で, 黄斑部網膜の毛細血管拡張を呈する. Yannuzzi 分類の 3 タイプは毛細血管拡張を生じているという共通点はあるが, 病態・病因は異なっている. このうち type 2 は, 中心が見づらい, 歪むなどの症状を訴える. 50〜70 歳に多く性差はないとされ, 欧米では多いが日本では比較的まれである. OCT が診断に有用で, 中心窩または中心窩耳側のエリプソイドゾーン (ellipsoid zone:EZ) の欠損, 網膜の肥厚を伴わない網膜内の空洞所見がみられ, 進行すると網膜外層の萎縮による網膜内層の引き込み像がみられる. 現在有効な治療法はなく, 新生血管を生じた場合は抗 VEGF 硝子体内注射を行う[2].

10. 急性帯状潜在性網膜外層症およびその類縁疾患[3]

急性帯状潜在性網膜外層症 (acute zonal occult outer retinopathy:AZOOR) はおもに若年女性に光視症を伴った急激な視力低下や視野欠損で発症し, 主病巣が網膜外層に存在する疾患群として Gass によって提唱された. 眼底写真や FA 所見はほぼ正常で, 視神経疾患や頭蓋内疾患との鑑別も重要である. 診断は急激に発症した視野欠損部位に一致した多局所網膜電図の反応低下を生じることから局所性の網膜外層障害であることがわかるが, 現在は OCT で EZ の欠損や不鮮明化とインターディギテーションゾーン (IZ) の消失がみられることで診断できる. 視野欠損でもっとも多いパターンは Mariotte 盲点拡大で, これに中心暗点を伴うパターンも多く, その場合は中心視野障害を訴える. また, 光がチカチカして見えるといった光視症や, 風邪様の前駆症状, 前部硝子体の細胞も診断の手掛かりとなる. 相対的瞳孔求心路障害 (relative afferent pupillary defect:RAPD) を認めることもあり, 視神経炎との鑑別を要する. 視神経炎では見えない範囲について暗い, 黒いなどと表現するが, AZOOR では白っぽいと表現することが多い. 多くは自然軽快するが, 遷延例・重症例ではステロイドなどが行われる (図2).

11. 傍中心窩急性中間層黄斑症

傍中心窩急性中間層黄斑症 (paracentral acute middle maculopathy:PAMM) では, 網膜神経線維層から外網状層までを栄養している深層毛細血管網 (deep capil-

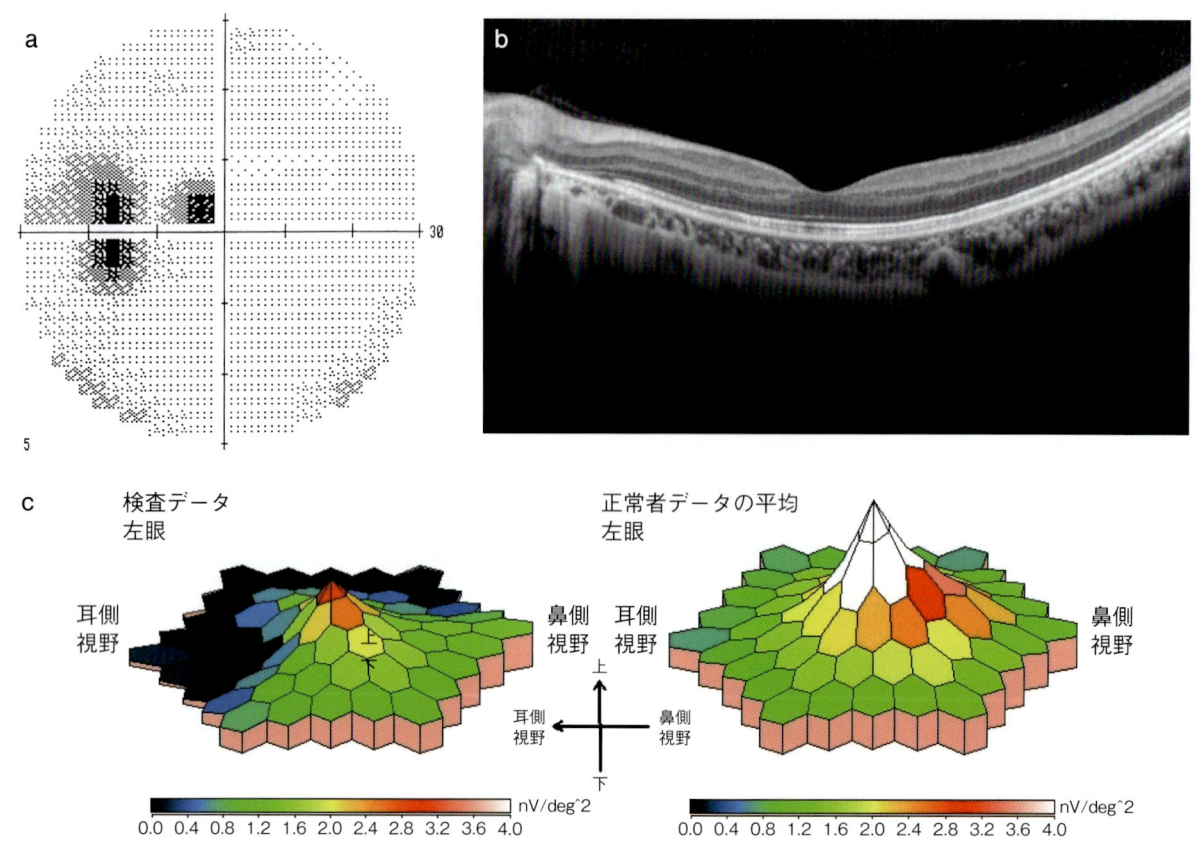

図2 Mariotte盲点拡大症候群

22歳，女性．主訴：左眼の中心が見づらい．左眼RAPD陽性，左眼視力（0.5×−4.75○cyl−1.0 Ax45°）．**a**：Humphrey視野では Mariotte盲点に隣接した中心暗点を認める．**b**：OCTでは視神経乳頭から黄斑部にかけて網膜外層が不整である．**c**：多局所網膜電図では視野障害に一致した反応低下を認める．

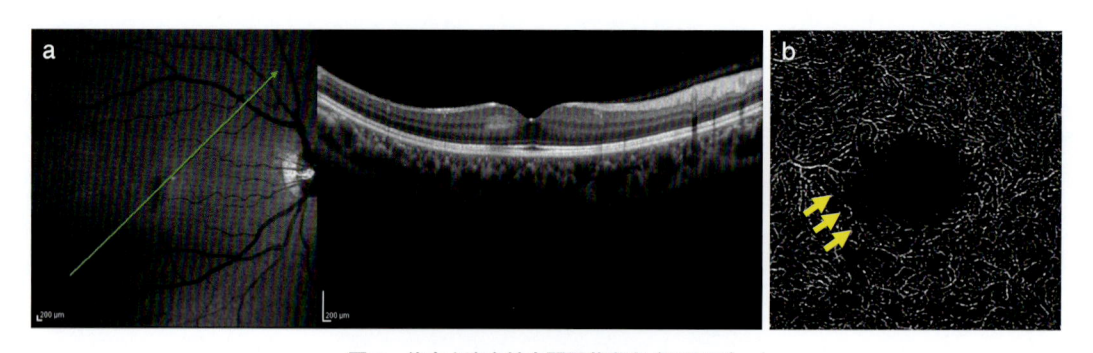

図3 傍中心窩急性中間層黄斑症（PAMM）

22歳，女性．主訴：右眼の中心の文字がぼやける．右視力（1.2）．**a**：右OCT黄斑下耳側に局所的な内層の高輝度病巣を認める．**b**：右OCTA（深層）黄斑下耳側に局所的な毛細血管の脱落を認める度病巣を認める（⇨）．

lary plexus：DCP）の虚血により急性の視力障害，中心または傍中心視野障害を生じる．OCTで網膜中間層に高輝度変化を伴う．糖尿病網膜症や網膜動脈閉塞症などの虚血性網膜血管疾患に合併することも多い．治療法は確立されておらず，予後は病因と虚血性損傷の重症度および眼合併症に関連する（**図3**）．

12. 黄斑ジストロフィ

錐体ジストロフィや三宅病など，とくに錐体の異常を生じる疾患や，Stargardt病，Best病，中心性輪紋状脈絡膜萎縮，X染色体潜性網膜分離症など黄斑部に異常をきたす疾患では中心視野障害をきたす．眼底所見，OCT所見，眼底自発蛍光，眼底造影検査，網膜電図，

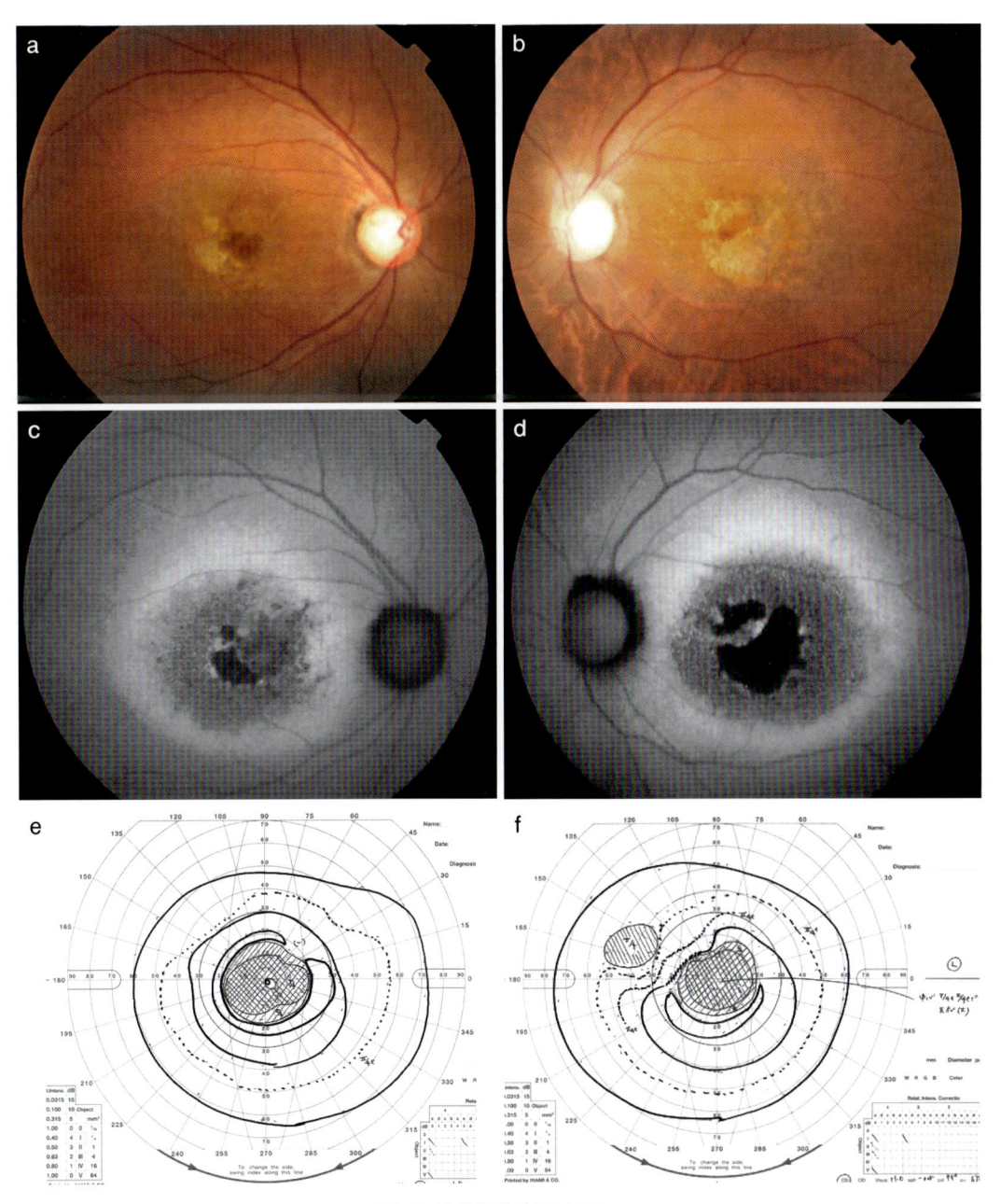

図 4　錐体杆体ジストロフィ

49 歳，女性．主訴：中心が見づらい，文字を見つけにくい．視力 (1.2)/(0.7) 遺伝子検査で *PROM1* の遺伝子変異が検出された．**a**：右眼眼底写真．**b**：左眼眼底写真．黄斑部に不整形の萎縮を認める．**c**：右眼眼底自発蛍光写真．**d**：左眼眼底自発蛍光写真．黄斑部に輪状過蛍光内部に斑状の低蛍光病巣を認める．**e**：右眼 Goldmann 視野．**f**：左眼 Goldmann 視野．中心暗点と右眼はその内部に小さなイソプターを認める．

家族歴，そして遺伝学的検査などから診断できる．ときに左右差があるもののほとんどが両眼性で，疾患によっては歪み，色覚異常，羞明の訴えが診断の手掛かりとなる（**図 4**）．

13. そ の 他

糖尿病網膜症の硬性白斑の黄斑沈着，トキソプラズマによる黄斑部網脈絡膜萎縮，視神経網膜炎，急性黄斑神経網膜症（acute macular neuroretinopathy：AMN），solar maculopathy，スマートフォンの長時間使用による黄斑障害など，黄斑部障害を生じる網膜疾患は多い

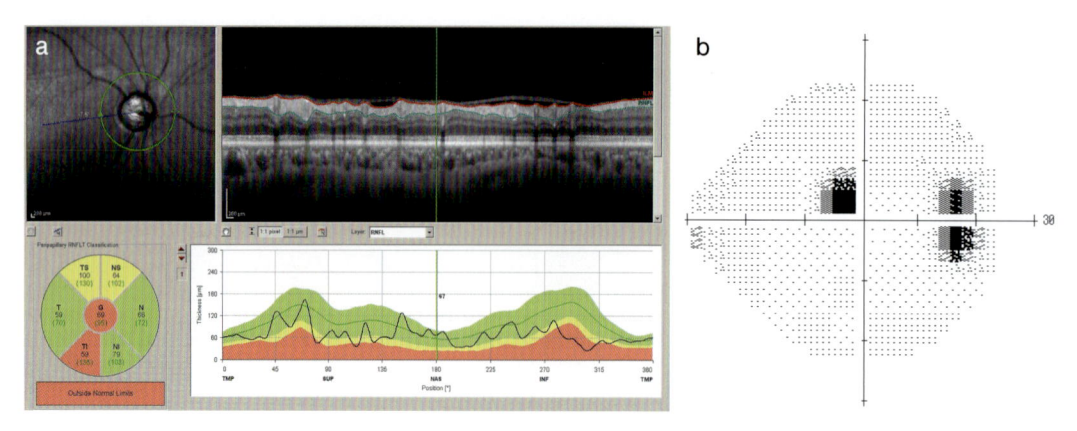

図5 正常眼圧緑内障

73歳，男性．主訴：中心付近が見づらい．右眼視力 (1.2)．**a**：右眼 OCT．下耳側神経線維菲薄化を認める．**b**：右眼 Humphrey 視野．右中心付近に感度低下を認める．

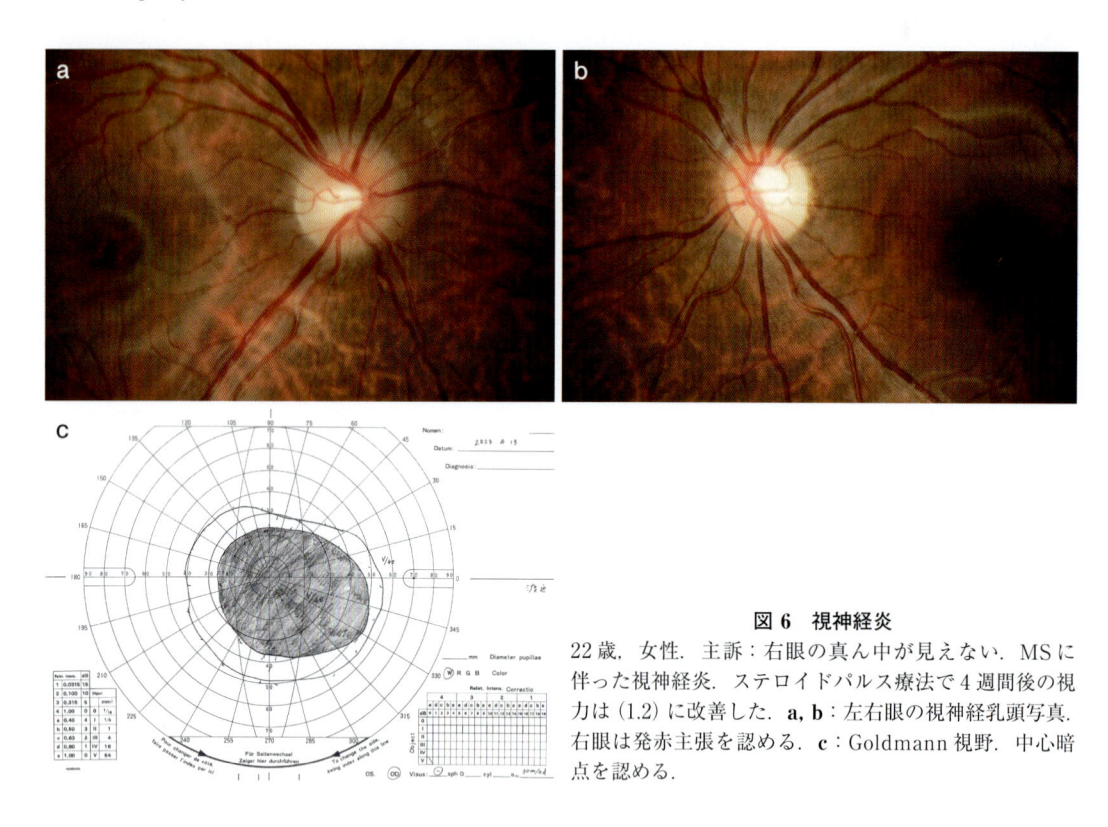

図6 視神経炎

22歳，女性．主訴：右眼の真ん中が見えない．MS に伴った視神経炎．ステロイドパルス療法で4週間後の視力は (1.2) に改善した．**a, b**：左右眼の視神経乳頭写真．右眼は発赤主張を認める．**c**：Goldmann 視野．中心暗点を認める．

が，その多くは問診や種々の眼科検査で診断できる．

緑内障

　正常眼圧緑内障は初期に中心 10°以内の暗点がみられることが多い．いわゆる眼圧が正常な開放隅角緑内障として緑内障診断の手順で，あるいは前視野緑内障の進行によるものとして診断できる．中心視野欠損型の緑内障の場合は，眼圧依存型とは異なり血管障害と関連が深いと考えられている（**図5**）．

視神経疾患

1. 視神経炎

　特発性，抗アクアポリン抗体陽性視神経炎（視神経脊髄炎に伴う視神経炎），抗ミエリン希突起膠細胞糖蛋白抗体陽性視神経炎（抗 MOG 抗体関連疾患に伴う視神経炎）など，種々の視神経炎で中心暗点を生じる．急性発症，眼痛，RAPD，限界 Flicker 値低下，色覚異常，視神経乳頭所見，頭部眼窩 MRI 所見などが診断のポイントとなる（**図6**）．

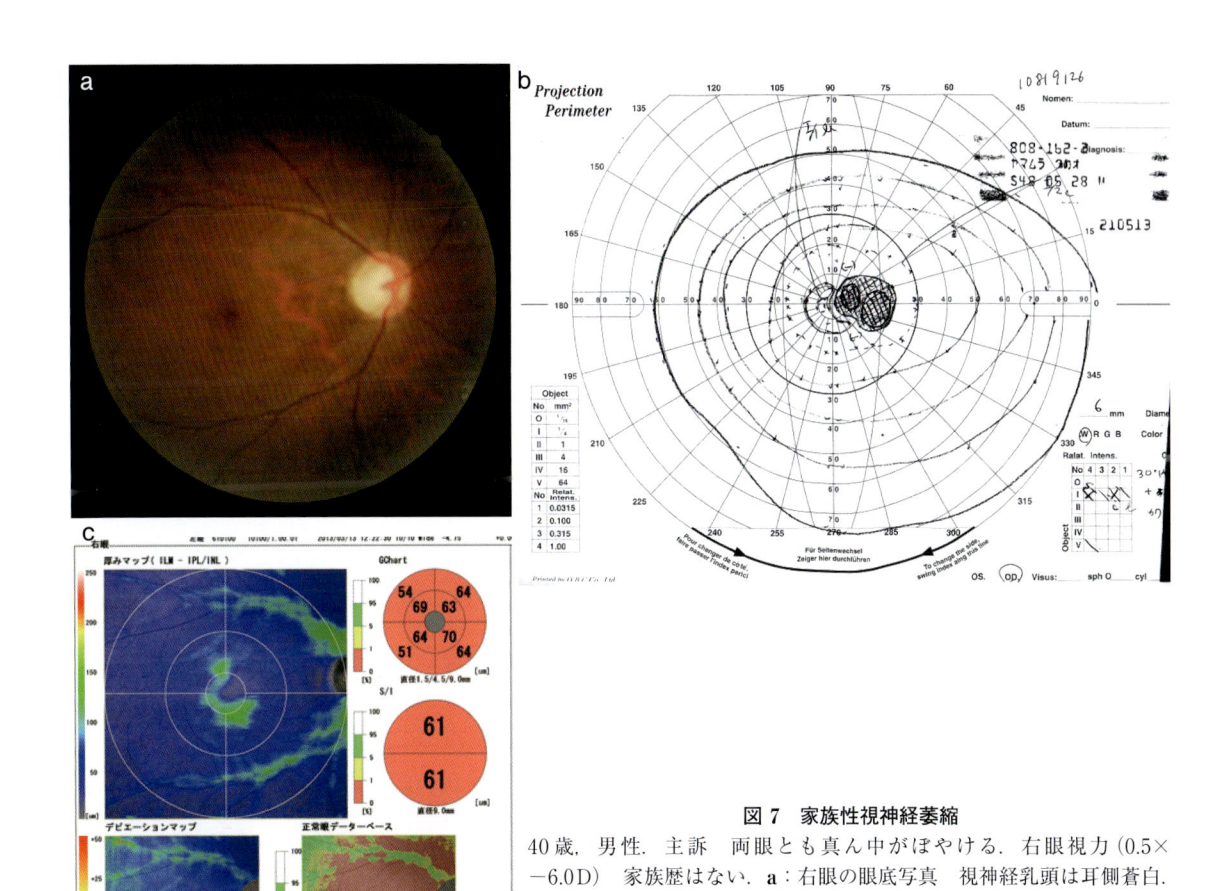

図 7　家族性視神経萎縮

40歳，男性．主訴　両眼とも真ん中がぼやける．右眼視力（0.5×−6.0D）家族歴はない．**a**：右眼の眼底写真　視神経乳頭は耳側蒼白．**b**：右眼の Goldmann 視野検査．盲点中心暗点．**c**：右眼の OCT の黄斑部神経節細胞複合体層マップ．黄斑部にびまん性の菲薄化を認める．左眼も同様の所見であった．遺伝学的検査にて exon 20 の c.1899 delT が認められた．

2. Leber 遺伝性視神経症

おもに 10〜40 代の男性に，亜急性の視力低下や霧視，中心暗点を生じる．時期がずれることもあるが両眼性である．初期には視神経乳頭の発赤，腫脹，血管の拡張や蛇行がみられるが，RAPD 陰性のことも多い．母系遺伝で，血液検査でミトコンドリア DNA の変異（11778，3460，14484 が多い）で診断される．多くの患者で両眼とも 0.1 以下になるが，ときにかなりの改善がみられることがある[4]．治療法は確立していないが，コエンザイム Q 誘導体や EPI-743，補助的にビタミン B，C などのサプリメントが試みられる．喫煙とアルコールを避けるよう指導する．

3. 中毒性視神経症

エタンブトール，ヒドロキシクロロキン，タモキシフェン，抗癌剤，シルデナフィルなどの薬剤，たばこやアルコール，金属によるものなどがある．

4. 栄養障害性視神経症

おもにビタミン B 群摂取不足で両眼性に生じる．胃十二指腸手術，炎症性腸疾患，極度の偏食や厳格なビーガンやベジタリアン，悪性貧血，アルコール依存症などが原因となる．

5. その他の視神経症

視神経周囲炎，甲状腺機能障害に伴うもの，鼻性視神経症，圧迫性視神経症，外傷性視神経症，虚血性視神経症，家族性顕性遺伝性視神経萎縮（**図7**）なども中心視野障害の原因となりうる．

中 枢 疾 患

1. 閃輝暗点

突然視野の中心ないし付近に稲妻のようなギザギザの光の波が現れ，徐々に拡大する．その縁はギザギザした歯車のような形で，次第にその中は暗くなり視野障害を生じるが 5〜20 分ぐらいで消失する．その後に片頭痛

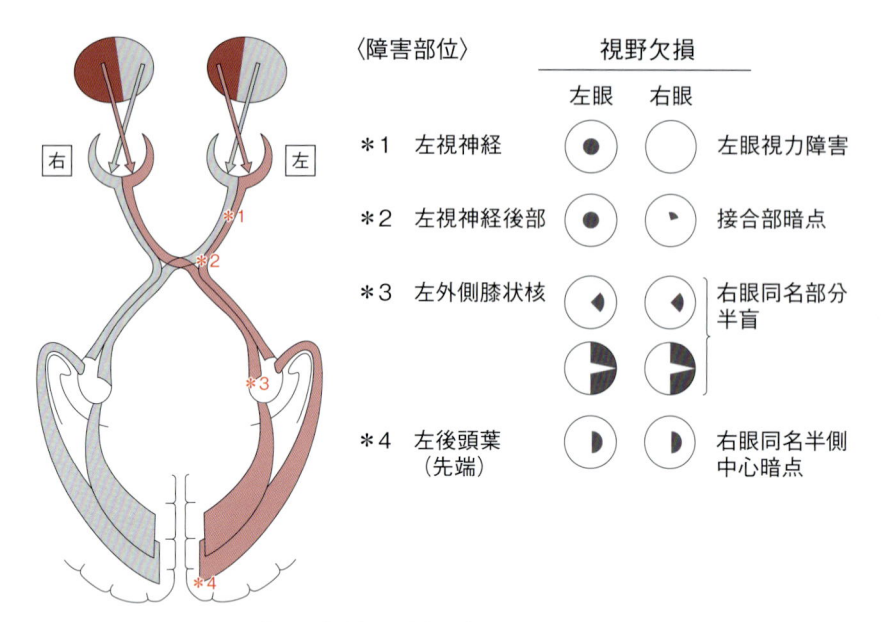

図8 中心視野障害を生じうる視路障害

が起きることもある．脳血管のけいれんといわれている．これとは異なるものとして一過性黒内障がある．一過性脳虚血発作で現れる視野異常の一つで，視野の一部あるいは全体が急に見えなくなり，数秒ないし数分以内に自然に戻る．頸動脈や脳血管障害の存在を示唆しており，これらの検査が推奨される．

2. 脳血管障害

後頭葉の片側の後極部の梗塞では，同名性に傍中心暗点を示すことがある．Amsler チャートで大豆程度の範囲の暗点でも，後頭葉後極部のかなり広範囲を梗塞が認められることがあり，視野の中心近傍の同名性の暗点には注意を要する．また，外側膝状体には交叉線維と非交叉線維が入力しており，その損傷では対側の同名性半盲を生じることが多く，また両者の統合障害が生じるために視野障害は非対称性のことも多い．部分障害では4分の1盲やくさび型の視野欠損を呈することがある（図8）．

3. Foster-Kennedy 症候群，偽 Foster-Kennedy 症候群

前者は片眼に視神経萎縮，僚眼に乳頭腫を呈する．3タイプあるが，おもなものは頭蓋内腫瘍の視神経圧迫による同側の視神経萎縮と頭蓋内圧の上昇による対側乳頭浮腫を特徴とする．後者は頭蓋内腫瘍によらないもので，典型例では片側非動脈炎性前部虚血性視神経症

（non-arteritic anterior ishchemic optic neuropathy：NAION）で視神経乳頭浮腫の後視神経萎縮となり，その後，僚眼に急性 NAION を生じる（図8）．

4. 視交叉付近の疾患

片眼の中心暗点と他眼の上耳側半盲を特徴とする視野は，「接合部暗点（連合暗点）」「Junctional scotoma of Traquair」とよばれ，脳動脈瘤や髄膜種による視交叉前部での障害で起こる．視神経の下鼻側の線維は対側の視神経に4mm ほど入り込んでいて（von Willebrand の膝），この圧迫などにより同側中心暗点と対側上4分の1盲を生じる（図8）．

心　因　性

心因性視力障害は心理的な原因によって引き起こされる視機能の異常で，眼には器質的疾患を認めない．転換型視覚障害ともよばれ，さまざまな視力・視野障害を生じうる[5]．典型例では求心性視野狭窄やらせん状視野が認められるが，中心が見えないと訴える場合もある．器質的異常がないことが前提で，視力検査におけるトリック検査，視力に見合わない両眼視機能，両眼分離指標提示が可能な視野検査機器による単眼ごとの視野と両眼開放視野の乖離，問診による心理的ストレスの存在などが診断のポイントとなる．

文　　献

1) Hayreh SS：Ocular vascular occlusive disorders：natural history of visual outcome. *Prog Retin Eye Res* **41**：1-25, 2014
2) 飯田知弘, 辻川明孝, 柳　靖雄ほか；黄斑部毛細血管拡張症2型診療ガイドライン（第1版）. 厚生労働科学研究費補助金難治性疾患政策研究事業網膜脈絡膜・視神経萎縮症に関する調査研究班黄斑部毛細血管拡張症2型診療ガイドライン作成ワーキンググループ. 日眼会誌 **126**：463-471, 2022
3) 近藤峰生, 飯田知弘, 園田康平ほか；厚生労働科学研究費補助金難治性疾患政策研究事業網膜脈絡膜・視神経萎縮症に関する調査研究班 AZOOR の診断ガイドライン作成ワーキンググループ. 急性帯状潜在性網膜外層症（AZOOR）の診断ガイドライン. 日眼会誌 **123**：443-449, 2019
4) Mashima Y, Kigasawa K, Shinoda K et al：Visual prognosis better in eyes with less severe reduction of visual acuity one year after onset of Leber hereditary optic neuropathy caused by the 11,778 mutation. *BMC Ophthalmol* **17**：192, 2017
5) 気賀沢一輝：心因性視覚障害の診断と治療. 心身医 **52**：654-660, 2012

*　　*　　*

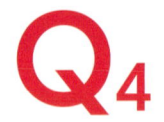4　周辺視野障害を生じる疾患の診断ポイントは

回答者　**國 吉 一 樹***

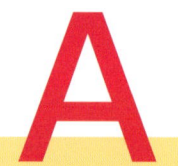

はじめに

　周辺視野障害を生じる疾患は，眼底が正常な疾患と異常な疾患がある．本稿では具体的な症例を提示して，代表疾患について解説する．

急性帯状潜在性網膜外層症

1. 症　　　例1（図1）

　45歳，女性．1月のある日の朝起きると右眼視野の右半分が見えにくいことに気がつき受診した．初診時の右眼の視力は0.2（1.0×sph−1.25D○cyl−0.25D Ax 40°）であった．眼底は左右眼とも正常であった（**図1a**）．左眼眼底は正常であった．右眼の視野ではMariotte盲点が拡大しており，多局所網膜電図（electroretinogram：ERG）では暗点に一致して応答密度の低下を認めた（**図1c〜e**）．光干渉断層計（optical coherence tomography：OCT）では暗点に一致してellipsoid zoneが不明瞭であった（**図1b**）．以上の所見より急性帯状潜在性網膜外層症（acute zonal occult outer retinopathy：AZOOR）と診断して経過観察したところ，発症4年目にOCTと視野の所見は正常化した．

2. 解　　　説

　AZOORは1993年にGassにより最初に報告された疾患で，若年から中年の男女の片眼に起こる急性の視野障害を特徴とする．病初期には眼底所見は軽微だが，ERGに異常が生じることで診断される[1]．OCTでは網

■周辺部視野欠損の検出は，Goldmann視野計による動的視野が適している．

■眼底に異常がなく周辺視野が欠損する疾患として，急性帯状潜在性網膜外層症や中枢障害を含む神経眼科疾患などがあげられる．これらの疾患の鑑別には，光干渉断層計検査（OCT），網膜電図（ERG），頭部CT/MRIなどが有用である．

■眼底に異常があり周辺視野が欠損する疾患には，遺伝性網膜ジストロフィ，網膜剥離，炎症性疾患などがあげられる．これらの疾患は散瞳下での眼底検査が必要である．

■広角眼底カメラは無散瞳で撮影でき，とくに小児などの眼底観察のむずかしいケースで有用である．また，眼底自発蛍光検査は，眼底所見が軽微でも顕著な異常を呈することがあり，有用である．

膜外層に異常所見を示す[1]．AZOORは局所的な急性の網膜外層障害であるが，その病因は不明である．AZOORの網膜外層障害は，回復する場合としない場合とがある．OCTで外顆粒層が消失しているようなケースでは視野の暗点は回復せず，経過中に局所の網膜は変性に陥る．また，網膜変性は拡大したり，片眼に生じて両眼性になることがある[1]．

　多発性消失性白点症候群を含む白点症候群は，急性期から亜急性期にかけてMariotte盲点の拡大と網膜外層障害を示し，AZOOR complexとよばれる．また，眼トキソカラ症，推定眼ヒストプラズマ症，梅毒などの感

---
*Kazuki Kuniyoshi：近畿大学医学部眼科学教室
〔別刷請求先〕　國吉一樹：〒589-8511 大阪府大阪狭山市大野東377-2　近畿大学医学部眼科学教室

　　　　0910-1810/24/¥100/頁/JCOPY

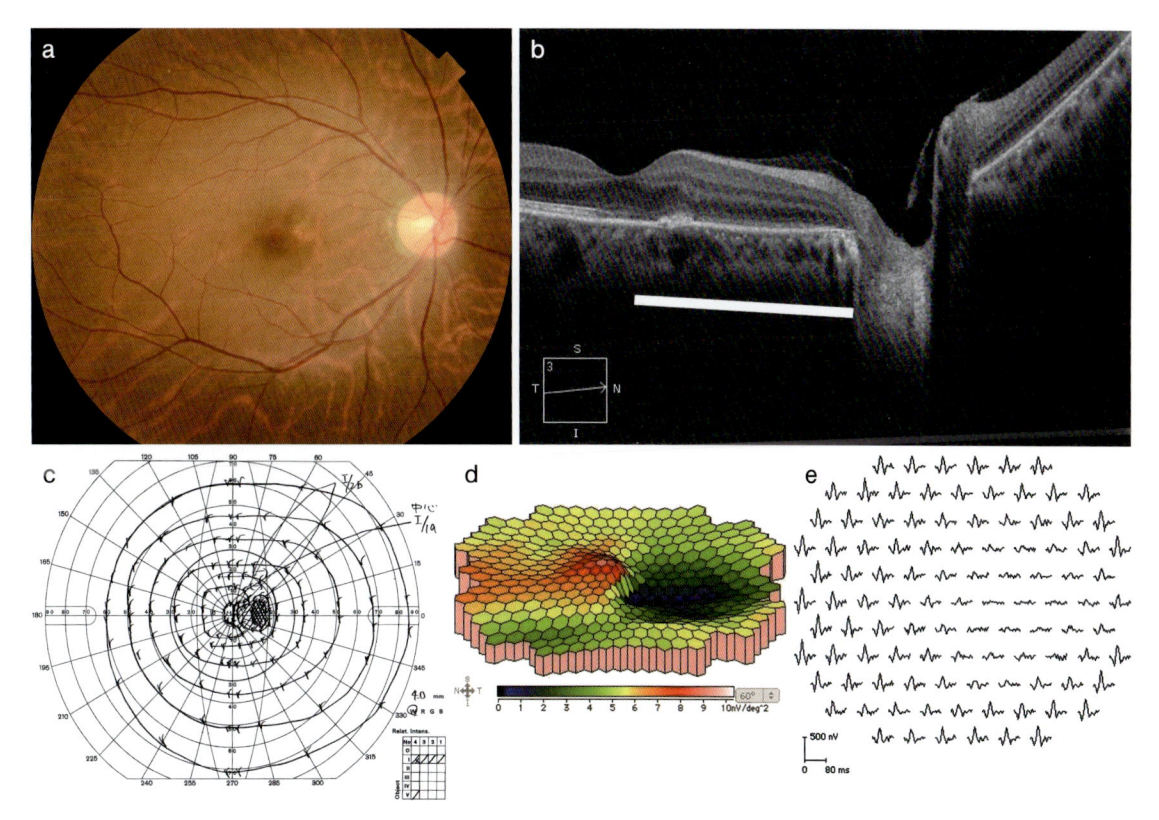

図 1　急性帯状潜在性網膜外層症（症例 1）
a：眼底写真．b：光干渉断層計（OCT）画像．画像中の白線は視野の暗点部分を示す．c：視野．d, e：多局所網膜電図の結果．

染症で，眼底所見に比較して広範囲にわたり網膜外層障害とそれによる暗点を示すことがあるので，AZOOR に類似の疾患として注意が必要である．

脳　腫　瘍

1. 症　　例 2（図 2）

「最近両眼が見えにくい」との主訴で眼科を受診した．初診時の眼底は正常であったが，矯正視力は右眼（0.3），左眼（0.5）に低下していた．中心限界 Flicker は右眼13 Hz，左眼 25 Hz で，対光反射は両眼とも正常であった．視野では，右眼は Mariotte 盲点を含む中心暗点，左眼は Mariotte 盲点の拡大とその耳側と下方の感度低下を認めた（図 2d）．頭部 MRI を撮像したところ占拠性病変を認めたため（図 2b, c），脳外科を紹介した．脳外科で下垂体腺腫と診断されて手術を行い，視力は両眼とも（1.5）に回復し，視野は正常化した．

2. 解　　説

視神経障害と中枢障害は部位によりさまざまな視野障害を示す[2]．眼底所見は正常か，うっ血乳頭，あるいは視神経萎縮を示すので，原因不明の視力低下や視野障害に遭遇した場合には，頭蓋内病変を含む神経内科疾患を念頭に置いて精査を進める必要がある．

網膜色素変性

1. 症　　例 3A（図 3a, b）

63 歳，女性．15 歳ごろから夜盲を自覚しており，高校時代に暗い道で側溝に落ちたことがある．30 歳代からものにぶつかりやすく，人混みでは急に人が目の前に出てくる感じがあった．初診時に，眼底の中間周辺部から周辺部にかけて骨小体様色素沈着を伴う網膜変性を認め，網膜血管は狭小化していた（図 3a）．矯正視力は両眼とも（0.3）で，視野検査では著しい求心性視野狭窄を認め，視覚身体障害 2 級相当であった（図 3b）．

2. 症　　例 3B（図 3c〜e）

62 歳，女性．近医で緑内障と診断され治療中であったが，OCT で網膜外層の異常を認めたため紹介された．

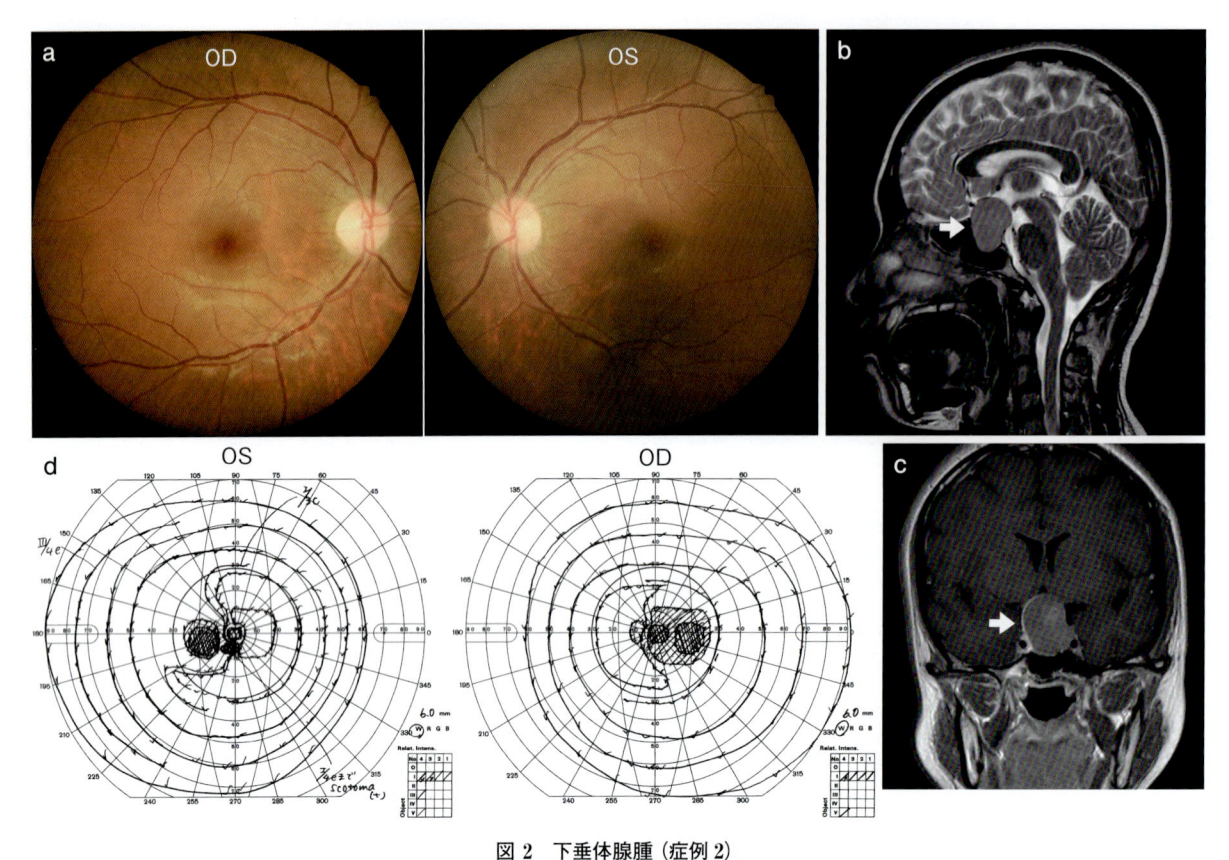

図 2　下垂体腺腫（症例 2）
a：眼底写真．**b, c**：頭部 MRI 画像．腫瘍（⇨）を認める．**d**：視野．

夜盲や視野狭窄の自覚はなかった．初診時の矯正視力は，右眼 (0.8)，左眼 (0.3) で，眼底は両眼とも近視性変化を示し，視神経乳頭陥凹とコーヌスを認めた（**図3c**）．視野検査では Mariotte 盲点から上方に延びる弓状暗点を認め（**図3d**），眼底自発蛍光検査では，視野の暗点に一致して異常低蛍光を認めた（**図3e**）．

3. 解　　説

骨小体様色素沈着を伴う定型網膜色素変性は，眼底所見で診断できる．視野検査では求心性視野狭窄を示し，ERG は non-recordable である[3]．

しかし，色素沈着に乏しい網膜色素変性（網膜変性）は診断がむずかしいことがあり，とくに症例 3B のように血管アーケードに沿った変性を示す場合には，視野は弓状暗点を示すため緑内障との鑑別が問題となる（**図3c, d**）．このようなケースでは，眼底自発蛍光検査で異常蛍光を示し（**図3e**），その部位の OCT 画像で網膜外層（外顆粒層）が菲薄化していれば，非定型網膜色素変性と診断できる[3]．

網 膜 剝 離

1. 症　　　例 4（図 4）

44 歳，女性．初診の 4 日前に左眼視野に黒い斑点を自覚し，2 日前から左視野の下耳側に黒い影が見えるようになった．左眼眼底の上鼻側に馬蹄状の網膜裂孔（**図4a**）を伴う網膜剝離を認めた．初診日に手術を行い，網膜は復位した．

2. 解　　　説

亜急性に発症して進行する視野欠損では，まず網膜剝離を疑う．眼底所見で確定診断できるが，小児の場合には眼底観察が困難なことがあり，その場合は広角眼底カメラ撮影が有用である．治療は手術で，若年者ではバックリング手術，中年以上の硝子体牽引を伴う網膜剝離は硝子体手術を行う．網膜剝離は放置すると増殖性硝子体網膜症となり難治となるので，発見した場合は数日以内に手術を行う．

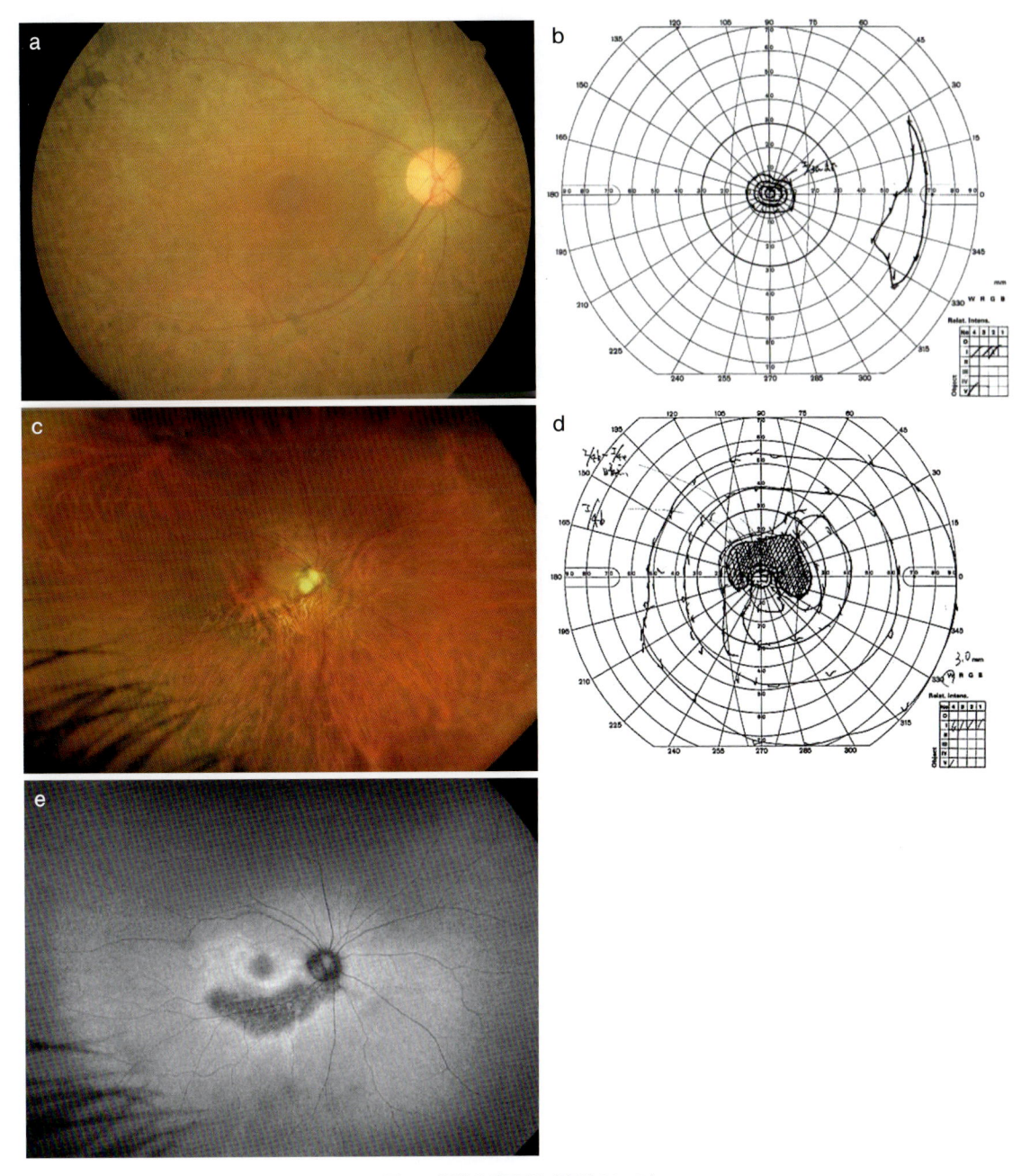

図 3　網膜色素変性（症例 3A，B）

a：定型網膜色素変性の眼底（症例 3A）．**b**：定型網膜色素変性の視野（症例 3A）．**c**：非定型網膜色素変性の眼底（症例 3B）．**d**：非定型網膜色素変性の視野（症例 3B）．**e**：眼底自発蛍光検査の結果（症例 3B）．

先天網膜分離症

1.　症　　　例 5（図 5）

　初診時 7 歳，男児．いとこが先天網膜分離症と診断されている．遠視性乱視と弱視の治療目的に紹介となった．初診時の矯正視力は，右眼（0.3×sph＋4.5D◯cyl－1.75D Ax10°），左眼（0.5×sph＋8.0D◯cyl－1.25D Ax175°）

であった．眼底検査で両眼に車軸状黄斑変性があり（図 5b），周辺部に網膜分離を認め（図 5a），フラッシュ ERG の b 波が減弱して negative 型であり（図 5d），黄斑部 OCT 画像では外顆粒層と内顆粒層に嚢胞様変化を認めた（図 5c）．上記の所見と X 連鎖性遺伝を疑わせる家族歴より先天網膜分離症と診断した．

　視野では，周辺部網膜分離に一致して下鼻側に視野欠

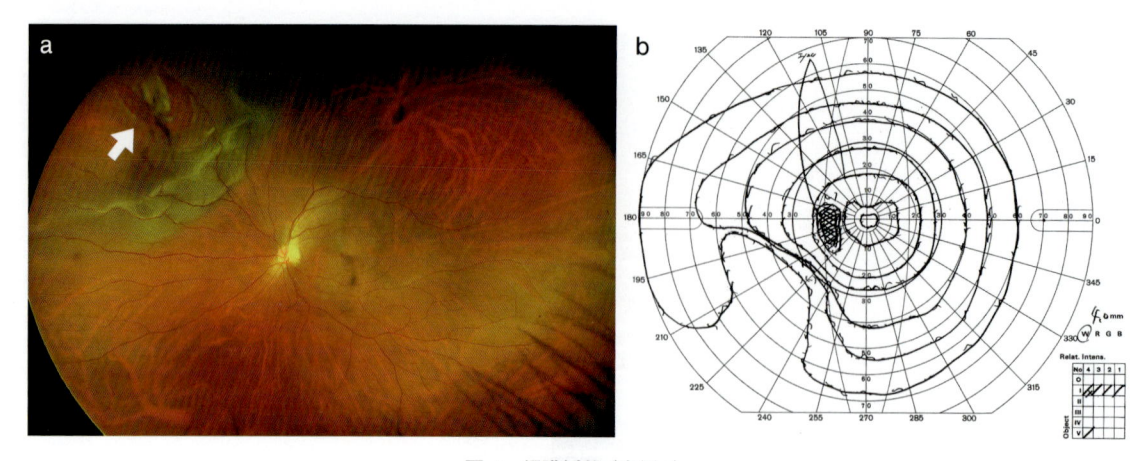

図 4　網膜剥離（症例 4）
a：眼底写真．**b**：視野．⇨は網膜裂孔で，周囲に網膜下液を認める．

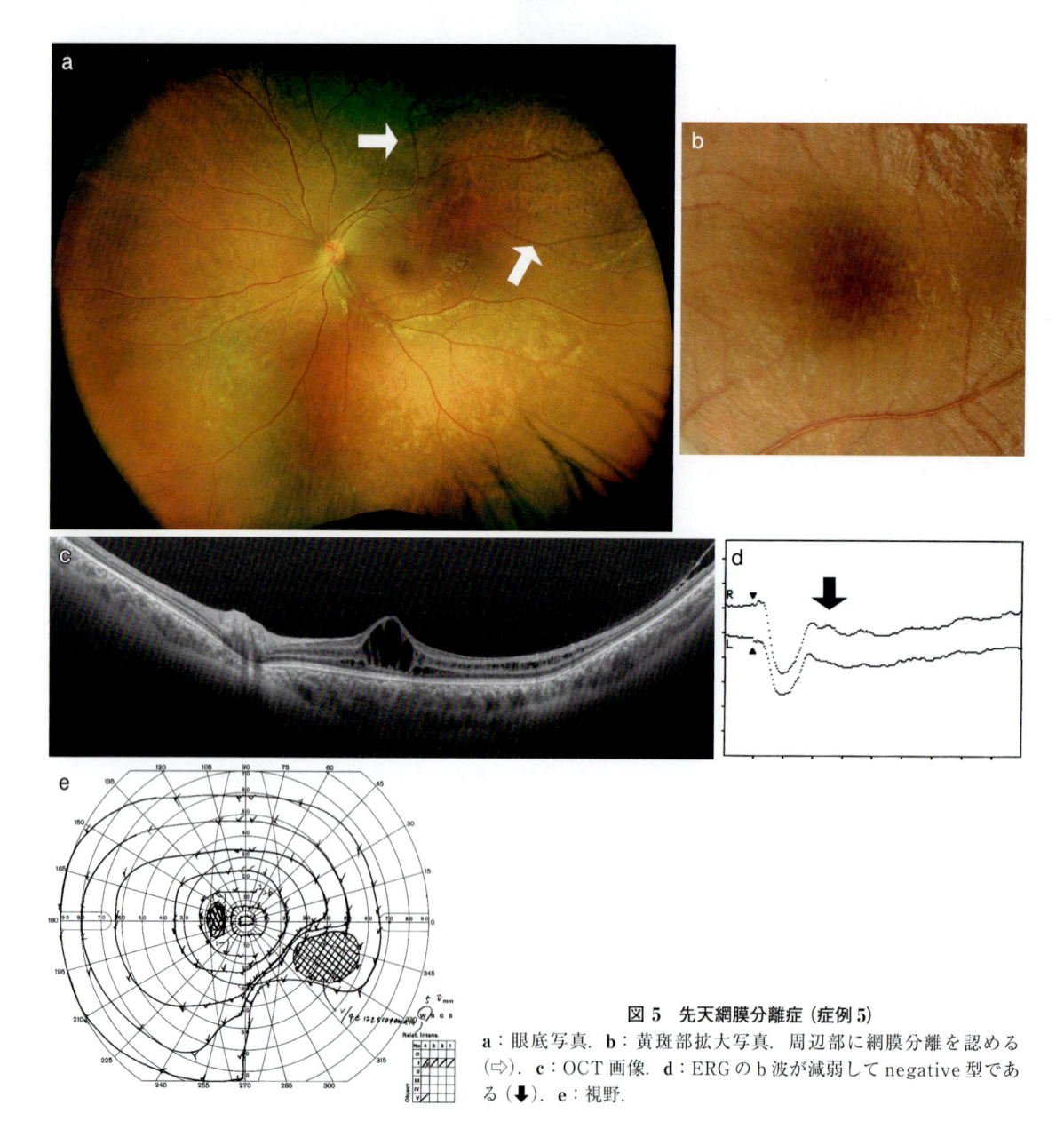

図 5　先天網膜分離症（症例 5）
a：眼底写真．**b**：黄斑部拡大写真．周辺部に網膜分離を認める
（⇨）．**c**：OCT 画像．**d**：ERG の b 波が減弱して negative 型であ
る（⬇）．**e**：視野．

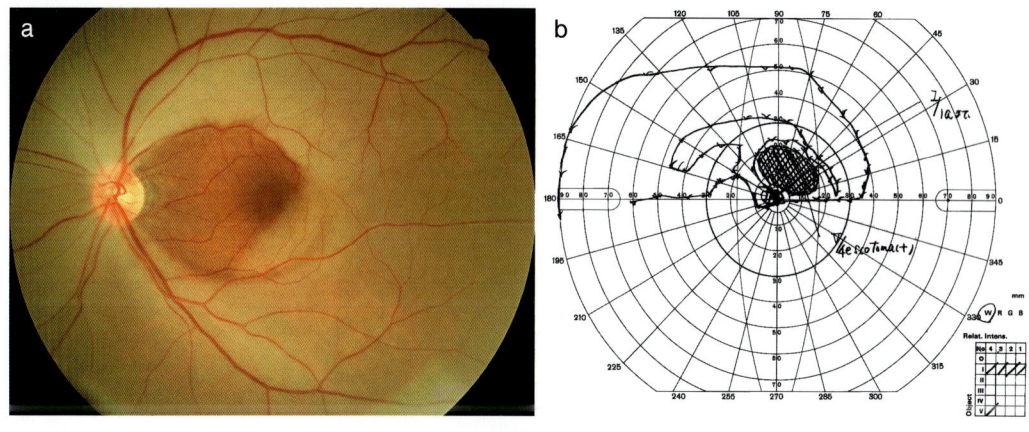

図 6　網膜中心動脈閉塞症（症例 6）
a：眼底写真．**b**：視野．この患者は毛様網膜動脈があり，その灌流域の網膜は正常なため，視力は正常であった．

損を認めた（**図 5e**）．初診 4 年後に左眼に網膜剥離を認め，輪状締結術を行って網膜は復位した．

2. 解　　説

先天網膜分離症は X 連鎖性遺伝を示す遺伝性網膜ジストロフィの一種で，ほぼ全例に黄斑部網膜分離を認め，約半数に周辺部網膜分離を認める．ときに硝子体出血や網膜剥離を合併し，その場合は手術の適応となる．先天網膜分離症では視力が（0.1）〜（1.0）程度に低下しており，遠視性乱視を伴うことが多いので，弱視の小児を診た場合に鑑別すべき疾患の一つである[4]．診断は眼底所見に加えて特徴的な ERG 所見（**図 5d**）が根拠となるが，小児では眼底観察や検査が困難なことが多く，診断をむずかしくしている．

網膜動脈閉塞症

1. 症　　例 6（図 6）

52 歳，男性．12 月 24 日午後 10 時ころに左眼の視野狭窄が発症した．中心部は見え，視力は右眼 1.2，左眼 1.0 であった．左眼眼底は，毛様網膜動脈灌流領域以外の網膜は浮腫状に白濁し（**図 6a**），網膜中心動脈閉塞症と診断した．視野は上半分に若干のイソプタを認めたが，下半分は光覚がなかった（**図 6b**）．頭頸部の MRI/MRA には異常がなく，点滴，内服治療を行ったが視野は回復しなかった．

2. 解　　説

網膜中心動脈閉塞症は，眼底所見と ERG 所見（b 波

が減弱）で診断できる．視野検査は，残存網膜機能を知るために有用である．初診時に残存視野があれば，その部位の網膜の血流は回復していることが予測される．

ま　と　め

視野検査の結果は，眼底所見に一致する場合としない場合があり，いずれもその原因や病態の推定，予後の予測などに役立つことが多い．ただし，自覚的検査であるので少しの変動にあまりこだわる必要はなく，むしろおおまかな傾向や変化，そして患者の訴えと視野検査結果の一致・不一致に着目すると，より有用な情報を得ることができる．

文　　献

1) 近藤峰生，飯田知弘，園田康平ほか；厚生労働科学研究費補助金難治性疾患政策研究事業網膜脈絡膜・視神経萎縮症に関する調査研究班 AZOOR の診断ガイドライン作成ワーキンググループ：急性帯状潜在性網膜外層症（AZOOR）の診断ガイドライン．日眼会誌 **123**：443-449, 2019
2) 三村　治：神経眼科学を学ぶ人のために第 3 版，p6，医学書院，2021
3) 山本修一，村上　晶，高橋政代ほか；厚生労働科学研究費補助金難治性疾患政策研究事業 網膜脈絡膜・視神経萎縮症に関する調査研究班 網膜色素変性診療ガイドライン作成ワーキンググループ：網膜色素変性診療ガイドライン．日眼会誌 **120**：846-861, 2016
4) 近藤峰生，寺崎浩子，辻川明孝ほか；厚生労働科学研究費補助金難治性疾患政策研究事業網膜脈絡膜・視神経萎縮症に関する調査研究班黄斑ジストロフィの診断ガイドライン作成ワーキンググループ：黄斑ジストロフィの診断ガイドライン．日眼会誌 **123**：424-442, 2019

Q5 強度近視眼の視野評価のコツは

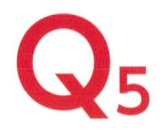

回答者　宇田川さち子* 　大久保真司**.***

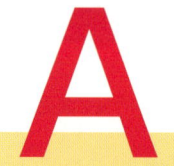

強度近視眼でみられる視野異常

近視眼では，若年期において眼軸長の伸長に伴い視神経乳頭の傾斜が生じる．さらに，40歳前後においては後部ぶどう腫の出現により眼球形態がさらに変化し，篩状板支持組織の脆弱化や視神経周囲の構造的変化による力学的不均衡が生じる．その結果として視神経乳頭の形態に重大な影響を与えると考えられている．近年では光干渉断層計（optical coherence tomography：OCT）を用いた観察・解析により，近視性の構造異常とそれに伴う特有な視野異常のパターンやアーチファクトが報告されている．

強度近視眼で視野異常がみられた場合は，網膜病変によるものか，緑内障性か，または視神経視路疾患なのかを鑑別する必要がある．しかし強度近視眼では，黄斑部病変や緑内障性変化では説明できない視野障害を呈し，予後不良な例も存在する．近年では，強度近視眼における著しい眼軸長の伸長，視神経乳頭およびその周囲の構造変化，強膜の曲率変化に伴い，眼底後極部が引き伸ばされたり，ねじれたりすることによって機械的な障害が生じ，網膜神経線維が障害される結果として起こる近視性視神経症という疾患概念も提唱されている[1]が，現時点では明確な定義はされていない．

強度近視眼では，視神経乳頭の傾斜，視神経乳頭周囲の大きな網脈絡膜萎縮，血管の鼻側偏位を伴わない浅い視神経乳頭陥凹がみられる場合があり，緑内障性構造異常の判断は臨床的に困難なこともある．緑内障の診断

■強度近視眼で視野異常がみられた場合には，網膜病変，緑内障性，視神経視路疾患，近視性視神経症の可能性を考える．
■視野異常を生じうる強度近視眼での視神経乳頭の構造異常にはICC，耳側リッジ，篩状板欠損，後天性乳頭ピット，コーヌスピットなどがある．
■強度近視眼においてとくに後部ぶどう腫がある場合には，視野検査時に屈折性暗点の存在に注意する．
■近視は緑内障の危険因子であり，とくに強度近視眼では中心視野障害に早期から注意して管理することが必要である．
■強度近視眼において，視野異常は視神経乳頭，網膜，強膜のなど多様な構造変化に起因することが多く，病的近視や近視性視神経症では，高度な視野障害となることもある．

は，視神経乳頭所見とそれに対応する視野異常があることが条件である．しかし強度近視眼では，緑内障とは診断できないような視神経乳頭所見であっても，緑内障様の視野異常が生じることがあると報告されている[2]．この報告では，若年強度近視眼でのHumphrey視野測定において33.7％が正常，25.6％がMariotte盲点の拡大，23.4％が全体的な感度低下，16.1％に鼻側階段，弓状暗点，傍中心暗点などの緑内障様の視野異常がみられたとしている．また，病的近視眼を5年以上経過観察すると，網脈絡膜病変では説明がつかないような視野異常が13.2％にみられたとも報告されている．

*Sachiko Udagawa：金沢大学附属病院眼科　**. ***Shinji Ohkubo：おおくぼ眼科クリニック，金沢大学医薬保健研究域医学系研究科眼科学
〔別刷請求先〕　宇田川さち子：〒920-8641 石川県金沢市宝町 13-1　金沢大学附属病院眼科

0910-1810/24/¥100/頁/JCOPY

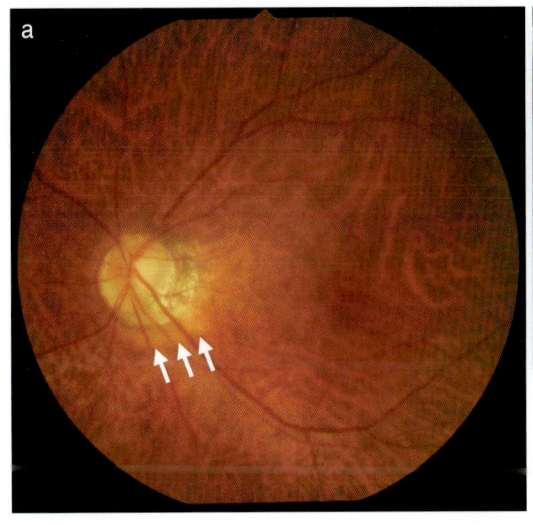
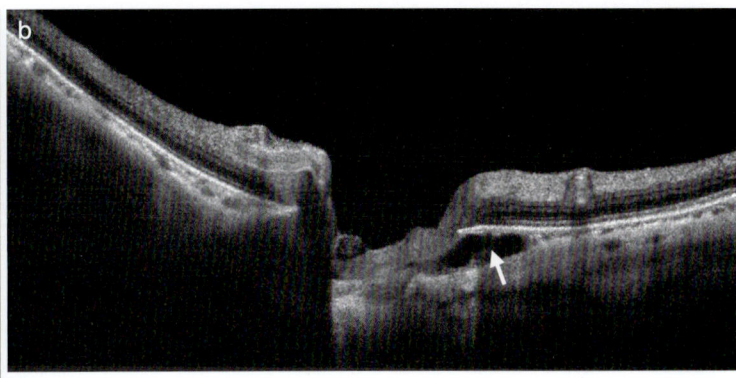

図1 Intrachoroidal cavitation（ICC）

60代，男性．左眼，眼軸長は26.7mm．**a**：視神経乳頭の下方から下耳側に黄橙色の三日月状の病変（⇦）がみられる．**b**：OCTでICCの部位をスキャンした断面図．網膜色素上皮下の脈絡膜内に存在する洞様構造物（⇦）として観察される．

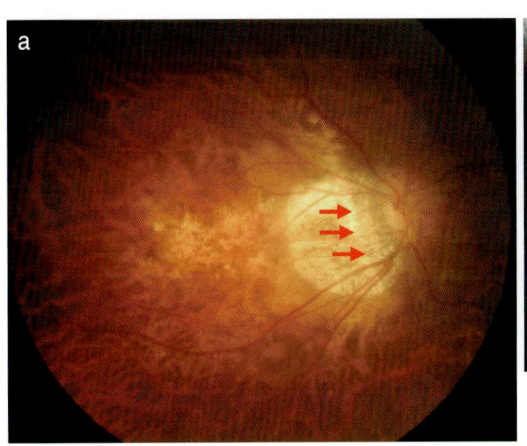
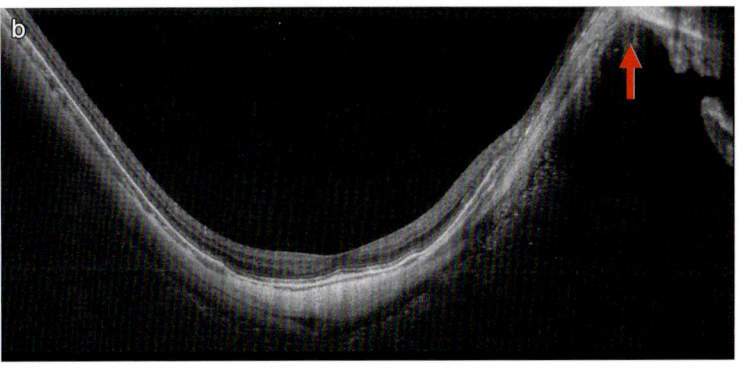

図2 視神経乳頭耳側リッジ

50代，女性．右眼，眼軸長は30.5mm．**a**：視神経乳頭の耳側に大きな乳頭周囲網脈絡膜萎縮がみられ，内部に境界線のようなもの（➡）が観察される．**b**：黄斑部から視神経乳頭の耳側をOCTでスキャンした断面図．視神経乳頭の耳側で強膜が尾根状に急峻に隆起している（➡）ことが観察される．

　本稿では，視野異常を生じうる視神経乳頭の構造異常，屈折性暗点，強度近視眼における緑内障性視野障害の特徴について整理する．

視野異常を生じうる視神経乳頭の構造異常

1. ICC（図1）

　Intrachoroidal cavitation（ICC）は，検眼鏡的には視神経乳頭周囲にみられる白色から黄橙色の三日月状の病変である（**図1a**）．しかし，検眼鏡的には検出できないこともあり，OCTでの視神経乳頭部の撮影が有用である．OCTでは，網膜色素上皮下の脈絡膜内に存在する洞様構造物として観察される（**図1b**）．ICCが存在する場所では，強膜のカーブが後方に偏位し，強膜の後方偏位に脈絡膜や網膜組織が追随できなかったために生じると考察されている[3]．ICCのエッジには網膜の欠損がみられることがあり，硝子体腔とICCが交通する．ICCは視神経乳頭のすべての方向に発生しうるが，視神経乳頭の下方にみられることが多い．ICC自体では視野異常を生じないが，その周囲では網膜の菲薄化や欠損が生じることがあり，これにより神経線維の走行に一致した視野異常が生じる．

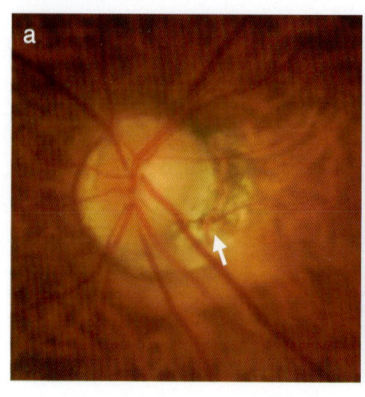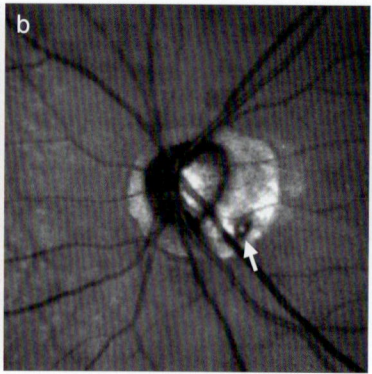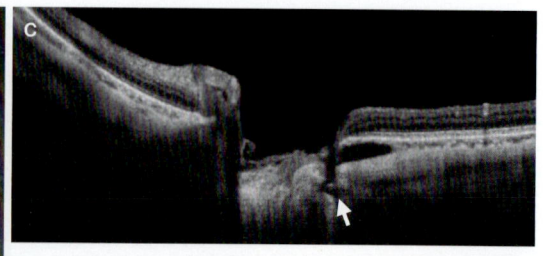

図3 コーヌスピット

60代，男性．左眼，眼軸長は26.7 mm（図1と同一症例）．**a**：視神経乳頭の拡大写真．乳頭周囲網脈絡膜萎縮内の5時方向にピットがみられるが（⇨），眼底写真ではわかりにくい．**b**：視神経乳頭の scanning laser ophthalmoscope（SLO）画像を示す．眼底写真よりもピットの存在が観察しやすい（⇨）．**c**：OCT でコーヌスピット上をスキャンした断面図．篩状板が断裂していること（⇨）が観察できる．

2. 視神経乳頭耳側リッジ（図2）

強度近視眼の視野異常に関与する因子として，視神経乳頭の耳側で強膜が尾根状に隆起した構造的特徴を報告した[1]．ぶどう腫を有する眼（Curtin 分類の type VII および type IX）でみられ，リッジが急峻な患者では，リッジによる網膜神経線維の圧迫により直接的に，あるいは牽引により間接的に障害される可能性が指摘されている．リッジが急峻なほど乳頭黄斑間の神経線維が高度に障害され，重篤な中心視野障害が生じる[4]．

3. 篩状板欠損，後天性乳頭ピット，コーヌスピット（図3）

篩状板欠損，後天性乳頭ピット，コーヌスピットは視神経乳頭周囲が機械的に進展され，構造が破綻したものと考えられている[5]．その部位上を走行する網膜神経線維も障害を受けるために断裂して欠損することがあり，これに対応した視野異常が生じる．篩状板欠損は緑内障，強度近視のいずれでもみられ，とくに強度近視の緑内障眼においては頻度が高いと報告されている．

4. 屈折性暗点（図4）

屈折性暗点とは，視野検査時に眼底に焦点が合っていない状態，すなわち屈折矯正が不十分である場合に検出される暗点で，視野検査のアーチファクトの一つである．とくに強度近視眼でみられる後部ぶどう腫がある眼で生じることが多い．屈折性暗点は，暗点がみられる部位と対応する眼底部位に焦点が合うレンズを使用すれば消失する．

ドーム型の視野検査機器で視野測定を行う際には，近方33 cm に合わせた屈折矯正が必要である．この屈折矯正は，遠見での最良矯正視力に基づいて年齢による加入度数を計算する方法や，検査距離と同じ距離で測定した近見視力の屈折矯正度数を基に決定する．

視力検査では，網膜の中心窩に焦点が合っている状態で屈折矯正の度数が決まる．しかし，強度近視眼や病的近視眼では眼軸長の著しい伸長や眼球後極部の変形，ねじれが生じており，周辺網膜では中心窩と同じ屈折矯正度数では眼底に焦点が合わないことがある．たとえば，眼底下方に後部ぶどう腫がみられる場合は，中心窩よりも後方に網膜が存在するため（中心窩よりも眼軸長が長い），その部位に焦点を合わせるにはより強いマイナスレンズが必要となる．

自動視野計による静的視野測定では，検査開始時に装用した屈折矯正レンズを検査終了まで使用する必要がある．一方，Goldmann 視野計では，検者が必要に応じて屈折矯正レンズを交換して測定することができる．そのため，眼科医は眼底写真や OCT 所見から屈折暗点の可能性考えて視野検査の指示することが望ましく，視能訓練士は検査開始前に眼底写真や OCT 所見を確認し，眼球の形状を把握して屈折暗点の存在の可能性を考慮して検査することが重要である．

強度近視の緑内障眼での視野の特徴

Chihara らは眼軸長が長いこと，視神経乳頭が大きいこと，正常眼圧緑内障は乳頭黄斑線維束欠損の危険因子であると報告している[6]．

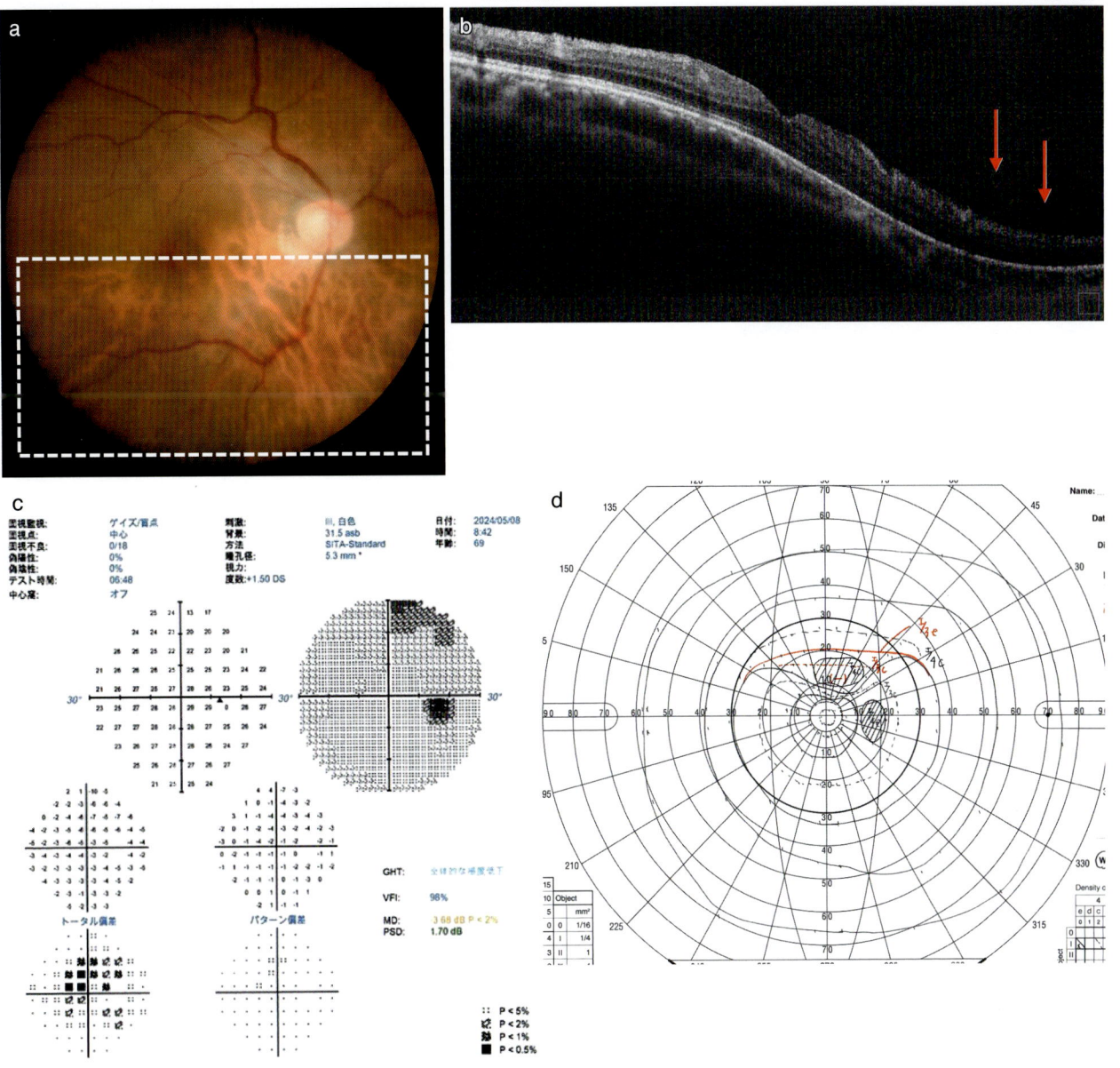

図 4　屈折性暗点

60 代，女性．**a**：右眼眼底写真を示す．写真の上方は血管にピントが合っているが，下方はピントが合っておらず，血管がぼやけている（白破線で囲んだ部分）．これにより，上半網膜と下半網膜では眼底写真撮影の際の焦点距離が異なること，すなわち上下半網膜では眼軸長が異なることがわかる．**b**：OCT での黄斑部の垂直スキャンを示す．下方網膜は，上方網膜と比較してさらに下方へ陥凹がみられ，後部ぶどう腫が考えられる．**c**：前医での Humphrey 視野 30-2 の結果を示す．上方に感度低下がみられる．**d**：Goldmann 視野計での 30°内測定の際に近見加入＋3.0D をして測定すると I/4c の比較暗点がみられる．近見加入＋3.0D をせずに測定すると，すなわち通常必要なレンズよりもマイナス寄りのレンズで測定すると，暗点は消失した（➡でのイソプター）．

　さらに，強度近視眼での緑内障では中心視野障害が比較的早期から出現する（**図 5**）ことが多いと報告されている．−6.0D 未満の近視の早期緑内障眼のうち 44.3％に乳頭黄斑線維束欠損がみられたのに対し，非近視眼では 14.5％だったことが報告され，眼軸長伸長による機械的ストレスとの関連について議論されている．傍中心暗点の頻度は両群間で同程度であったが，中心下耳側の傍中心暗点の頻度は強度近視眼で有意に高かったと報告している（**図 5**）[7]．

ま と め

　強度近視眼において視野異常は視神経乳頭，網膜，強

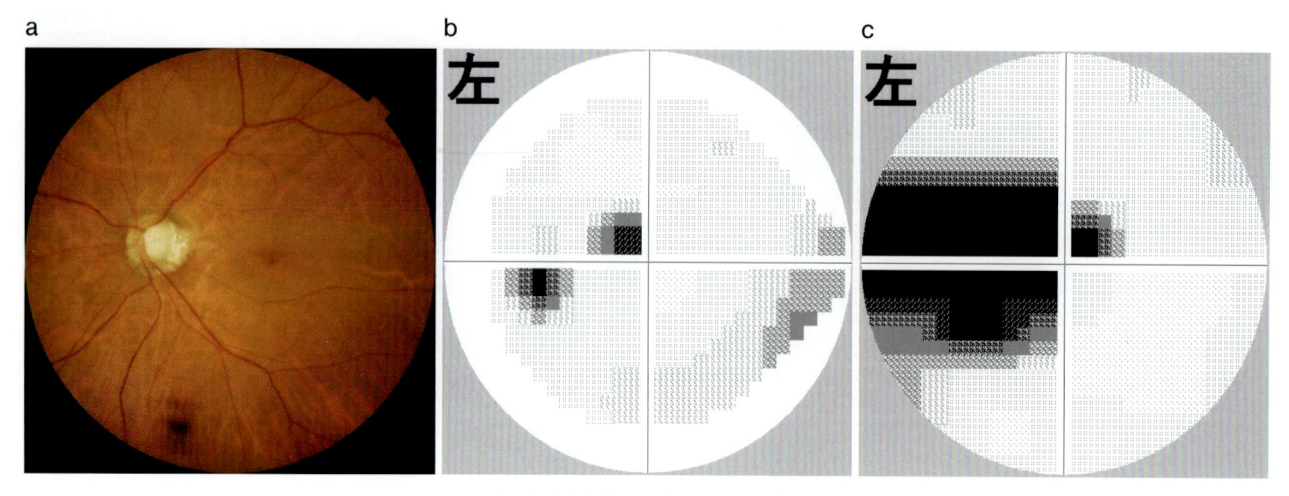

図5　強度近視緑内障眼の中心視野障害

50代，男性．左眼視力（0.3），眼軸長27.0mm．**a**：眼底写真で視神経乳頭の耳側のリムの菲薄化と蒼白化がみられる．**b**：Humphrey視野24-2では，mean deviationは−3.47dBで早期の視野障害であるが，中心上方に深い暗点がみられる．**c**：Humphrey視野10-2では，mean deviationは−11.10dBで，乳頭黄斑線維束に対応する高度な中心視野障害がみられる．このような患者の経過観察では，視力と中心視野の管理に注意を要する．

膜のなど多様な構造変化に起因することが多く，病的近視や近視性視神経症では，高度な視野障害となることもある．

　緑内障性視野障害と鑑別しにくい場合もあるが，眼底所見や画像検査とともに経過観察を行い，進行の有無や視野の再現性を確認することも重要である．また，現時点では，明らかな視野異常がみられない強度近視眼であっても，長期経過では視野異常が生じる可能性もあることから，定期的な視野検査が望ましい．

文　　献

1) Ohno-Matsui K, Shimada N, Yasuzumi K et al：Long-term development of significant visual field defects in highly myopic eyes. *Am J Ophthalmol* **152**：256-265, 2011
2) Ding X, Chang RT, Guo X et al：Visual field defect classification in the Zhongshan Ophthalmic Center-Brien Holden Vision Institute High Myopia Registry Study. *Br J Ophthalmol* **100**：1697-1702, 2016
3) Spaide RF, Akiba M, Ohno-Matsui K：Evaluation of peripapillary intrachoroidal cavitation with swept source and enhanced depth imaging optical coherence tomography. *Retina* **32**：1037-1044, 2012
4) Akagi T, Hangai M, Kimura Y et al：Peripapillary scleral deformation and retinal nerve fiber damage in high myopia assessed with swept-source optical coherence tomography. *Am J Ophthalmol* **155**：927-936, 2013
5) Ohno-Matsui K, Akiba M, Moriyama M et al：Acquired optic nerve and peripapillary pits in pathologic myopia. *Ophthalmology* **119**：1685-1692, 2012
6) Chihara E, Tanihara H：Parameters associated with papillomacular bundle defects in glaucoma. *Graefes Arch Clin Exp Ophthalmol* **230**：511-517, 1992
7) Kimura Y, Hangai M, Morooka S et al：Retinal nerve fiber layer defects in highly myopic eyes with early glaucoma. *Invest Ophthalmol Vis Sci* **53**：6472-6478, 2012

＊　　　＊　　　＊

知っておきたい眼科鑑別診断 **Q&A**

V　まぶしい

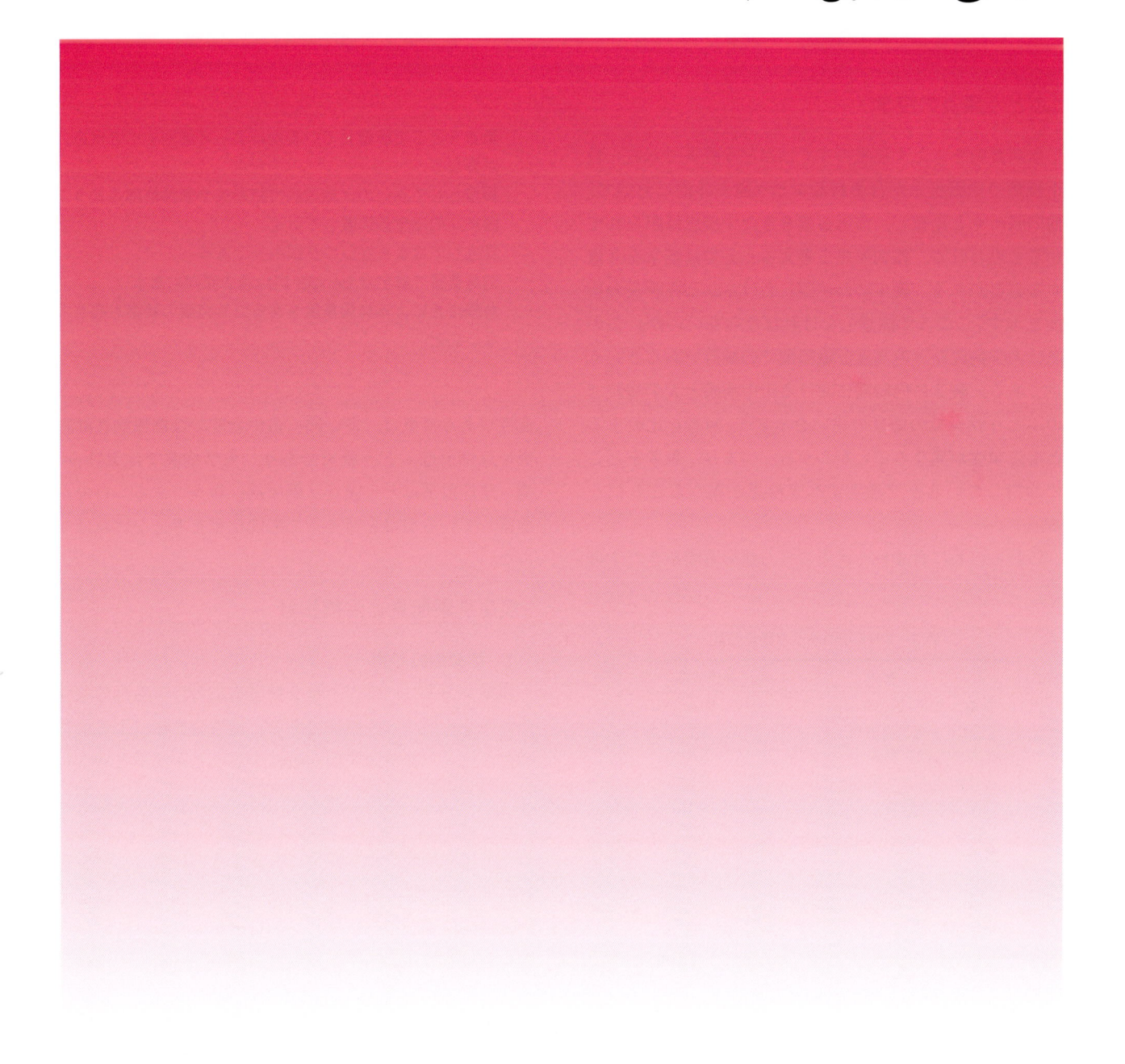

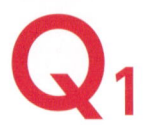 前房蓄膿を診たときに考えるべき鑑別疾患は

回答者 　朝 蔭 正 樹*

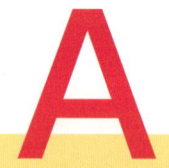

ぶどう膜炎の疫学

前房蓄膿をきたす疾患の多くはぶどう膜炎である．数十種類の原因疾患が含まれるぶどう膜炎診療において，他の眼所見と比較し，前房蓄膿をきたす疾患は限られていると思われる．鑑別疾患を考えるうえでは疫学を考慮する必要がある．**表1**にわが国におけるぶどう膜炎の頻度を示す[1]．ここで注意しなければならないのが，この表は大学病院などの高度医療機関での統計であるという点である．**表2**に同時期における市中病院と大学病院でのぶどう膜炎での頻度の違いを示す[2]．両者を比較すると疾患頻度が異なることがわかる．つまり，患者をどこで診察しているかで鑑別すべき疾患が異なることになる．

これらの表に含まれる疾患のうち前房蓄膿をきたす可

- ■患者をどこで診察しているかによって鑑別すべき疾患が異なる．
- ■頻度として高いのは糖尿病性虹彩炎や急性前部ぶどう膜炎なので念頭に置いておく．
- ■見逃してはならないのが眼内炎である．
- ■前房蓄膿で有名な Behçet 病は減少傾向にある．
- ■角膜疾患による前房蓄膿もあるため角膜の観察も忘れないこと．

能性がある疾患は，多い順に市中病院では糖尿病性虹彩炎・急性前部ぶどう膜炎であり，大学病院では Behçet 病・急性前部ぶどう膜炎・糖尿病虹彩炎である．自分が診察している環境を踏まえて鑑別疾患を考えなければならない．

疾患別眼所見と治療指針

1. 糖尿病虹彩炎

血糖コントロールが不良な糖尿病患者にみられる急性の非肉芽腫性ぶどう膜炎である．慢性高血糖による血管障害が生じ，血液眼関門の破綻することが病因と考えられている[3]．

患者は充血・羞明・眼痛などの症状を急性に発症する．糖尿病網膜症が両眼性に発症するのに対し，糖尿病虹彩炎は片眼性であることが多い．眼所見としては前房内に炎症性細胞やフィブリンの析出がみられ，虹彩後癒着もしばしば生じる．前房蓄膿は Behçet 病のようなニ

表1　2016年のぶどう膜炎統計

疾患	頻度（%）
サルコイドーシス	10.6
Vogt・小柳・原田病	8.1
ヘルペス性虹彩炎	6.5
急性前部ぶどう膜炎	5.5
強膜ぶどう膜炎	4.4
Behçet 病	4.2
悪性疾患	2.6
急性網膜壊死	1.7
Posner-Schlossmann 症候群	1.7
糖尿病虹彩炎	1.4

（文献1より引用）

*Masaki Asakage：東京医科大学臨床医学系眼科学分野
〔別刷請求先〕　朝蔭正樹：〒160-0023 東京都新宿区西新宿 6-7-1　東京医科大学臨床医学系眼科学分野

0910-1810/24/¥100/頁/JCOPY

	市中病院（118例）	大学病院（310例）
1位	糖尿虹彩炎（n＝30）	サルコイドーシス（n＝55）
2位	ヘルペス性虹彩炎（n＝13）	Vogt・小柳・原田病（n＝13）
3位	サルコイドーシス（n＝11）	Behçet病（n＝11）
4位	急性前部ぶどう膜炎（n＝10）	急性前部ぶどう膜炎（n－10）
5位	強膜ぶどう膜炎（n＝7）	HLA-B27陽性急性前部ぶどう膜炎（n＝7）

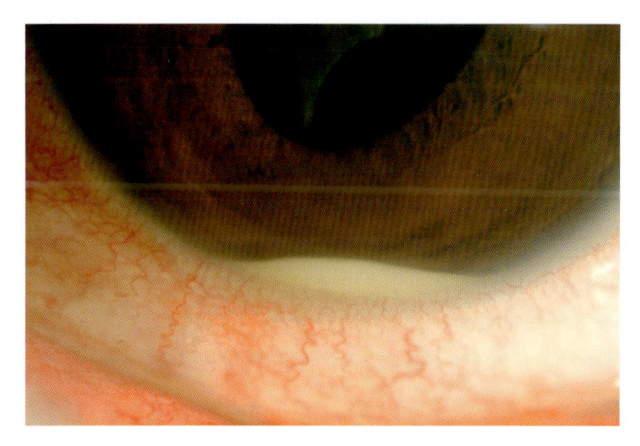

図1　糖尿病虹彩炎の前眼部写真
上に凸な前房蓄膿を形成し，毛様充血と瞳孔領にはフィブリン膜を形成している.

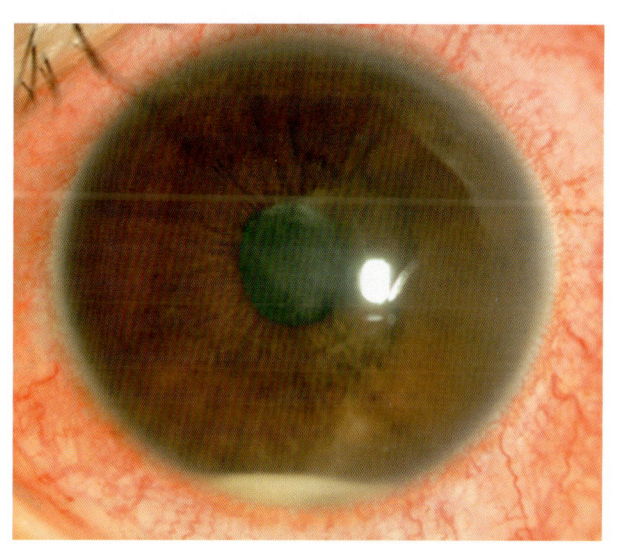

図2　急性前部ぶどう膜炎の前眼部写真
上に凸な前房蓄膿を形成し，毛様充血と前房内にはフィブリンが析出している.

ボー形成というよりは上に凸な形をとることが多い（**図1**）.

　糖尿病虹彩炎に特異的な眼所見はなく，診断には血液検査による血糖，もしくはHbA1cを測定する必要がある．糖尿病虹彩炎発症時の血糖は250mg/dl以上，HbA1cは10%以上と血糖コントロールが不良なことが多い．本症を契機に無治療の糖尿病が発見されることも多く，診断した際には速やかな内科との連携が重要になる．虹彩炎と糖尿病網膜症の重症度に相関はないため，糖尿病網膜症があれば糖尿病虹彩炎を想起できるが，網膜症がないからといって本疾患の否定はできない点は注意が必要である.

　治療としてはベタメタゾン点眼で消炎できることが多い．同じステロイドであるフルオロメトロンは眼内移行性が低いため，効果としては乏しい．フィブリンが析出している患者や前房内炎症が強い患者では，リンデロンの結膜下注射を併用すると効果的である．虹彩後癒着の治療もしくは予防を目的としてトロピカミドの点眼もしくは結膜下注射も効果的である．癒着が強い例ではアトロピンの結膜下注射を行うこともある．上記の治療により炎症が消退し，血糖コントロールが良好になると，多

くの患者で血液眼関門の破綻も改善される.

2. 急性前部ぶどう膜炎

　急性前部ぶどう膜炎は急性に発症する虹彩毛様体炎であり，HLA-B27と強い相関を示す．欧米に比べると日本における頻度は少ないが，これは日本の通常人におけるHLA-B27陽性率が諸外国に比べて1%以下と低いためと考えられる[4].

　患者は充血・羞明・眼痛などの症状を急性に発症する．多くは片眼性で，結膜充血と毛様充血がみられ，Descemet膜皺襞を伴うことも多い．前房内には炎症性細胞やフィブリン析出がみられ，虹彩後癒着を伴うことも多い．全周性の虹彩後癒着は膨隆虹彩（iris bombé）を起こし，眼圧上昇をきたすこともある．前房蓄膿は可動性に乏しく，上に凸になることも多い（**図2**）．HLA-B27陽性は陰性に比べて両側性が多く，炎症の程度が強く，再発率が高いとされている．眼底所見としては軽度の視神経乳頭の発赤を伴うこともある.

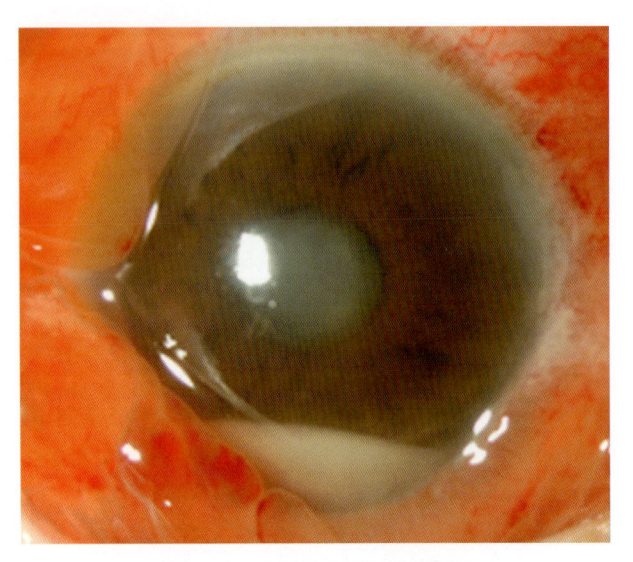

図 3　内因性眼内炎の前眼部写真
前房蓄膿と結膜・毛様充血と結膜浮腫を伴っている.

治療としてはベタメタゾン点眼による消炎と，トロピカミド点眼による瞳孔管理が主体となる．炎症所見が強い場合には，リンデロンやトロピカミド（癒着が強固な例ではアトロピン）の結膜下注射を必要とすることもあり，ベタメタゾンの点眼回数も 1〜2 時間ごとに行わなければならないこともある．前述の治療を行っても消炎が得られない場合はプレドニゾロン内服を 30 mg/日（0.5 mg/kg/日）程度から行い，症状に応じて漸減していく場合もある．瞳孔管理に関しては，炎症が強い際は 1 日 3〜4 回程度で開始し，炎症に応じて漸減し，可能な限り iris bombé を生じないようにするのが望ましいと考える．虹彩後癒着による iris bombé が生じた場合には，急性期は姑息的にレーザー虹彩切開術で眼圧下降を図るのもいいが，多くの場合は炎症により切開部が再び閉鎖してしまうため，可能であれば周辺虹彩切除が望ましい.

3. 眼　内　炎

眼内炎には内眼手術や硝子体内注射後に生じる外因性眼内炎と，病原体が他臓器から血行性に眼内へ至った内因性眼内炎がある．外因性眼内炎は直近の手術歴などから想起しやすいため，ここでは内因性眼内炎に関して述べることとする.

内因性眼内炎は，糖尿病患者・担癌患者・高齢者など免疫機能が低下している患者に発症することが多い．このような患者に発熱などの感染症状が先行して眼症状を訴えた場合には注意が必要であるが，必ずしも全身症状がみられるわけではない．内因性眼内炎の病原体には細菌と真菌がある．細菌性眼内炎は急性から亜急性に眼痛・結膜充血や浮腫を発症する．眼所見としては前房内の炎症細胞やフィブリン析出に加え，硝子体混濁を伴う例も少なくない（**図 3**）．真菌性眼内炎では病期により所見が異なるが，前房内や硝子体に炎症性細胞を認めたり，網脈絡膜に白色の滲出斑や羽毛状の硝子体混濁を認めたりする．さらに進行すると硝子体混濁は高度になり，末期には網膜剝離などを発症しうる.

診断のためには前述したような眼所見に加え，全身検査が不可欠である．血液検査，眼内液の培養検査，血液培養検査，感染巣特定のために全身 CT 検査などを可及的速やかに行う必要がある．内因性眼内炎の原発巣は尿路系・肝胆道系・呼吸器系であることが多い[5]．真菌性を疑う場合には，血清の β-D グルカンだけでなく，偽陽性例もあるが眼内の β-D グルカンの測定も参考になる．また，Strip PCR 検査による原因菌の特定も可能であり，採取した眼内液を各種検査に分けて用いることが推奨される.

細菌性眼内炎の治療は，抗菌薬の頻回点眼と全身投与を開始するとともに，原発巣の治療を内科に依頼し，全身管理と眼治療を平行して行う必要がある．1 日数回の診察を行い，急速な増悪がみられた場合には硝子体手術を検討する必要がある．真菌性眼内炎では，軽度の硝子体混濁までであれば抗真菌薬の全身投与を行う．高度な硝子体混濁を認め，治療による反応性が乏しい場合は硝子体手術を行う必要がある.

4. Behçet 病

Behçet 病はシルクロード沿いに患者が多く，HLA-B51 もしくは A26 との関連が発症に関与しているとされている[6,7].

Behçet 病は再発性の口腔内アフタ性潰瘍・結節性紅斑などの皮膚症状・眼症状・外陰部潰瘍の四つを主症状とし，関節炎・副睾丸炎・消化器病変・血管病変・中枢神経病変を副症状とする．眼症状としては虹彩毛様体炎，体位によって変動する前房蓄膿などの前眼部症状のみが生じる虹彩毛様体炎型（**図 4**）と，びまん性硝子体混濁，網膜滲出斑，網膜出血などの眼底所見も伴う網膜ぶどう膜炎型がある．蛍光眼底造影検査ではシダ状の蛍光漏出を呈することが特徴的である．このような眼所見

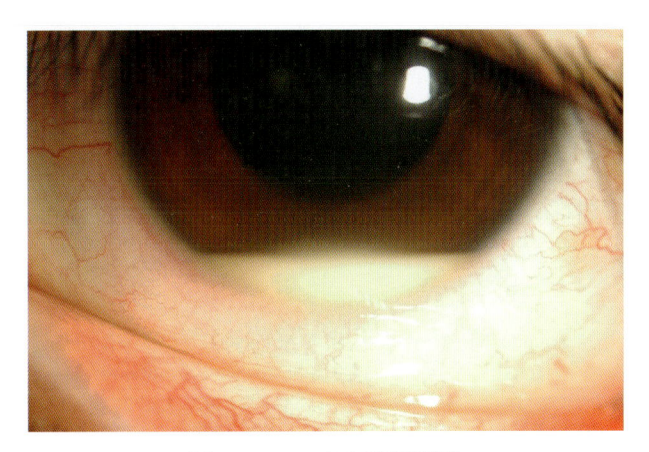

図 4　Behçet 病の前眼部写真
前房蓄膿はニボーを形成し，サラサラしており可動性に富む.

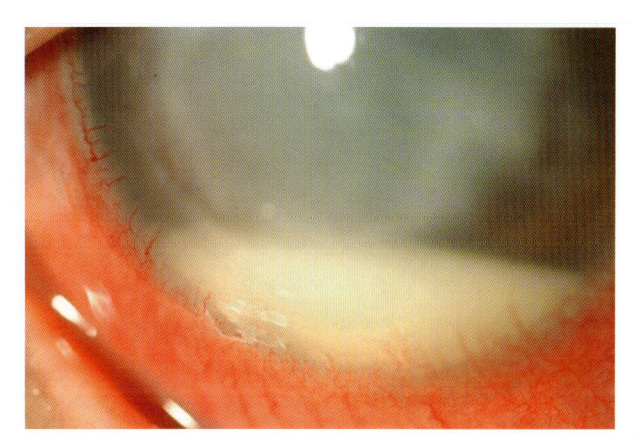

図 5　アカントアメーバ角膜炎の前眼部写真
前房蓄膿に加え，毛様充血と角膜混濁を伴っている.

表 3　原因別にみた角膜潰瘍の所見

原因	細菌性	真菌	アカントアメーバ
背景因子	コンタクトレンズ（緑膿菌）	植物などによる突き眼，長期ステロイド投与	コンタクトレンズ
進行	早い	比較的早い	遅い
角膜所見	円形（グラム陽性球菌）	羽毛様（糸状菌）	進行期は輪状
	輪状（緑膿菌）	類円形（酵母菌）	
その他特徴		衛星病巣	放射状角膜神経炎
		免疫輪	偽樹枝状角膜炎

を認め，他の主症状を認めれば Behçet 病の診断となるが，4 症状すべてが揃う完全型は少ない.

　上記のような症状がある発作時にはステロイド点眼による消炎を行い，前眼部炎症が強い場合はリンデロンの結膜下注射を併用し，後眼部の炎症に対してはトリアムシノロンの Tenon 嚢下注射を行う. 炎症を認めない非発作時はコルヒチンの内服を行うことが多いが，妊娠を希望している患者には使用できない. コルヒチンの効果が不十分な場合，もしくは忍容性に問題がある場合は抗腫瘍壊死因子（tumor necrosis factor：TNF）-α 薬のインフリキシマブを用いる. インフリキシマブ導入前には結核やウィルス性肝炎などのスクリーニングを忘れてはならない. インフリキシマブは点滴製剤のため，必ず来院する必要がある. 一方，アダリムマブであれば自己注射が可能なため，患者の状況に応じてアダリムマブの使用を検討することもある.

　前房蓄膿をきたすもっとも有名な疾患と思われるが，近年では Behçet 病自体の頻度が減っていることと，治療により発作が抑制されているためか，前房蓄膿を診る機会が減っていると思われる.

5. 角膜疾患

　「前房蓄膿といえばぶどう膜炎」という考えのもと，前房蓄膿をみた瞬間にぶどう膜炎と診断したが，実際は角膜疾患が原因であったという例も散見される. 明らかな角膜潰瘍などがあればわかりやすいが，角膜浮腫などで角膜の所見がとりづらい場合は，ぶどう膜炎と診断されてしまうこともある. 前房蓄膿をみてもあせらずにフルオレセイン染色を行い，角膜病変の有無を確認することは重要である. ここではおもに感染性角膜潰瘍についてまとめる.

　角膜潰瘍の所見としては角膜実質の融解，潰瘍部周辺の実質浮腫，実質内細胞浸潤，充血，前房内炎症所見，上皮欠損がある（**図 5**）. 感染性角膜潰瘍を疑った場合には，今後の治療方針を明確化するためにも潰瘍部の擦過培養を行う必要がある. 擦過自体により機械的に起炎菌を除去することができる. 培養の結果が判明するまでには時間がかかるため，結果を待たずに治療を開始しなけ

ればならない．感染性角膜潰瘍の原因は細菌性，真菌性，アカントアメーバなどの原虫の三つに大別できる．**表3**に原因別の特徴を簡単にまとめた．これらを参考に初期治療を検討する必要がある．

　細菌性角膜炎の四大起炎菌はブドウ球菌・肺炎球菌・緑膿菌・モラキセラである．起炎菌が同定されるまではフルオロキノロン系とβ-ラクタム系抗菌薬を併用し，起炎菌や感受性が判明し次第，薬剤を変えていくことになる．真菌性角膜炎では抗真菌薬の全身投与と局所療法を併用する．眼局所に使用できる薬剤で承認されているものはピマリシン点眼であり，他の抗真菌薬点眼は点滴製剤から自己調整する必要がある．アカントアメーバに対しては診断の意味も含めて角膜上皮を掻爬し，アカントアメーバ自体の除去を試みつつ培養などにも検体を用いる．治療薬としては0.02〜0.05％のクロルヘキシジン点眼，ピマリシン点眼，他の抗真菌点眼（自己調整）を併用し，病巣の改善が得られたら点眼回数を漸減していく．

■ ま と め

　前房蓄膿を診察した際に鑑別する疾患をまとめた．前房内に炎症細胞が存在しても前房蓄膿まで至る例は少なく，日常診療で遭遇する機会が少ないため，すぐに鑑別疾患を想起するのは困難かもしれない．前房蓄膿をきた

す可能性がある疾患は，本稿で述べたものだけではなく多岐にわたる．いずれの疾患も前房蓄膿のみで診断することはむずかしく，他の眼所見に加えて全身所見や既往歴を含めた総合的な診断が必要になる．本稿が前房蓄膿の問診や診察の際に参考になれば幸いである．

文　　献

1) Sonoda KH, Hasegawa E, Namba K et al：Epidemiology of uveitis in Japan：a 2016 retrospective nationwide survey. *Jpn J Ophthalmol* **65**：184-190, 2021
2) Sakai JI, Usui Y, Sakai M et al：Clinical statistics of endogenous uveitis：comparison between general eye clinic and university hospital. *Int Ophthalmol* **30**：297-301, 2010
3) Oswal KS, Sivaraj RR, Stavrou P et al：Clinical features of patients with diabetes mellitus presenting with their first episode of uveitis. *Ocul Immunol Inflamm* **17**：390-393, 2009
4) Tanaka H, Akaza T, Juji T：Report of the Japanese Central Bone Marrow Data Center. *Clin Transpl* 139-144, 1996
5) 秦野　寛，井上克洋，的場博子ほか：日本の眼内炎の現状－発症動機と起炎菌－．日眼会誌 **95**：369-376, 1991
6) Ohno S, Ohguchi M, Hirose S et al：Close association of HLA-Bw51 with Behçet's disease. *Arch Ophthalmol* **100**：1455-1458, 1982
7) Itoh Y, Inoko H, Kulski JK et al：Four-digit allele genotyping of the HLA-A and HLA-B genes in Japanese patients with Behçet's disease by a PCR-SSOP-Luminex method. *Tissue Antigens* **67**：390-394, 2006

＊　　＊　　＊

Q2 豚脂様角膜後面沈着物を診たときに考える鑑別疾患は

回答者　白濱新多朗[*]

A

- ■罹患眼（片眼性・両眼性），ぶどう膜炎の炎症部位（前部・中間・後部，汎ぶどう膜炎）を確認することで，初めに所見診断を行う．
- ■片眼性であれば感染性ぶどう膜炎，両眼性であれば非感染性ぶどう膜炎を考える．
- ■感染性ぶどう膜炎の場合はヘルペス性虹彩炎，結核性ぶどう膜炎，梅毒性ぶどう膜炎を鑑別にあげる．
- ■非感染性ぶどう膜炎の場合はサルコイドーシス，Vogt・小柳・原田病を鑑別にあげる．
- ■やみくもに検査をオーダーするのではなく，鑑別診断に基づいた検査を行うことが重要である．

形態による角膜後面沈着物の分類

角膜後面沈着物（keratic precipitates：KPs）は前房内の白血球が角膜後面に沈着したものである．KPsは形態により微塵状KPs（**図1a**）と豚脂様KPs（**図1b**）に分類され，微塵状KPsは非肉芽腫性ぶどう膜炎，豚脂様KPsは肉芽腫性ぶどう膜炎に特徴的な所見である[1]．

豚脂様KPsと微塵状KPsの正体

非肉芽腫性炎症は好中球主体の炎症で，好中球は細胞同士の接着性に乏しく細胞は散らばるため，微塵状KPsの形態を呈する（**図2a**）．一方で，肉芽腫性炎症はマクロファージとリンパ球が主体の炎症で，リンパ球とマクロファージはお互いの接着を介して活性化するため，細胞集塊を形成し豚脂様KPsの形態を呈する（**図2b**）．このようにKPsの鑑別は，非肉芽腫性と肉芽腫性ぶどう膜炎の鑑別に非常に有用である．

非肉芽腫性と肉芽腫性ぶどう膜炎の鑑別の重要性

非肉芽腫性と肉芽腫性ぶどう膜炎の鑑別は，二つの理由で重要である．

一つ目は，非感染性ぶどう膜炎において適切な抗炎症療法を選択できるためである．非肉芽腫性炎症は好中球主体の急性炎症であるために持続は短期間であることから，抗炎症療法の集中投与が基本となる．一方で，肉芽腫性炎症はリンパ球，マクロファージによる慢性炎症で

あることから長期間にわたって持続する．そのため，抗炎症療法は持続投与が基本となる．

二つ目は，感染性ぶどう膜炎において原因病原体を推測できるからである．感染病原体には，病原体それ自身で増殖できる細胞外病原体と宿主細胞に依存してのみ増殖できる細胞内病原体がある[2]．具体的には，細胞外病原体はほとんどの細菌と全ての真菌，細胞内病原体は結核菌，梅毒トレポネーマなど一部の細菌，原虫，すべてのウイルスがある．

細胞外病原体は好中球が貪食したあとに細胞内で殺傷される．好中球主体の炎症であるため，細胞外病原体による感染性ぶどう膜炎では微塵状KPsを呈する．一方で，細胞内病原体の場合はマクロファージが感染細胞を取り囲み，リンパ球の助けを借りて病原体を殺傷する[3]．

*Shintaro Shirahama：東京大学医学部眼科学教室
〔別刷請求先〕　白濱新多朗：〒113-8655 東京都文京区本郷7-3-1　東京大学医学部眼科学教室

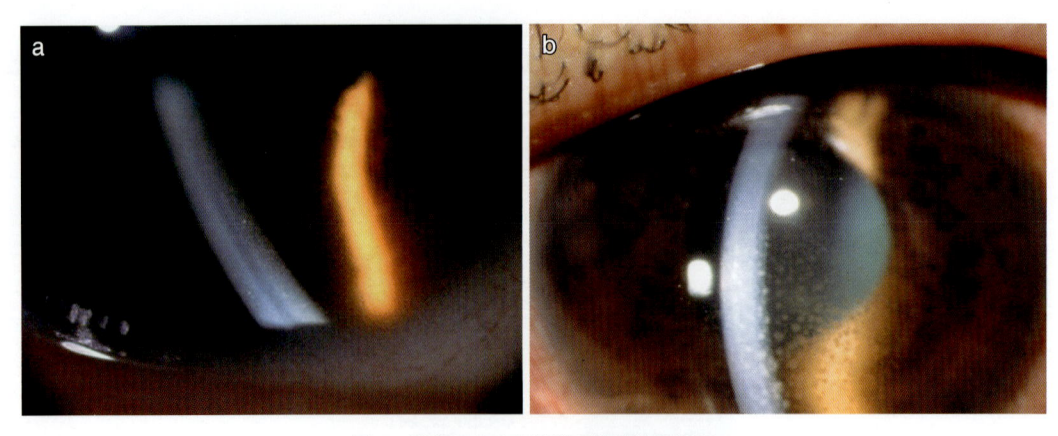

図1　形態による角膜後面沈着物の分類
a：微塵状角膜後面沈着物．b：豚脂様角膜後面沈着物．

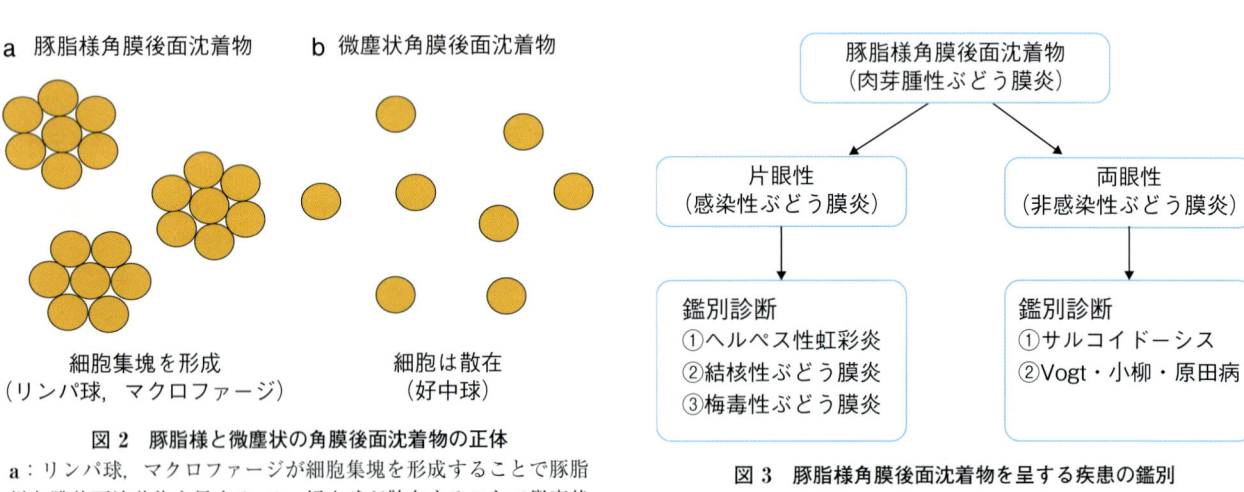

a　豚脂様角膜後面沈着物　　b　微塵状角膜後面沈着物

細胞集塊を形成
（リンパ球，マクロファージ）

細胞は散在
（好中球）

図2　豚脂様と微塵状の角膜後面沈着物の正体
a：リンパ球，マクロファージが細胞集塊を形成することで豚脂様角膜後面沈着物を呈する．b：好中球が散在することで微塵状角膜後面沈着物を呈する．

豚脂様角膜後面沈着物
（肉芽腫性ぶどう膜炎）

片眼性
（感染性ぶどう膜炎）

両眼性
（非感染性ぶどう膜炎）

鑑別診断
①ヘルペス性虹彩炎
②結核性ぶどう膜炎
③梅毒性ぶどう膜炎

鑑別診断
①サルコイドーシス
②Vogt・小柳・原田病

図3　豚脂様角膜後面沈着物を呈する疾患の鑑別
片眼性であればヘルペス性虹彩炎，結核性ぶどう膜炎，梅毒性ぶどう膜炎を鑑別にあげる．両眼性であればサルコイドーシス，Vogt・小柳・原田病を鑑別にあげる．

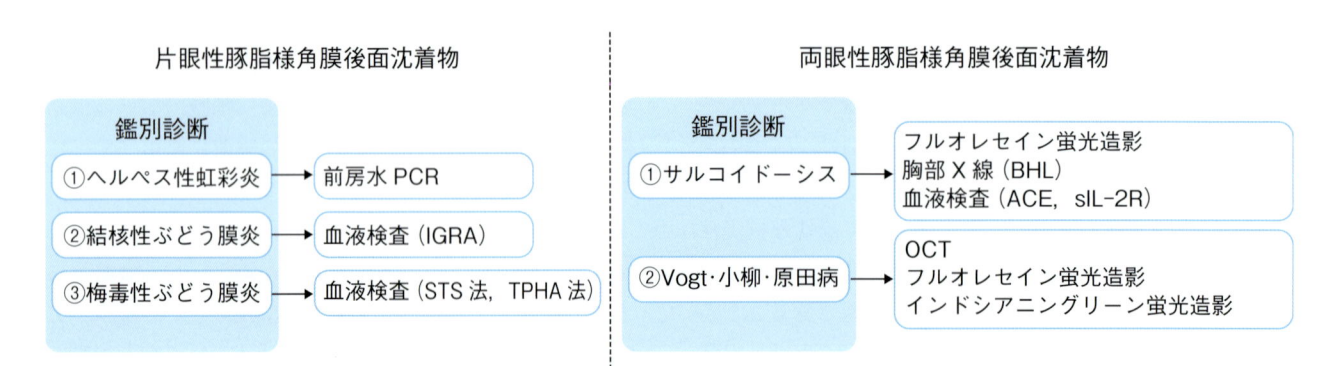

片眼性豚脂様角膜後面沈着物

鑑別診断
①ヘルペス性虹彩炎　→　前房水 PCR
②結核性ぶどう膜炎　→　血液検査（IGRA）
③梅毒性ぶどう膜炎　→　血液検査（STS 法，TPHA 法）

両眼性豚脂様角膜後面沈着物

鑑別診断
①サルコイドーシス　→　フルオレセイン蛍光造影
胸部 X 線（BHL）
血液検査（ACE，sIL-2R）

②Vogt・小柳・原田病　→　OCT
フルオレセイン蛍光造影
インドシアニングリーン蛍光造影

図4　豚脂様角膜後面沈着物を呈する各鑑別診断に基づいた適切な検査のオーダー
鑑別診断に基づいて各鑑別診断に特異的な検査を行う．
PCR：polymerase chain reaction, IGRA：interferon-gamma releasing assay, STS：serologic test for syphilis, TPHA：treponema pallidum hemagglutination test, ACE：angiotensin converting enzyme, BHL：bilateral hilar lymphadenopathy, sIL-2R：soluble interleukin-2 receptor, OCT：optical coherence tomography.

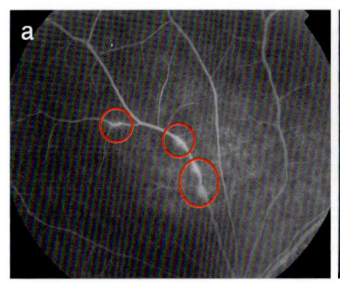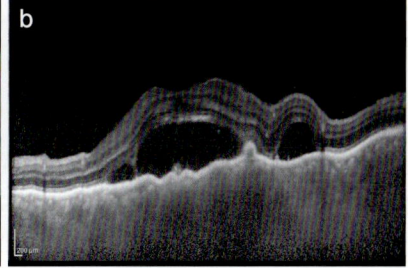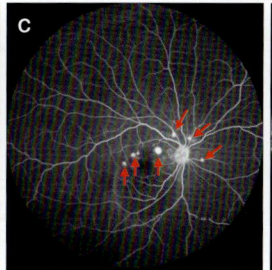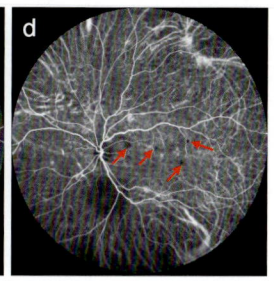

図 5　サルコイドーシス，原田病に特異的な検査所見

a：蛍光眼底造影で静脈に結節性血管炎（赤丸）を認める（サルコイドーシス）．**b**：OCT 像で隔壁を伴う漿液性網膜剥離，RPE の波打ち像，脈絡膜肥厚を認める（原田病）．**c**：FA で多発する点状の蛍光漏出（造影早期，➡）を認める（原田病）．**d**：IA（造影早期）で後極部に充填欠損による低蛍光斑（dark spot，➡）を認める（原田病）．

リンパ球とマクロファージが主体の炎症であるため，細胞内病原体による感染性ぶどう膜炎では豚脂様 KPs を呈する．

豚脂様 KPs を呈する疾患の鑑別

豚脂様 KPs により肉芽腫性ぶどう膜炎と判明したら，初めに罹患眼（片眼性・両眼性），ぶどう膜炎の炎症部位（前部・中間・後部，汎ぶどう膜炎）を確認する．片眼性であれば感染性ぶどう膜炎，両眼性であれば非感染性ぶどう膜炎を考える．

片眼性（感染性ぶどう膜炎）のぶどう膜炎の場合は，①ヘルペス性虹彩炎，②結核性ぶどう膜炎，③梅毒性ぶどう膜炎を鑑別診断にあげる（**図 3**）．鑑別診断に基づいて，①に対しては原因ウイルス同定のために前房水を用いてポリメラーゼ連鎖反応（polymerase chain reaction：PCR）法を行う．②に対してはインターフェロン-γ 遊離試験，③に対しては梅毒血清検査を行う（**図 4**）．

両眼性（非感染性ぶどう膜炎）のぶどう膜炎の場合は①サルコイドーシス，②Vogt・小柳・原田病を鑑別診断にあげる（**図 3**）．鑑別診断に基づいて，①に対してはフルオレセイン蛍光造影（fluorescein angiography：FA），胸部 X 線，血液検査，②に対しては光干渉断層計（optical coherence tomography：OCT），FA ならびにインドシアニングリーン蛍光造影（indocyanine green angiography：IA）を行う（**図 4**）．

サルコイドーシスに特徴的な所見は，FA における静脈の結節性血管炎がある（**図 5a**）[4]．一方で，原田病に特徴的な所見は OCT で隔壁を伴う漿液性網膜剥離，網膜色素上皮の波打ち，脈絡膜肥厚がある（**図 5b**）[5]．さらに，FA では造影早期における多発する点状の蛍光漏出（**図 5c**），IA では造影早期における充填欠損による低蛍光斑（dark spot，**図 5d**）がある[5]．

上記の診断フローにはもちろん例外も存在する．しかし，上記の診断プロセスの基礎を身につけておくことで，豚脂様 KPs を呈する疾患に遭遇した場合に自信をもって対応することが可能となる．

ま と め

豚脂様 KPs を呈するぶどう膜炎に遭遇した場合は，診察（細隙灯顕微鏡，検眼鏡）を通して①罹患眼（片眼性，両眼性），②炎症部位（前部・中間部・後部，汎ぶどう膜炎）により初めに所見診断を行う．次に，所見診断の情報に基づいて鑑別診断をあげ，各鑑別診断に基づいた適切な検査を行う．この診断プロセスを踏襲することで，豚脂様 KPs を呈するぶどう膜炎の原因疾患を適切に推定することが可能となる．

文　　献

1) Chan NS, Chee SP：Keratic precipitates：the underutilized diagnostic clue. *Ocul Immunol Inflamm* **29**：776-785, 2021
2) Casadevall A, Fang FC：The intracellular pathogen concept. *Mol Microbiol* **113**：541-545, 2020
3) Tam JC, Jacques DA：Intracellular immunity：finding the enemy within--how cells recognize and respond to intracellular pathogens. *J Leukoc Biol* **96**：233-244, 2014
4) Bazewicz M, Heissigerova J, Pavesio C et al：Ocular sarcoidosis in adults and children：update on clinical manifestation and diagnosis. *J Ophthalmic Inflamm Infect* **13**：41, 2023
5) Lavezzo MM, Sakata VM, Morita C et al：Vogt-Koyanagi-Harada disease：review of a rare autoimmune disease targeting antigens of melanocytes. *Orphanet J Rare Dis* **11**：29, 2016

Q3 前房フレアが高い疾患・状態の鑑別法を教えてください

回答者 松 宮 亘[*]

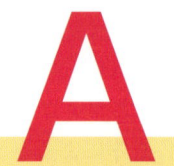

■前房フレアは，眼内炎症由来の前房内の蛋白質濃度上昇により，細隙灯顕微鏡検査時に前房水中を通過したスリット光の経路が映し出される Tyndall 現象をさす．
■前房内フレアの臨床グレードは，スリット光の混濁度と虹彩紋理の見え方により 5 段階に分類される．
■レーザーフレアフォトメーターは前房フレアの客観的評価方法の代表的機器であり，ぶどう膜炎に伴う前房炎症の非侵襲的な定量評価が可能である．
■ぶどう膜炎，手術・外傷，感染症，眼内異物，低眼圧，特定の薬剤などにより前房フレア高値が誘発される．

はじめに

前房フレアとは，炎症を伴う眼前房内に細隙灯顕微鏡検査を用いて斜めのスリット光線を当てると，入射光線の後方散乱により光の通過経路が可視化される現象をさす．この現象は，1869 年に Tyndall によって初めて報告された「粒子のサイズが光の波長より大きいと白色光が散乱する」という物理現象（Tyndall 効果）に基づいており，房水中の蛋白質含量の上昇によって生じるとされる．つまり，この細隙灯顕微鏡の光により前房内の細胞や蛋白質が照らし出される現象は，太陽光により空気中のほこりが照らされる現象と同じ原理により生じている．

元来，眼炎症疾患であるぶどう膜炎では，前眼部の代謝維持に関与する虹彩血管内皮細胞と毛様体の無色素上皮細胞より構成される血液房水柵の破綻・機能低下により，房水中の蛋白や血球成分が増加している．そのため，実臨床における前房フレアの観察は，ぶどう膜炎における眼内炎症の程度や血液房水柵の破綻に関する重要な情報を示している．

臨床グレード

前房の炎症を評価するもっとも標準的な方法は，細隙灯顕微鏡検査を用いたグレーディングである．細隙灯顕微鏡を用いた眼の炎症所見（前房細胞，フレア，結膜充血，硝子体混濁など）を半定量化して記載する試みは，1959 年の Hogan らの基準[1]があり広く用いられてきた．

Hogan らは 1,700 例のぶどう膜炎症例の観察を通して，激しい眼内炎症発作では前房フレアはより強く，慢性状態では前房フレアはしばしば微弱で一定していると報告した．また Hogan らは，低眼圧や眼球癆の状態でなければ，持続する前房フレアは活動性の炎症を示唆すると主張した．

そして評価方法については，暗順応した観察者が暗室で中等度の照明と高倍率を用いて細いスリットの長いビームを用いて観察した場合，前房フレアをもっともよく検出することができると述べている．

当時，Hogan らの提唱した分類は以下となる．

0＝フレアなし

1＋＝かすかなフレア（ほとんど描出されない）

2＋＝中等度のフレア（虹彩と水晶体の詳細を観察可能）

＊Wataru Matsumiya：神戸大学大学院医学研究科外科系講座眼科学分野
〔別刷請求先〕 松宮 亘：〒650-0017 神戸市中央区楠町 7-5-2 神戸大学大学院医学研究科外科系講座眼科学分野

0910-1810/24/¥100/頁/JCOPY

3＋＝高度のフレア（虹彩と水晶体の不明瞭）

4＋＝非常に激しいフレア（フィブリンを伴う）

1987年に国際ぶどう膜炎研究会（International Uveitis Study Group：IUSG）が，ぶどう膜炎の解剖学的分類や臨床経過の表記に用いる用語の基準を策定した．これを経て，2005年に約50名のぶどう膜炎の専門家からなる国際ワーキンググループである Standardization of Uveitis Nomenclature（SUN）Working Group によって，Hogan らの提唱したグレーディングに大きな変更は加えられずにおおむねそのまま継承された．

評価方法は，細隙灯顕微鏡で縦横の幅を短くしたスリット光を前房内に通過させ，そのスリット光の混濁度と虹彩紋理の見え方を観察することで，前房内フレアの強さを0，1＋，2＋，3＋，4＋の5段階で評価している[2]．前房フレアの臨床グレーディングは，眼科医であれば誰でも診察の一環として簡便に評価を行うことができる点で優れた評価方法である．一方で，検者の主観に左右されやすく，検者間および診察機器の間で標準化を図ることがむずかしく，客観性に乏しい点に注意を要する．

前房フレアの定量的評価方法

1．レーザーフレアフォトメーター

以前より，前述した細隙灯顕微鏡による前房フレアのグレーディングの欠点を補完し，臨床的にも使用可能な定量化装置の開発が行われてきた．

興和と澤充博士らによって1988年に開発されたのがレーザーフレアフォトメーター（laser flare photometer：LFP）で，前房フレア強度を鋭敏に定量し得る非侵襲的な装置である．測定原理としては，まず被検眼の前房内に焦点を結ぶレーザー光を照射して，前房内の測定領域を垂直方向に走査する．そして，房水中の測定領域に存在する蛋白質粒子からの散乱光を受光素子で検出後に電気信号に変換し，眼球内の前房水中の蛋白濃度と相関のあるフレア値として算出する．

最新のLFPであるFM-600には，視認性の高い635nmの半導体レーザーが採用されており，前眼部モニター画面によりフレア測定部位を設定できるうえ，400lx以下であれば明室でも測定可能となっている．このFM-600とは異なる開発コンセプトの市販機FM-700も存在する．

なお，散瞳薬自体によるフレア値の変化を軽減するために，測定に際しては散瞳薬点眼から30〜60分後に測定することが望ましいとされる．

LFPは，臨床検査では同定できないような微妙な疾患活動性を検出することが可能であり，臨床的グレーディングと比較してより高い精度を提供することができる．またLFPは，細隙灯顕微鏡検査による評価と比較すると外傷性（術後，レーザー後）およびぶどう膜炎に伴う前房炎症の評価において感度が優れているとされており，ぶどう膜炎患者における術後の囊胞様黄斑浮腫や後眼部活動性のリスクを予測するための優れたツールとして報告されている[3]．

2．前眼部フルオロフォトメトリー

フルオレセインは蛋白と比べて分子量が小さいため，血液眼内柵の透過性の亢進や障害があると血中から漏出し，肉眼では観察できない病変の存在をも精密に反映しうる．眼内に漏出したフルオレセイン濃度を測定する前眼部フルオロフォトメトリーは，血液房水関門機能の定量的評価方法として臨床・研究に導入されてきた．Fearnley らによる前部ぶどう膜炎患者と正常患者を対象とした研究では，前房フレアスコアと診察時の蛍光レベルとの間に，有意な相関が認められた[4]．しかし，前眼部フルオロフォトメトリーの使用においては，フルオレセインの侵襲性や反復測定ができないなどの課題も有している．

3．前眼部OCT

光干渉断層計（optical coherence tomography：OCT）は，生体組織などの透明または半透明な物質の断面画像を非侵襲的に高解像度で取得するイメージング技術であり，その進化により網膜などの眼底の微細な構造の描出から角膜の形状解析にまで用いられる．とくに前眼部OCTは虹彩，角膜，結膜，強膜など前眼部のさまざまな組織構造を描出することが可能であり，細隙灯顕微鏡では前眼部の可視化が困難な場合でも，眼球の高解像度の二次元または三次元の断面画像を提供可能である．また，近年では前眼部OCTを用いた前眼部の眼内炎症の評価法が研究されている．

Invernizzi らはスウェプトソース前眼部OCT（swept source anterior segment optical coherence tomography：SS-OCT）を用いて前房細胞測定と前房内輝度の測定を行い，眼内炎症の重症度に相関するかどうかにつ

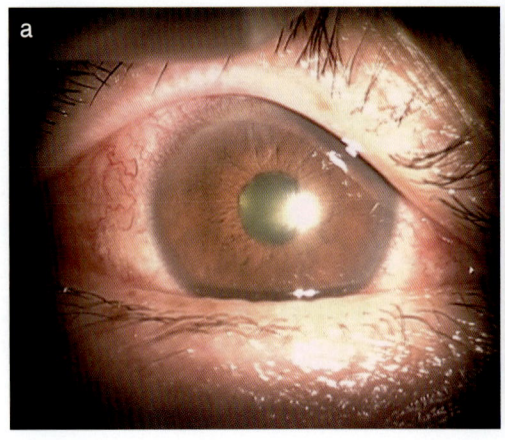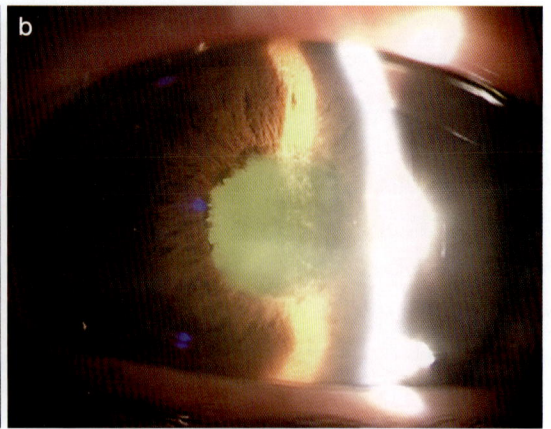

図1 急性期の Vogt・小柳・原田病による汎ぶどう膜炎（51歳，男性．右眼）
a：顕著なびまん性の毛様充血を認める（広角）．**b**：高度な前房フレアを認め，虹彩の形状は不明瞭に描出される（拡大）．前房フレアグレード3＋（SUN 基準）.

いての前向き研究を行っている[5]．200×200 ピクセル内の房水の輝度を空気の輝度で除した値（房水の輝度÷空気の輝度）を AR インデックスとよぶが，これを前房内輝度の指標として用いることにより前房フレアとの相関が評価された．結果として，AR インデックスは活動性ぶどう膜炎で有意に高く，前房フレアグレーディングの重症化に伴って上昇を認めることが示された．また，LFP の値と AR インデックスに良好な正の相関を認め，前眼部の眼内炎症の評価法における前眼部 OCT の臨床応用が期待されている[5]．

疾患および状態の鑑別

1．前房フレアのメカニズム

大鹿らによると，蛋白分子は健常な血液房水柵を通過できず，毛様体血管の fenestration から漏れ出し，虹彩実質を経てある特定の容積をもつ房水中に拡散していくとされる．また，正常状態の房水蛋白濃度は少なくとも下記四つの因子，すなわち① fenestration よりの漏れ出しの速度，②虹彩実質を経て房水中に拡散する速度，③前房容積，④房水流量によって決定されているとされる[6]．

2．前房フレアの高い疾患

以下に，前房フレアが高値を示す原因となるおもな疾患や状態を述べる．

a．ぶどう膜炎（虹彩炎，虹彩毛様体炎）

症例を**図1**に示す．大鹿らはぶどう膜炎において房水蛋白濃度が増加している主因として，眼内炎症に伴って

生じる血液房水柵の破綻である可能性が高いと述べており，その理由を以下の①〜③のように考察している．

①正常状態では，前述のように血液中の蛋白分子が毛様体血管の fenestration から漏れ出し，虹彩実質を経て前房中に拡散していく経路が主であること．

②家兎眼の実験的ぶどう膜炎モデルで，標識蛋白は網膜下液中に出現せず，蛋白の眼内への流入路は毛様体上皮の破壊，あるいは同部の血管増殖性変化に由来するものであった．また，猿眼の実験的ぶどう膜炎モデルでも，毛様体系色素上皮の透過性が著しく充進していた．

③Behçet 病患者では，虹彩血管からの蛍光漏出が正常群よりも高度に認められていた．

b．内眼手術後（白内障手術，硝子体手術，緑内障手術など），眼外傷（直接的な眼外傷，穿孔性眼外傷）

手術介入による物理的な刺激やレンズ異物反応などが原因で炎症が誘発され，前房フレアが観察されることがある（**図2**）．たとえば久保田らは，前房穿刺時における血液房水柵の破綻の経時的変化についてサルを用いて形態学的に検討し，術後1週間後から長期にわたって血液房水柵の破綻が生じる可能性を示している[7]．

c．感染症（細菌性，ウイルス性，真菌性眼炎）

感染が原因で炎症が進行し，蛋白質の漏出が前房フレアとして観察される（**図3**）．とくにヘルペスウイルスによる前眼部炎症や，細菌性の内眼炎に特徴的である．

眼内異物（眼内レンズなど）に対する反応：

眼内レンズの材質に対する反応や，不適切な位置にあるレンズによって前房フレアが引き起こされることがある．

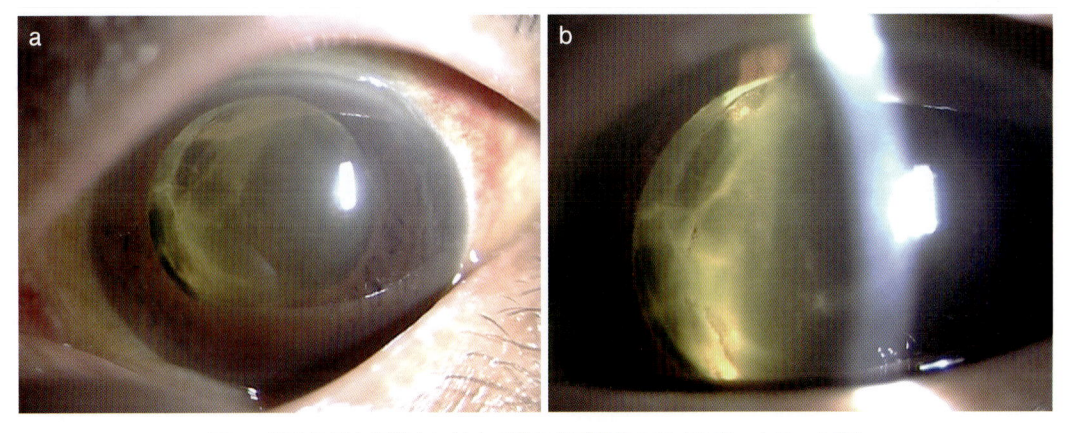

図2 増殖糖尿病網膜症に対する硝子体手術後3日（60歳，女性．左眼）

a：IOL 前面に顕著なフィブリン析出を認める．**b**：高度な前房フレアを認める．虹彩の形状は不明瞭に描出され，フィブリンにより IOL の詳細な観察はできない（拡大）．前房フレアグレード 3+（SUN 基準）．

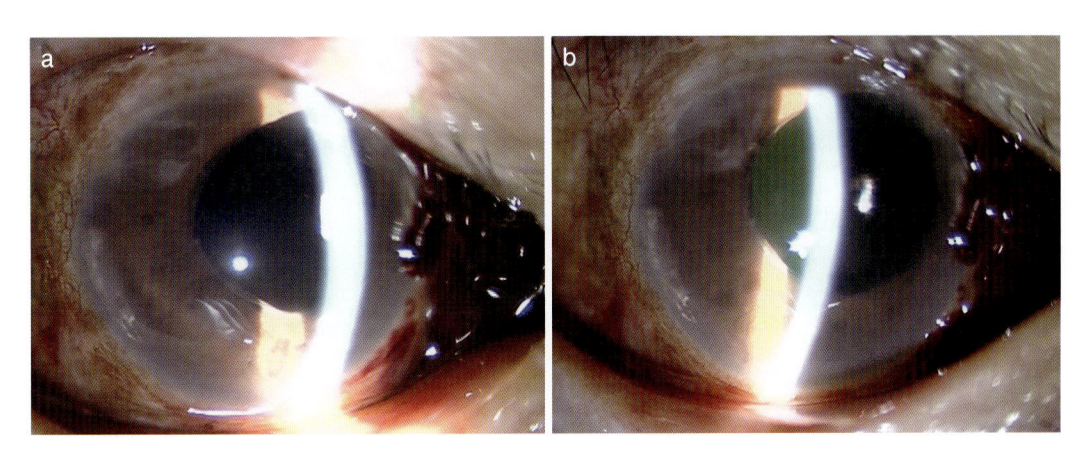

図3 ヘルペス性ぶどう膜炎（57歳，男性．右眼）

a：レーザーフレアフォトメーターでフレア値 300 以上の高度の前房フレアを呈する．**b**：FA 後に前房内に蛍光色素の析出を認める．前房フレアグレード 3+（SUN 基準）．

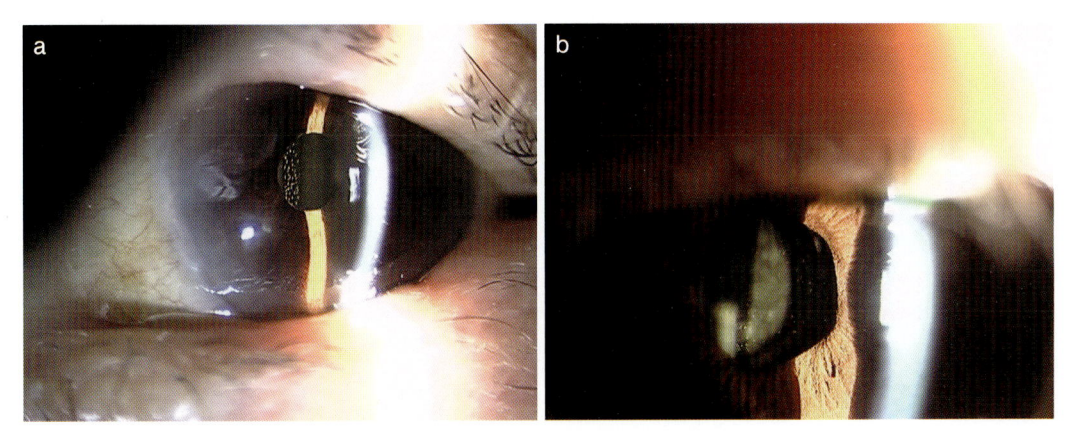

図4 未治療網膜剝離による低眼圧（3 mmHg．57歳，男性．右眼）

a：前眼部に明らかな充血は認めないが，中等度の前房フレアを認める（広角）．**b**：前房フレアはあるが，虹彩紋理の詳細な観察は可能（拡大）．前房フレアグレード 2+（SUN 基準）．

d. 低眼圧（網膜剝離など）

症例を**図4**に示す．眼圧が低いと房水が硝子体・網膜側へ引かれることによって房水のbulk flowが減少し，房水の減少による前房蛋白相対量の増加が生じるためと考えられている．アセタゾラミドの内服により房水産生を抑制し低眼圧にすると前房フレア値の上昇がみられたとの報告や，網膜剝離眼で房水流量と産生低下が生じ低眼圧となり，前房フレア値上昇が認められると報告されている[8]．

e. 薬剤性〔フェニレフリン，トロピカミド，プロスタグランジン E_2，プロスタグランジン E_2 受容体拮抗薬，イソプロピルウノプロストン（プロスタグランジン関連，緑内障治療薬）〕

特定の薬剤が原因で炎症反応や房水流量の変化が生じることが知られており，それによって前房フレアが誘発される場合がある．

おわりに

前房フレアの評価には細隙灯顕微鏡を用いた詳細な前眼部診察が不可欠であり，客観的な評価にはLFPのような解析機器を用いた前房フレアの定量化も重要である．

前房フレアの原因はぶどう膜炎を代表として多岐にわたるため，原因検索においては潜在的なさまざまな可能性を検討しなければならない．当然，治療法の選択には原因疾患の特定が重要であり，治療は抗炎症薬，免疫抑制薬，感染症に対する抗菌薬や抗ウイルス薬など，原因に応じたアプローチが求められる．また，慢性的な炎症に対しては，炎症の再発を抑える長期的な管理が必要になるため，継続的な前房フレアの評価が重要である．

文　献

1) Hogan MJ, Kimura SJ, Thygeson P：Signs and symptoms of uveitis. I. Anterior uveitis. *Am J Ophthalmol* **47**：155-170, 1959
2) 大野重昭，岡田アナベルあやめ，後藤　浩：日本眼炎症学会ぶどう膜炎診療ガイドライン作成委員会：ぶどう膜炎診療ガイドライン．日眼会誌 **123**：635-695, 2019
3) Tugal-Tutkun I, Yalçındağ FN, Herbort CP：Laser flare photometry and its use in uveitis. *Expert Rev Ophthalmol* **7**, 449-457, 2012
4) Fearnley IR, Spalton DJ, Smith SE：Anterior segment fluorophotometry in acute anterior uveitis. *Arch Ophthalmol* **105**：1550-1555, 1987
5) Invernizzi A, Marchi S, Aldigeri R et al：Objective quantification of anterior chamber inflammation：measuring cells and flare by anterior segment optical coherence tomography. *Ophthalmology* **124**：1670-1677, 2017
6) 大鹿哲郎，新家　眞，増田寛次郎：正常人眼における前房フレアーの日内変動　フレアー・セルメーターを用いて．日眼会誌 **92**：1196-1201：1988
7) 久保田敏昭，大西克尚，石橋達朗ほか：前房穿開後の血液房水棚破綻に関する形態学的研究．日眼会誌 **94**：243-249, 1990
8) 渡辺　健，出田秀尚，中武純二ほか：裂孔原性網膜剝離眼における前房フレア値の検討—その1　臨床所見とフレア値の関係—．日眼会誌 **98**：653-657, 1994

*　　　*　　　*

Q4 ぶどう膜炎で緊急性が高い疾患・状態の鑑別法を教えてください

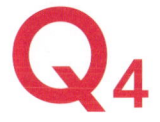

回答者　竹内正樹*

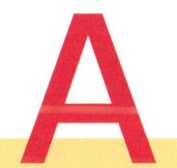

■ ぶどう膜炎はさまざまな臨床像を呈するが，緊急性の高い疾患もあるため，適切な診断と早期治療が重要となる．

■ ぶどう膜炎では充血，霧視，視力低下などがみられるが，自覚症状だけで原因疾患を診断することはむずかしく，全身症状や細隙灯顕微鏡検査，画像検査，検体検査などの所見をあわせて診断につなげていく．

■ ぶどう膜炎の病因は大きく感染性と非感染性に分けられるが，安易な副腎皮質ステロイドの使用は病状を悪化させる可能性があるため注意が必要である．

■ ぶどう膜炎では炎症，浅前房，iris bombé，ステロイドレスポンダーなどのさまざまな理由で高眼圧に至ることがあるため，原因を鑑別したうえで病態に応じた治療を行う．

ぶどう膜炎

ぶどう膜は虹彩，毛様体，脈絡膜からなる眼球の中膜を構成する組織であり，眼球の温度の恒常性や栄養などにおいて重要である．そのため，ぶどう膜は血管密度が高く血流に富んでいるが，その一方で種々の原因により炎症を生じやすい．ぶどう膜炎の臨床像は原因疾患によってさまざまである．また，原因疾患や合併症によっては治療の遅れが視機能予後に大きく影響することもある．ぶどう膜炎の鑑別には，患者の年齢や性別，発症形式，片眼性/両眼性，再発の有無，全身症状や既往歴，炎症の部位や性状，治療薬への反応，検体検査，画像検査などを手掛かりに診断を進めていく．

感染性/非感染性ぶどう膜炎

ぶどう膜炎診療において，感染性ぶどう膜炎と非感染性ぶどう膜炎を鑑別することは，治療を行ううえで非常に重要なポイントとなる．非感染性ぶどう膜炎の場合は副腎皮質ステロイドをはじめとする消炎治療が行われる．一方で感染性ぶどう膜炎，とくに眼球への感染そのものが炎症の原因となっている疾患では，抗菌薬や抗ウイルス薬，抗真菌薬の投与などによる病原体の駆除が治療の基本となる．感染性ぶどう膜炎を非感染性と見誤ると，病原体への治療がされないまま副腎皮質ステロイドが投与されることとなり，病原体の感染を助長しぶどう膜炎を一気に増悪させるリスクがある．しかし，診療の現場では感染性か非感染性かを鑑別することがむずかし

い患者に遭遇することも珍しくない（図1, 2）．このような患者では，治療薬への反応に細心の注意を払いながら適切な治療を選択していく必要がある．また，感染性ぶどう膜炎でも副腎皮質ステロイドの消炎効果によって一時的に所見が改善することがあることを留意する．

緊急性の高い自覚症状・所見

1. 自覚症状

ぶどう膜炎では充血や炎症細胞，硝子体混濁による霧視や羞明，飛蚊症，視力低下などを自覚する．ぶどう膜炎の自覚症状は非特異的であり，原因疾患の鑑別を自覚症状から行うことはむずかしい．感染性眼内炎では前述

*Masaki Takeuchi：横浜市立大学医学部眼科学
〔別刷請求先〕　竹内正樹：〒236-0004 横浜市金沢区福浦3-9　横浜市立大学医学部眼科学

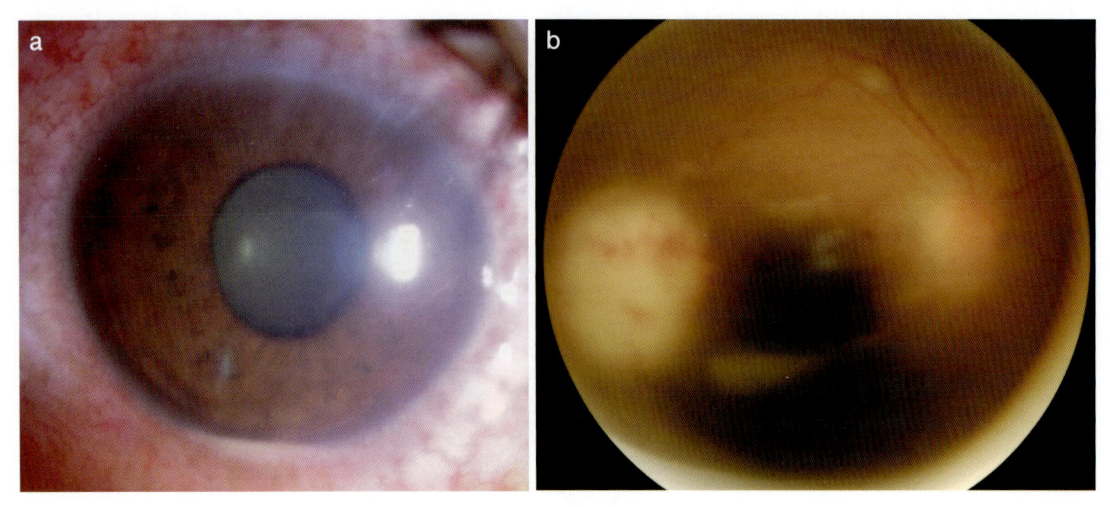

図1 内因性感染性眼内炎

a：前眼部．**b**：眼底所見．前房蓄膿や眼底に滲出斑がみられる．既往歴のない30代男性に生じたことから，Behçet病も疑われた．未治療の糖尿病がみつかり，眼内液よりメチシリン耐性黄色ブドウ球菌が同定された．

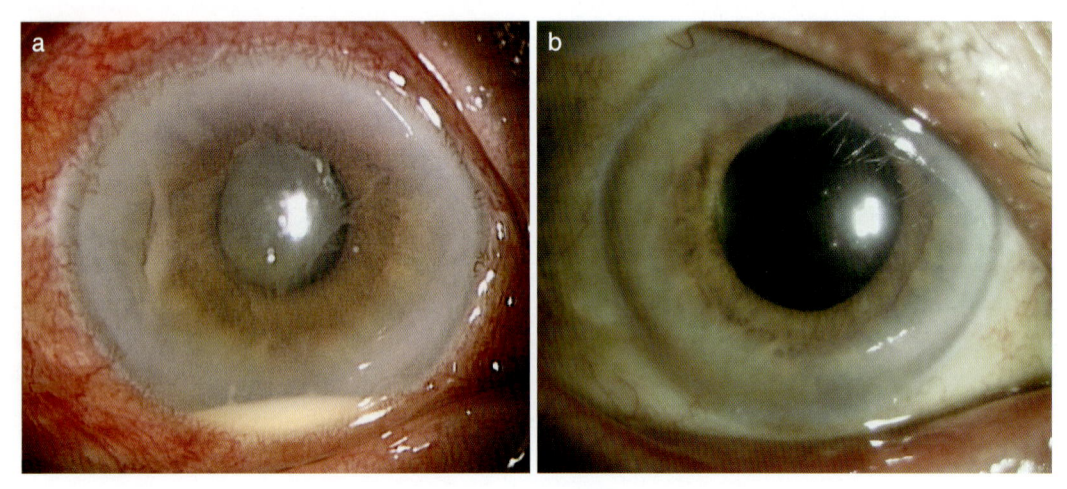

図2 80代男性に生じた前房蓄膿を伴うぶどう膜炎

a：内因性細菌性眼内炎を疑い，抗菌薬の硝子体注射が行われたが改善がなく，前房水塗抹培養も陰性であった．
b：副腎皮質ステロイドの点眼で軽快した．

の自覚症状に加えて眼脂や眼痛を伴いやすい．

2. 前房蓄膿

虹彩毛様体炎によって血液房水関門が破綻すると，炎症細胞やフィブリンなどが血管から漏れ出し，重力により細胞成分が前眼部の下方隅角に蓄積する（前房蓄膿）．前房蓄膿は急性期の強い前眼部炎症を意味するため，緊急性の高い所見といえる．前房蓄膿を生じるぶどう膜炎は非感染性，感染性を含めてさまざまであり，Behçet病，急性前部ぶどう膜炎，感染性眼内炎，糖尿病虹彩炎，腫瘍による仮面症候群，眼内手術後に生じる中毒性前眼部症候群（toxic anterior segment syndrome：TASS）などがある．前房蓄膿は細隙灯顕微鏡検査で，前眼部所見として観察されるが，少量の場合は隅角鏡を用いないと観察できないため，ぶどう膜炎患者では隅角鏡による隅角の観察も必須である（**図3**）．Behçet病でみられる前房蓄膿は，さらさらとした性状でありニボーを形成する．一方で，急性前部ぶどう膜炎や感染性ぶどう膜炎ではフィブリンの析出を伴い，粘性の高い前房蓄膿となる．

3. 高 眼 圧

ぶどう膜炎患者において続発緑内障は頻度の高い合併

であり，ぶどう膜炎の視機能障害の主要な原因となる．とくに，ヘルペス性虹彩毛様体炎では多くの患者で高眼圧をきたす．なかには，眼圧が40～50 mmHg台まで上昇するケースもあり，緊急に対応する必要がある．眼圧上昇の要因として，炎症による線維柱帯の流出抵抗の増大や，毛様体前方移動による隅角閉塞，炎症により生じた周辺虹彩前癒着による線維柱帯の閉塞などの物理的な房水流出路障害，さらにはステロイドレスポンダーといわれる副腎皮質ステロイドによる眼圧上昇などがあげられる．炎症が原因と考えられる場合は，消炎治療を強化する．一方で，ステロイドに反応して眼圧が上昇している場合は，ステロイドの減量や中止を検討する．眼圧上昇の原因が炎症にあるか，ステロイド点眼によるものかを鑑別することはときに困難である．炎症の活動性，隅角所見，ステロイド点眼の回数，治療期間，眼圧の推移などをもとに鑑別していく．

4. 浅 前 房

ぶどう膜炎では，いくつかの機序により前房が浅くなり，房水流出が妨げられることで上述した眼圧上昇をきたすこともある．Vogt・小柳・原田病では，毛様体の炎症により毛様体の前方回旋をきたすことで浅前房化が生じる．毛様体浮腫，前方回旋による浅前房であれば，消炎や散瞳薬により前房が深化を得る．急性緑内障発作でも浅前房，高眼圧，毛様充血などを生じるため，鑑別が必要である．また，水晶体との虹彩後癒着が瞳孔縁全周で生じると，毛様体で産生された房水が瞳孔を通過できずに後房に貯留し，虹彩を前方に膨隆させることで狭隅角となり，眼圧が著明に上昇する．これを膨隆虹彩

（iris bombé）とよぶ（**図4**）．Iris bombé にレーザー虹彩切開術を行っても，強い炎症により切開孔が高率に塞がってしまうため注意する．そのほかには，周辺虹彩切除や白内障手術時に虹彩癒着の解除を行う[1]．

緊急性の高いぶどう膜炎

緊急性の高い代表的なぶどう膜炎について鑑別のポイントや治療について述べる．

1. Behçet 病

Behçet 病は眼病変，口腔内潰瘍，皮膚病変，陰部潰瘍を四主症状とする．眼病変は発作と寛解を繰り返す非肉芽腫性ぶどう膜炎であり，典型例でさらさらとした性状の前房蓄膿を伴う（**図3**）．Behçet 病の診断は，症状の組み合わせによって行われるため，全身の症状についても注意深く問診し，必要であれば該当する診療科に紹介する．とくに，口内炎は Behçet 病患者のほとんどに

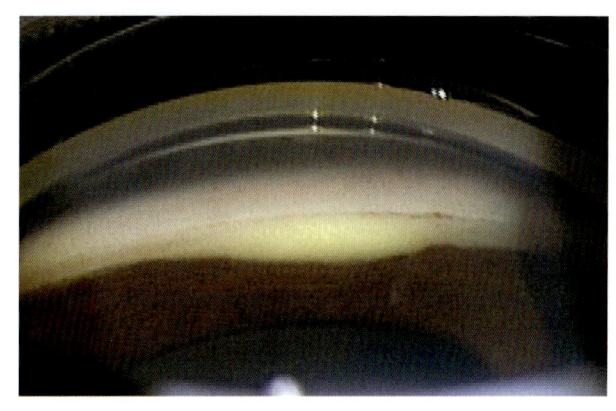

図3　Behçet 病患者にみられた隅角蓄膿
隅角鏡による観察で下方に隅角蓄膿を認めた．

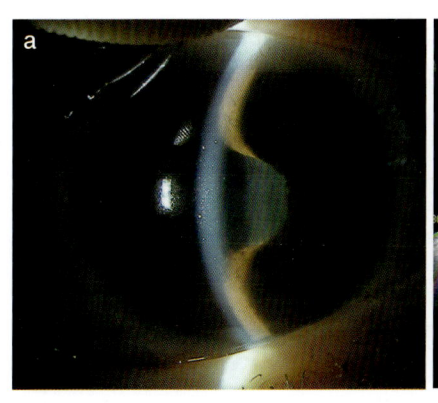
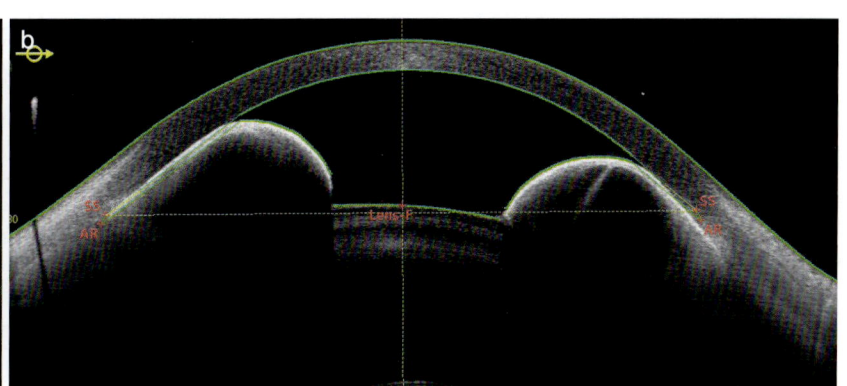

図4　Iris bombé
a：前眼部写真．b：前眼部OCT．虹彩後癒着が瞳孔縁全周に生じたため，房水が虹彩を後房より膨隆させ隅角を閉塞させている．

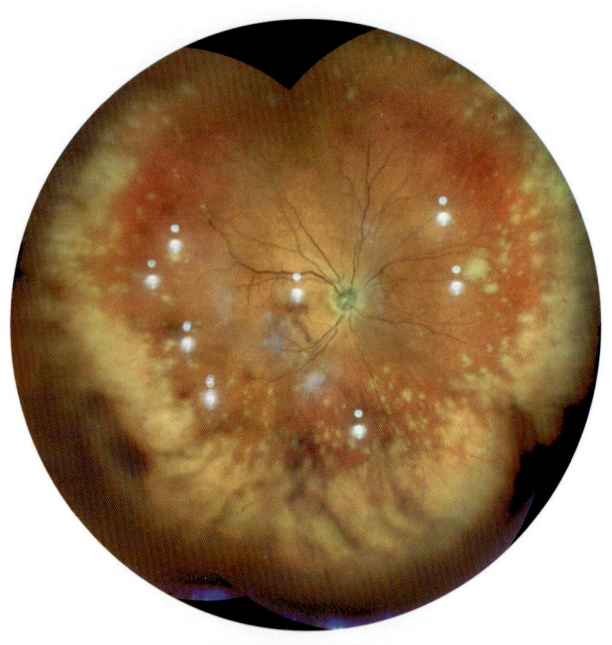

図5 急性網膜壊死の広角眼底写真
顆粒状黄白色病変が網膜周辺部に円周方向に癒合している.

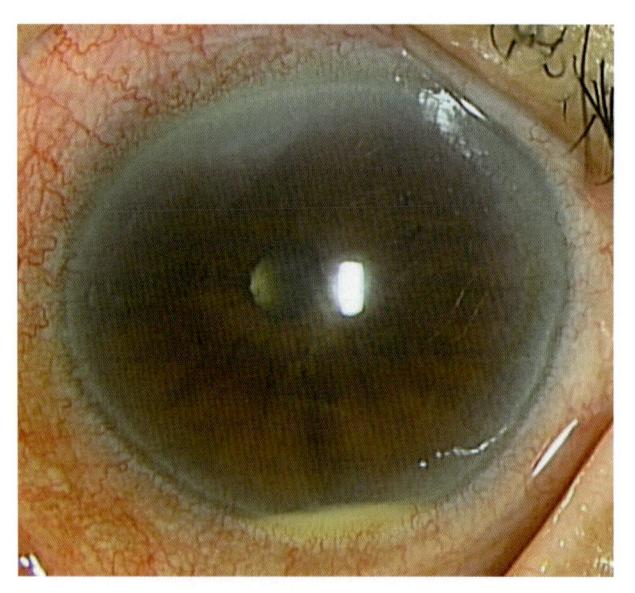

図6 白内障術後感染性眼内炎
結膜充血と前房蓄膿およびフィブリンの析出がみられる.

みられる症状であり，一方で陰部潰瘍は半数程度の頻度であるものの Behçet 病に特異性が高い．Behçet 病では眼発作を繰り返すことで網膜・視神経に不可逆的な障害をきたす．そのため，治療は眼発作の早期の消炎と発作予防の二本立てで考える．眼発作時には副腎皮質ステロイド，散瞳薬の点眼に加えて結膜下注射や Tenon 嚢下注射を行う．発作予防の治療にはコルヒチンを第一選択とし，コントロール不良例ではシクロスポリンや TNF 阻害薬（インフリキシマブ，アダリムマブ）の投与を行う[2].

2. 急性前部ぶどう膜炎

急性前部ぶどう膜炎（acute anterior uveitis：AAU）は 20〜30 代男性に好発する．おもに片眼性に急激に発症し，充血，羞明，眼痛，霧視などを自覚する．AAU は片眼性の非肉芽腫性ぶどう膜炎であり，フィブリンの析出や前房蓄膿を伴うことがあるが，Behçet 病と違ってもこもことした性状となる．急激な片眼発症や眼痛，著明な毛様充血，前房蓄膿などから，とくに初発例では感染性眼内炎との鑑別も重要である．AAU では炎症が前眼部に生じるため後眼部の所見は乏しいが，虹彩後癒着やフィブリン膜によって眼底の評価がむずかしいことがある．眼手術や外傷歴の確認，基礎疾患や免疫抑制治療の有無について聴取し，内因性眼内炎を鑑別する.

3. 急性網膜壊死

急性網膜壊死は単純ヘルペスウイルス（herpes simplex virus：HSV）および水痘帯状疱疹ウイルス（varicella-zoster virus：VZV）の眼内感染により生じる急性疾患である．ぶどう膜炎は肉芽腫性であり豚脂様角膜後面沈着物がみられるが，虹彩や隅角に結節を形成することはほとんどない．網膜周辺部から生じる顆粒状黄白色病変は癒合し境界明瞭な病変となり，円周方向に急速に拡大していく（**図5**）．そのため，診断と治療を迅速に行う必要がある．ウイルス感染に対する免疫応答によって，硝子体混濁がみられる．硝子体混濁により眼底所見が観察しづらくなるため注意が必要である．眼所見と経過に加えて眼内液のポリメラーゼ連鎖反応（polymerase chain reaction：PCR），抗体検査での陽性を得て確定診断となる．治療は抗ウイルス薬の全身投与を基本とし，副腎皮質ステロイドの全身および局所療法による消炎治療も行う．網膜病変は治療により萎縮性変化を経て網膜が菲薄化する．菲薄化した網膜には多発裂孔が生じやすく，発症 2〜3 カ月で裂孔原性網膜剝離を合併しやすい．裂孔原性網膜剝離を生じると視力予後は不良であるため，患者によっては予防的に硝子体切除術を行う.

4. 感染性眼内炎

感染性眼内炎は感染経路により内因性と外因性に分けられる．細菌性では強い増殖力により急速に所見が増悪

するため，一刻も早い診断と治療が求められる．

内因性眼内炎では遠隔臓器の感染巣より血行性に病原体が眼内に移行して発症する．内因性眼内炎のリスク要因としては糖尿病，感染性心内膜炎，中心静脈栄養，肝膿瘍，免疫抑制治療などがあげられる．内因性眼内炎が疑われる際には眼内液検査に加えて血液培養検査による病原体の同定を行い，CT 検査による感染源となる膿瘍などについて精査する．

外因性では，手術や外傷により創から病原体が侵入し眼内で増殖する（**図6**）．直近の手術歴や外傷歴より外因性眼内炎を疑うことはむずかしくない．鑑別としては TASS があげられる．TASS は内眼手術後に生じる無菌性眼内炎であり，手術中に用いた何らかの器具や薬剤に対する免疫応答が原因として考えられている．TASS は術後 48 時間以内に発症し，前眼部に前房蓄膿やフィブリン析出などの強い炎症がみられる[3]．細菌性眼内炎の治療では広域スペクトラムの抗菌薬の全身投与および後眼部に感染が及んでいる患者では硝子体内注射を行う．外科的治療として硝子体切除術による硝子体の郭清，抗菌薬の灌流を行う．

おわりに

本稿では，緊急性の高いぶどう膜炎の症状や所見，その原因疾患についての鑑別や治療を中心に述べた．ぶどう膜炎の治療に際しては，非典型の患者や鑑別に難渋する患者，検査結果を待たずに治療に踏み切らなければならない緊急性の高い患者などに多々遭遇する．そのような患者では，治療を開始したあとでも常に患者の所見や経過，治療薬への反応に細心の注意を払い診断に結びつけいくことが重要である．

文　献

1) Spencer NA, Hall AJ, Stawell RJ：Nd：YAG laser iridotomy in uveitic glaucoma. *Clin Exp Ophthalmol* **29**：217-219, 2001
2) 水木信久，竹内正樹編：ベーチェット病診療ガイドライン 2020，p83，診断と治療社，2020
3) Mamalis N, Edelhauser HF, Dawson DG et al：Toxic anterior segment syndrome. *J Cataract Refract Surg* **32**：324-333, 2006

＊　　　＊　　　＊

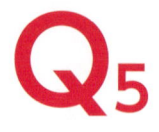

Q5 ヘルペス虹彩炎の鑑別法を教えてください

回答者 白根茉利子* 園田康平*

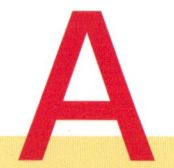

ヘルペス虹彩毛様体炎の分類

　2016年の日本眼炎症学会による全国調査において，ヘルペス虹彩毛様体炎はぶどう膜炎の原因の6.5%を占めており，感染性ぶどう膜炎の最多の原因となっている[1]．原因ウイルスとして，単純ヘルペスウイルス（herpes simplex virus：HSV），水痘帯状疱疹ウイルス（varicella-zoster virus：VZV），サイトメガロウイルス（cytomegalovirus：CMV）が広く知られている．いずれのウイルスも多くは幼少期に初感染し，HSVやVZVは三叉神経節や脊髄神経後根神経節に，CMVは骨髄前駆細胞や単球に潜伏感染するが，ストレス，感冒，加齢，免疫力低下などを契機に再活性化しぶどう膜炎を生じる．

ヘルペス虹彩毛様体炎の所見

1. HSV・VZV 虹彩毛様体炎

　通常片眼性に発症し，結膜毛様充血，豚脂様角膜後面沈着物，高度な前房内炎症を認める（**図1**）．時間が経つと角膜後面沈着物は虹彩色素を伴うようになる．半数以上の患者で眼圧上昇を伴い，慢性期になるとHSVでは分節状の，VZVでは扇状の虹彩萎縮を呈し，麻痺性散瞳に至る場合もある（**図2**）[2]．HSV-1とVZVは，顔面の皮疹や角膜病変を合併することがある．HSV-1では上下眼瞼にピリピリとした疼痛を伴う小水疱や，角膜に樹枝状潰瘍を生じる．VZVは三叉神経第一枝領域に一致した水疱を生じ，眼部帯状疱疹とよばれる．眼部帯状

■ヘルペス虹彩毛様体はわが国のぶどう膜炎の最多の原因であり，HSV-1，VZV，CMVが原因ウイルスとして広く知られている．

■眼所見のみでヘルペス虹彩毛様体炎を鑑別することはむずかしく，確定診断には眼内液PCR検査が有用である．

■治療は抗ウイルス薬の局所あるいは全身投与が基本であり，必要に応じて抗炎症治療も併用する．再燃することも多く，定期的な経過観察が必要である．

■ヘルペス虹彩毛様体炎と鑑別が必要な疾患として，Posner-Schlossman症候群やFuchs異色性虹彩毛様体炎がある．

疱疹の50%に眼合併症を生じるといわれており，とくに鼻背から鼻尖部に皮疹を生じるHutchinson徴候を伴う患者では眼合併症の頻度が高くなる．これは三叉神経第一枝からの分枝である鼻毛様神経が強角膜，虹彩毛様体とともに鼻背にも分布しているためである．

2. CMV 虹彩毛様体炎

　通常片眼性に発症し，中高年の男性に多いとされる．白色の角膜後面沈着物を認めるが，HSV・VZV虹彩毛様体炎と比較して小型で前房内炎症も軽度である．長い経過でびまん性の虹彩萎縮を認めることがある（**図3a**）．程度の差はあるものの，眼圧上昇はほぼ必発である．再燃を繰り返すことが特徴であり，過去の虹彩毛様

*Mariko Shirane & Koh-hei Sonoda：九州大学大学院医学研究院眼科学分野
〔別刷請求先〕　白根茉利子：〒812-8582 福岡県福岡市東区馬出 3-1-1　九州大学大学院医学研究院眼科学分野

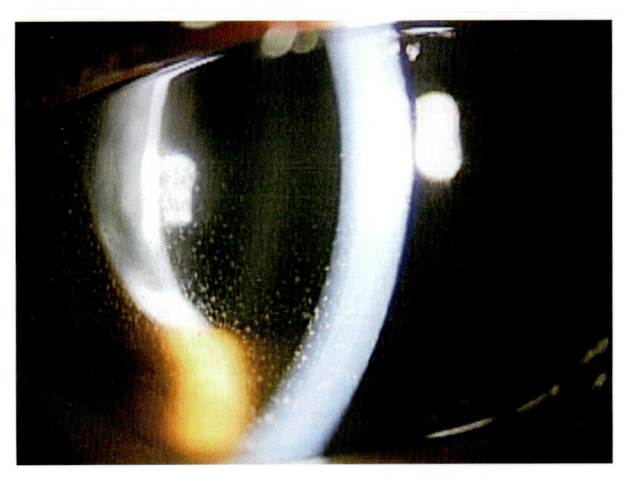

図1 HSV-1虹彩毛様体炎の前眼部写真
67歳, 女性. 7年前から左眼の虹彩毛様体炎を繰り返していた.
豚脂様角膜後面沈着物を認め, 前房水PCR検査にてHSV-1の
DNAを検出した.

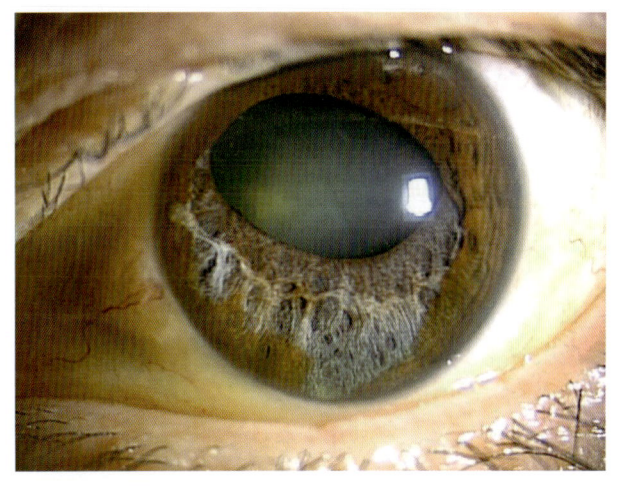

図2 VZV虹彩毛様体炎の前眼部写真
66歳, 女性. 2年前から左眼の虹彩毛様体炎を繰り返していた.
扇状の虹彩萎縮と麻痺性散瞳を認める.

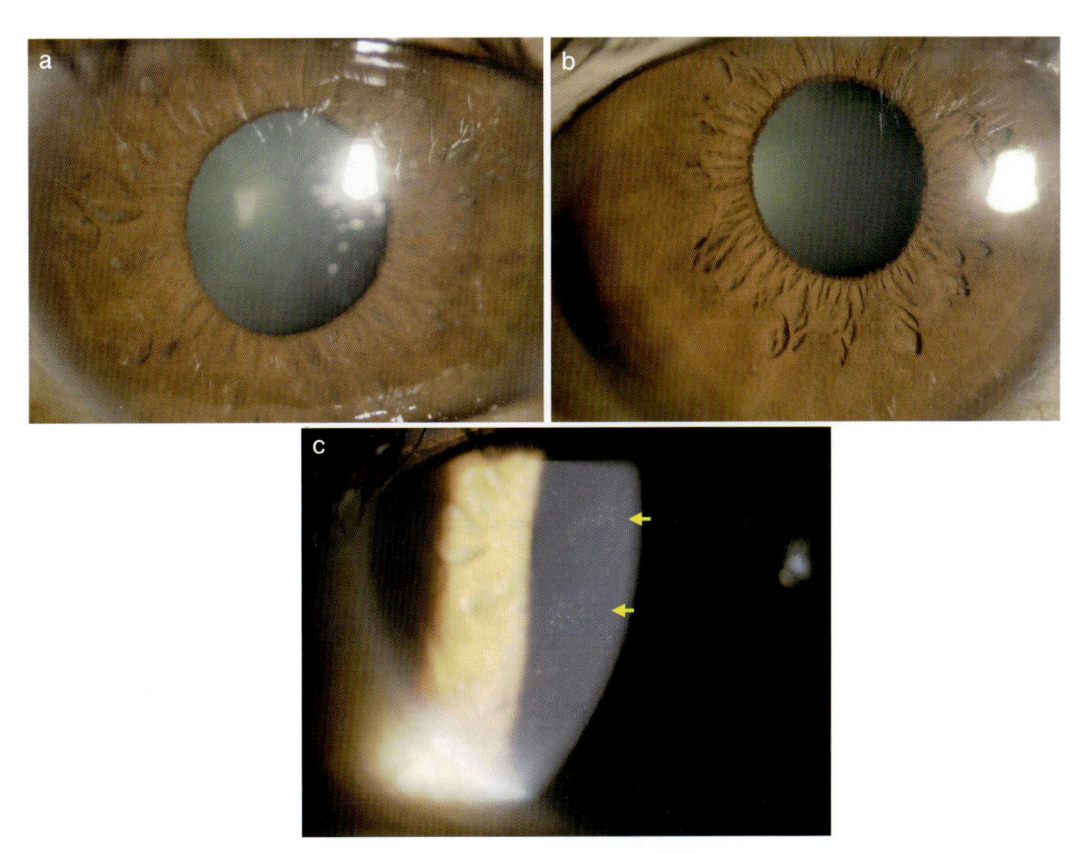

図3 VZV虹彩毛様体炎の前眼部写真
54歳, 女性. 30歳頃から左眼の眼圧上昇を伴う虹彩毛様体炎を繰り返していた. 前房水PCR検査でCMVの
DNAを検出した. **a, b**：左眼（**a**）は慢性経過であり, 右眼（**b**）と比較しびまん性虹彩萎縮を認める. **c**：左眼角膜
後面にcoin-shaped lesion（⇦）を認める.

体や眼圧上昇などの病歴聴取が参考になる[2]．CMV 角膜内皮炎を合併した場合には，コインリージョン（coin-shaped lesion）や rejection line に類似した linear 角膜後面沈着物所見を認め，角膜内皮細胞の減少を伴う（**図 3b**）．

ヘルペス虹彩毛様体炎と鑑別が必要な疾患

1. Posner-Schlossman 症候群

臨床経過と臨床所見が CMV 虹彩毛様体と類似している疾患として，Posner-Schlossman 症候群がある．通常片眼性で，発作性の眼圧上昇や白色・小型の角膜後面沈着物，軽度の虹彩毛様体炎を繰り返すことを特徴とし，びまん性虹彩萎縮に至る症例もある．20〜50 代に好発し，患眼の隅角に色素脱失を認めることが多い．近

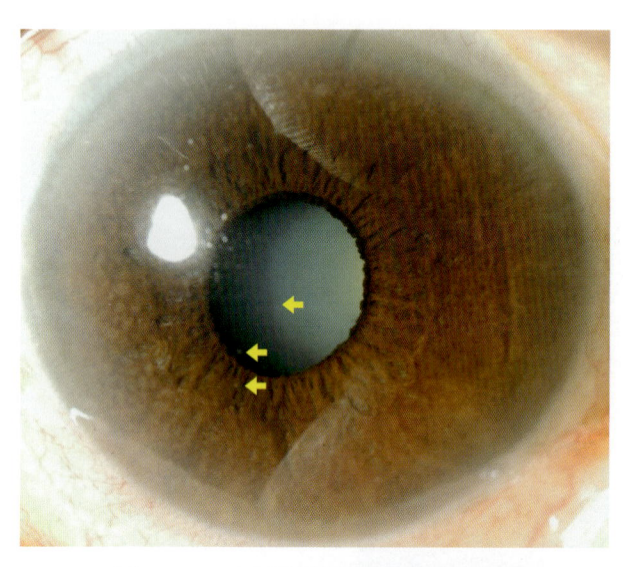

図 4 Fuchs 虹彩異色性虹彩毛様体炎の症例
83 歳，女性．40 歳頃から左眼の高眼圧，虹彩毛様体炎が持続していた．角膜後面沈着物（⇦），びまん性虹彩萎縮，白内障を認める．

年の前房水ポリメラーゼ連鎖反応（polymerase chain reaction：PCR）検査の普及により，PSS と診断された患者のなかには CMV が関与するものがあることが報告されている．

2. Fuchs 虹彩異色性虹彩毛様体炎

虹彩異色（虹彩萎縮），虹彩毛様体炎，白内障を三主徴とする非感染性ぶどう膜炎であり，慢性に経過する（**図 4**）．発症に風疹ウイルスの関与が指摘されている．20〜40 代に好発し，90％以上は片眼性である．角膜後面沈着物は白色・小型であり，虹彩結節を認めることがある．前房内炎症は軽度であるが，長期的に虹彩はびまん性に萎縮する．一部の患者では隅角に新生血管を認め，前房穿刺の際に前房出血を生じることがあり，これを Amsler 徴候という[3]．鑑別ポイントを**表 1** にあげる．

ヘルペス虹彩毛様体炎の診断

眼所見のみでヘルペス虹彩毛様体炎を鑑別することはむずかしいことも多く，最終的には眼内液 PCR 検査でウイルス DNA を検出することで確定診断する．

PCR は検体中の病原体遺伝子を増幅・検出する検査法で，従来の定量 PCR 法に加え，現在先進医療として Direct Strip PCR が全国に普及している[4]．微量検体からも病原体の検出が可能であり，感度・特異度ともに高い検査である．ウイルス量が多いほど検出率は上昇するため，片眼性の肉芽腫性前部ぶどう膜炎でウイルス感染が疑われ，活動性炎症を伴う場合は前房水 PCR 検査の良い適応である．また，初回の PCR 検査で陰性であってもウイルス感染が強く疑われる症例では再燃時に再検することも検討する．

表 1 ヘルペス虹彩毛様体炎の鑑別ポイント

	発症様式	角膜後面沈着物	虹彩萎縮	前房内炎症	その他の鑑別ポイント
HSV 虹彩毛様体炎	急性	豚脂様，時間が経つと虹彩色素を伴う	扇状，分節状	高度	樹枝状角膜炎を合併することがある
VZV 虹彩毛様体炎					眼部帯状疱疹に続発することがある
CMV 虹彩毛様体炎	発作性，再発性	白色・小型	びまん性	軽度〜中等度	角膜内皮炎合併例では，コインリージョンや linear 角膜後面沈着物を伴う
Posner-Schlossman 症候群					健眼と比較し，隅角の色素脱失を認めることが多い
Fuchs 虹彩異色性虹彩毛様体炎	慢性，持続性				白内障を合併する

ヘルペス虹彩毛様体炎の治療

抗ウイルス薬治療，ステロイド点眼による抗炎症薬治療，散瞳薬による瞳孔管理を併せて行う．

1. HSV・VZV 虹彩毛様体炎

抗ウイルス薬としてアシクロビル眼軟膏（ゾビラックス眼軟膏）1日5回を処方する．炎症が高度な場合や再燃例ではバラシクロビル錠（バルトレックス錠）をHSVでは1,500 mg/日，VZVでは3,000 mg/日，それぞれ1週間程度内服する．また，炎症に応じてベタメタゾン点眼2〜6回/日，トロピカミド点眼1〜3回/日にて消炎・瞳孔管理を行う．

2. CMV 虹彩毛様体炎

確立された治療法はないが，抗ウイルス薬の全身または局所投与と抗炎症薬治療を併せて行う．抗ウイルス薬の全身投与としてバルガンシクロビル錠（バリキサ錠）の内服やガンシクロビル点滴静注がある．局所治療としてガンシクロビル点眼や硝子体注射を行うが，保険適用外であるため施設の倫理委員会の承認を得たうえで使用する必要がある．CMV角膜内皮炎・虹彩毛様体炎は治療中止により高率に再燃することが特徴であり，再燃を繰り返すうちに続発緑内障の合併や角膜内皮減少が進行し，水疱性角膜症続発緑内障を併発する．しかし，治療の中止時期については一定の見解がないのが現状であり，慎重に減量していくことが望ましい．

文　　献

1) Sonoda KH, Hasegawa E, Namba K et al：Epidemiology of uveitis in Japan：a 2016 retrospective nationwide survey. *Jpn J Ophthalmol* **65**：184-190, 2021
2) Takase H Kubaono R, Terada Y et al：Comparison of the ocular characteristics of anterior uveitis caused by herpes simplex virus, varicella-zoster virus, and cytomegalovirus. *Jpn J Ophthalmol* **58**：473-482, 2014
3) SUN working group：Classificaton criteria for Fuchs uveitis syndrome. *Am J Ophthalmol* **228**：262-267, 2021
4) Nakano S, Tomar Y, Kubota et al：Multiplex solid-phase real-time polymerase chain reaction without DNA extraction：A rapid intraoperative diagmosis using microvolumes. *Ophthalmology* **128**：729-739, 2021

＊　　　＊　　　＊

あたらしい眼科 '24 臨時増刊号

知っておきたい眼科鑑別診断 Q&A

VI 歪んで見える

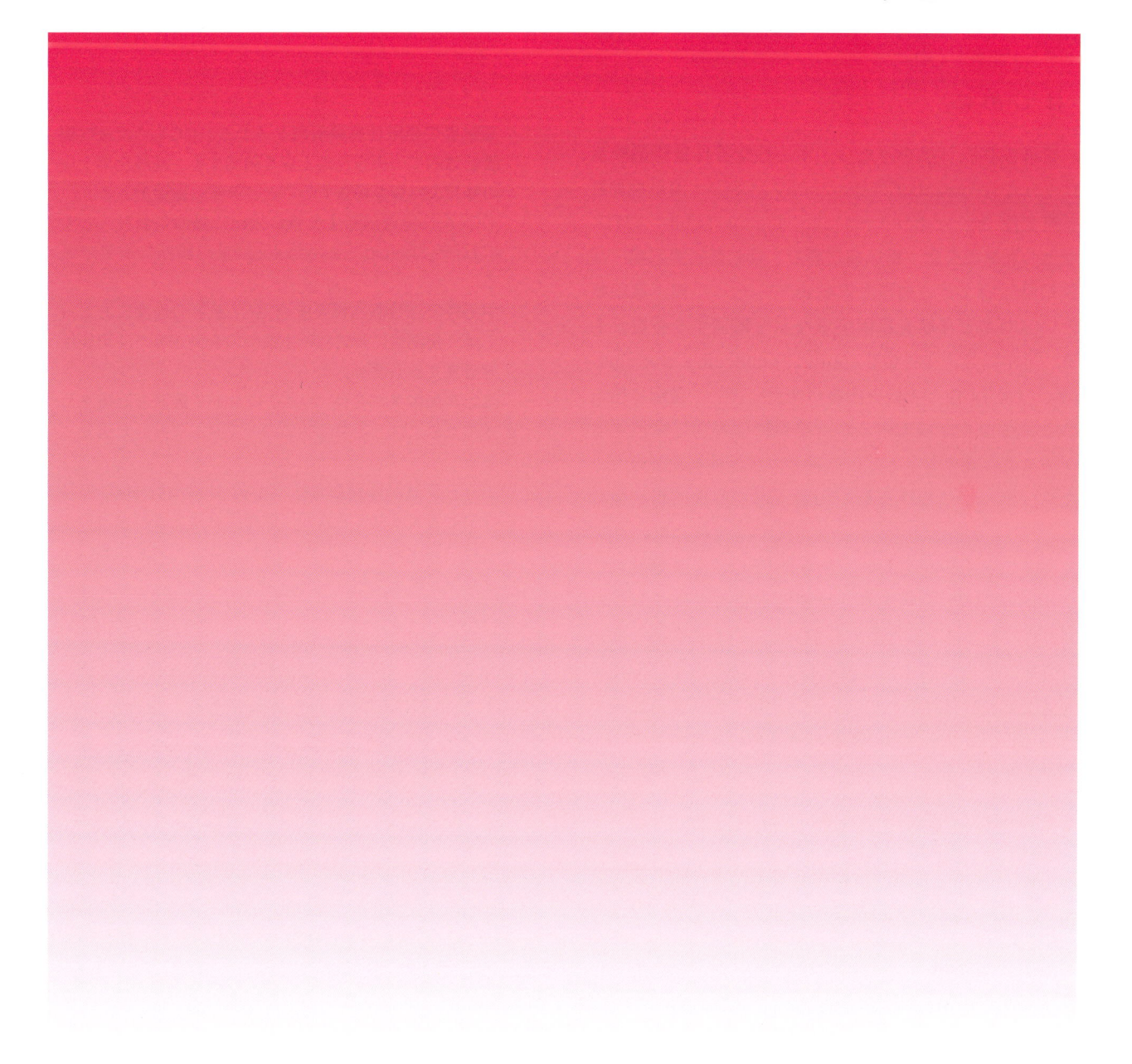

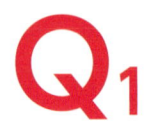 高齢者の漿液性網膜剥離をみたら

回答者　眞榮平茉莉奈*　寺尾信宏*

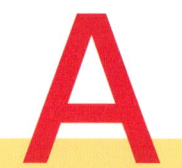

■高齢者の漿液性網膜剥離をみたら，OCT で漿液性網膜剥離内での網膜色素上皮を確認する．網膜色素上皮の隆起の特徴を把握することが診断に重要である．

■OCTA は黄斑部新生血管の検出に優れており，とくに pachychoroid neovasculopathy の診断に有効である．

■中心性漿液性脈絡網膜症（CSC）患者の治療にあたっては，長期的に黄斑部新生血管の合併をきたす可能性を考慮する必要がある．

■滲出型加齢黄斑変性（AMD）において最適な治療をめざすためには，治療開始前のサブタイプ診断が重要である．

■ポリープ状脈絡膜血管症（PCV）は滲出型 AMD の特殊型と考えられてきたが，脈絡膜肥厚などパキコロイドの特徴を有する PCV はパキコロイド関連疾患の一つとして捉えられている．

はじめに

漿液性網膜剥離をみたら，中心性漿液性脈絡網膜症（central serous chorioretinopathy：CSC）・滲出型加齢黄斑変性（age-related macular degeneration：AMD）などの脈絡膜疾患，糖尿病網膜症・網膜静脈閉塞症・網膜細動脈瘤などの網膜血管病変，Vogt・小柳・原田病といったぶどう膜炎原因疾患などを鑑別する必要がある．近年は光干渉断層計（optical coherence tomography：OCT）などの検査機器の発展に伴い，鑑別に困ることは少なくなっているが，なかには鑑別に難渋するケースも存在する．とくに高齢者の漿液性網膜剥離をみたら，滲出型 AMD を第一に疑うが，黄斑部新生血管（macular neovascularization：MNV）を伴わない CSC であることも少なくない．さらに CSC は，長期的には二次的な MNV 合併をきたすことが報告されており[1]，MNV の有無により治療方針が異なるため両疾患の鑑別は非常に重要である．本稿ではこの CSC および滲出型 AMD をおもな対象として，日常診療で使用する頻度が多い OCT 所見を中心に鑑別の考え方，画像所見のポイントを解説する．

中心性漿液性脈絡網膜症（CSC）

CSC は黄斑部の漿液性網膜剥離を特徴とする疾患である．発症原因はまだ明らかにされていないが，リスクファクターとしてストレス，A 型パーソナリティー，ステロイド投与の既往などがあげられている．CSC は中高年の男性に好発することが知られている一方で，女性の好発年齢は男性よりも高齢であると報告されており，高齢者での発症も珍しくない[2]．

CSC は急性と慢性に分けて管理する．急性・慢性の分類のコンセンサスは確立されておらず，自覚症状すなわち漿液性網膜剥離の出現後 6 カ月以内のものを急性 CSC，6 カ月以上遷延している場合を慢性 CSC とよぶことが多い．急性 CSC の患者では，数カ月で漿液性網膜剥離が吸収されることが多く，視力予後は比較的良好とされている．慢性 CSC は急性 CSC と比較して高齢者

*Marina Maehira & Nobuhiro Terao：琉球大学医学部眼科学教室
〔別刷請求先〕　寺尾信宏：〒903-0215 沖縄県中頭郡西原町字上原 207　琉球大学医学部眼科学教室

 0910-1810/24/¥100/頁/JCOPY

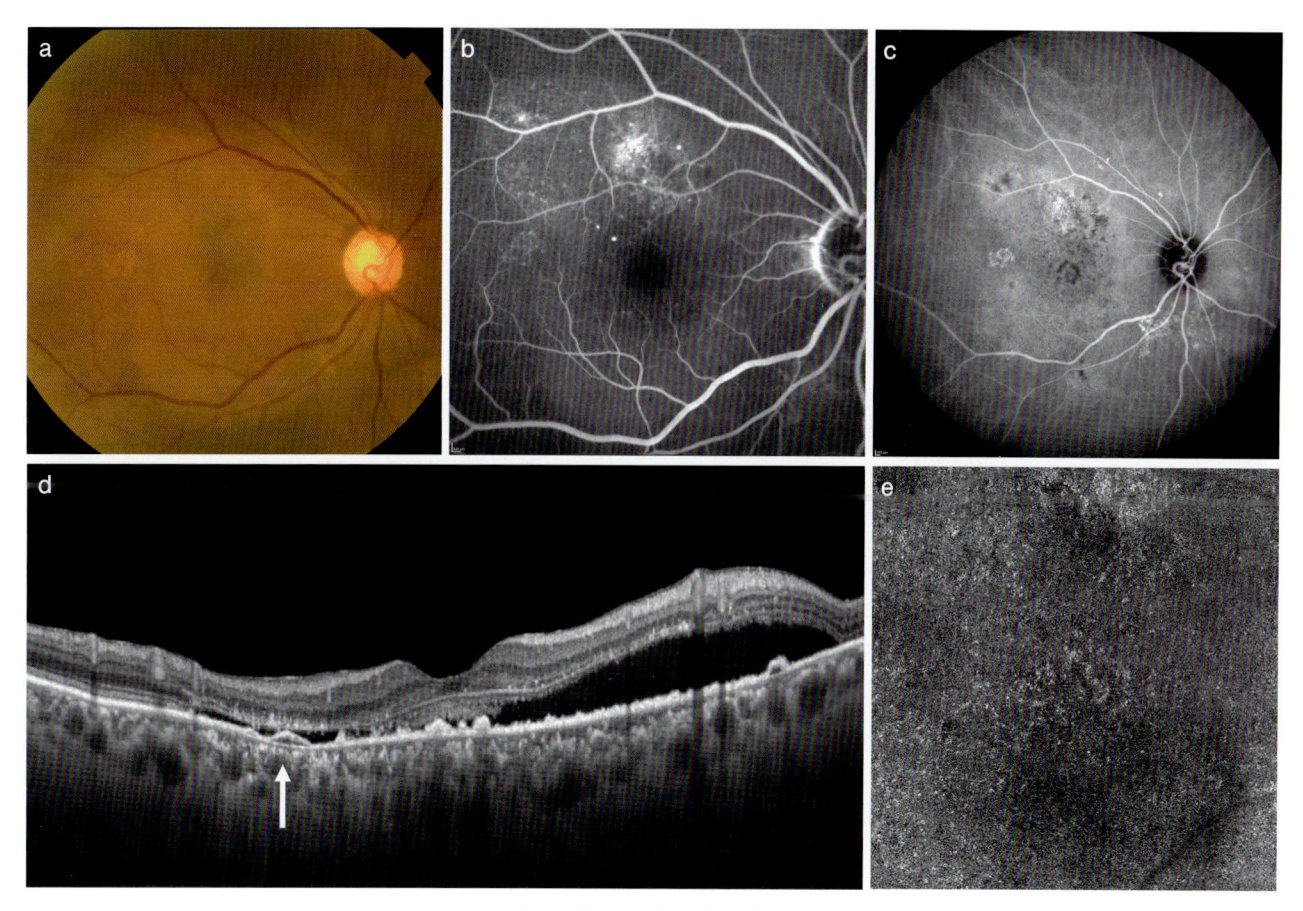

図 1　CSC（64 歳，男性．右眼）

a：カラー眼底写真．中心窩を中心に上方から下方に広がる漿液性網膜剝離を認める．**b**：FA 後期．黄斑上方にびまん性の蛍光漏出を認める．**c**：IA 後期．多数の脈絡膜血管透過性亢進を認める．**d**：OCT（矢状断）．視細胞外節延長を伴う浅い漿液性網膜剝離，その内部に小さな PED（⇧）を認める．脈絡膜血管拡張を伴う脈絡膜肥厚を認める．**e**：OCTA（網膜外層～脈絡膜毛細血管板，6 mm×6 mm）．MNV を示唆する異常血管網は認めない．

に多く，再発性の漿液性網膜剝離，広範な網膜色素上皮（retinal pigment epithelium：RPE）萎縮を特徴とし，漿液性網膜剝離が遷延して黄斑部に萎縮が生じると不可逆性の視力低下をきたすことがあるため，光線力学的療法（photodynamic therapy：PDT）など適切な治療介入が必要である．また，CSC は長期的に MNV を合併し pachychoroid neovasculopathy（PNV）に至る患者もあるため，とくに高齢者の CSC では MNV の有無を確認する必要がある．

　診断にはフルオレセイン蛍光造影（fluorescein angiography：FA），インドシアニングリーン蛍光造影（indocyanine green angiography：IA），OCT，光干渉断層血管撮影（OCT angiography：OCTA）などのマルチモーダルイメージングによって診断することが望ましい（**図 1**）．FA では，典型例では造影早期に点状蛍光漏出がみられ，時間経過とともに蛍光漏出の拡大を認め

る．再発例や慢性例ではびまん性の弱い蛍光漏出を認めることが多い．IA では造影後期に観察される脈絡膜血管透過性亢進が特徴である．OCT は漿液性網膜剝離の検出とその経過観察に非常に有用であり，必須の検査である．CSC では漿液性網膜剝離内には網膜色素上皮剝離（pigment epithelial detachment：PED）を認めることがある．PED の内部は低輝度であり，多くの場合に FA での蛍光漏出部位に一致している．また，CSC では脈絡膜大血管の拡張に伴う脈絡膜肥厚を特徴とするため，脈絡膜内部構造に注目することも診断の一助となる．高齢者の漿液性網膜剝離をみて CSC を疑う場合は，マルチモーダルイメージングにて CSC に特徴的な脈絡膜血管拡張を伴う脈絡膜肥厚や IA での脈絡膜血管透過性亢進などを確認することが重要である．さらに，漿液性網膜剝離が再発・遷延している患者は MNV を合併していることもあり，MNV を疑う場合には OCTA や蛍

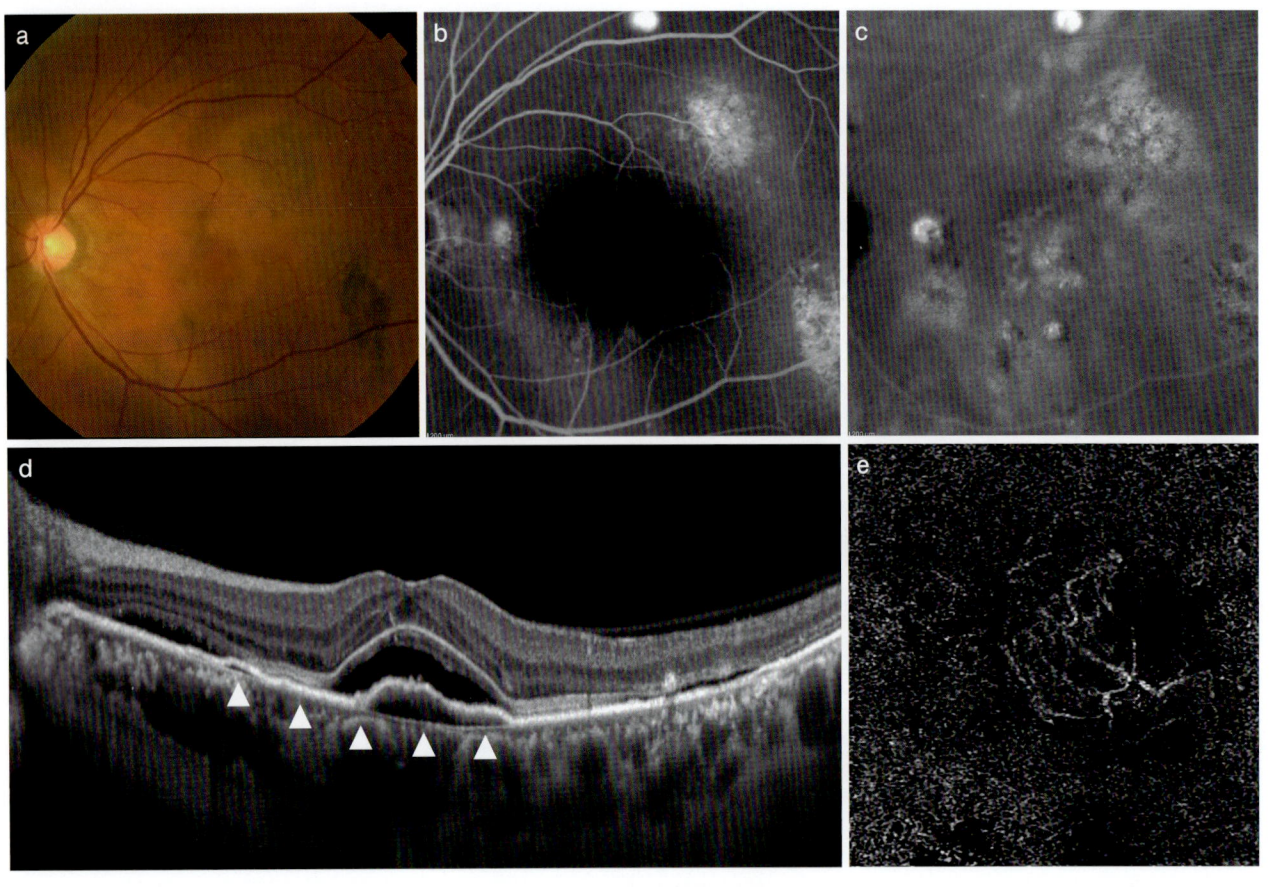

図2　PNV（61歳，男性．左眼）

a：カラー眼底写真．中心窩に漿液性網膜剝離，黄斑部耳側に下方に垂れる RPE 萎縮（descending tract）を認め，CSC の既往を疑う．**b**：FA 後期．黄斑部上方には，CSC に典型的な円形拡大型の蛍光漏出を認める．カラー写真で認める RPE 萎縮部は window defect により過蛍光を呈する．**c**：IA 後期．多数の脈絡膜血管透過性亢進を認める．MNV は明瞭ではない．**d**：OCT（水平断）．漿液性網膜剝離およびその内部に MNV を疑う不整な RPE 隆起（△）を認める．RPE 隆起部内は中輝度反射を呈する．脈絡膜血管拡張に伴う脈絡膜肥厚を認める．**e**：OCTA（網膜外層～脈絡膜毛細血管板，6mm×6mm）．MNV を示唆する異常血管網を明瞭に認め，PNV と診断できる．

光眼底造影検査で確認する必要がある．

　治療選択には蛍光造影が必須であり，FA 所見から汎網膜光凝固（panretinal photocoagulation：PRP）あるいは PDT を選択する．FA にて明瞭な蛍光漏出点が確認できた場合は PRP が第一選択となる．また，FA にて漏出点を中心窩無血管領域内に認める場合およびびまん性漏出を認める場合は PDT を選択する．PDT は滲出型 AMD と同様の方法で施行される場合もあるが，RPE 萎縮や脈絡膜虚血，MNV などの合併症が報告された．そのため，これらの合併症を軽減させる目的で，現在ではベルテポルフィンの投与量を半量にする half-dose PDT やレーザーの照射エネルギー密度を半分にする half-fluence PDT が行われている．

Pachychoroid neovasculopathy（PNV）

　近年は OCT による詳細な脈絡膜観察が可能となり，pachychoroid（パキコロイド）という疾患概念が確立された．パキコロイドとは脈絡膜外層血管拡張を伴う脈絡膜肥厚，脈絡膜血管透過性亢進などを特徴とする概念であり，パキコロイドという共通の病態背景をもつ疾患群はパキコロイド関連疾患と総称され，CSC はその代表疾患である．

　Pachychoroid neovasculopathy（PNV）は 2015 年に Pang らによって名づけられたパキコロイドを有する MNV であり[3]，CSC や不全型 CSC と定義される pachychoroid pigment epitheliopathy から MNV が続発した疾患概念である．PNV は，ドルーゼンなどの加齢性変化から発生した MNV である滲出型 AMD とは病

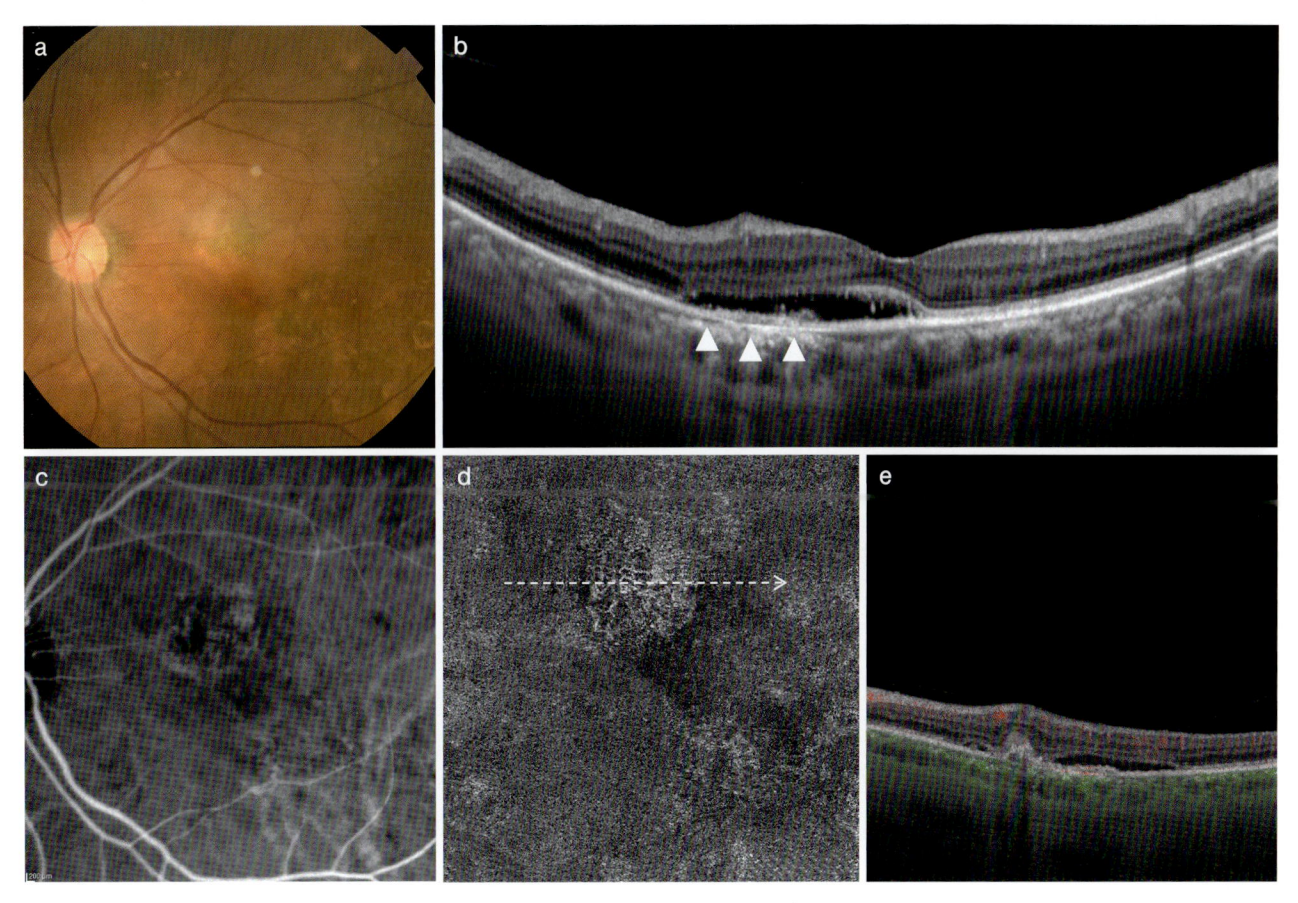

図3　PNV（81歳，男性．左眼）

a：カラー眼底写真．中心窩に漿液性網膜剝離を認める．脈絡膜紋理は不明瞭である．**b**：OCT（矢状断）．漿液性網膜剝離内に不整で浅い RPE 隆起（△）を認める．**c**：IA 早期．RPE 隆起部に一致した箇所に異常血管網構造を認める．**d**：OCTA（網膜外層〜脈絡膜毛細血管板，6 mm×6 mm）．MNV を示唆する異常血管網を明瞭に認める．**e**：OCTA（B スキャン，d の----）．RPE 下に血流シグナルを認める．

態，疫学，遺伝的背景などが異なるため，両疾患は区別して考えるべきである．

　現状では PNV の明確な診断基準は確立されておらず，その特徴的な画像所見から総合的に診断されている．眼底所見では脈絡膜紋理の減少，ドルーゼンがない（もしくはあっても少量の硬性ドルーゼン）こと，OCT では脈絡膜血管拡張を伴う脈絡膜肥厚，IA では脈絡膜血管透過性亢進を認めることなどが特徴である．MNV の有無の評価において，OCT にて脈絡膜外層血管拡張の上に扁平で不整な RPE 隆起を認める場合は MNV を疑う所見となる．確定診断には IA もしくは OCTA による MNV の確認が必要となるが，PNV では比較的小さな MNV を伴うことも少なくなく，MNV の検出には IA よりも OCTA が有効な場合が多い[4]（**図2, 3**）．高齢者の漿液性網膜剝離をみて，OCT にて脈絡膜血管拡張を伴う脈絡膜肥厚，漿液性網膜剝離内に浅い RPE 隆起を

認めた場合はまず PNV を疑うが，その確定診断にはOCTA を撮像し本当に MNV が存在するのか見きわめることが重要である．

　PNV はその病態にパキコロイドが存在するため，MNV に対する抗血管内皮増殖因子（vascular endothelial growth factor：VEGF）の反応が従来の滲出型 AMD と異なる可能性が示唆されている．PDT は脈絡膜の菲薄化や脈絡膜血管透過性亢進を抑制する効果があるため，PNV に PDT は有効であると考えられる．PNV は新しい疾患概念であるため，長期経過を含めた治療成績の報告は少なく，コンセンサスが得られている治療方針はない．しかし，抗 VEGF 療法を頻回にしても治療効果が得られないような治療抵抗例については，積極的にPDT 併用を検討すべきだと考える．

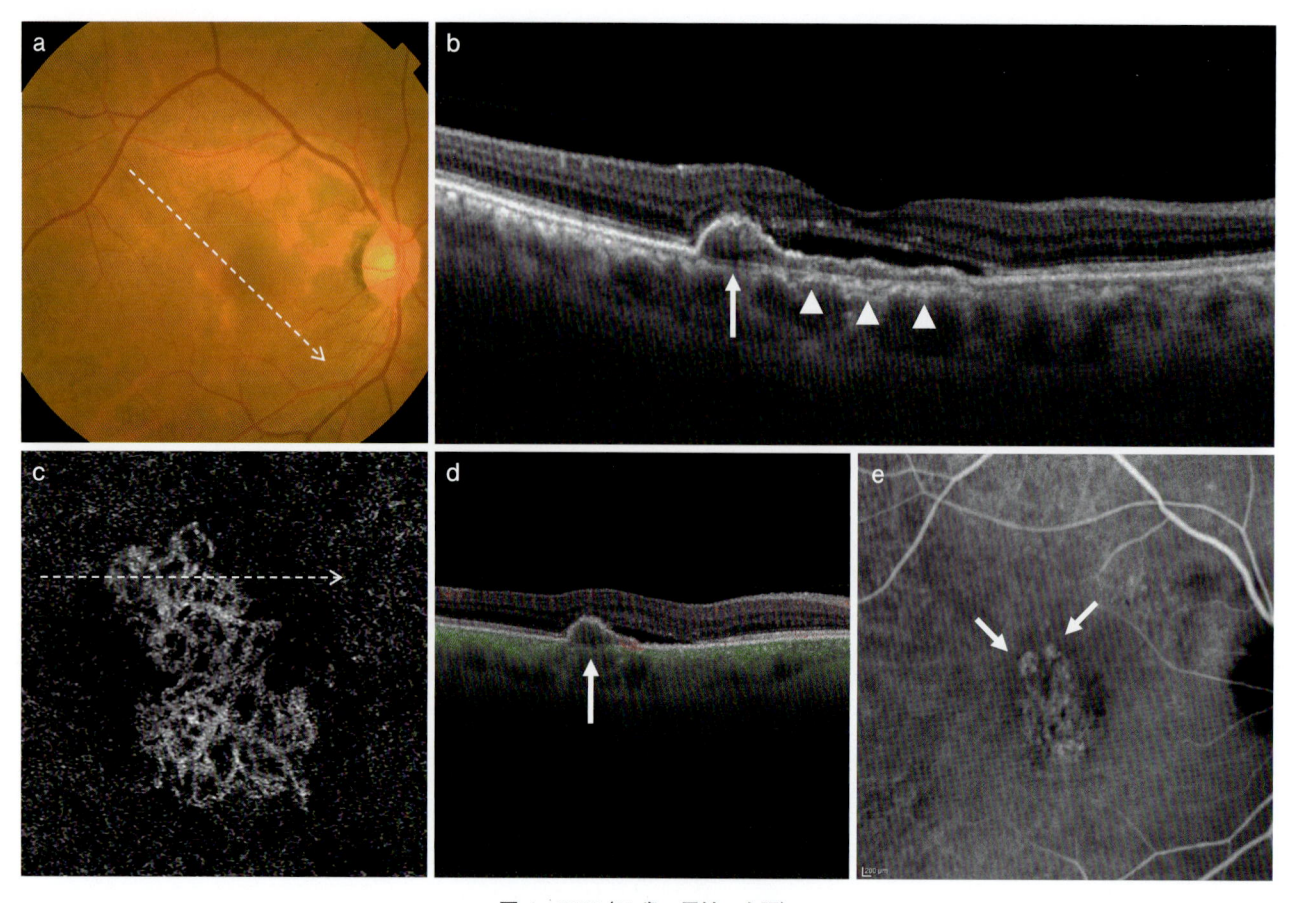

図 4　PCV（81 歳，男性．右眼）

a：カラー眼底写真．中心窩を含む漿液性網膜剥離を認める．**b**：OCT（a の ----）．内部が高輝度反射を呈する扁平な RPE 隆起（double layer sign，△）およびポリープ状病巣を疑う急峻な RPE 隆起（⇑）を認める．脈絡膜血管拡張を伴う脈絡膜肥厚を呈する．**c**：OCTA（網膜外層〜脈絡膜毛細血管板，3 mm×3 mm），MNV を示唆する異常血管網を明瞭に認める．**d**：OCTA（B スキャン，c の ----）．急峻な RPE 隆起内に血流シグナルを認め（⇑），ポリープ状病巣と診断できる．**e**：IA，網目状の異常血管網とその末端にポリープ状病巣（⇨）を認める．

加齢黄斑変性（AMD）

　AMD は黄斑部を中心に障害をきたすため視力障害の原因となりやすく，高齢者の視覚障害の主たる原因疾患である．AMD は MNV を特徴とする滲出型 AMD と，RPE 萎縮を特徴とする萎縮型 AMD に分類される．本稿では漿液性網膜剥離をきたす滲出型 AMD について説明する．滲出型 AMD は黄斑部に MNV に伴う漿液性網膜剥離，網膜内液（intraretinal fluid：IRF），PED，網膜下出血などの滲出性変化を呈するが，通常はその評価は OCT で行われる．滲出型 AMD は新生血管の表現型に基づきサブタイプに分類して管理することが一般的であり，MNV の存在部位が RPE 下にとどまっている type 1 MNV，MNV が RPE を貫いて神経網膜下に進展した type 2 MNV，網膜血管由来の新生血管を有する

type 3 MNV（網膜血管腫状増殖），type 1 MNV の亜分類であるポリープ状脈絡膜血管症（polypoidal choroidal vasculopathy：PCV）に分類される[5]（**図 4**）．サブタイプ診断が治療予後にも影響を及ぼすため，治療開始前に適切に診断することが重要である．

　診断にはマルチモーダルイメージングにて評価するのが必須であるが，初期評価には OCT が簡便かつ有効であり，その特徴をしっかりと把握しておく必要がある．Type 1 MNV は RPE の平坦な隆起や PED を形成し，Bruch 膜との分離所見を認める．RPE 隆起や PED 内での MNV は中輝度反射を示す．滲出性変化として漿液性網膜剥離を認めることが多く，MNV が RPE 下にとどまっているため，IRF などの網膜内滲出性の頻度は少ない．Type 2 MNV は MNV が RPE を貫いているため，網膜下に高輝度反射を示すが，滲出性変化が強いため，

RPE の状況が十分に把握できないことが多い．滲出性変化として漿液性網膜剥離だけでなく IRF を認めることが多いのもその特徴である．Type 3 MNV は網膜由来の新生血管であるため，発症早期から IRF を認めることが特徴であり，病期の進行に伴い PED や漿液性網膜剥離が観察されるようになる．PCV はポリープ状病巣に一致した RPE の急峻な隆起，異常血管網に一致した RPE と Bruch 膜による高輝度反射の二層化（double layer sign）を認めることが特徴である．滲出性変化としては漿液性網膜剥離や漿液性 PED を認めることが多い．漿液性 PED 内にポリープ状病巣を認める場合はその辺縁に不整な隆起を認めることがあり，tomographic notch sign とよばれている（図4）．PCV 症例はパキコロイドの特徴を有していることが多いことから，パキコロイド関連疾患の一つと定義される．PNV における type1 MNV の先端にポリープ状病巣が生じることで PCV に至ると考えられている．

　高齢者の漿液性網膜剥離の鑑別において，滲出型 AMD はもっとも疑うべき疾患である．OCT にて RPE を確認して，MNV を疑う double layer sign などの特徴的な所見があるかを確認することは重要である．また，滲出型 AMD を疑った場合でも脈絡膜にパキコロイドの特徴を認めた場合はパキコロイド関連疾患である PNV や PCV の可能性が高く，鑑別に役立つ可能性がある．

　滲出型 AMD の治療は，MNV を退縮させ滲出性変化を消退させることが目標である．これまでの多くの臨床試験の結果から，抗 VEGF 療法が第一選択となる．サブタイプにより厳密な治療方針は異なるが，一般的に抗 VEGF 治療に抵抗性を示す場合は，他の抗 VEGF 薬剤への変更することが多く，またパキコロイドやポリープ状病巣を有する患者では抗 VEGF 併用 PDT も選択肢となる．

■ ま と め

　高齢者の漿液性網膜剥離の鑑別のファーストタッチは OCT である．CSC と滲出型 AMD の鑑別には，MNV の判断が必要であり，OCT で漿液性網膜剥離内の RPE を確認することが重要である．漿液性網膜剥離内に RPE 隆起を認めた場合，内部が低輝度，整な漿液性 PED であればまずは CSC を疑う．また内部が中輝度反射，不整な RPE 隆起を認めた場合は MNV の存在を疑い，PNV や滲出型 AMD の鑑別が必要になる．不整な RPE 隆起に連続するように急峻な RPE 隆起を認める場合は PCV の可能性が高い．PNV に伴う MNV は比較的小さな MNV が多いため，蛍光眼底造影での診断が困難な場合も多い．そのような患者には OCTA での MNV 確認が非常に有効である．

　CSC，PNV，PCV はパキコロイド関連疾患に分類され，OCT にて脈絡膜外層血管拡張を伴う脈絡膜肥厚を呈するため，脈絡膜内部構造を観察することは鑑別診断には有用である．CSC は長期的に続発性に MNV を生じることがあるため，とくに高齢者の CSC における経過観察では OCT，OCTA で MNV 有無を確認していくことが必要である．MNV の有無に伴い，治療方針が異なるため，治療開始前の MNV 有無の確認は重要であり，そのためには OCTA が非常に有用である．

文　　　献

1) Fung AT, Yannuzzi LA, Freund KB：Type 1 (sub-retinal pigment epithelial) neovascularization in central serous chorioretinopathy masquerading as neovascular age-related macular degeneration. *Retina* **32**：1829-1837, 2012

2) Yoneyama S, Fukui A, Sakurada Y et al：Distinct characteristics of central serous chorioretinopathy according to gender. *Sci Rep* **12**：10565. 2022

3) Pang CE, Freund KB：Pachychoroid neovasculopathy. *Retina* **35**：1-9, 2015

4) Demirel S, Güran Beğar P, Yanık Ö et al：Visualization of type-1 macular neovascularization secondary to pachychoroid spectrum diseases：a comparative study for sensitivity and specificity of indocyanine green angiography and optical coherence tomography angiography. *Diagnostic* (Basel) **12**：1368, 2022

5) Spaide RF, Jaffe GJ, Sarraf D et al：Consensus nomenclature for reporting neovascular age-related macular degeneration data：consensus on neovascular age-related macular degeneration nomenclature study group. *Ophthalmology* **127**：616-636, 2020

*　　　*　　　*

Q2 加齢黄斑変性と見分けるべき黄斑出血は

回答者　草田夏樹*

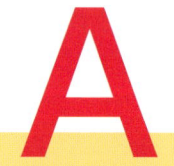

黄斑部の網膜出血の要因

　黄斑部における網膜出血は，急性の視力低下の原因となる．とくに網膜下に出血塊を生じた場合は，血腫中の鉄による毒性やフィブリンを介した牽引性の網膜損傷，さらには視細胞と網膜色素上皮（retinal pigment epithelium：RPE）との空間的乖離による代謝障害などにより，24 時間以内に視細胞に不可逆的な障害が発生しはじめ，放置により恒久的な視力障害に陥る[1〜4]．そのため，早期診断と早期治療介入が重要である．

　頻度の高い黄斑出血の原因として，網膜細動脈瘤（retinal arterial microaneurysm：RAM）破裂および新生血管型加齢黄斑変性（neovascular age-related macular degeneration：nAMD）などにおける黄斑新生血管（macular neovascularization：MNV）の破綻があげられる．nAMD のサブタイプの一つであるポリープ状脈絡膜血管症（polypoidal choroidal vasculopathy：PCV）は日本人において頻度が高く，ポリープ状病巣の破綻により広範囲の網膜下出血を呈することがある．その他の黄斑出血の原因としては，糖尿病網膜症（とくに増殖糖尿病網膜症）のほか，比較的まれではあるが黄斑部毛細血管拡張症や Valsalva 網膜症などがあげられる．

診断へのアプローチ

　通常，患者は比較的急激な片眼の視力低下を訴えて来院する．基本ではあるが，まずは患者への問診が重要である．症状発症機転など詳細な病歴や，眼科疾患・全身

■黄斑部の網膜出血は不可逆的な視力障害の原因となるため，早期の診断・治療が必要である．
■黄斑部の網膜出血を起こす頻度の高い疾患として網膜細動脈瘤（RAM）破裂および新生血管型加齢黄斑変性（nAMD）が重要である．
■RAM 破裂では，検眼鏡あるいは眼底写真において特徴的な灰白色病変で診断ができることがあり，OCT での多層性の出血が確認できる．
■nAMD では OCT ボリュームスキャンを用いて網膜色素上皮（RPE）層の異常を評価することが重要であるが，脈絡膜新生血管を呈する他の疾患も念頭に置く必要がある．
■血腫移動術としてガス注入術もしくは硝子体手術を行うが，時間経過により出血が器質化すると移動が困難となることがある．

疾患の既往歴，薬剤歴などの聴取は鑑別や治療方針の決定に有用である．とくに，高血圧の既往や抗凝固薬/抗血小板薬の使用の有無については聴取しておく．

　黄斑出血そのものは細隙燈顕微鏡と前置レンズ，もしくは単眼/双眼倒像鏡を用いた眼底の観察で散瞳することなく発見できることが多い．黄斑出血を発見した場合は，可能であれば両眼の散瞳を行い追加の画像検査を行う．両眼の散瞳を行う理由は，僚眼の所見が参考となる場合があるからである．

　画像検査としてはまず，眼底写真撮影と光干渉断層撮影（optical coherence tomography：OCT）を施行する．

*Natsuki Kusada：京都府立医科大学附属北部医療センター眼科
〔別刷請求先〕　草田夏樹：〒629-2261 京都府与謝郡与謝野町字男山 481　京都府立医科大学附属北部医療センター眼科

0910-1810/24/¥100/頁/JCOPY

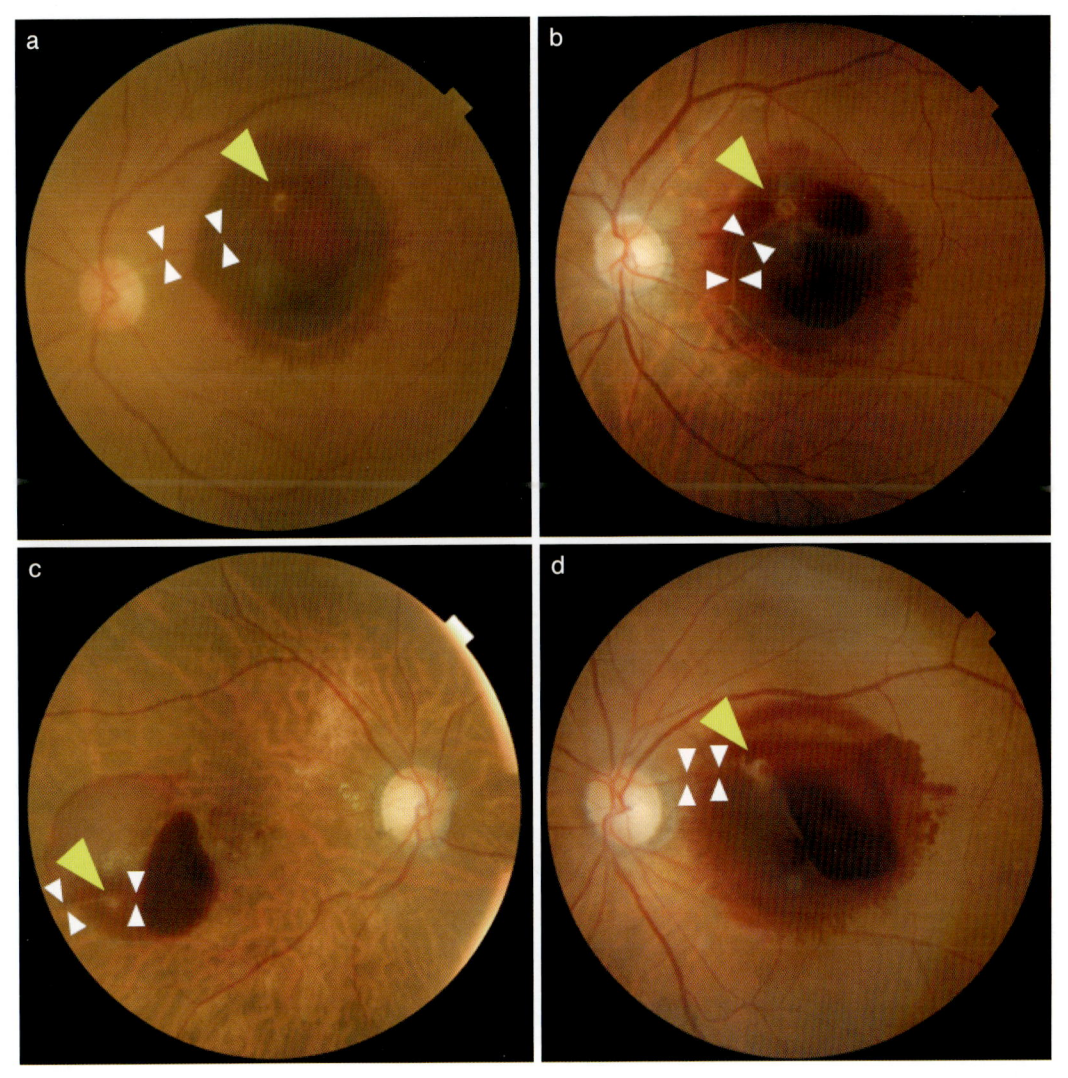

図1　網膜細動脈瘤（RAM）破裂の4症例

a：79歳，女性．**b**：75歳，女性．**c**：87歳，女性．**d**：90歳，女性．a〜dのいずれも片眼のRAM破裂により網膜出血を呈した症例であり，出血領域内に動脈（△）と連続する灰白色病変（▲）が確認できる．また，網膜出血の色調は部位によって暗赤色〜鮮紅色を呈しており，網膜の異なる層にわたる出血の存在が示唆される．

通常の眼底写真および広角眼底写真は，出血の性状（色調や範囲）の確認のみならず，診断や治療後のフォロー，患者説明の場面においても活用しやすく有用である．OCTは黄斑を通る縦横一断面のみの評価ではなく，可能であれば出血領域をカバーするような3D（ボリュームスキャン）での撮像が望ましい．

RAM破裂とnAMDの鑑別のポイント

RAM破裂とnAMDの眼底写真は一見して似ていることがあるが，詳細な観察やOCT所見を合わせることでほとんどの場合に両者は鑑別可能である．RAM破裂の場合，眼底写真において出血のある領域内で，網膜動脈と連続する灰白色の血管瘤がみられれば診断は容易である（**図1**）．また，RAM破裂は網膜下のみならず網膜内，内境界膜（internal limiting membrane：ILM）下，網膜前など多層にわたって出血を認めることが多く，OCTでこれらを確認することがポイントである．ILM下出血や網膜前出血を呈している場合はニボーの形成がみられることもある（**図2c**）．

一方，nAMDを含めたMNVを生じる疾患の場合は，病的血管が脈絡膜由来であることが多いため，主として網膜下の血腫を形成することが多く，網膜多層性の出血となることは比較的少ない（ただし，黄斑円孔を合併している場合などでは多層性の出血を呈することもある）．

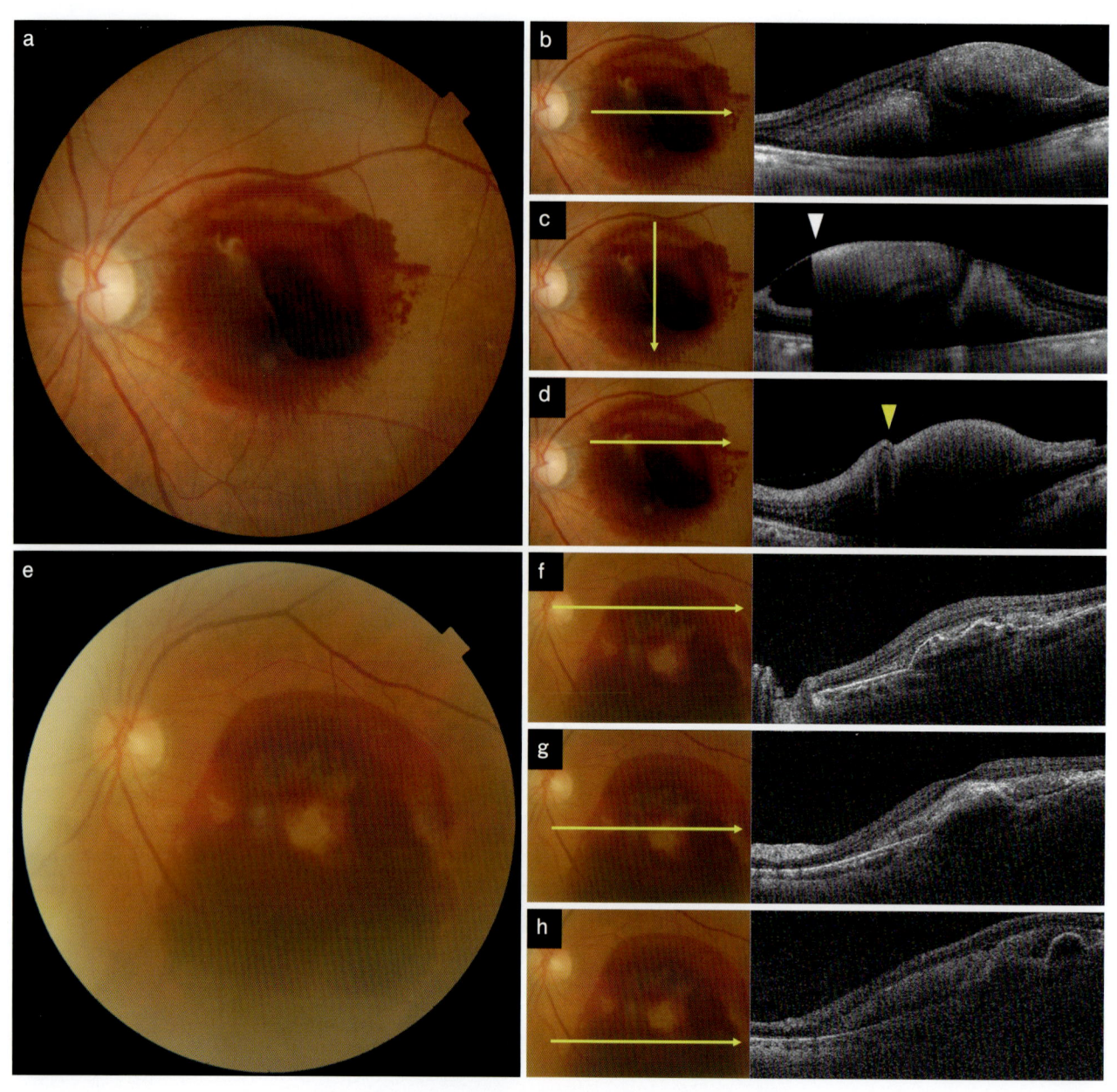

図2 RAM 破裂の患者および加齢黄斑変性の患者の画像所見

a：左眼 RAM 破裂により黄斑部の出血をきたした患者の眼底写真（90 歳，女性．図 1d と同一症例）．**b**：光干渉断層撮影（OCT）では網膜の複数の層にわたって出血を認める．**c**：垂直断面の OCT では内境界膜（ILM）下の出血が niveau を形成していることがわかる（△）．**d**：黄斑やや鼻上側にある灰白色病変を通る断面では病変が網膜下ではなく網膜内にあることがわかる．**e**：左眼加齢黄斑変性により黄斑部の出血をきたした患者の眼底写真（88 歳，男性）．一見すると a と似ているが，OCT ではいずれの断面においても血腫は主として網膜下にあり，網膜色素上皮（RPE）ラインの不整を伴っていることから，網膜内ではなく網膜下〜脈絡膜の病変による出血であることが示唆される（**f〜h**）．

OCT の測定光は血腫にブロックされやすいため網膜下出血の程度によっては困難なこともあるが，これらの疾患に対しては RPE 層の評価が有用であり，RPE の不整や隆起を確認することが重要である（**図 2f〜h**）．とくに PCV の場合は異常血管網を示唆する double layer sign や急峻な形状の色素上皮剥離などの特徴的な所見を呈していることがあり，これらをよく検索するために，出血領域の OCT は 3D で撮影し，スライスを動かしながら詳細に観察していくとよい．また，OCT 血管撮影（OCT angiography：OCTA）は MNV の検出に有用であるが，血腫によって網膜構造が変化しているため，網膜の各層のセグメンテーションが適切に行われて

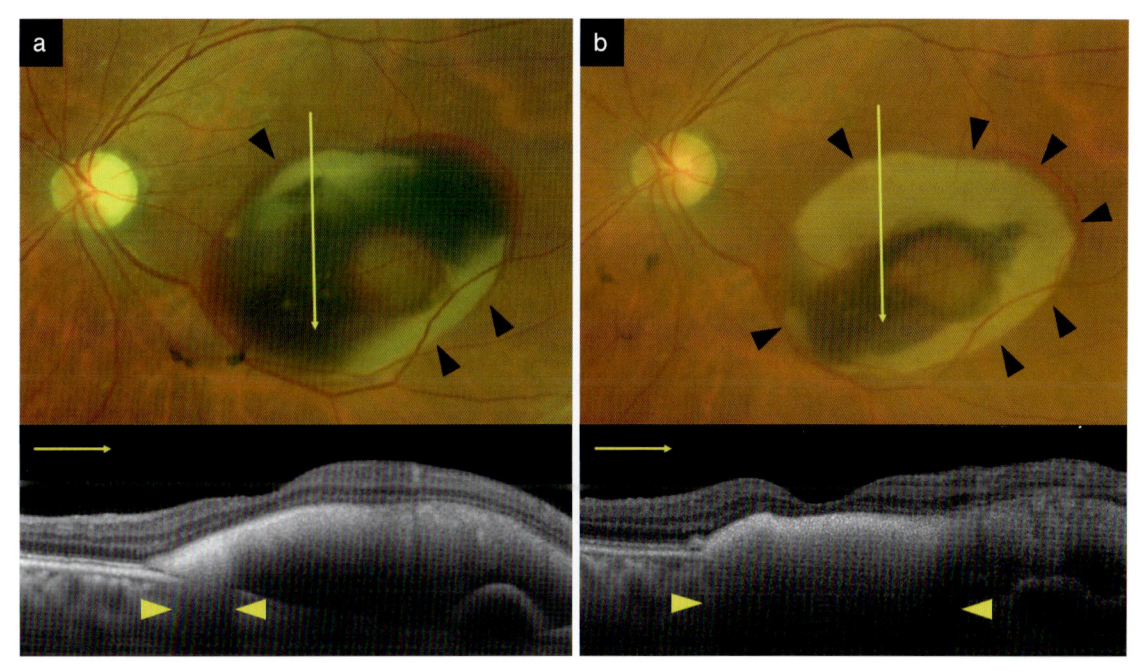

図 3　網膜下出血の器質化

新生血管型加齢黄斑変性により網膜下出血をきたした患者（76歳, 男性. 左眼）の眼底写真と OCT. **a**：初診時から部分的に器質化のため白色調を呈した網膜下出血を認めた（▲）. **b**：治療拒否のため自然経過をみることとなり, 初診の1週間後の再診時には網膜下出血の器質化が進行していた（▲）. 器質化した血腫はより強く OCT 測定光をブロックし, 出血よりも深部の構造の評価を困難にする（△）.

いるかどうかや, B スキャンでもフローシグナルを確認するなどの工夫のうえで判断を行うことが望ましい. このように, 両者の鑑別には OCT において出血の局在と RPE ラインを評価することが有用である（**図 2**）. ただし, MNV を疑う所見があったからといって必ずしも nAMD の診断となるわけではなく, 病的近視, 網膜色素線条, 点状脈絡膜内層症, 地図状脈絡膜炎, 脈絡膜腫瘍など MNV を合併する他の疾患も念頭に置いておく必要があり, 出血に対する治療のあとも詳細に眼底を評価することが望ましい.

　眼底写真や OCT を用いても両者の鑑別がむずかしい場合は蛍光眼底造影検査が有用である. RAM や nAMD における MNV といった両者の鑑別に有用な所見は, フルオレセイン蛍光造影よりもインドシアニングリーン蛍光造影のほうが比較的検出しやすい. しかし, 硝子体出血によってこれらの画像評価が十分に行えない場合は診断的治療として硝子体手術に踏み切るケースもある.

治　　療

　黄斑部の網膜出血に対する治療は, 視機能の喪失を最小限にとどめることを目的とし, 主として網膜の視細胞

層が障害されやすい網膜下出血を有する患者を対象として, 血腫を黄斑部から移動させるもしくは除去することである. 血腫は発症から1カ月以内の時期であれば移動できる可能性があるが[5], 日数が経過して出血が器質化しはじめると移動しにくくなるため, 早期の治療介入が望ましい（**図 3**）.

　血腫移動術を行う方法の一つに眼内長期滞留ガスの硝子体内注入がある. ガスは六フッ化硫黄（SF_6）もしくは八フッ化プロパン（C_3F_8）を用い, nAMD の場合には治療のために抗血管内皮増殖因子（vascular endothelial growth factor：VEGF）薬や, 血腫の移動を容易にするために組織プラスミノーゲンアクチベータ（tissue-plasminogen activator：t-PA）を同時に注入することがある. 抗 VEGF 薬硝子体内注射は nAMD のみならず RAM の活動性抑制にも有効とされているが[6]（本邦では保険適用がないため注意）, いずれの場合でも抗 VEGF 薬単独治療では出血を早期に除去できることは少ない. ガス注入の利点は, 硝子体を除去しないため以後の治療において硝子体内投与された薬剤の半減期へ影響を与えにくいことである. 一方で, 硝子体出血や ILM 出血, 白内障などは同時に治療ができない. 血種移動術の他の

方法としては硝子体手術がある．黄斑下血腫に対する硝子体手術は以前から行われてきたが，近年では t-PA を併用した硝子体手術の有効性が報告されている[5,7]．硝子体手術の長所と短所はガス注入のそれと逆である．また，いずれの治療でも血腫を十分に移動させるためには治療後に腹臥位をとるなどの姿勢制限が望ましい．しかし，RAM 破裂も nAMD も高齢患者の頻度が高いため，全身的な要因から十分な姿勢制限がむずかしいこともしばしば経験する．

おわりに

黄斑部の網膜出血は急激な視力低下の原因となり，治療によって良好に視力が改善できる場合もあれば，残念ながら手を尽くしても恒久的な中心視機能障害に至ってしまう場合もある．黄斑出血を発見したら，必要な画像検査を利用して迅速かつ適切な診断を行い，視力を失うのではないかという不安を抱えた患者に寄り添いながら，個々の背景を考慮した治療を提案する．

文　　献

1) Glatt H, Machemer R：Experimental subretinal hemorrhage in rabbits. *Am J Ophthalmol* **94**：762-773, 1982
2) Toth CA, Morse LS, Hjelmeland LM et al：Fibrin directs early retinal damage after experimental subretinal hemorrhage. *Arch Ophthalmol* **109**：723-729, 1991
3) Scupola A, Coscas G, Soubrane G et al：Natural history of macular subretinal hemorrhage in age-related macular degeneration. *Ophthalmologica* **213**：97-102, 1999
4) Avery RL, Fekrat S, Hawkins BS et al：Natural history of subfoveal subretinal hemorrhage in age-related macular degeneration. *Retina* **16**：183-189, 1996
5) Kadonosono K, Arakawa A, Yamane S et al：Displacement of submacular hemorrhages in age-related macular degeneration with subretinal tissue plasminogen activator and air. *Ophthalmology* **122**：123-128, 2015
6) Mansour AM, Foster RE, Gallego-Pinazo R：Intravitreal anti-vascular endothelial growth factor injections for exudative retinal arterial macroaneurysms. *Retina* **39**：1133-1141, 2019
7) Kimura S, Morizane Y, Hosokawa M et al：Submacular hemorrhage in polypoidal choroidal vasculopathy treated by vitrectomy and subretinal tissue plasminogen activator. *Am J Ophthalmol* **159**：683-689, 2015

＊　　　＊　　　＊

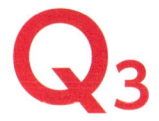 片眼性の黄斑浮腫で考えるべき疾患は

回答者　**野　崎　実　穂**[*]

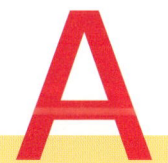

- ■片眼性の黄斑浮腫で頻度が高い疾患は網膜静脈分枝閉塞症（BRVO）である.
- ■網膜出血が消退した陳旧性 BRVO と黄斑部毛細血管拡張症 1 型の鑑別はカラー眼底のみでは困難である.
- ■陳旧性網膜静脈分枝閉塞症と黄斑部毛細血管拡張症 1 型との鑑別には，造影剤の漏出所見がない OCT angiography が有用である
- ■BRVO による黄斑浮腫に対しては，抗 VEGF 薬治療が第一選択となる.
- ■Type 1 黄斑部毛細血管拡張症 1 型には，毛細血管瘤に対する局所レーザー光凝固が適応となる.

はじめに

　片眼性の黄斑浮腫をみたときに鑑別する疾患としては，網膜静脈閉塞症に続発する黄斑浮腫，糖尿病黄斑浮腫，ぶどう膜炎に続発する黄斑浮腫，黄斑部毛細血管拡張症 1 型（macular telangiectasia type 1：MacTel type 1），網膜細動脈瘤があげられる．糖尿病黄斑浮腫は糖尿病の合併・糖尿病網膜症の存在（僚眼にも点状網膜出血があるなど）で鑑別可能で，ぶどう膜炎に続発する黄斑浮腫の場合は前房や硝子体内の炎症の合併で鑑別は比較的容易である．網膜細動脈瘤に続発する黄斑浮腫は，通常は検眼鏡で網膜細動脈瘤を確認できる.

　一方で網膜静脈閉塞症，とくに陳旧性網膜静脈分枝閉塞症に続発する黄斑浮腫と MacTel type 1 の鑑別は悩むことも多く，本稿ではこの二つの疾患の鑑別について解説する.

網膜静脈分枝閉塞症（BRVO）

　網膜静脈分岐閉塞症（branch retinal vein occlusion：BRVO）は，網膜血管の動脈硬化性変化や血液の粘稠度亢進，血流速度低下などにより血栓が形成され動静脈交叉部で閉塞が起きる疾患で，網膜出血と黄斑浮腫をきたす．危険因子は高齢，高血圧，糖尿病，高脂血症で，緑内障の合併もしばしばみられる．閉塞血管によって，主幹網膜細静脈閉塞による major BRVO と，黄斑枝閉塞による macular BRVO に分類される．急性期には火焔状の網膜出血を伴っているため MacTel type 1 との鑑

別は容易であるが，慢性期になり網膜出血が消失すると鑑別がむずかしくなる.

黄斑部毛細血管拡張症 1 型（MacTel type 1）

　Yannuzzi が提唱した MacTel は，中心窩耳側を主体とした黄斑部に毛細血管拡張と毛細血管瘤を認めるのが特徴的な疾患で，病態別に 3 病型に分類されている[1]．Type 1 は男性に多くみられ，ほとんどが片眼発症で中心窩周囲の毛細血管拡張と毛細血管瘤が特徴的である．毛細血管瘤からの漏出による黄斑浮腫のため，視力低下は緩徐であるが進行性で自然軽快と再発を繰り返す．欧米では type 2 が多いが，わが国では type 1 のほうが多いと報告されている[2]．MacTel type 1 に伴う黄斑浮腫を認めた場合は糖尿病黄斑浮腫，網膜静脈分枝閉塞症に

*Miho Nozaki：名古屋市立大学医学部附属東部医療センター眼科・レーザー治療センター
〔別刷請求先〕　野崎実穂：〒464-8547 名古屋市千種区若水 1-2-23　名古屋市立大学医学部附属東部医療センター眼科・レーザー治療センター

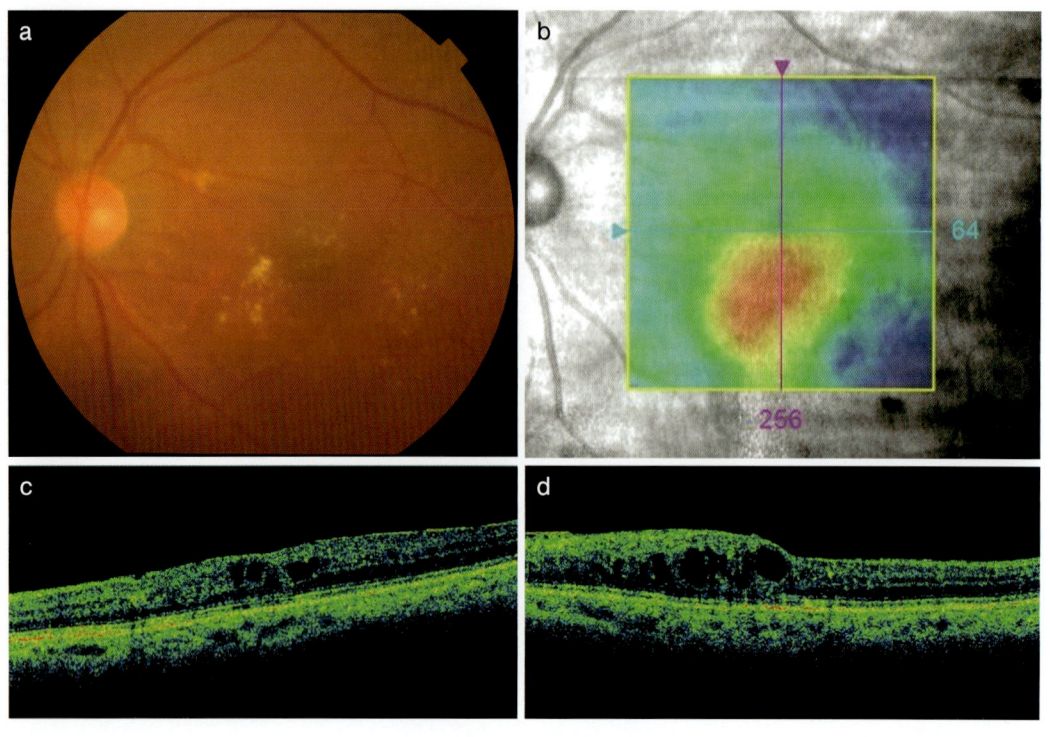

図1　陳旧性 BRVO の症例

77歳，男性．左眼視力（0.6）．**a**：カラー眼底写真．黄斑部およびその下方に硬性白斑を認める．網膜出血ははっきりしない．**b**：OCT 3D マップ．中心窩やや下方に網膜肥厚部位を認める．**c**：OCT horizontal scan．嚢胞様変化を認める．**d**：OCT vertical scan．網膜肥厚部位は中心窩より下方に偏在しており，BRVO によるものと鑑別できる．

伴う黄斑浮腫との鑑別が必要である．

鑑別のためのポイント

1．カラー眼底写真

　毛細血管瘤，硬性白斑，黄斑浮腫は陳旧性 BRVO と MacTel type 1 に共通する所見である．BRVO の場合には背景に動脈硬化があるため，網膜の動脈硬化性変化は鑑別診断の助けになる．一方で MacTel type1 は僚眼には通常異常を認めない（**図1, 2**）．

2．光干渉断層計

　陳旧性 BRVO も type 1 MacTel も光干渉断層計（optical coherence tomography：OCT）で黄斑部に嚢胞様浮腫を認める．陳旧性 BRVO の場合には horizontal scan では鑑別できないが，vertical scan では中心窩を境に上下どちらかに網膜の肥厚部位が偏在しており，鑑別が可能である（**図1, 2**）．

3．蛍光眼底造影検査

　陳旧性 BRVO の場合に病変は通常耳側縫線（temporal raphe）を越えず，中心窩を境に上か下のどちらかに局在している点が鑑別ポイントとなる．また，造影初期には網膜静脈閉塞に伴い蛍光色素流入遅延も認める．造影早期には毛細血管瘤に一致した過蛍光を認め，拡張血管や無灌流領域も観察できるが，造影後期には拡張した血管や毛細血管瘤からの漏出による黄斑部貯留があるために毛細血管の詳細は不明瞭となる（**図3**）．

　MacTel type 1 の場合は中心窩無血管域（foveal avascular zone：FAZ）周囲に拡張した毛細血管と毛細血管瘤が散在しており，耳側縫線を越えて病変が存在しているのがポイントとなる．造影早期には毛細血管瘤が過蛍光点として観察できるが，造影後期には毛細血管瘤からの旺盛な蛍光漏出があり，毛細血管瘤や拡張した毛細血管の詳細は不明瞭になり，陳旧性 BRVO との鑑別は困難となる（**図4**）．

　OCT 血管撮影（optical coherence tomography angiography：OCTA）は，造影剤の漏出がなく毛細血管の

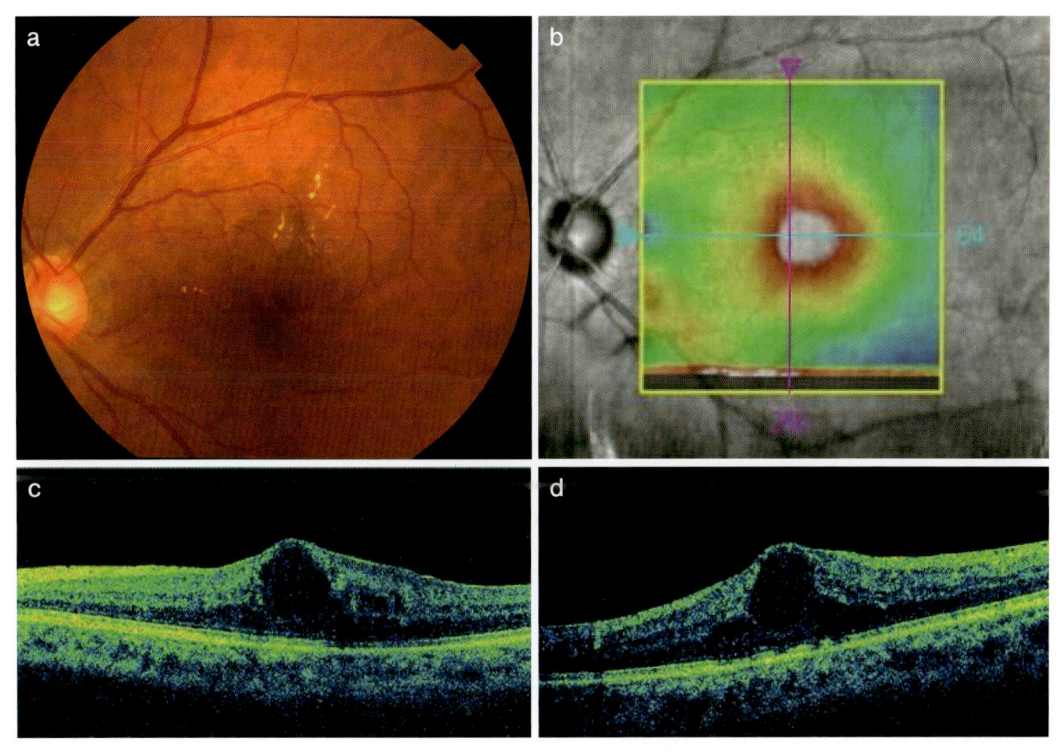

図2　MacTel type 1 の症例

66歳，男性．左眼視力 (0.7)．**a**：カラー眼底写真．黄斑部上方に硬性白斑を認め，黄斑部下方にわずかに点状網膜出血を認める．**b**：OCT 3D マップ．黄斑部に網膜肥厚部位を認める．**c**：OCT horizontal scan．嚢胞様変化を認める．**d**：OCT vertical scan．Horizontal scan 同様に網膜肥厚部位を認め，肥厚部位は中心窩の上下どちらにも偏在していない．

構造を詳細に観察できるため，陳旧性 BRVO と MacTel type 1 の鑑別にもっとも有用と思われる．陳旧性 BRVO では，耳側縫線の上下どちらかに毛細血管脱落や血管拡張を認めるが（**図5**），MacTel type 1 では中心窩周囲上下に毛細血管脱落や毛細血管瘤を認め（**図6**），その鑑別は容易である．また，拡張毛細血管や毛細血管瘤は網膜表層より網膜深層に多く認める（**図6**）．

治　　療

1. 陳旧性 BRVO

抗血管内皮増殖因子 (vascular endothelial growth factor：VEGF) 薬が第一選択となるが，遷延して毛細血管瘤を認めるような場合は，抗 VEGF 薬に抵抗性を示す場合もあり，毛細血管瘤に対する局所光凝固治療の適応となる[3]．MacTel type 1 と鑑別を要する程度の macular BRVO であれば無灌流領域の範囲も限られており，通常は無灌流領域に対するレーザー治療は不要であるが，major BRVO で無灌流領域の範囲が広く定期的な通院が困難な患者では，無灌流領域に対する網膜

レーザー光凝固も考慮する必要がある．

2. MacTel type 1

毛細血管瘤に対する局所光凝固が有効であるが，FAZ 近傍に毛細血管瘤が存在するために従来の細隙灯顕微鏡下での局所凝固では中心窩を凝固しないよう術者の技量が求められる．その点，ナビゲーション機能搭載の網膜光凝固装置は，トラッキングにより正確に毛細血管瘤を狙うことができ，MacTel type1 の治療に有利である．抗 VEGF 薬治療は毛細血管透過性亢進を抑制するために有効であるが，ラニビズマブには無反応で，アフリベルセプトで治療効果が得られたという報告がある[4]．MacTel type 1 の場合には VEGF よりも可溶型 VEGF 受容体1や PlGF，Tie2 の有意な増加が認められている．適用外使用となるがアフリベルセプトやファリシマブのほうが有用な可能性もあり，今後の検討が必要と思われる．

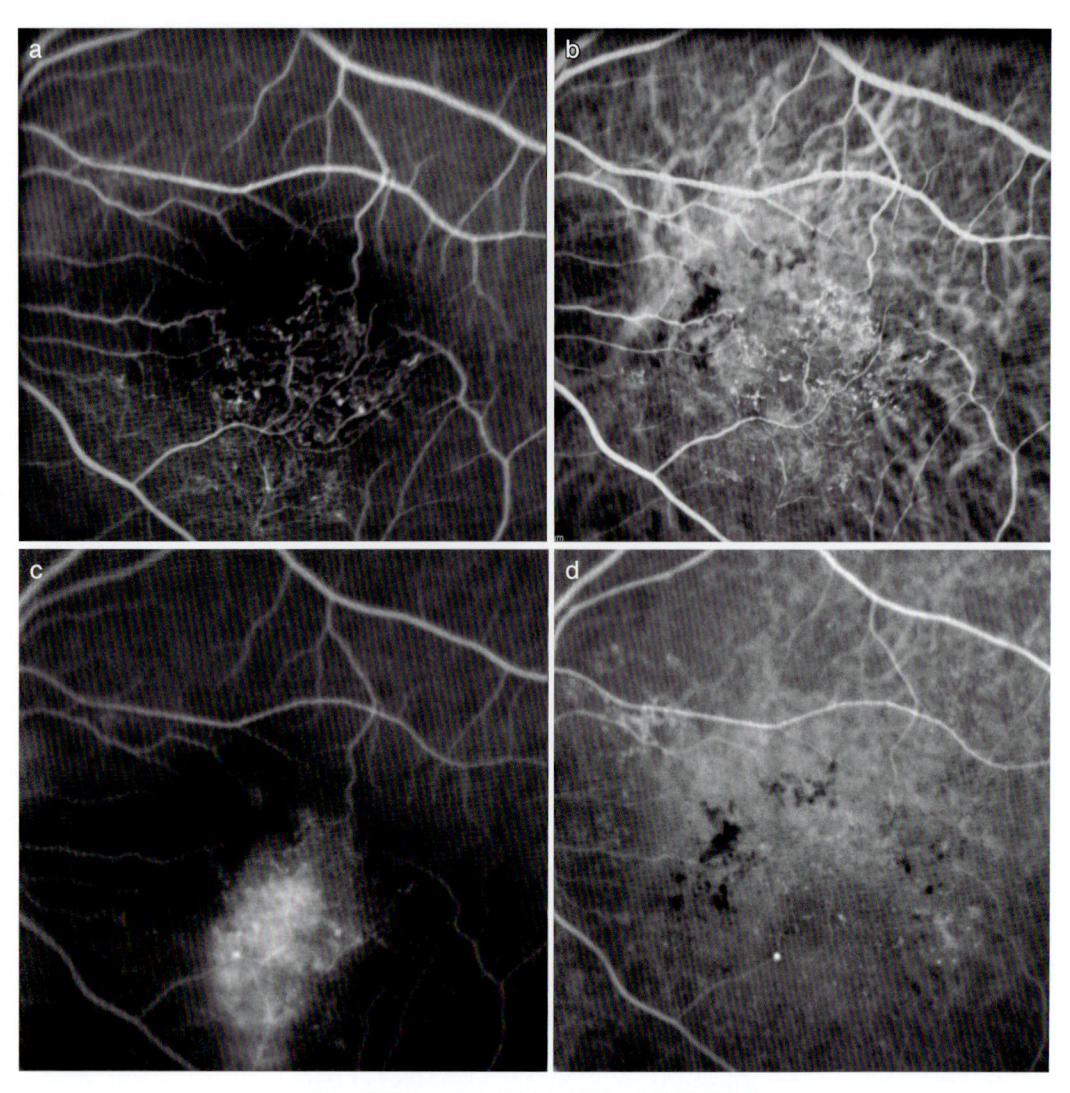

図 3　陳旧性 BRVO（図 1 の症例）の蛍光造影所見
a：フルオレセイン蛍光造影（FA）早期．黄斑部下方に毛細血管拡張，無灌流領域流領域および毛細血管瘤に一致する過蛍光点を多数認める．異常所見は耳側縫線の下方にのみ認められている．**b**：インドシアニングリーン蛍光造影（IA）早期．黄斑部下方に毛細血管瘤に一致する過蛍光点を多数認める．低蛍光部は検眼鏡的に硬性白斑の部位に一致している．耳側縫線より上方には異常は認めない．**c**：FA 後期．毛細血管瘤からの漏出により，黄斑下方に過蛍光を認め，毛細血管の詳細は不明瞭となっている．**d**：IA 後期．インドシアニングリーンは血中のリポプロテインに結合し血管外への漏出がないため，毛細血管瘤が同定しやすい．

■　ま　と　め

　従来の検査機器では陳旧性 BRVO と MacTel type 1 の鑑別は困難であったが，漏出所見を伴わない OCTA の登場により両者の鑑別が容易になった．一方，抗 VEGF 薬に反応不良な陳旧性 BRVO や MacTel type 1 は毛細血管瘤に対するレーザー光凝固治療の適用となるが，OCTA では血流の状態によってすべての毛細血管瘤は検出できない（**図 6**）．そのため，フルオレセイン蛍光造影（fluorescein angiography：FA）を行ったうえで毛細血管瘤に対するレーザー治療を計画することが必要と考える．その場合に FA 後期像は旺盛な漏出のため，浮腫に関与している治療すべき毛細血管瘤の選択は困難である．しかし，インドシアニングリーンは血中のリポプロテインに結合し漏出がないため，インドシアニングリーン蛍光造影（indocyanine green angiography：IA）後期像をもとに毛細血管瘤に対する光凝固を行えば，過剰な凝固を避けて黄斑浮腫に関与している異常血管のみを凝固できる利点が報告されており[5,6]，IA が施行できる場合は FA/IA を行うことが推奨される．

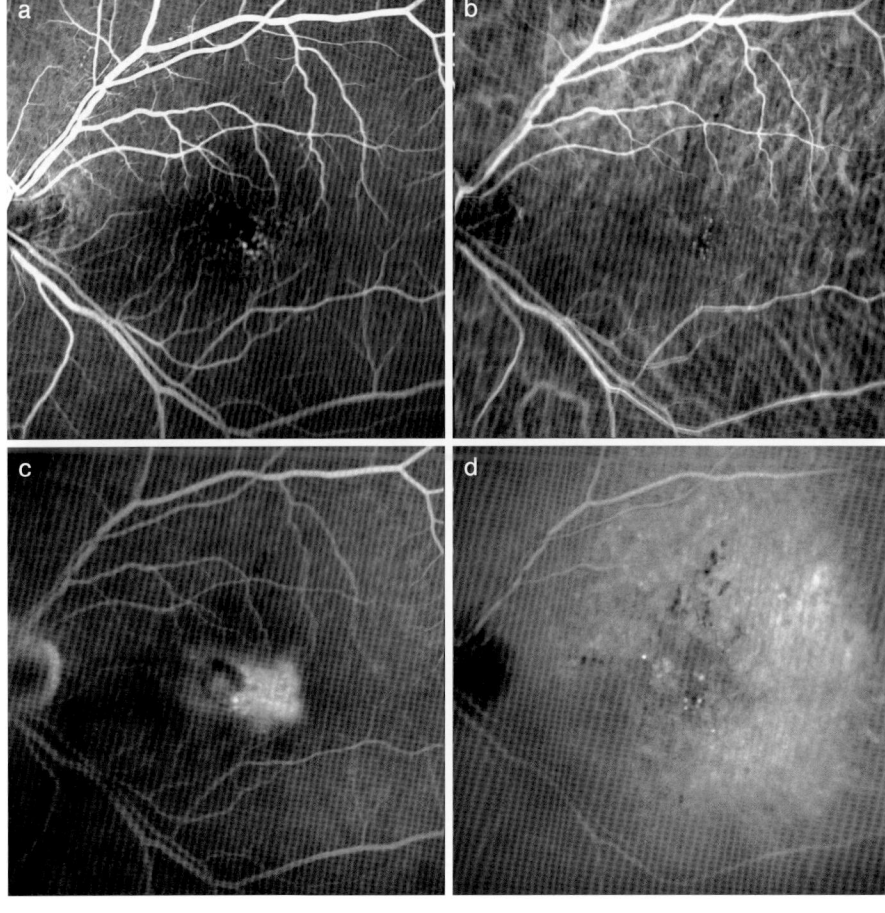

図4 MacTel type 1（図3の症例）の蛍光造影所見

a：FA 早期．FAZ を囲むように多数の毛細血管瘤に一致する過蛍光点を認める．**b**：IA 早期．FA と同様に FAZ を囲むように多数の毛細血管瘤に一致する過蛍光点を認める．**c**：FA 後期．毛細血管瘤からの漏出により，FAZ 周囲全体にびまん性に過蛍光を認める．**d**：IA 後期．ICG は血中のリポプロテインに結合し血管外への漏出がないため，毛細血管瘤が同定しやすい．黄斑上方の硬性白斑は低蛍光として観察できる．

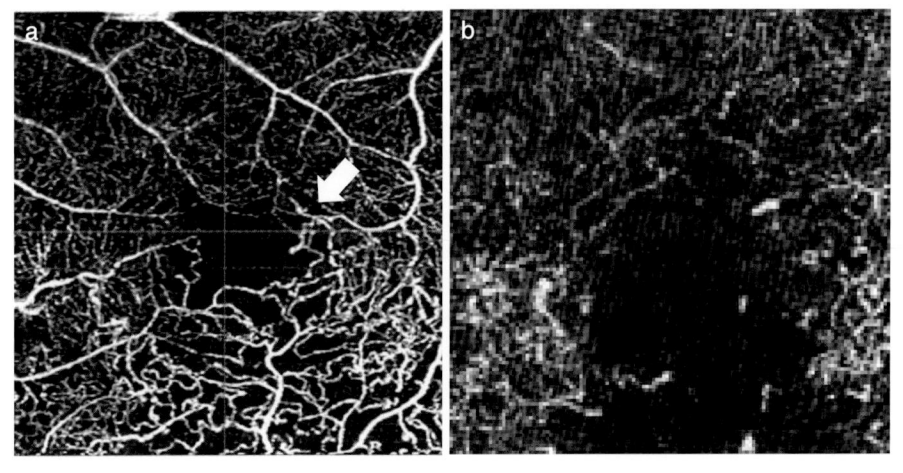

図5 陳旧性 BRVO（図1の症例）の OCTA 所見

a：網膜表層．耳側縫線より下方に，毛細血管脱落および毛細血管拡張を認める．矢印は吻合血管である．**b**：網膜深層．網膜表層と同様に，毛細血管脱落，毛細血管瘤および毛細血管拡張を認める．

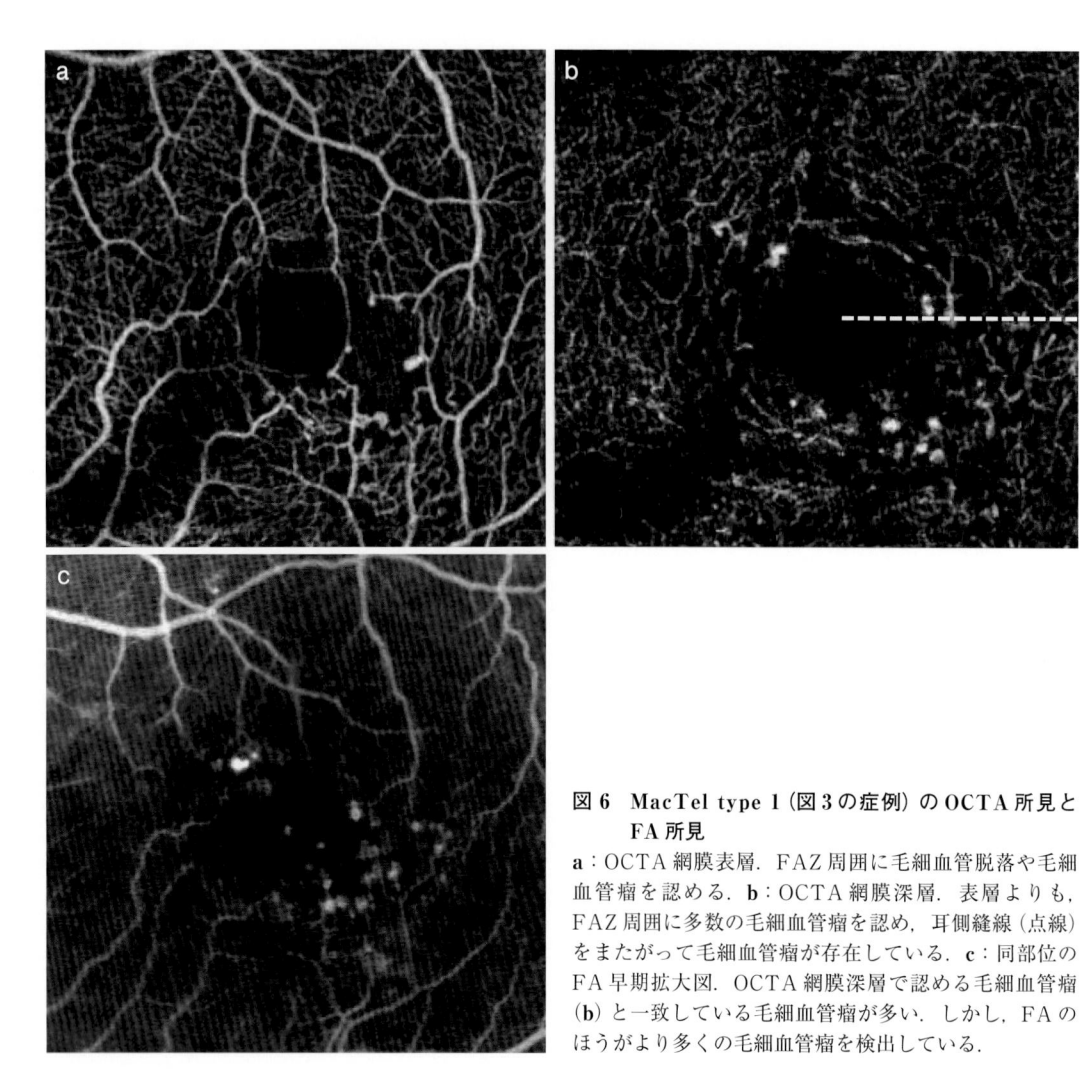

**図6 MacTel type 1（図3の症例）のOCTA所見と
FA所見**

a：OCTA網膜表層．FAZ周囲に毛細血管脱落や毛細
血管瘤を認める．**b**：OCTA網膜深層．表層よりも，
FAZ周囲に多数の毛細血管瘤を認め，耳側縫線（点線）
をまたがって毛細血管瘤が存在している．**c**：同部位の
FA早期拡大図．OCTA網膜深層で認める毛細血管瘤
（**b**）と一致している毛細血管瘤が多い．しかし，FAの
ほうがより多くの毛細血管瘤を検出している．

文　献

1) Yannuzzi LA, Bardal AM, Freund KB et al：Idiopathic macular telangiectasia. *Arch Ophthalmol* **124**：450-460, 2006

2) Maruko I, Iida T, Sugano Y et al：Demographic features of idiopathic macular telangiectasia in Japanese patients. *Jpn J Ophthalmol* **56**：152-158, 2012

3) Tomiyasu T, Hirano Y, Yoshida M et al：Microaneurysms cause refractory macular edema in branch retinal vein occlusion. *Sci Rep* **6**：29445, 2016

4) Kowalczuk L, Matet A, Dirani A et al：Efficacy of intravitreal aflibercept in macular telangiectasia type 1 is linked to the ocular angiogenic profile. *Retina* **37**：2226-2237, 2017

5) Hirano Y, Yasukawa T, Usui Y et al：Indocyanine green angiography-guided laser photocoagulation combined with sub-Tenon's capsule injection of triamcinolone acetonide for idiopathic macular telangiectasia. *Br J Ophthalmol* **95**：600-605, 2010

6) Ueda T, Gomi F, Suzuki M et al：Usefulness of indocyanine green angiography to depict the distant retinal vascular anomalies associated with branch retinal vein occlusion causing serous macular detachment. *Retina* **32**：308-313, 2012

＊　　　＊　　　＊

$\mathbf{Q}_4$　どこか違う黄斑円孔に出会ったら

回答者　**岸 本 達 真**[*]　**山 城 健 児**[*]

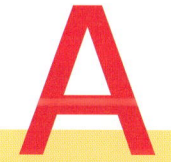

はじめに

　全層黄斑円孔（full-thickness macular hole：FTMH）は中心窩に生じる網膜全層の円孔であり，視力障害や歪視の原因となる疾患である．黄斑円孔（macular hole：MH）の類縁疾患に分層黄斑円孔（lamellar macular hole：LMH）がある．光干渉断層計（optical coherence tomography：OCT）によりそれぞれの疾患の分類や病態解明が進んでおり，手術適応や術式について多くの議論が行われている．本稿では，これらの疾患の定義，診断，現在行われている治療法について解説する．

全層黄斑円孔（FTMH）

1. 定義，分類

　FTMH は，中心窩を含む黄斑領域に生じる網膜全層の円孔であり，視力障害や歪視の原因となる疾患である．細隙灯顕微鏡の所見により MH を分類した Gass 分類が有名であるが，OCT による眼科診療が一般的となり，より詳細な MH の形態学的診断が可能となった現在では Stage 分類[1] が用いられるようになっている（図1）．FTMH に分類されるのは Stage 2 からである．治療適応や手術法の選択，また術後の視力予後などの説明のためには正確な診断と分類が必要であり，細隙灯顕微鏡検査および OCT などを用いて評価をすることが重要である．

■全層黄斑円孔は OCT 所見により Stage 分類される.
■全層黄斑円孔の治療は内境界膜剝離（ILM peeling）や内境界膜翻転（inverted ILM flap）が選択される.
■分層黄斑円孔の診断に必須となる OCT 所見は，①不規則な中心窩形態，②網膜面と円孔縁の角度が 90°以上内側に掘り下げられた形態の中心窩腔の存在，③中心窩組織の欠損である.
■分層黄斑円孔の治療は epiretinal proliferation の中心窩への埋め込みが選択される.
■分層黄斑円孔の有効な治療法は確立していないため今後の検討が必要である.

2. 疫　　学

　MH の発症率は報告により差があるが，10 万人あたり年間 3.14〜7.8 人で 65 歳以上の高齢の女性に多く発症する．Philippakis らは黄斑円孔を認めた僚眼への黄斑円孔の発症率は 19.5％であり，黄斑円孔発症時に僚眼に硝子体牽引を生じていた場合は 5 年間で 35.5％に黄斑円孔が発症すると報告している[2]．僚眼に網膜外層障害，中心窩の囊胞様変化，硝子体の癒着・牽引が生じている場合は僚眼に黄斑円孔が生じる可能性が高くなるため，僚眼も注意深く経過観察を行う必要がある．

3. 治　　療

　1990 年代に MH に対する硝子体手術の有効性が報告され，現在では硝子体手術が MH に対する標準的な治療

*Tatsuma Kishimoto & Kenji Yamashiro：高知大学医学部眼科学講座
〔別刷請求先〕　岸本達真：〒783-8505 高知県南国市岡豊町小蓮　高知大学医学部眼科学講座

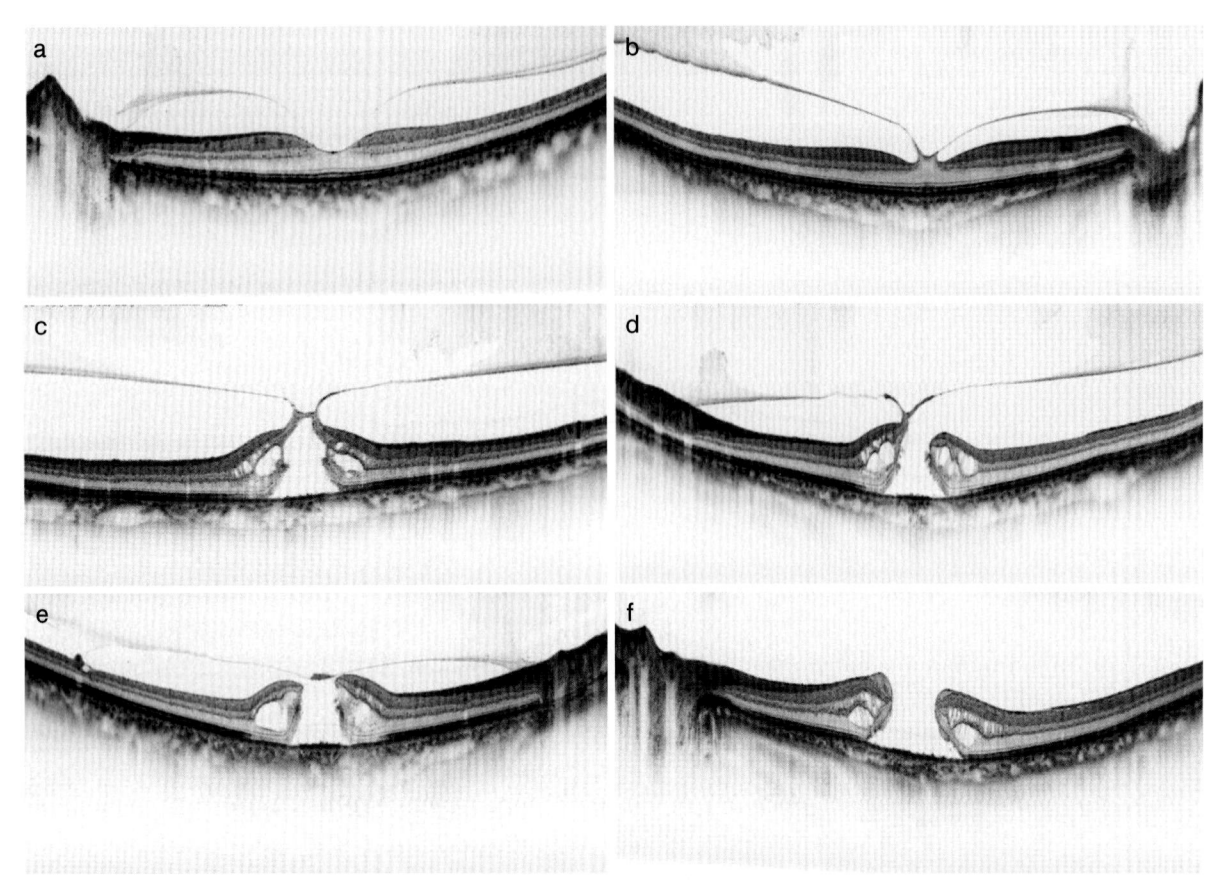

図1 黄斑円孔のStage分類

a：Stage 0. 黄斑部は正常であるが，傍中心窩全周の硝子体剝離が起きている状態. **b**：Stage 1A. 硝子体の牽引により中心窩に囊胞様変化が生じている状態. **c**：Stage 1B. 網膜外層に円孔が生じている状態. **d**：Stage 2. 網膜全層に円孔を生じているが硝子体剝離は不完全で蓋が斜めに牽引している状態. **e**：Stage 3. 全層円孔であるが硝子体剝離が完全でない状態. **f**：Stage 4. 後部硝子体剝離が完全に生じ，ワイスリングが形成された状態.

となっている．手術機器の進歩に伴い，より低侵襲硝子体手術（minimally invasive vitreous surgery：MIVS）が可能となり，当初は73％程度であった円孔の閉鎖率もより高くなっている．一部の外傷性黄斑円孔やStage 1までのFTMHに至っていないケースなどでは円孔の自然閉鎖がみられることがあるが，それ以外のFTMHでは視機能の改善のために手術が必要となる．

現在もっとも一般的に行われている標準的な術式は硝子体手術＋内境界膜剝離（ILM peeling）＋ガスタンポナーデである．現在は多くの術者がILM peelingを選択しているが，ILM peelingとpeelingしない場合で比較した4件のランダム化比較試験によるメタアナリシスでは，円孔閉鎖率はILM peelingで高かったが，術後6カ月の視力予後は改善しなかったと報告されている．ILM peelingを行うことによる長期的な問題は指摘されていないが，視力予後という観点ではILM peelingを

行うべきかどうかをもう一度検討する必要があるかもしれない．

2010年には円孔径が大きな難治性のMHに対する術式として，黄斑円孔周囲のILMを円孔の縁まで剝離し円孔上に翻転する術式（inverted ILM flap）が開発され，難治性のMHに対する一般的な術式となった．2015年には耳側半周のILMを円孔上に翻転する術式，2016年にはILMを剝離して円孔に詰め込む術式も報告された．

筆者らはILM flapを円孔縁まで作製し，そのあと翻転や円孔内に詰め込むことなくflapを浮遊させ，液-空気置換をする術式（floating ILM flap，**図2**）[3] を報告した．このように，ILMを剝離するのではなく円孔閉鎖に使用するさまざまな変法も開発・報告されてきた．近年では，これらの術式を比較検討した研究やメタアナリシスも報告されている．円孔径400μm以下および円孔径400μm以上の大きな円孔に対して，円孔径ごとに

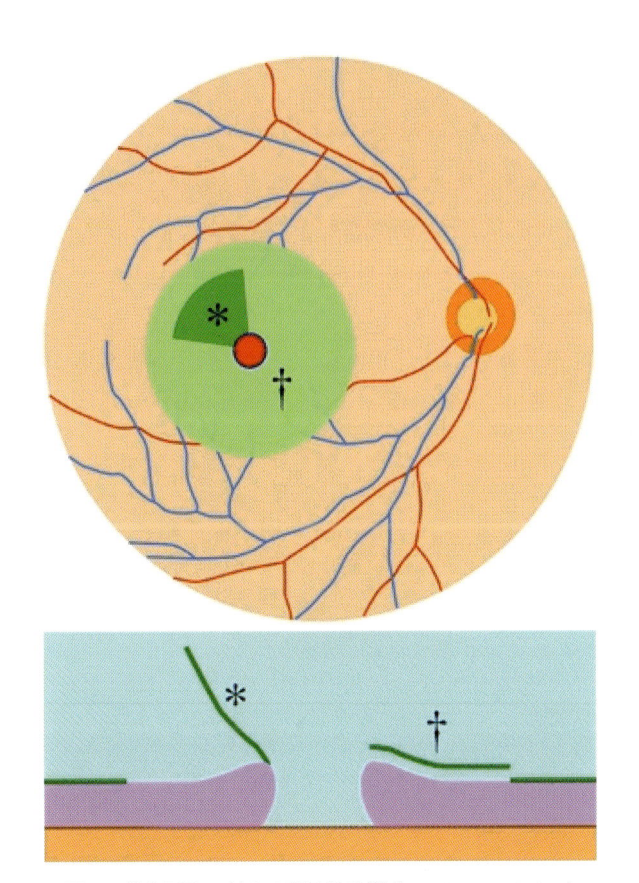

図 2　黄斑円孔に対する硝子体手術（floating ILM flap）
黄斑円孔周囲の内境界膜（ILM）を円孔縁まで剝離し，その後翻転や円孔内に詰め込むことなく flap（＊）を浮遊させ，液空気置換をする術式．残りの部分の ILM（†）は除去．

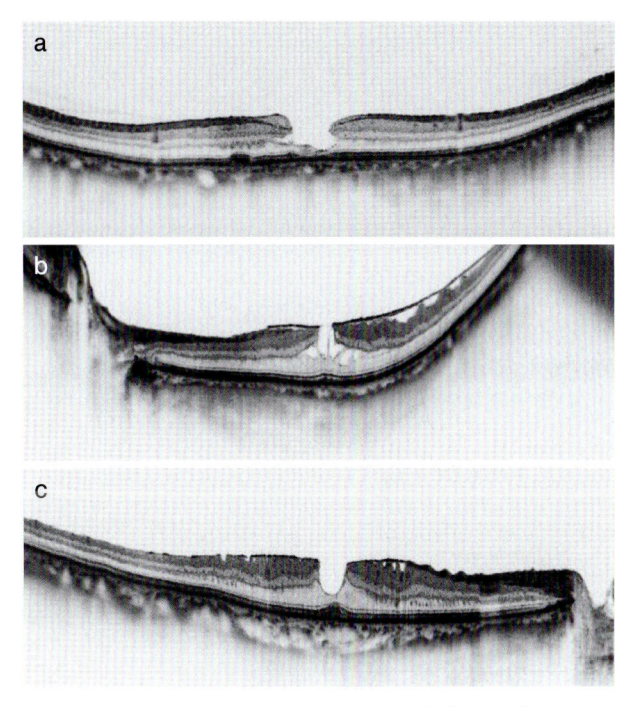

図 3　分層黄斑円孔の OCT 所見に基づいた定義
a：分層黄斑円孔．b：中心窩分離を伴う網膜前膜．c：黄斑偽円孔．

比較しても ILM peeling と inverted ILM flap で解剖学的な円孔閉塞率と機能的な視力改善は同等であったという報告や，日本における多施設後ろ向き研究では最小円孔径が 550 μm を超える大きな MH の場合は ILM peeling と比較して inverted ILM flap で高い円孔閉鎖率を認めているが，最終視力では有意な差がなかった[4]．2024 年に報告されたメタアナリシス[5]では，MH に対する初回手術では inverted ILM flap でほかの術式と比較し高い円孔閉鎖率と良好な術後視力を認めたと報告されている．これらの報告から考えると，inverted ILM flap は円孔閉鎖率の向上には貢献するが，視力予後には貢献しない可能性もあると考えるべきなのかもしれない．これらの報告では後ろ向き研究が含まれており，術式の選択などバイアスがかかっている可能性が否定できない．ILM を peeling するかしないか，invert するかしないか，よりエビデンスレベルの高い治療法の確立のためにわが国でも前向き研究で術式，視力予後，円孔の閉鎖率，再発率などを確認する必要がある．

分層黄斑円孔（LMH）

1. 定義，分類

LMH は黄斑の一部の層のみが欠損する状態をさす．この病態では，完全な円孔ではなく網膜内層の一部に限局した欠損がみられる．これまで LMH には牽引型（tractional type）と変性型（degenerative type）の 2 タイプがあるとされていたが，現在では牽引型は中心窩部分がない網膜前膜（epiretinal membrane：ERM）であると定義されており，変性型のみを LMH と定義するようになっている．牽引型とされていたタイプは黄斑偽円孔ともよばれる．2020 年には OCT 所見に基づき LMH，中心窩分離を伴う ERM，黄斑偽円孔の 3 病型に分類する定義が新たに提唱された[6]（図 3）．それぞれ三つの必須基準と三つの参考基準で定義される．LMH の必須基準となる OCT 所見は，①不規則な中心窩形態，②網膜面と円孔縁の角度が 90° 以上内側に掘り下げられた形態の中心窩腔の存在，③中心窩組織の欠損である．参考基準となる OCT 所見は，① epiretinal proliferation（EP）の存在，②中心窩の隆起，③ ellipsoid zone の途絶があげられる〔EP は以前 LHEP（lamellar hole-associated epiretinal proliferation）とよばれていたが，ERM や

FTMHでも観察される所見であるため lamellar hole-associated は削除されて EP とよぶようになった].

2. 治　　療

LMHの治療法は現在のところ確立されておらず，手術適応や基準は慎重に検討する必要がある．LMH患者は多くの場合に安定しているが，その13〜21%が18〜24カ月後に解剖学的に増悪を示し，19.5%が3年後に視力低下を起こすという報告がある．

LMHの自然経過は進行性の視力低下を伴い，FTMHへ進行することで15.7%が時間の経過とともに著しい視力低下を示す．手術により63〜94%の症例で視力が改善するが，手術を行ってもFTMHに進行する可能性がある．このように，手術を行っても視機能改善は必ずしも期待できないこと，長期的な予後はまだ不明であることなどを十分に説明し，手術適応は患者本人に同意を得たうえで慎重に選択する．

LMHに対する手術法は確立されていないが，現在行われている術式として視機能の改善に有効であった報告もある．LMHは前述の定義のとおり中心窩形態異常をきたしており，中心窩組織が欠損している．つまり，黄斑部の牽引を除去するだけでは病態に関与していないため視機能改善は期待できない．そこでLMHに多くみられるEPがMüller細胞から形成されていることに着目し，組織が欠損している中心窩にEPを埋め込む術式が開発された．この術式により中心窩形態の改善，視機能の改善が期待される．2023年に報告されたわが国の他施設における後ろ向き研究において，EPの埋め込みを行った群とILM peeling のみを行った群を比較したところ，EPを行った群で有意に術後最終矯正視力が改善し，術後MHの発症も抑制された[7]．LMHに対してEPの埋め込みによる有効性が報告されているが，標準的な治療法としての確立されるためには前向きでの検討などが必要と考えられる．

■ おわりに

FTMHとLMHの定義および治療について概説した．OCTの進歩により，より詳細に病態が解明されてきており疾患の定義も変化してきている．治療については有効性のある術式は確立されていないのが現状であるため，今後のさらなる検討が必要である．

文　　献

1) Chung H, Byeon SH：New insights into the pathoanatomy of macular holes based on features of optical coherence tomography. *Surv Ophthalmol* **62**：506-521, 2017
2) Philippakis E, Astroz P, Tadayoni R et al：Incidence of macular holes in the fellow eye without vitreomacular detachment at baseline. *Ophthalmologica* **240**：135-142, 2018
3) Yamashiro K, Kinoshita-Nakano E, Ota T et al：Floating flap of internal limiting membrane in myopic macular hole surgery. *Graefes Arch Clin Exp Ophthalmol* **256**：693-698, 2018
4) Yamashita T, Sakamoto T, Terasaki H et al：Best surgical technique and outcomes for large macular holes：retrospective multicentre study in Japan. *Acta Ophthalmol* **96**：e904-e910, 2018
5) Quiroz-Reyes MA, Quiroz-Gonzalez EA, Quiroz-Gonzalez MA et al：Effect of internal limiting membrane surgical techniques on the idiopathic and refractory management of macular holes：a systematic review and meta-analysis. *Int J Retina Vitreous* **10**：44, 2024
6) Hubschman JP, Govetto A, Spaide RF et al：Optical coherence tomography-based consensus definition for lamellar macular hole. *Br J Ophthalmol* **104**：1741-1747, 2020
7) Kanai M, Sakimoto S, Takahashi S et al：Embedding technique versus conventional internal limiting membrane peeling for lamellar macular holes with epiretinal proliferation. *Ophthalmol Retina* **7**：44-51, 2023

*　　　*　　　*

Q5 乳頭から黄斑まで続く網膜分離をみたら

回答者　井上　真[*]

はじめに

検眼鏡的には診断が困難であったものの光干渉断層計（optical coherence tomography：OCT）が普及して診断がつくようになった疾患の一つとして網膜分離症があげられる。網膜分離症を伴う疾患としては，近視性網膜分離症，乳頭ピット黄斑症候群，先天視神経乳頭異常に伴う網膜分離，緑内障性視神経症に伴う黄斑分離，硝子体黄斑牽引症候群などがある。近視性網膜分離症は黄斑部や後部ぶどう腫を中心として網膜分離が生じ，中心窩剝離も併発する。乳頭ピット黄斑症候群では視神経乳頭に乳頭ピットがみられ，朝顔症候群や乳頭周囲ぶどう腫のような先天視神経乳頭異常でも網膜分離を生じる。緑内障性視神経症で視神経乳頭陥凹がある場合は，神経線維欠損がある網膜内層から黄斑部に続く網膜分離を生じる。

乳頭ピット黄斑症候群

乳頭ピット黄斑症候群（optic disc pit maculopathy）は視神経乳頭ピット（optic disc pit）もしくは乳頭小窩から連続する網膜分離症や黄斑部剝離を伴う疾患である（図1，2）[1,2]。乳頭コロボーマが発生時の眼杯裂閉鎖不全に伴うように，乳頭ピットも類似した発生段階での先天異常である。乳頭ピットは視神経乳頭のおもに耳側に存在することが多いが，下方や鼻側にも存在する。また，脈絡膜コロボーマとも合併しやすい。乳頭ピット黄斑症候群の進行過程は，乳頭ピットと連続する網膜内層の分

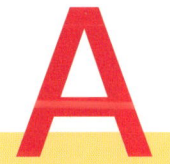

A

■網膜分離症を伴う疾患としては近視性網膜分離症，乳頭ピット黄斑症候群，先天視神経乳頭異常に伴う網膜分離，緑内障性視神経症に伴う黄斑分離，硝子体黄斑牽引症候群などがある。

■乳頭ピット黄斑症候群の進行過程として乳頭ピットと連続する網膜内層の分離が最初に生じ，続いて網膜外層の網膜分離が生じる。

■緑内障性視神経症で視神経乳頭陥凹から網膜分離や中心窩剝離が合併することがある。

■視神経乳頭内に網膜分離があると乳頭ピットや乳頭陥凹がわかりづらくなる。

■緑内障の多くは両眼性であり，僚眼に緑内障性変化があるかを参考にする。国内では正常眼圧緑内障が多い。

離が最初に生じ，続いて網膜外層の網膜分離が生じる。やがて網膜外層の分離が網膜外層円孔を通じて網膜剝離となり中心窩剝離を起こす。網膜分離を生じてもすぐには視力低下が生じない。

網膜下液の起源として硝子体液と脳脊髄液の2説があるが，硝子体液であることが多い。硝子体液が起源である場合は乳頭ピット片縁か近傍に小さな間隙があり，硝子体の牽引が生じることで硝子体液が間隙を通って網膜内層の分離を起こす。続いて網膜外層の分離から網膜外層円孔を経由して中心窩剝離を起こしていく。乳頭ピット黄斑症候群の好発年齢は10〜30歳代と報告されており，部分的に硝子体の液化が生じて硝子体牽引が生じる時期と考えられている。脳脊髄液が起源の場合は乳頭

*Makoto Inoue：杏林アイセンター，杏林大学医学部眼科学教室
〔別刷請求先〕　井上　真：〒180-8611 東京都三鷹市新川 6-20-2　杏林大学医学部眼科学教室

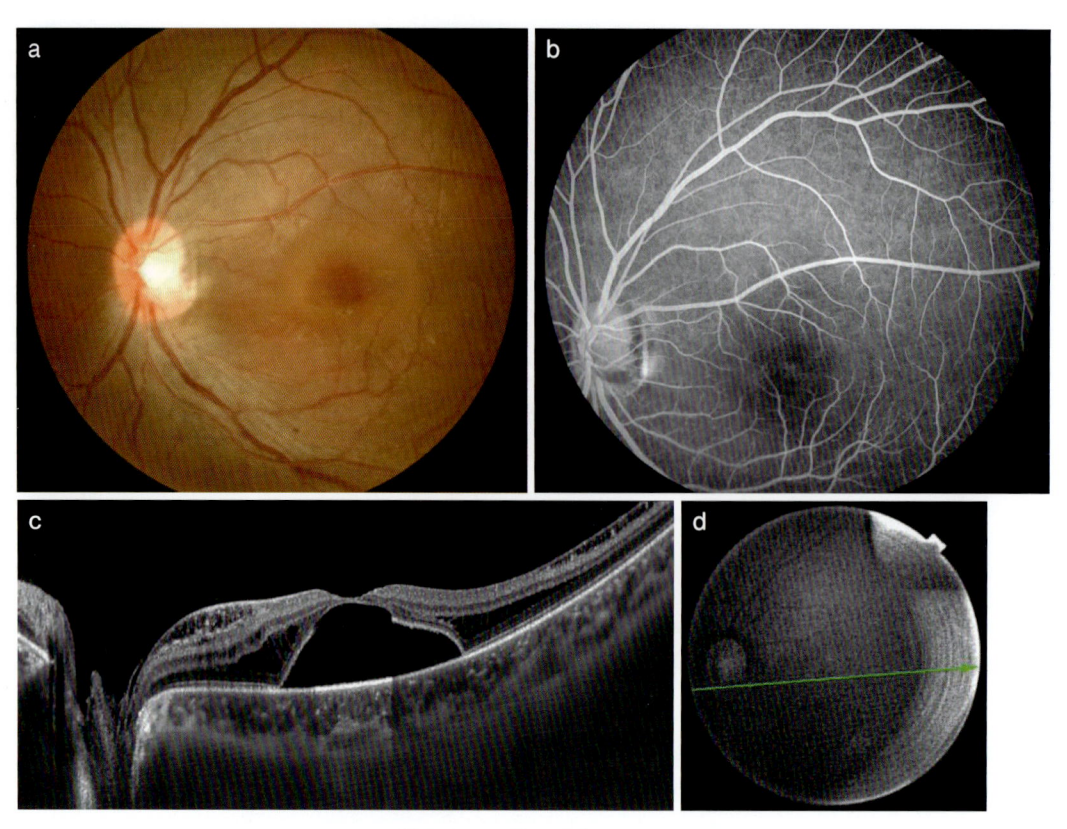

図1　乳頭ピット黄斑症候群（14歳，女性）

a：左眼の初診時眼底写真．視神経乳頭下耳側に乳頭ピットがあり，そこから連続する網膜分離と中心窩剥離がみられる．視力は0.5に低下していた．**b**：初診時のフルオレセイン蛍光造影早期像．早期（23秒）では視神経乳頭ピットは低蛍光である．後期では乳頭ピットの低蛍光は過蛍光となった．**c**：初診時のOCT画像．乳頭ピット〜黄斑のスライスでは，乳頭ピットからつながる網膜分離と中心窩剥離がみられる．外層の網膜分離と中心窩剥離は網膜外層円孔で連続している．乳頭ピット上に硝子体索がみられ，前後方向に乳頭ピットへの硝子体牽引の存在が示唆される．**d**：OCTのモニター像．

ピットと視神経周囲のくも膜下腔が近接しているため，何らかの連絡通路を経由して脳脊髄液が網膜下腔に流入していると考えられている．乳頭ピット黄斑症候群ではしばしば頭痛を併発する．10歳未満で発症する場合は硝子体の液化よりも脳脊髄液の関与が強いかもしれない．

　治療法には，以前は乳頭ピット近傍の視神経乳頭縁への光凝固（photocoagulation：PC）や硝子体中へのガス注入の報告があったが，現在では網膜分離症や黄斑部剥離を伴った場合には硝子体手術が標準治療になっている．一方で硝子体手術が無効な場合は，網膜下液の起源として脳脊髄液の関与が強いと考えられている．

　硝子体手術は人工的後部硝子体剥離作製に加えて乳頭縁へのPC併用，ガスタンポナーデなどの組み合わせが行われていた．ところが，乳頭ピット黄斑症候群においては乳頭ピット内に存在する間隙を介して硝子腔内に注

入したガスやシリコーンオイルが網膜下に迷入することが報告されており，おそらく髄腔へも迷入している可能性がある．また，乳頭周囲にPCを行うと，網膜内層の神経線維への侵襲が加わった場合には視野欠損などが生じる可能性がある．一方，後部硝子体剥離を起こすだけでガスタンポナーデや乳頭周囲へのPCも併用しない硝子体手術で，約8割に網膜復位が得られたと報告されている[1]．しかし，網膜復位には平均1年の期間が必要であった．そこで，非復位例も含めて治療成績をさらに向上させるためにさまざまな術式が工夫されている．内境界膜剥離の併用や，剥離した内境界膜を乳頭ピット上に翻転する内境界膜翻転法，乳頭ピットへの羊膜移植，乳頭ピット内へ自己強膜を詰め込む方法などが報告されている．人工的硝子体剥離を起こす硝子体手術後の非復位例を検討したところ，Sanoら[3]はOCTで乳頭縁から網膜分離が連続せず乳頭縁から網膜下液が連続する症例が

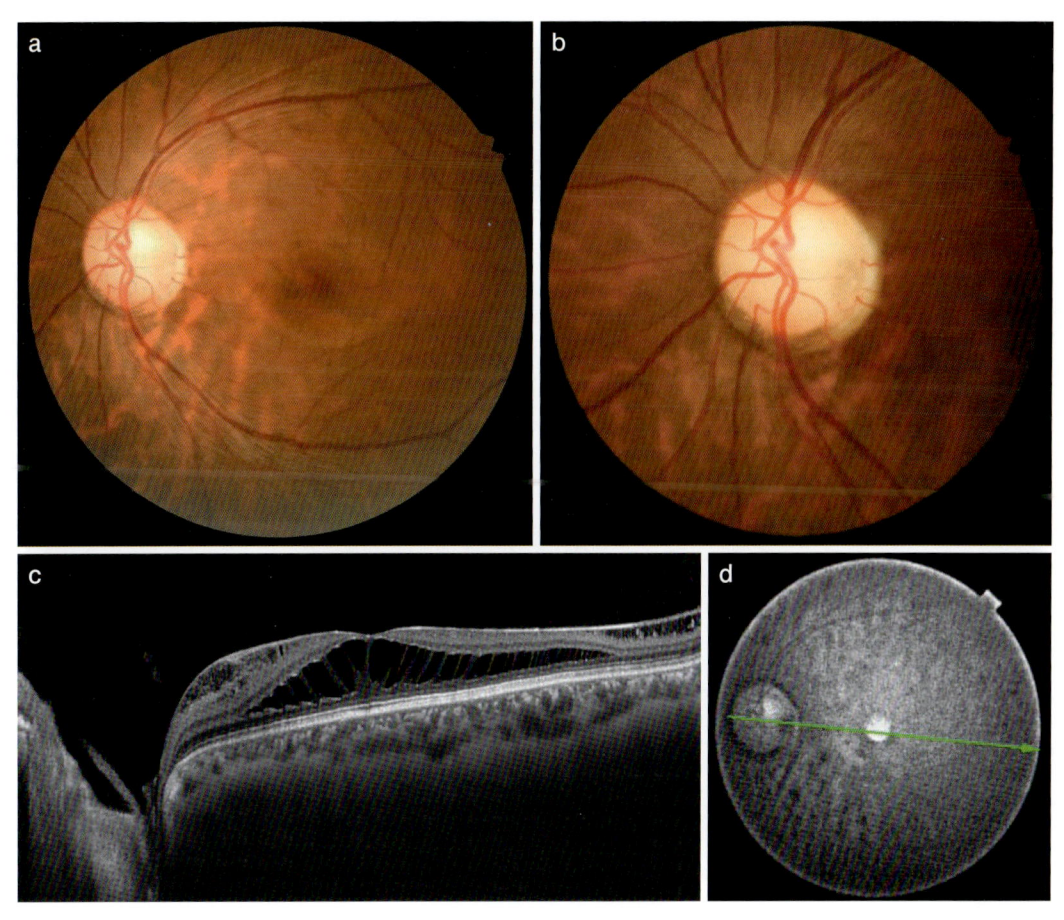

図2　乳頭ピット黄斑症候群（40歳，女性）
a：左眼の初診時眼底写真．視神経乳頭下耳側に乳頭ピットがあり，そこから連続する網膜分離がみられる．視力は1.2であった．**b**：視神経乳頭の拡大写真．初診時のフルオレセイン蛍光造影早期像．早期では視神経乳頭ピットは低蛍光である．後期では乳頭ピットの低蛍光は過蛍光となる．**c**：初診時のOCT画像．乳頭ピット～黄斑のスライスでは，乳頭ピットからつながる網膜内層の網膜分離と網膜外層の網膜分離がみられる．乳頭ピット上に硝子体索がみられ，前後方向に乳頭ピットへの硝子体牽引の存在が示唆される．網膜外層はよく保たれていて視力は良好であったが，経過観察中に0.2に低下した．**d**：OCTのモニター像．

多かったと報告した．自然軽快の途中で網膜分離が吸収され，網膜下液のみが残っていた可能性もあるが，乳頭縁でくも膜下腔と網膜下腔がつながっている可能性もあり，このようなケースでは乳頭縁のPCの併用も考慮したほうがいいかもしれない．

乳頭ピット黄斑症候群ではしばしば網膜剝離が自然軽快する場合がある．後部硝子体剝離に続いて網膜剝離が軽快するケースや，後部硝子体剝離が生じていなくても自然軽快する症例がある．この場合には，後部硝子体剝離が全剝離しなくても網膜分離を起こしている局所的な硝子体牽引が部分的に解除されることで軽快していくと考えられている．手術を行うかどうかを決定するには，まず自然軽快しないことを確かめる必要がある．悪化した場合には手術になる可能性を患者に説明したうえで，

数カ月は様子をみて変わりなければ徐々に間隔を開けて経過観察する．また，網膜分離のみである場合には視力が良好であることが多く，経過観察することが多い．自覚的な視力低下が進行している場合や，OCTで経過をみながら明らかに中心窩剝離が悪化している場合，視力低下が増悪した場合にのみ手術適応があると考えられる．

眼底所見では乳頭ピットがわかりにくい場合がある．これは網膜分離で乳頭ピットの陥凹がわかりにくくなっているときである．乳頭ピットは蛍光眼底造影で早期に低蛍光，後期に過蛍光となる特徴的な所見を呈する（**図2**）．乳頭ピットの形状にも一定の形はなく，バリエーションがある．乳頭ピットが鼻側にあり，回り込んで黄斑剝離を生じる場合もある．

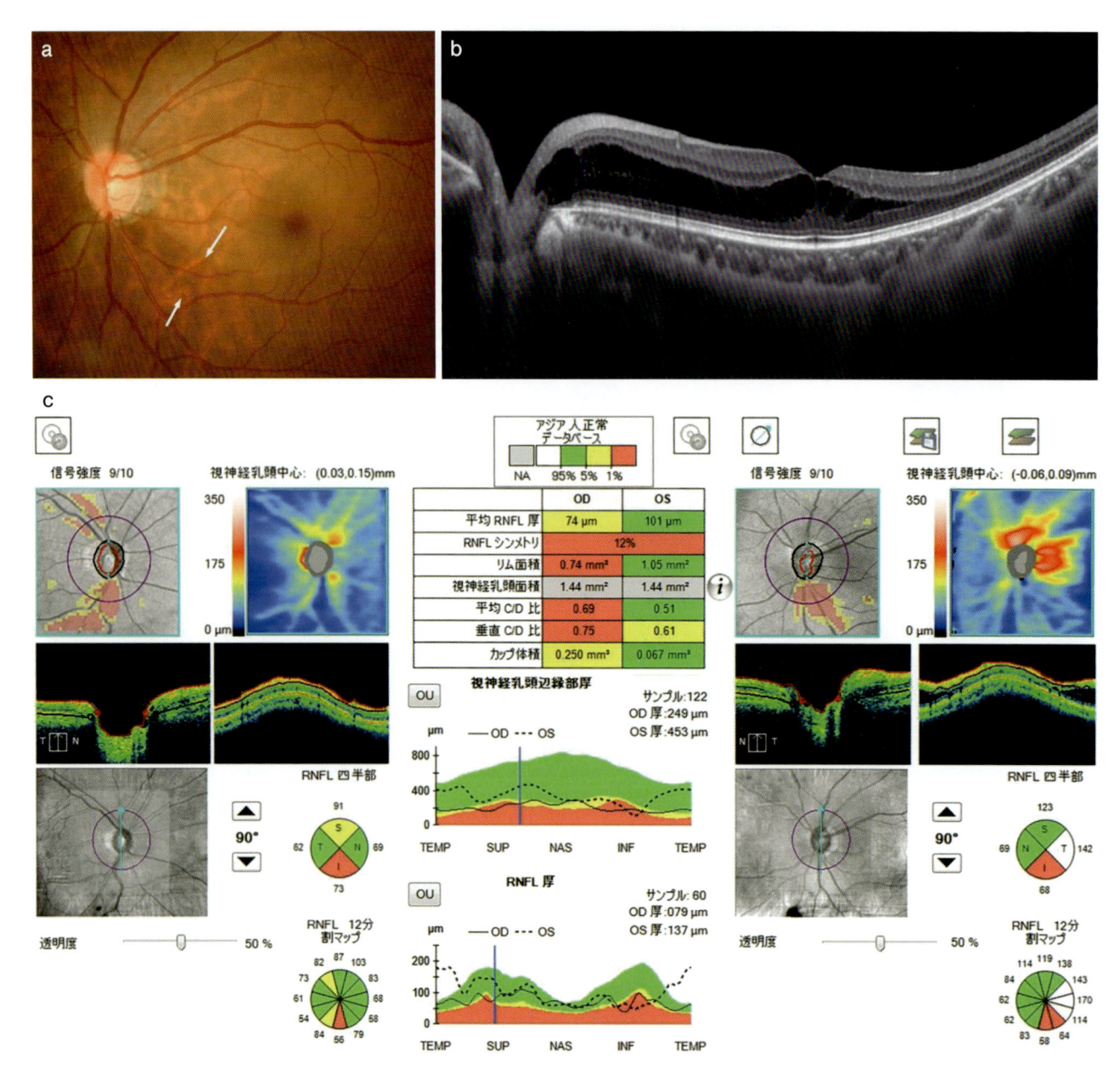

図3 正常眼圧緑内障に合併した黄斑部分離（56歳，女性）

a：初診時眼底写真．視力は 1.2 であるが黄斑分離と視神経乳頭陥凹，網膜神経線維欠損（⇑）がみられる．**b**：初診時の OCT 画像．視神経乳頭陥凹と乳頭縁から連続する網膜分離がみられる．**c**：神経線維層厚解析では両眼とも下方に菲薄化がみられる．

緑内障性視神経症

緑内障性視神経症で視神経乳頭陥凹から網膜分離や中心窩剝離が合併することがある[4]（**図3, 4**）．網膜分離は視神経乳頭から連続するため，乳頭ピット黄斑症候群と類似している．50〜70歳代に多い．視神経乳頭内に網膜分離があると乳頭陥凹もわかりづらくなる．網膜分離があると網膜神経線維欠損もわかりにくいが，緑内障の多くは両眼性であり，年齢と僚眼に緑内障性変化がある

かが決め手となる．欧米では急性緑内障や開放隅角緑内障に伴うことが多いとされ，高眼圧であるが，国内では正常眼圧緑内障が多い．OCT 所見では乳頭陥凹部には乳頭ピット黄斑症候群でみられるような乳頭ピット上の硝子体索のような所見はない．網膜神経線維欠損領域は網膜内層が菲薄化しており，網膜血管との接着も緩くなっていると考えられる．そこに何らかの硝子体牽引がかかると網膜分離を生じると考えられている．自然軽快する症例も報告されているが，視力低下が進行すれば硝

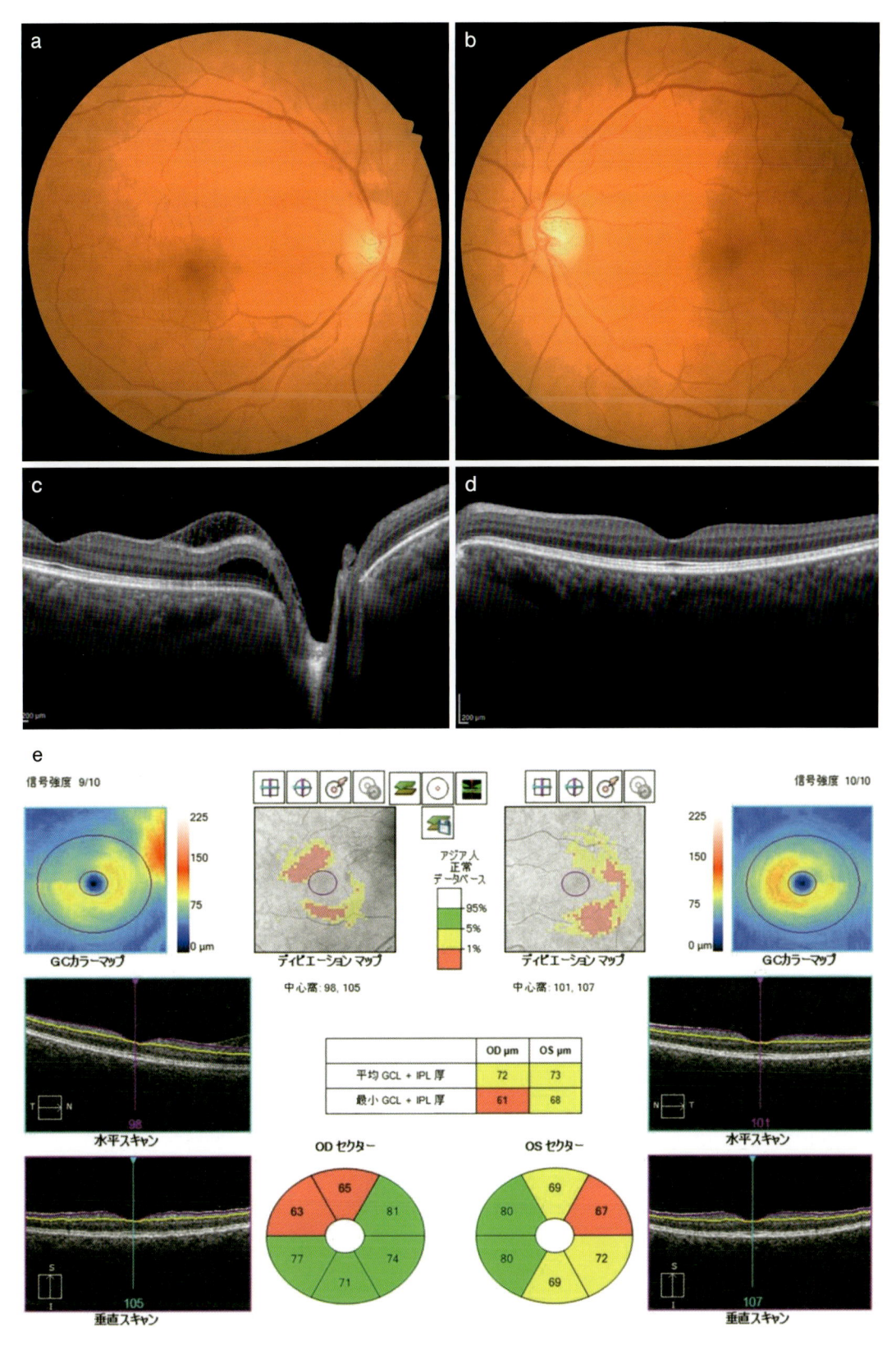

図 4　正常眼圧緑内障に合併した黄斑部分離（71 歳，女性）

a, b：初診時の眼底写真．両眼とも視力は（1.0）であるが，右眼（**a**）では視神経乳頭耳側に網膜分離がみられる．
c, d：初診時の OCT 画像．右眼（**c**）の網膜分離は網膜内層と網膜外層にみられる．**e**：黄斑部の網膜神経節細胞層複合体解析では両眼に黄斑部の神経線維層の菲薄化がみられる．

子体手術適応となる.

硝子体黄斑牽引症候群

硝子体黄斑牽引症候群で黄斑部のほか視神経乳頭にも硝子体牽引がある場合には，乳頭ピット黄斑症候群と同様の網膜分離や中心窩剥離を生じる．視神経乳頭が牽引されている場合には，網膜分離は視神経乳頭から連続する．乳頭ピット黄斑症候群とは好発年齢が異なり60〜80歳代に多い．検眼鏡的には黄斑の周囲から立ち上がる肥厚した後部硝子体皮質と黄斑前膜がみられる．OCT所見では黄斑や硝子体から立ち上がるテント状の後部硝子体皮質と硝子体接着部位に丈の高い網膜分離症，網膜囊胞や中心窩剥離がみられる．視力低下が進行すれば硝子体手術適応となる．視神経乳頭は乳頭ピットのような特徴的な所見はないが，しばしば硝子体牽引によって視神経乳頭に浮腫を生じて視神経乳頭の境界が不明瞭になっている．

NOPIR

Fujimoto ら[5] は乳頭周囲や黄斑網膜分離があるが乳頭ピットや進行した緑内障性視神経症がない no optic pit retinoschisis (NOPIR) の 11 例を報告した．このうち 7 眼は緑内障で治療を受けており，9 眼は神経線維欠損がみられた．中心窩に病変が及んだ 4 眼に硝子体手術が行われ，内境界膜剥離，乳頭縁への PC とガスタンポナーデが行われた．約 3 カ月で網膜分離は消失し，再発

した症例はなかったと報告している．

ま と め

乳頭から黄斑まで続く網膜分離をみたら乳頭黄斑ピット症候群や緑内障性視神経症を伴う網膜分離を疑う．好発年齢が異なるが，視神経乳頭に網膜分離があると乳頭の所見がわかりにくい場合がある．僚眼の所見を参考にしながら総合的に判断する．

文　　献

1) Hirakata A, Inoue M, Hiraoka T et al：Vitrectomy without laser treatment or gas tamponade for macular detachment associated with an optic disc pit. *Ophthalmology* **119**：810-818, 2012
2) Inoue M, Koto T, Hirakata A：Intraoperative optical coherence tomography-assisted dislocation of prepapillary membrane in eyes with optic disc pit maculopathy. *Graefes Arch Clin Exp Ophthalmol* **259**：1703-1710, 2021
3) Sano M, Hirakata A, Kita Y：Risk factors for failure of resolving optic disc pit maculopathy after primary vitrectomy without laser photocoagulation. *Jpn J Ophthalmol* **65**：786-796, 2021
4) Inoue M, Itoh Y, Rii T et al：Macular retinoschisis associated with glaucomatous optic neuropathy in eyes with normal intraocular pressure. *Graefes Arch Clin Exp Ophthalmol* **253**：1447-1456, 2015
5) Fujimoto S, Kokame GT, Ryan EH et al：Macular retinoschisis from optic disc without a visible optic pit or advanced glaucomatous cupping (no optic pit retinoschisis [NOPIR]). *Ophthalmol Retina* **7**：811-818, 2023

＊　　　＊　　　＊

知っておきたい眼科鑑別診断 **Q&A**

VII 飛蚊症

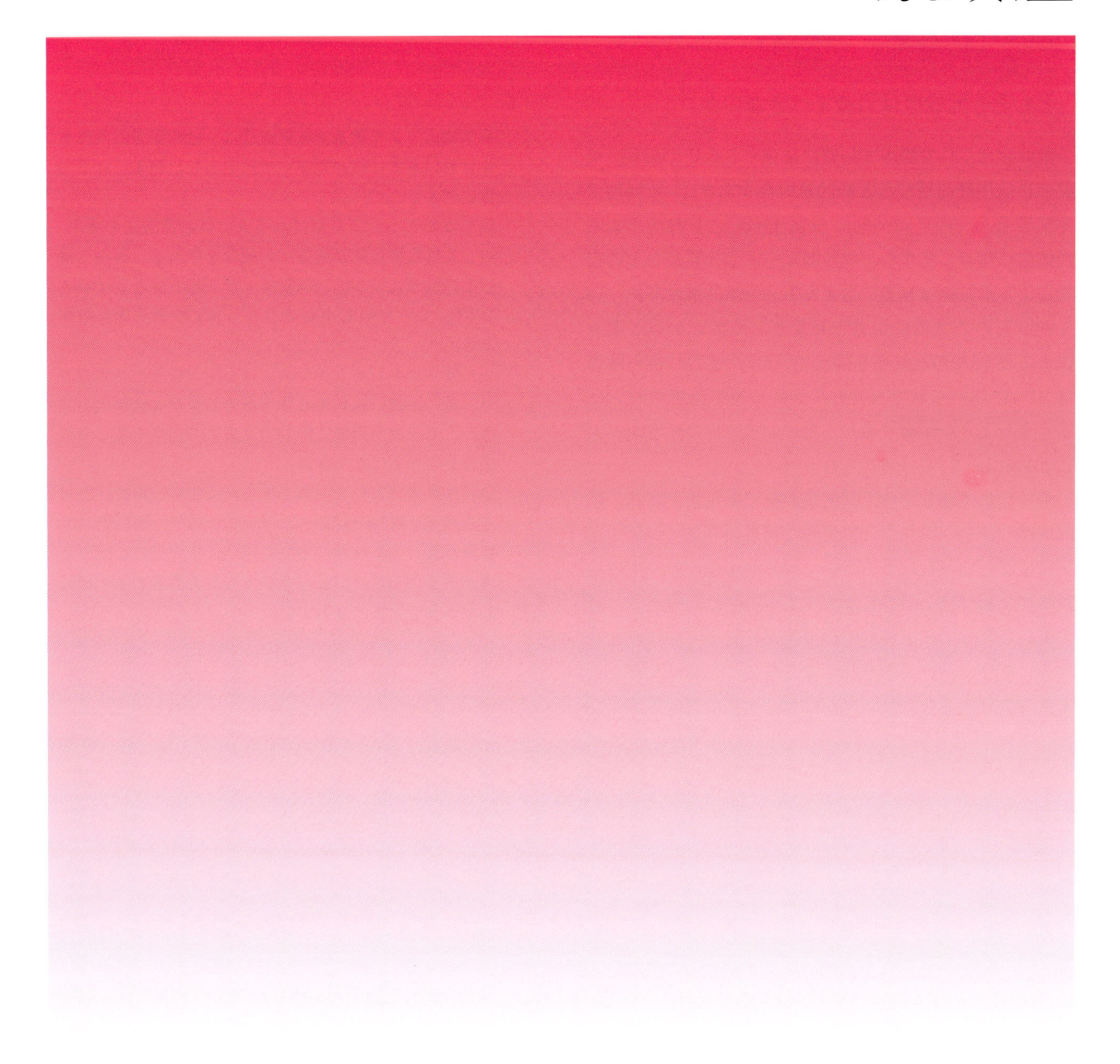

Q₁ 飛蚊症に対する治療は

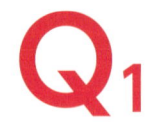

回答者 **張 野 正 誉**[*]

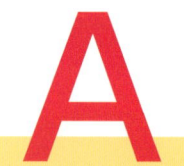

そもそも飛蚊症は治療すべきなのか

　飛蚊症は，日常臨床で頻繁に遭遇する症状である．飛蚊症には生理的飛蚊症と病的飛蚊症があり[1]，後部硝子体剥離（posterior vitreous detachment：PVD）による飛蚊症は前者に含まれ，網膜剥離やぶどう膜炎などの疾患による飛蚊症は後者に含まれる．生理的飛蚊症について 603 人のスマホ使用者を対象としたアンケート調査によると 76％が飛蚊症を訴えていた[2]．また，視力障害は 33％に認められたとされている．視力障害の割合は多すぎるような気もするが，生理的飛蚊症の頻度が高いことを示していると考えられる[2]．

　飛蚊症に遭遇したら，病的飛蚊症である網膜裂孔，網膜剥離やぶどう膜炎など器質的な疾患の有無について詳細に検査しなければならない．器質的疾患がなく生理的飛蚊症であれば，患者に状況をよく説明したうえで，時間経過とともに硝子体内での混濁が移動して症状が軽減する可能性や，混濁の形状が変化することで気が付かなくなることもあり，気にしなければ次第に自覚しなくなることを説明する．2〜3 カ月経過しても飛蚊症が気になって仕方がない患者や，パソコンなどの仕事中に集中力をそがれるような患者もなかにはいる．PVD に伴う飛蚊症をもつ患者は，psychological distress（心身の健康を害する過剰なストレス）が大きいことも報告されている．その内容は，生理的飛蚊症のある人はない人に比べて完全 PVD，うつ病，不安感の頻度が高く心理的苦痛が大きいと結論づけられている[3]．したがって，飛蚊

■日常臨床でよく遭遇する飛蚊症は，他の器質的疾患がなければ基本は経過観察か放置であり，患者にはその旨説明する．

■飛蚊症がどうしても気になる人には治療方法の提示，もしくは治療可能な施設への紹介を考える．現在，飛蚊症の治療には Nd：YAG レーザービトレオライシス（以下，レーザービトレオライシス）や硝子体手術がある．

■レーザービトレオライシスには専用の機器が必要であり，その手技に慣れが必要である．重篤な合併症も発生しうるため，治療に際しては細心の注意を払いつつ施行しなければならない．

■硝子体手術は有効な治療であるが，生理的飛蚊症に対する適用は保険で認められていないので，原則として自費診療として行う．多くの場合に視力良好な眼が対象であるのでリスクとベネフィットを患者とよく相談したうえで慎重に施行する．

症で悩んでいる人に対して安易に「治療法がない」とか，「がまんしておいて」とすませてしまうのは問題である．

　結論的には，生理的飛蚊症の中には少数ではあるが治療を強く希望される場合や，心因的な問題の原因になっている場合があり，これらに対しては治療の適応がある．以下に述べる治療適応例に合致する場合は，自費治療にはなるが，Nd：YAG レーザービトレオライシス（以下，レーザービトレオライシス）と硝子体手術があ

[*]Seiyo Harino：はりの眼科

〔別刷請求先〕　張野正誉：〒533-0023 大阪市東淀川区東淡路 4-28-14 E's メディテラス 2F　はりの眼科

0910-1810/24/¥100/頁/JCOPY

る．しかし，まだこれらの治療法は一般的に広まっては
いないことも説明しておく．本稿ではおもになじみの少
ないレーザービトレオライシスについて解説する．

これまでのレーザービトレオライシスの報告

52眼をレーザービトレオライシス群とシャム群の2
群に分けて比較検討した報告がある[4]．PVDに伴う
Weissリングを対象とし，網膜から3mm，水晶体から
5mm以上離れた混濁に対して治療を行った．そして
レーザービトレオライシス群は偽レーザー群（シャム
群）に比べて有意にWeissリングに関連した飛蚊症の症
状を軽減できたとしている．改善度は10点評価で3.2
点であり，the 25-item National Eye Institute Visual
Function Questionnaire（NEI VFQ-25）による視覚に
関連した健康関連QOLも改善した[4]．単施設での報告
ではあるが，生理的飛蚊症に対しレーザービトレオライ
シスが有効であり，視力に影響を及ぼす合併症はなかっ
たと報告している．

また，最近のレーザービトレオライシスの総論[5]があ
るので参考にされたい．このなかでは治療エビデンスが
まだ十分ではないとされている．

レーザービトレオライシスの適応症例

総説のガイドライン[1]では「PVDに伴う輪郭が明瞭
な線維性の硝子体混濁が少なくとも3カ月間以上存在し
ており，その挙動性が安定しているもの」が適応となっ
ている．また，硝子体は全体的には透明で網膜周辺に裂
孔や格子状変性などの病変がない患者がよい適応とされ
る．偽水晶体眼は混濁の場所によりレーザーのピントが
合わせにくくなるので注意が必要である．広範囲の雲状
の硝子体混濁は，大量のレーザー照射を必要とすること
や，混濁内に照射しても期待どおり混濁が減少しないこ
とがあるので慎重な適応となる．術前に患者自身にもっ
とも気になる混濁をスケッチしてもらい，それに該当す
る混濁が見あたらないときは基本的に治療を行わない．

一方，禁忌となるのは網膜疾患やぶどう膜炎に起因す
る病的飛蚊症である．それに加えて，若年者に多い硝子
体皮質前ポケット内の微視的な硝子体混濁，加療中の緑
内障，高眼圧症，星状硝子体症，強度の水晶体乱視，網
膜および水晶体後嚢から混濁までの距離が近い例なども
非適応となる．したがって，生理的飛蚊症のすべてが
レーザービトレオライシスの適応になるわけではないこ

とを理解する必要があり，安易な適応拡大は避けなけれ
ばならない．

レーザービトレオライシス研究会の設立と
その臨床研究の結果

わが国でもレーザービトレオライシスの適応選択や術
式を検討し，適正な普及を目的としたレーザービトレオ
ライシス研究会が2016年に発足し，2017〜2018年に
全国で16施設による臨床研究が行われた．論文[4]の追
試という形のデザインで，臨床的な効果や安全性の評価
が行われた．超音波Bモードでの測定で，硝子体混濁
が水晶体から5mm，網膜から3mm以上離れたPVD
に続発したWeissリングを対象とし，飛蚊症の自覚が6
カ月以上持続したものをエントリーの基準とした．その
結果が2018年10月の日本臨床眼科学会で報告され，
研究会のホームページ[6]内のビデオ講演で見ることがで
きる．その報告によると，レーザーを1回だけ施行した
レーザー群と偽レーザー群（シャム群）を比較した結果，
レーザー群の53%で自覚症状が大いに改善もしくは消
失した．また，NEI VFQ-25日本版による評価は，実
レーザー群はシャム群より有意に高かった．合併症には
網膜出血があり，白内障や網膜裂孔，網膜剝離はなかっ
た．

当院での治療の実際

後嚢切開でよく用いられるNd：YAGレーザー（neo-
dymium-yttrium aluminum garnet laser）は1,064nm
のレーザー波長（赤外光）を有し，光線が物質に高い強
度で集中したときにその物質が急激に電離しプラズマが
生成される，いわゆる「オプティカルブレイクダウン」
を生じる．これにより組織蒸散と断裂が得られ，機械的
に組織を小さく破壊できる．透明な組織の微細な切開が
可能であることが特徴である．器械の特徴を図1に示し
た．

研究会での治療経験をもとに，筆者の施設（以下，当
院）では治療対象をWeissリング以外にも拡大してレー
ザービトレオライシスを継続した．施術前に患者に自覚
する飛蚊症をスケッチしてもらい，数個ある場合は一番
気になる飛蚊症がどれか示してもらった．また，自覚症
状の効果判定のためにフェイススケールによる10段階
評価を書いてもらった．術前に①硝子体混濁は細かくな
るだけで消失はしないため，細かい飛蚊症は残ること，

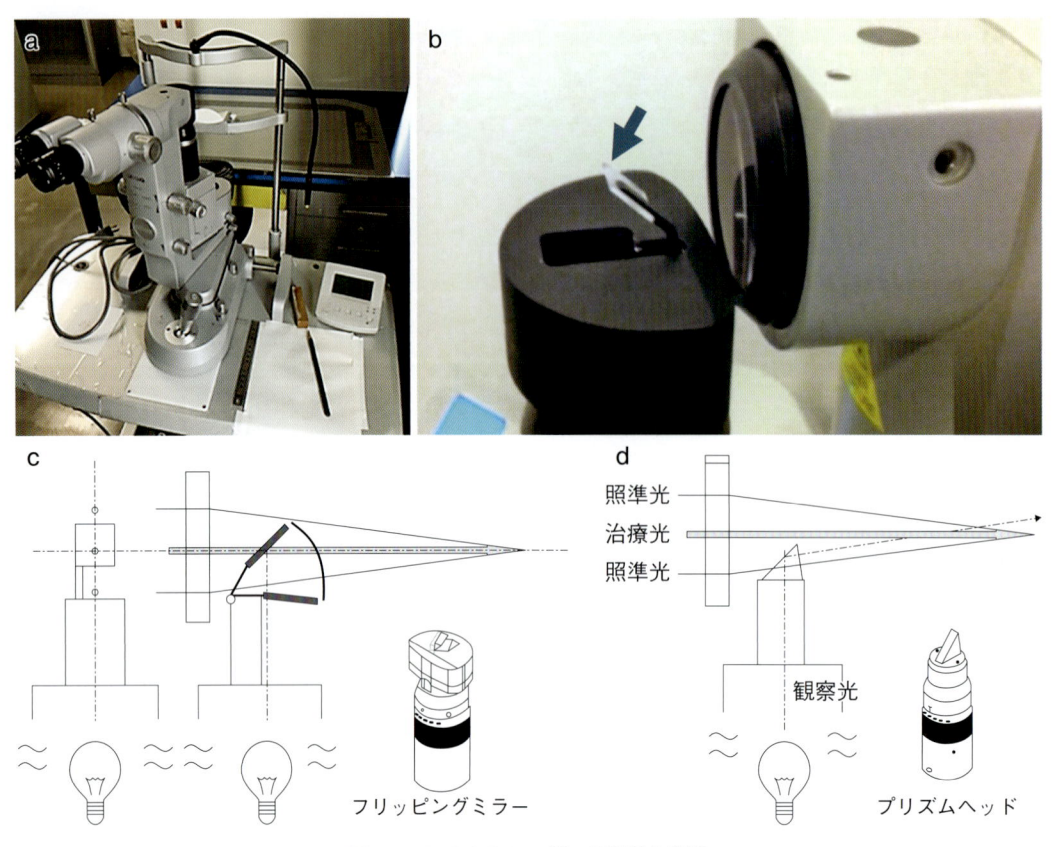

図1 Nd：YAG レーザーの器械と特徴

Eliex 社 UltraQ Reflex（**a**）は，レーザー照射の瞬間だけ観察光のフリッピング・ミラー（**b** の➡）が倒れる．
c：フリッピング・ミラーがある構造により観察光とレーザー光が同軸で眼内に入るため，硝子体内でのフォーカシングが容易になる．また，硝子体混濁の分解には大きい出力が必要なので連続的に発振できるようにも工夫されている．**d**：フリッピング・ミラー構造をもたない従来の Nd：YAG レーザー装置では，硝子体側で観察光とレーザー光にずれが生じるのでレーザービトレオライシスには不適当である．

②数回の治療が必要であること，③白内障，網膜剥離，網膜障害のリスクがあることなどを十分に説明し，飛蚊症改善に対する期待値は下げておいた．

レーザービトレオライシス用コンタクトレンズは数種類あるので，混濁の場所に応じて使い分けている．筆者は OCULAR 社の Karickhoff OFF-Axis 25 mm と 30 mm レンズをおもに使用している．混濁が中央にあるときは Karickhoff 21 mm レンズを，少し広範囲に見たいときは VOLK 社の Singh Midvitreous レンズを使用することもある．しかし，被写界深度も深いため網膜に近すぎる混濁にも照射してしまうことがあるので細心の注意が必要である．使用レンズについては詳しく書かれている論文があるので参照されたい[1]．

もし誤照射が生じると水晶体や網膜を損傷してしまうために重篤な視機能障害が生じうる．コンタクトレンズ観察下で網膜血管がはっきり見えたら，網膜に近づきすぎているので照射してはならない（**図2**）．

自費治療であるので当院では 2 カ月間に数回の治療を行い，費用は診察代を含めて一定額としているが，施設によっては 1 回目で可能な限りの施術を行い，2 回目以後は追加料金になるところもある．自費診療なので治療方法と価格は施設ごとに異なる．

当院では，初回の治療は患者に慣れてもらう意味もあり，場所的に容易な混濁から治療して短い時間（5～15 分程度）で終了するようにしている．2 回目からは，ほかの部位の混濁に対して積極的にアプローチする．患者が自覚的に一番困っている混濁を術者がみつけるのが意外とむずかしいことを経験する．そのために VOLK 社の TransEquator lens（倒像）など使いやすい接触レンズを用い，スリット光にわずかな角度をつけ，硝子体混濁を網膜からの反帰光線で浮かび上がらせて観察するなどを行う．そして，患者のスケッチしたなかで一番気に

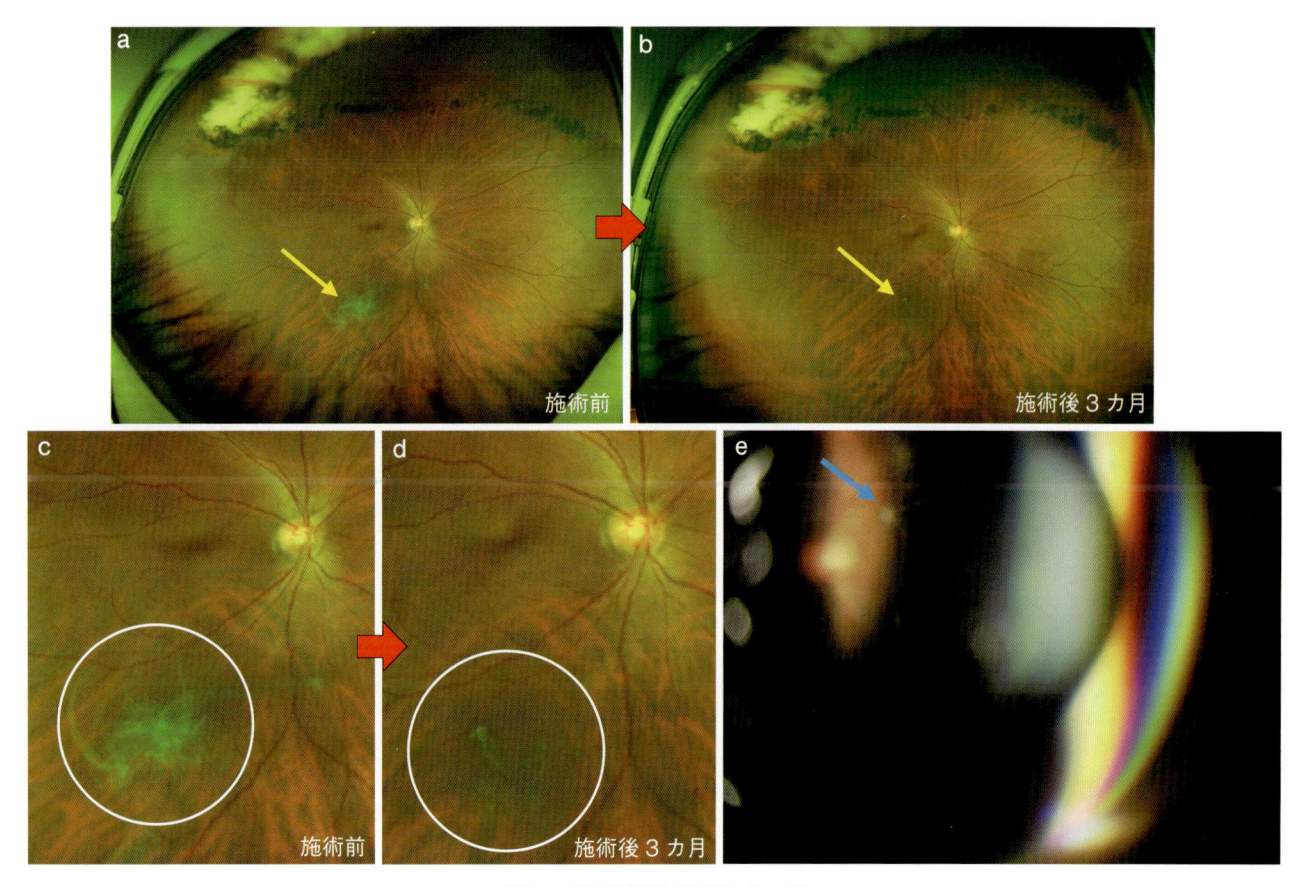

図2　硝子体混濁が軽減した1例

41歳，男性．2010年に他医にて右眼裂孔原性網膜剝離に対して強膜内陥術を受け，網膜は復位していた．2018年当科初診時に飛蚊症を訴え，とくに運転とパソコン使用時に支障が出るとのことであった．**a**：眼底検査にて訴えに一致する硝子体混濁を認めた（⇒）．**b**：施術後3カ月．硝子体混濁が小さくなっている（⇒）．**a，b**：Optosによる画像は硝子体混濁がよく写るので患者への説明がしやすい．**c**：施術前の混濁部位の拡大．**d**：施術後3カ月の混濁部位の拡大．**e**：細隙灯顕微鏡と非接触レンズで見た硝子体混濁で（倒像），網膜血管がぼやけていることから，網膜との距離が保たれていることがわかる．改善度は10点評価（最高1点）で8点→3点と5点改善した．まずまず満足され，後日他眼も治療を希望された．

なる飛蚊症に合致する混濁を探す．原因の混濁が同定できれば，レーザービトレオライシス用レンズ（直像）でも認識できるかどうか，診察用スリットランプで確認する．認識できればNd：YAGレーザー治療器械に移動する．

はじめはなるべく硝子体腔中央で3.0〜4.0mJの弱いパワーで発振し，オプティカルブレイクダウンの感覚を養う．同じ器械で後嚢切開をするときは1.0〜1.4mJで十分なので，弱いといっても後嚢切開に比べてかなりのハイパワーであることを認識しておく．焦点が合って，オプティカルブレイクダウンが起これば，混濁が切断されるのがわかる．焦点があっているのに，混濁に変化がなければパワーが弱いので，6.0〜8.0mJに上げていく．術直後には硝子体の牽引により網膜裂孔ができていないか，念のため網膜周辺まで精査を行う．施術直後は細か

い気泡が網膜上に残存するが，翌日には消失するので心配ない．患者にはしばらく気泡が見えることをあらかじめ伝えておく．念のため，翌日も網膜剝離などの合併症が生じていないかどうか確認する．2回目以降は長めの時間（10〜30分程度）は施行できるようになる．数回の施行で混濁が減るのを目標とする（**図2**）．

当院での治療成績と合併症

対象は69人，80眼（両眼施行は11人）を集計した（**表1**）．同一眼に対する第2クールの治療を行った眼は含めずに集計した．男性62人，女性7人と男性が圧倒的に多かった．平均年齢は57.7歳（31〜78歳）で，PVDがない症例でも混濁が明瞭な場合は治療を施行した．経過観察期間は3〜60カ月であった．自己評価の改善に関してはフェイススケール（10点が最悪，0点が

表 1 成績と合併症（2018 年 12 月〜2024 年 5 月）

- ●症例数：69 例，80 眼（両眼は 11 人）
- ●性別：男性 62，女性 7
- ●年齢：平均 57.7 歳（31〜78 歳）
- ●経過観察期間：3 カ月から 60 カ月
- ●回数と照射量：平均 4.6 回（2〜10）．1 発のエネルギーは 6〜10 mJ．平均トータル照射量は 1,776 mJ
- ●1 回の施術時間：平均 13 分（5〜30 分）．10〜15 分が多い
- ●同一眼に 2 クール目の治療を希望された方：3 例
- ●硝子体手術に移行した方：1 例（網膜上膜も合併していた）
- ●自己評価の改善：フェイススケール（10 点が最悪，0 点が最良）を用い第 2 クールの眼は含めていない．結果は術前平均 7.7 点（3〜10 点）に対して術後平均 4.7 点（1〜10 点）と 3 点の改善があった
- ●合併症：
  - ・網膜出血：7 例（9%）
  - ・レーザービトレオライシスの直後に裂孔が見つかり，通常のレーザー治療を施行：1 例
  - ・眼圧上昇：1 例
  - ・白内障なし，網膜剥離なし

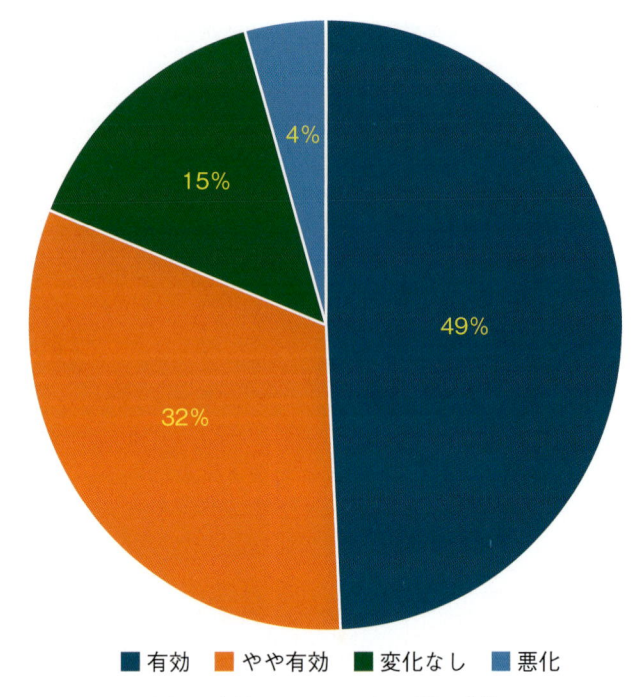

有効 ■ やや有効 ■ 変化なし ■ 悪化

図 3 当科における 69 人 80 眼の成績

10 点評価で 3 点以上の改善を「有効」，1〜2 点の改善を「やや有効」，0 点を「変化なし」，術後に増加した場合を「悪化」と判定した．

最良）を用い術前後で比較したところ，術前平均 7.7 点（3〜10 点），術後平均 4.7 点（1〜10 点）と 3 点の改善を得た．有効とやや有効を合わせると 80% 近くという結果であった（図 3）．当院では，合併症として網膜出血を 7 人（9%）に認めた（図 4）．そのなかでも，ヒヤリとした乳頭近くに生じた出血例を図 5 に示す．網膜下出血は，照射が網膜に近づきすぎたときに生じるが，組織に直接レーザーが当たっていなくても組織障害を起こすことがある[7]．今回は全患者で網膜裂孔などの照射部位近くの網膜障害はなかった．しかし，網膜損傷の程度は照射エネルギーと網膜との距離に関係するので，照射エネルギーが大きいほど，また網膜との距離が近いほど生じやすい．治療に際しては合併症リスクを常に念頭に置く必要がある．

そのほか 1 人は治療後に眼底周辺部に裂孔を発見したのでただちにレーザー光凝固を行った．網膜剥離には進行しなかった．白内障を生じた症例はなかった．76 歳の男性で 3 回の治療終了後に眼圧が 52 mmHg まで上昇した例があった．隅角にレーザーを照射したことはなく，眼圧上昇の原因は不明であるが，硝子体変化で生じたサイトカインが影響するという推測もある[5]．同患者については selective laser trabeculoplasty を施行し，緑内障点眼剤を使用して 12 カ月後現在の眼圧は 20 mmHg 以下に落ち着いている．これまでにも治療後に高度に眼圧が上昇した 3 例が報告されている[8]．緑内障手術に至っ

た患者も報告されている[9]．ほかにもさまざまな合併症が報告されているが[8]，正確な頻度は不明である．

硝子体手術との関連

硝子体手術を行えば，混濁をほぼすべて除去できる．そこで，レーザービトレオライシスを数回行っても満足が得られない患者に対しては硝子体手術を選択することがある．前述のとおり雲状の混濁や，多数の細かい混濁などの場合はレーザービトレオライシスの効果が出にくい．しかし，硝子体手術を施行する場合も原則保険診療ではなく自費診療で行う．手術に関連する白内障，網膜剥離，眼内炎などの合併症の説明を十分に行っておくことが必要である．これまでの生理的飛蚊症に対する硝子体手術の文献的な報告は多数あるが，12 論文のメタアナリシスの論文[10]によると，すべての報告例 2,077 眼を評価した結果，その 90% 以上で症状が軽減していた．合併症は白内障 31.7%，網膜裂孔 3%，硝子体出血 2%，黄斑浮腫 1.7%，網膜剥離 1.54%，緑内障 1.04%，眼内炎 0.18% であった．これらは一般的な硝子体手術の合併症と思われるが，レーザービトレオライシスの対象の多くは視力良好な眼であるのでリスクとベネフィットを

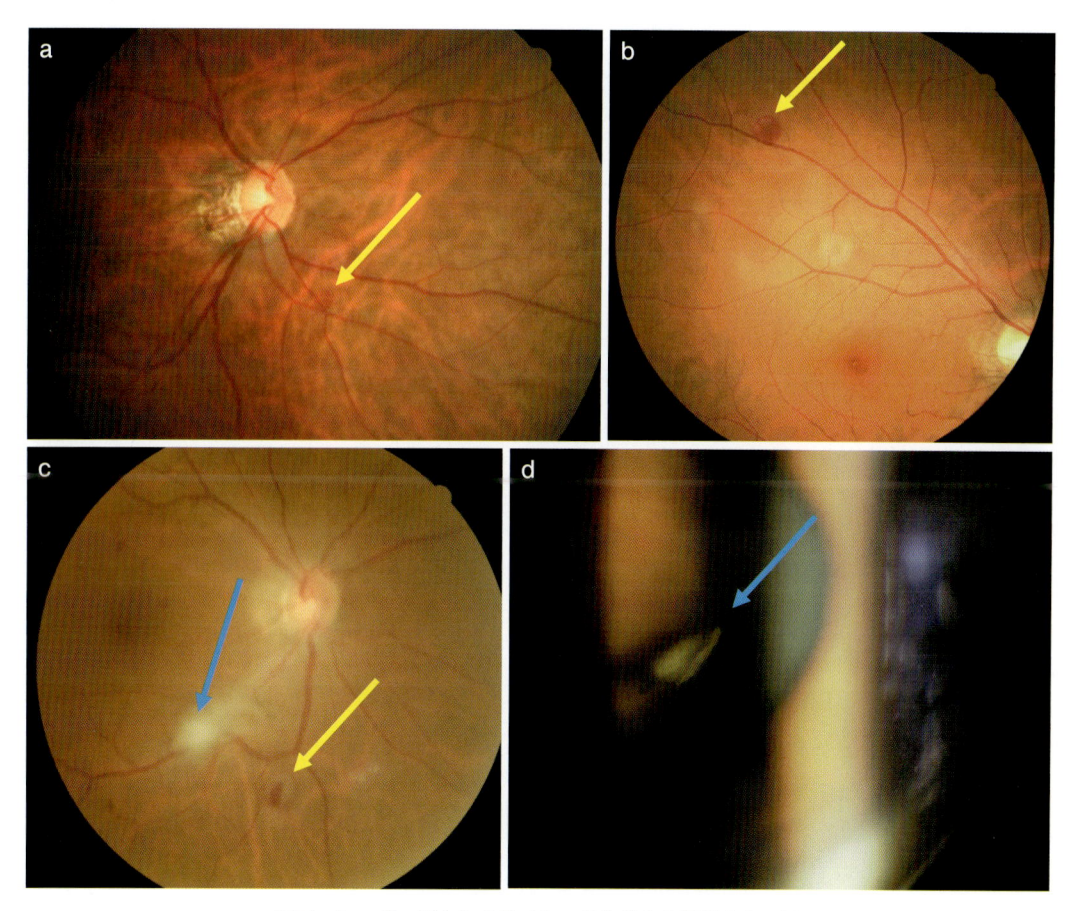

図4 レーザービトレオライシスの合併症の網膜出血3例

硝子体照射（網膜障害）網膜に直接障害がなくても網膜下出血が生じることがある．**a, b**：各図は別人．オプティカルブレイクダウンの衝撃が網膜色素上皮に障害を与えて出血が起こると推定される．したがって，レーザー照射後ただちに出血が生じる（図中の⇒）．網膜出血は7〜10日で自然吸収される．損傷の程度は照射エネルギーと網膜との距離に関係するといわれている．**c, d**：各図は同一人．dのような硬い混濁（c, dの⇒）に対し，高出力のNd：YAGレーザーを施行したところ網膜出血を認めたが（cの⇒），自然に吸収した．

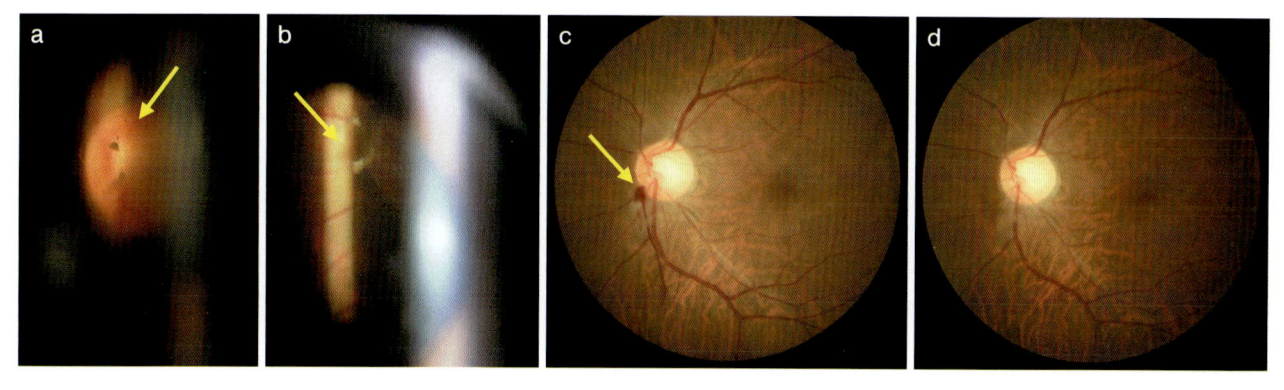

図5 網膜出血を生じた症例

55歳，男性．**a**：乳頭に近い硝子体混濁（Weissリング，⇒）に対し，レーザービトレオライシスを施行した．**b**：Shingh midvitreous lens（直像）による観察にて，混濁と網膜との距離が近いことがわかる（⇒，推定1.5mm）．**c**：乳頭の辺縁で出血を認めた（⇒）．**d**：視神経乳頭を傷つけたかとヒヤリとしたが，出血は約10日で消失し自覚症状の悪化はなく，静的視野検査でも異常を認めなかった．しかし，出血による視細胞障害も否定できず，マイクロペリメトリを施行すれば視野障害が検出されるかもしれない．レーザービトレオライシス中に次第に混濁が網膜側に移動していくことがある．もっと注意を払うべきであったと反省すべき症例である．黄斑には網膜上膜が存在している．

よく考えて慎重に施行する必要がある．最近の25ゲージ，27ゲージの硝子体手術の安全性は高まっているので，適応を慎重に選べば治療の効果は高い．

■ ま　と　め

透明な硝子体腔に浮かぶ混濁をターゲットに施行するレーザービトレオライシスは手技的に意外にむずかしく，しかも誤照射が生じた際には水晶体損傷や網膜損傷など，視機能が大幅に低下する重篤な合併症を生じうる．

最近，PVDに続発した飛蚊症に対してレーザービトレオライシス221例を20カ月以上経過観察した長期成績が報告された[11]．対象の57%で自覚症状が改善し，悪化を訴えた人はなく，網膜裂孔や網膜剝離などの合併症もなかったとしている．ただし，約44%は最低12カ月の経過観察ができずに脱落しており，12カ月以上経過観察できたものでも，両眼治療例や白内障手術，硝子体手術を受けたものは検討から除外されているので，不十分な内容かもしれない．現在，中国でrandomized clinical trialが行われており[12]結果が待たれる．

以上のことを参考にしながら，レーザービトレオライシスをこれから始めようとされる先生は，レーザービトレオライシス研究会[6]の講習を受講し，症例を経験した会員「プロクター・ドクター」の指導を受けられるシステムがあるのでぜひ利用されることをお勧めする．当院の治療成績では自覚的な有効例は約80%あり，1眼の治療のあと他眼の治療も希望されることもあり，満足度も決して低くはない．レーザービトレオライシスは適応を慎重に選択すれば有効な治療法であり，本治療を必要とされている患者が相当数いることも事実である．本報告が先生方の治療開始の検討の一助となれば幸いである．

文　　献

1) 厚東隆志：飛蚊症治療の最近の考え方．眼科 **60**：817-823, 2018

2) Webb BF, Webb JR, Schroeder MC et al：Prevalence of vitreous floaters in a community sample of smartphone users. *Int J Ophthalmol* **18**：402-405, 2013

3) Gouliopoulos N, Oikonomou D, Karygianni F et al：The association of symptomatic vitreous floaters with depression and anxiety. *Int Ophthalmol* **44**：218, 2024

4) Shah CP, Heier JS：YAG laser vitreolysis vs sham YAG vitreolysis for symptomatic vitreous floaters：a randomized clinical trial. *JAMA Ophthalmol* **135**：918-923, 2017

5) Katsanos A, Tsaldari N, Gorgoli K et al：Safety and efficacy of YAG laser vitreolysis for the treatment of vitreous floaters：an overview. *Adv Ther* **37**：1319-1327, 2020

6) レーザービトレオライシス研究会：https://laser-vitreolysis.net/

7) Bonner RF, Meyers SM, Gaasterland DE et al：Threshold for retinal damage associated with the use of high-power neodymium-YAG lasers in the vitreous. *Am J Ophthalmol* **96**：153-159, 1983

8) Cowan LA, Khine KT, Chopra V et al：Refractory open-angle glaucoma after neodymium-yttrium-aluminum-garnet laser lysis of vitreous floaters. *Am J Ophthalmol* **159**：138-143, 2015

9) Hahn P, Schneider EW, Tabandeh H et al：Reported complications following laser vitreolysis. *JAMA Ophthalmol* **135**：973-976, 2017

10) Dysager DD, Koren SF, Grauslund J et al：Efficacy and safety of pars plana vitrectomy for primary symptomatic floaters：a systematic review with meta-analyses. *Ophthalmol Ther* **11**：2225-2242, 2022

11) Lin TZ, Shi C, Yang X et al：Long-term efficacy and safety of YAG laser vitreolysis for vision degrading myodesopsia. *Int J Ophthalmol* **16**：1800-1805, 2023

12) Hangshuai Z, Yanhua J, Yao Z et al：Efficacy and safety of early YAG laser vitreolysis for symptomatic vitreous floaters：the study protocol for a randomized clinical trial. *Trials* **25**：48, 2024

＊　　　＊　　　＊

Q_2 網膜裂孔・網膜剥離に対する治療は

回答者　西塚 弘一*

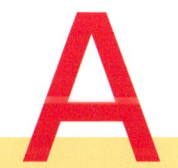

- ■網膜裂孔は網膜剥離への進展の原因となるため，予防的網膜光凝固の適応となっている．
- ■強膜バックリング手術の絶対適応は若年者の萎縮円孔網膜剥離である．
- ■硝子体手術は重症例を含めて多くの患者で治療の選択肢となっている．
- ■硝子体手術とバックリング手術のどちらでも治療可能な網膜剥離があることを念頭に術式を選択することが重要である．
- ■気体網膜復位術は手術侵襲の少ない非観血的網膜復位術であり，適切に対象を選択すれば高い治療効果が得られる．

裂孔原性網膜剥離の病態

　裂孔原性網膜剥離は，硝子体の牽引により網膜裂孔が生じ，「液化硝子体の裂孔から網膜下への流入」＞「網膜色素上皮による網膜下液の吸収」という状態で網膜剥離が進展していく．裂孔の形成と硝子体の関係は周辺部術中光干渉断層計（optical coherence tomography：OCT）を用いると理解しやすい[1]（**図1**）．裂孔のみの場合や裂孔形成時に硝子体出血を合併する場合もあり，網膜剥離への進展速度も個々の患者によりさまざまである．日常臨床では飛蚊症，視力，視野異常の主訴により眼科受診となる．広角眼底写真の普及により裂孔や網膜剥離が発見されることもあるが，写真に写らない裂孔や鋸状縁付近の裂孔・断裂など，眼底周辺部の所見は眼底写真だけでは見逃すこともあるため注意を要する．黄斑剥離の有無はOCTにより客観的に評価する．硝子体出血を合併した網膜剥離は出血の吸収を待っていると診断が遅くなり網膜剥離の拡大や増殖硝子体網膜症へ悪化するため，超音波検査を併用して早期診断に努める必要がある．

予防的網膜光凝固

　網膜裂孔は神経網膜の全層欠損を伴う状態である．大別して硝子体牽引，および硝子体牽引を伴う弁状裂孔があり，牽引部分の網膜が遊離した裂孔や円孔，網膜の萎縮に伴う萎縮円孔に分類される．網膜裂孔に対しては裂孔原性網膜剥離への進展を予防する目的で網膜光凝固が行われている（**図2**）．治療原理としては，レーザー光が網膜を通過して色素上皮に吸収され熱を生じ，網膜色素上皮と隣接する神経網膜に熱傷を生じさせる．これにより両者の瘢痕癒着を生じさせ，網膜剥離への進展を防ぐことである．一般的には裂孔を取り囲むように2〜3列で照射する（**図2a**）．裂孔の周囲に小さい網膜剥離（1乳頭径以内）を合併している場合は，網膜剥離全体を囲むように照射したうえで慎重に経過観察する．裂孔の周辺部に網膜剥離が存在する場合は強膜バックリング手術も検討する．網膜裂孔がすべて網膜剥離へ進展するわけではないこと，予防的網膜光凝固をしたにもかかわらず網膜剥離へ進展してしまうケースがあることを考慮すると，個々の患者において予防的網膜光凝固の治療効果を

*Koichi Nishitsuka：埼玉医科大学総合医療センター眼科
〔別刷請求先〕　西塚弘一：〒350-8550 埼玉県川越市鴨田 1981　埼玉医科大学総合医療センター眼科

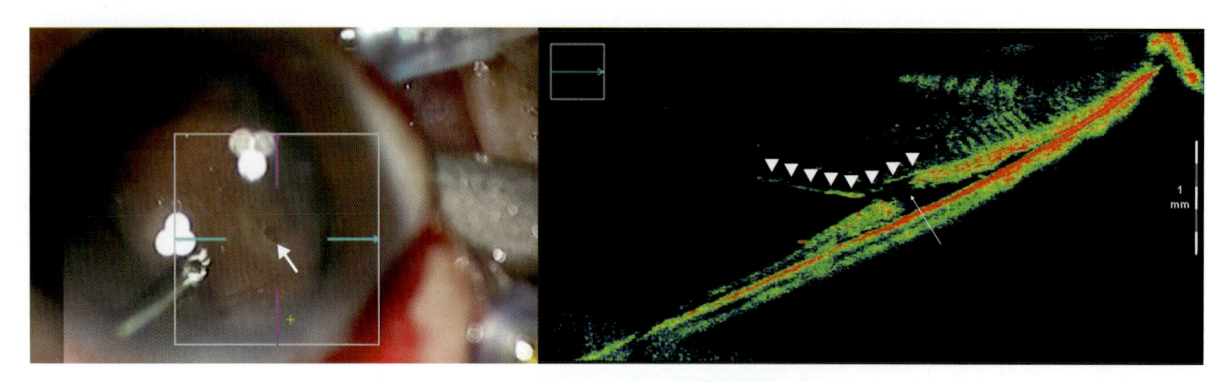

図1 術中 OCT で観察した裂孔原性網膜剥離の病態

硝子体手術中に周辺部の弁状裂孔を術中 OCT で観察すると，弁状裂孔の形成に関与した硝子体の牽引（▷），形成された裂孔（⇒）が観察できる．硝子体の牽引により網膜裂孔が生じ，「液化硝子体の裂孔から網膜下への流入」＞「網膜色素上皮による網膜下液の吸収」という状態で網膜剥離が進展していく．

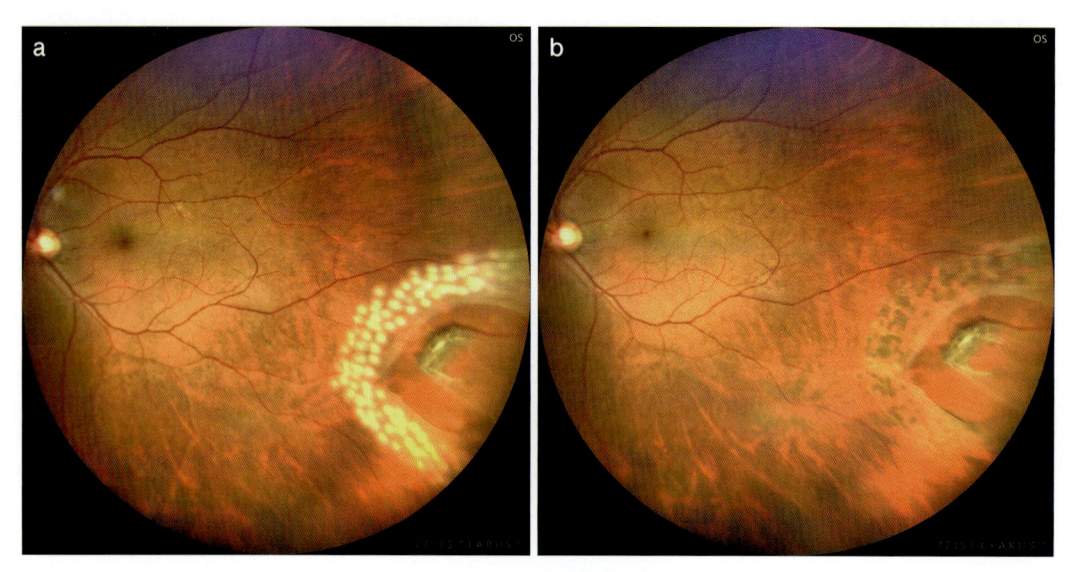

図2 予防的網膜光凝固

50代，男性．網膜裂孔に対して裂孔原性網膜剥離への進展を予防する目的で網膜光凝固を行った．**a**：網膜光凝固前．**b**：網膜光凝固後．

確実に証明することは非常に困難である．そのため，患者への十分な説明を行ったうえで治療を行うことが重要である．また，鈍的眼外傷やアトピー性皮膚炎に伴う鋸状縁付近の裂孔や断裂など，網膜裂孔光凝固が困難な場合には網膜剥離手術が行える施設に紹介することが望ましい．

強膜バックリング手術

強膜バックリング手術は，バックル素材を用いて眼球を陥凹させることにより，網膜裂孔にかかる硝子体の牽引の解除（または減弱），網膜裂孔の閉鎖，液化硝子体の裂孔から網膜下への流入の阻止をもたらし，「網膜下への流入」＜「網膜色素上皮による吸収」という治療原理が働いて網膜が復位する治療である．増殖硝子体網膜症（進行したもの）および後極部裂孔による網膜剥離を除けば，網膜剥離のほとんどの患者はバックリング手術による治療が可能であり，かつては治療の第一選択であった．しかし，現在では硝子体手術の進歩によりバックリング手術の選択割合が減少しており，2016～2017年に行われたわが国の網膜剥離レジストリ研究においては，バックリング手術の割合は 24.2％であった[2]．若年者における萎縮円孔網膜剥離（**図3**）は強膜バックリング手術の絶対適用であること，硝子体手術で治療される網膜剥離のなかには強膜バックリング手術でも治療可能

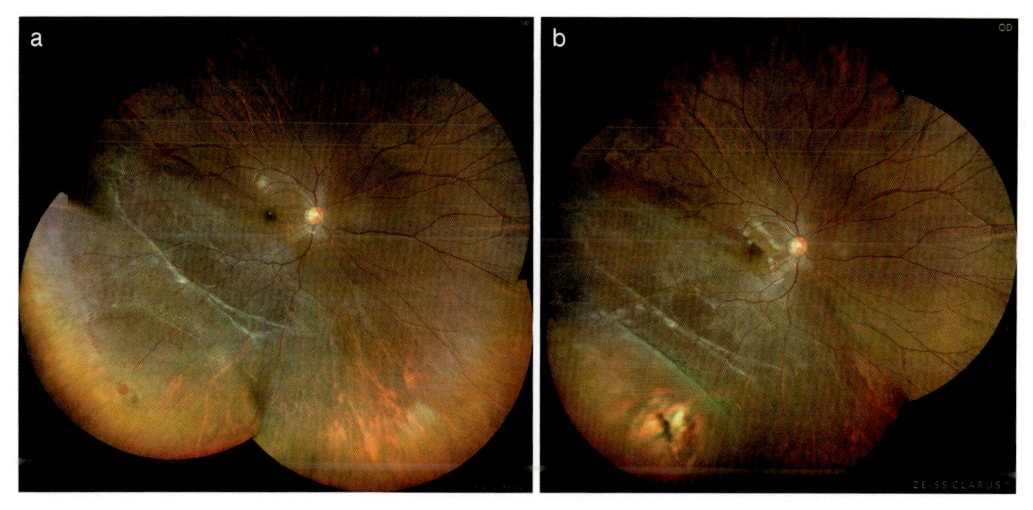

図3 萎縮円孔網膜剝離に対する強膜バックリング手術
10代．女性．萎縮円孔網膜剝離に対して強膜バックリング手術を施行した．**a**：術前眼底写真．網膜下索と丈
の低い網膜剝離を認め，下耳側には萎縮円孔がみられた．**b**：術後眼底写真．下耳側の萎縮円孔に対して強膜
バックリング手術を施行した．

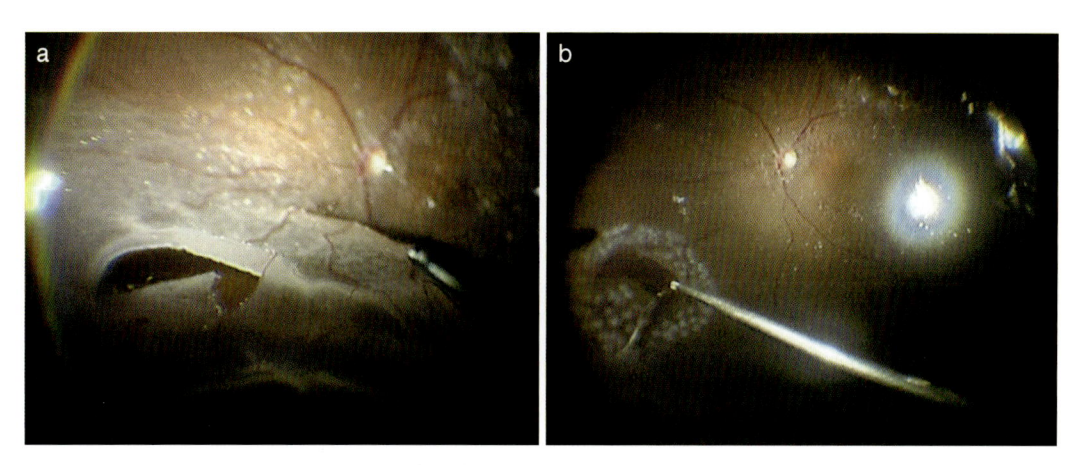

図4 裂孔原性網膜剝離に対する硝子体手術
a：硝子体手術では硝子体カッターを用いて直接原因裂孔の処置が可能である．**b**：液空気置換により網膜下液は
排出され，一時的に網膜は復位する．原因裂孔に対する網膜光凝固を合わせて行う．

な患者が多く含まれること，原因裂孔に正しくバックルを設置することにより硝子体手術と比較しても水晶体の温存や術後体位制限が不要なことなど，患者のメリットが高く，現在においても有効な治療法である．とくに単一裂孔の網膜剝離の患者においてはバックリング手術の治療が容易で侵襲が少ない場合もあるため，積極的に治療の選択肢として考えることが望ましい．

硝子体手術

硝子体手術による裂孔原性網膜剝離の治療原理は，原因となる硝子体牽引を直接郭清し，手術終了時に液空気置換により網膜下液の排出と網膜光凝固を行い，術後の気体タンポナーデにより裂孔を閉鎖して網膜を復位させることである．硝子体手術の進歩のなかでも，とくに広角観察システムやシャンデリア照明の普及により，広く眼底を視認しながらくまなく裂孔をみつけて処理することが容易となった（**図4**）．また，パーフルオロカーボンを用いることにより巨大裂孔網膜剝離の治療が可能となり，再剝離を含む重症例においてはシリコーンオイルによる長期タンポナーデや強膜バックリングを併用した治療を行うことが可能である．水晶体温存硝子体手術（lens-sparing vitrectomy：LSV）においてはガスタンポナーデによってガス白内障や術後の核白内障の進行がみられるために，大部分の患者には水晶体再建術を併用

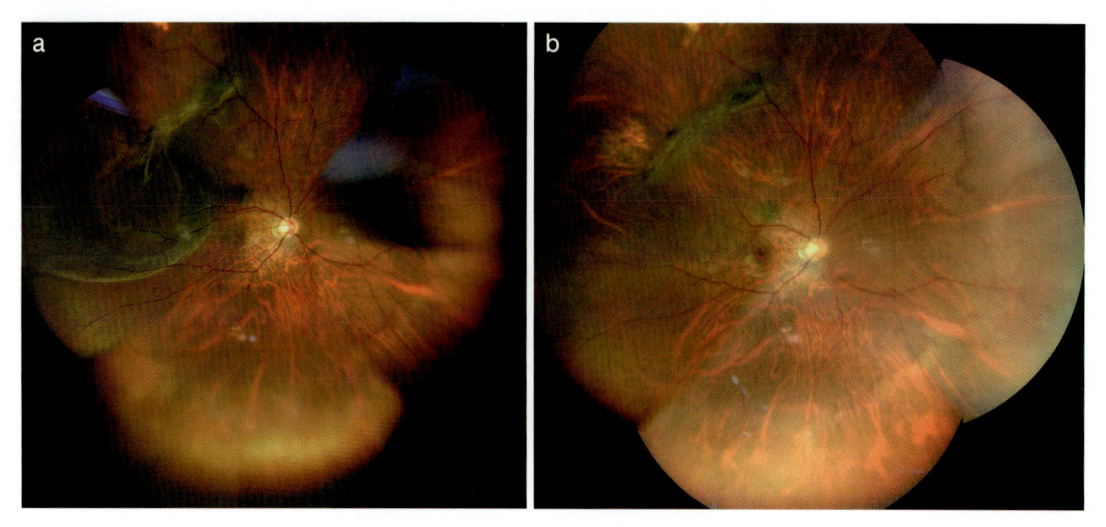

図 5　強膜バックリング手術における気体網膜復位術の応用
30 代，男性．弁状裂孔と胞状の網膜剝離を認め，硝子体牽引を含めた原因裂孔部にバックリング手術を行ったが下液の減少がみられなかった．患者へ各種手術の説明をしたのちに同意が得られ，空気注入を行ったところ網膜復位が得られた．**a**：初回バックリング手術後の眼底写真．**b**：空気注入後 1 週間後の眼底写真．

した硝子体手術が行われている．長期滞留ガスを用いることが標準的であるが，患者にとっては術後 1〜2 週間の体位制限が必要となることがデメリットである．筆者は患者の苦痛を軽減させる目的で空気タンポナーデを積極的に用いており，大部分の症例は空気タンポナーデによって治療可能であることを報告した[3]．

気体網膜復位術

気体網膜復位術（pneumatic retinopexy：PnR）は，裂孔原性網膜剝離において硝子体内に気体を注入し，網膜裂孔を一時的に閉鎖させることにより網膜を復位させ，そのうえで網膜光凝固や冷凍凝固により裂孔を瘢痕閉鎖させる治療であり，わが国では恵美らによって有効性が報告された治療法である[4]．PnR は適切な対象の選択に熟度を要すること，併発症の問題，日本では国民皆保険のもとで硝子体手術により高い初回復位率で治療が可能だったこともあり，適応は限定的であった．近年，米国で硝子体手術と PnR のランダム化比較試験である PIVOT 試験の結果が報告され，術後の視機能において硝子体手術に対する優位性が示された[5]．そのため，近年では裂孔原性網膜剝離の治療方針を決定する際には，強膜バックリング手術，硝子体手術に加えて PnR も考慮することが重要となってきた．PnR の適応基準となる網膜剝離は，一般的に裂孔の位置が上方にあり，後部硝子体剝離既存で胞状剝離であること，裂孔の数が単一または複数でも近接していること，術後の体位制限の協力が得られる患者であることである[6]．筆者は PnR の応用として，強膜バックリング術後の非復位例において気体注入が有効と考えられた患者に空気注入を行っている（**図 5**）．手術侵襲の少ない機能重視の簡便な非観血的治療であるが，適応や手技を誤ると大きな合併症につながる場合があり，治療に際しては PnR を含めたすべての治療方法と，うまくいかなかった場合には観血的手術が必要となることを患者に説明したうえで行うことが重要である．

裂孔原性網膜剝離の治療法選択

網膜剝離の形状は患者により千差万別であり，術者の考え方，患者の考え方も考慮すると，正解が一つとは限らない．各術式の原理をしっかり理解したうえで経験を積むことに加え，「なぜその術式を選んだのか」「自分が同様の網膜剝離であった場合にはどの術式を選択してほしいか」といったことを個々のケースにおいてしっかりと考えることがよりよい治療につながると考える．

文　献

1) 田中住美，竹内　忍，馬場隆之ほか：網膜剝離手術のための眼底検査法と記録法．眼科 **61**：739-751, 2019
2) Nishitsuka K, Kawasaki R, Yamakiri K et al；Japan Retinal Detachment Registry Group：Preoperative factors to select vitrectomy or scleral buckling for retinal detach-

ment in microincision vitrectomy era. *Graefes Arch Clin Exp Ophthalmol* **258**：1871-1880, 2020

3) Nishi K, Nakamura M, Nishitsuka K：Efficacy of vitrectomy with air tamponade for rhegmatogenous retinal detachment：a prospective study. *Sci Rep* **13**：10790, 2023

4) 恵美和幸, 檀上真次, 渡辺　潔：硝子体内気体注入による

裂孔原性網膜剝離の治療. 日眼紀 **38**：629-635, 1987

5) Hillier RJ, Felfeli T, Berger AR et al：The pneumatic retinopexy versus vitrectomy for the management of primary rhegmatogenous retinal detachment outcomes randomized trial（PIVOT）. *Ophthalmology* **126**：531-539, 2019

6) 安達功武, 齋藤昌晃：網膜剝離に対する気体注入. 臨眼 **74**：252-253, 2020

*　　　*　　　*

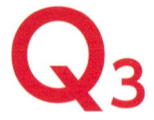

Q3 後部硝子体剥離に伴う疾患にはどのようなものがありますか

回答者　**伊藤洋子*　森　圭介***

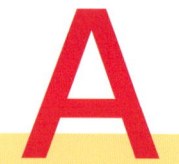

後部硝子体剥離とその進展

後部硝子体剥離（posterior vitreous detachment：PVD）は後部硝子体皮質と内境界膜（internal limiting membrane：ILM）が分離する現象である[1]．加齢に伴う生理的な PVD は硝子体の変性，すなわち硝子体ゲルからの離漿（syneresis）と液化腔の拡大を基本とする硝子体液化が誘因となる．それに加えて，加齢による後部硝子体皮質と ILM の接着の脆弱化の関与があると考えられている[2]．

飛蚊症は視神経乳頭から後部硝子体皮質が解離した結果，Weiss リングが硝子体腔中を浮遊することで自覚され，中年期に突然生じることが多い．また，従来は検眼鏡や光干渉断層計（optical coherence tomography：OCT）での PVD の観察が後極を中心としたもので，後極における PVD が中年期以降に好発することから，PVD は加齢により中年期以降に生じるものという通念があった．

近年の OCT 撮影の技術進歩により，後極から赤道部までの網膜硝子体境界面を連続して観察することが可能になった．広角 OCT で網膜硝子体境界面を観察すると，PVD が後極部に観察されなくとも，後部硝子体皮質の変性を示唆する顆粒状高輝度帯や後部硝子体皮質が層状に分離したようにみえる所見（vitreoschisis）が周辺部でみられることがある（**図 1a, b**）．このような所見は10 歳以前にすでに観察されている[3,4]ことから，明らかな PVD がみられる以前から後部硝子体皮質の変性が生

■後部硝子体剥離（PVD）は後部硝子体皮質と網膜内境界膜（ILM）が分離する現象であり，加齢による硝子体液化と後部硝子体皮質―ILM の接着の脆弱化が関与する．PVD は生理的な現象であり，多くは疾患の原因にはならないが，硝子体網膜癒着が存在する部分で硝子体と網膜の解離が円滑に進行しないときに網膜硝子体境界面に病変が生じ，それがさまざまな疾患の原因となる．

■生理的に硝子体網膜癒着の強い部や基礎疾患によって二次的に発生した癒着病巣が PVD に伴う疾患発症の場となり，癒着の部位と範囲，そして周囲の構造との関係により病態は多様化する．

■検眼鏡的には捉えられないような微細な網膜硝子体境界面での変化を光干渉断層計（OCT）で検出できるようになり，疾患の診断，進行度の評価，治療方針の決定，治療効果の判定のみならず病態の理解には欠かせないものとなっている．

■広角 OCT 撮影や OCT 疑似動画作製の新たな技術で，これまで見逃されていた眼底周辺部の網膜硝子体境界面の変化や，硝子体の動的作用に関連する網膜硝子体境界面の変化が観察できるようになり，さらなる病態の理解が期待される．

じていると考えられる．また，視神経乳頭と黄斑部は生理的に後部硝子体皮質と網膜の癒着が強いため，初期にはその部位に PVD は起こっておらず，それよりも周辺部の後部硝子体皮質の変化がみられる部位に PVD が生じていることがしばしば観察されている．このように，

*Yoko Ito & Keisuke Mori：国際医療福祉大学病院眼科
〔別刷請求先〕 伊藤洋子：〒329-2763 栃木県那須塩原市井口 537-3　国際医療福祉大学病院眼科

0910-1810/24/¥100/頁/JCOPY

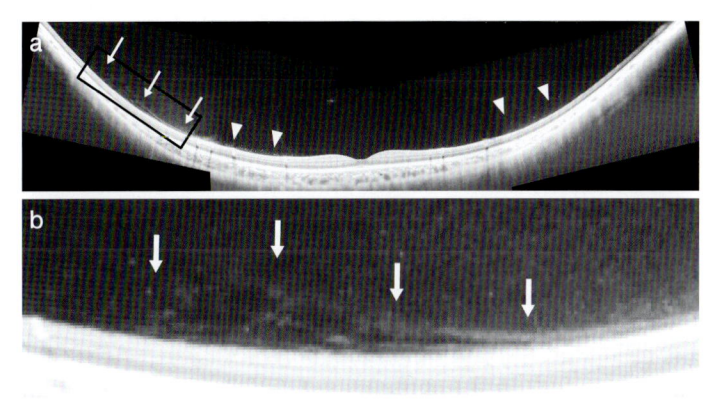

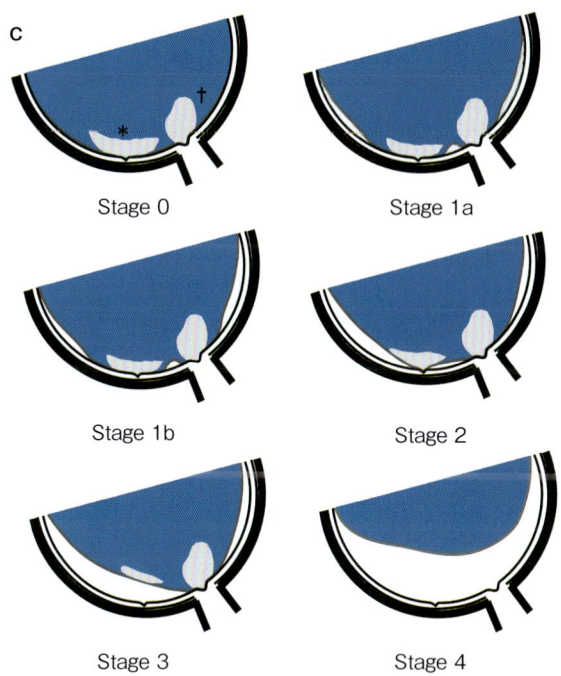

図1 広角 OCT 画像とそれをもとにした PVD の進行ステージ分類

a, b：PVD は未発であるが（Stage 0），周辺部では後部硝子体皮質の層状分離（vitreoschisis, ⇨）と顆粒状高輝度領域（▷）がみられる．**b**：a の四角の領域の拡大画像．**c**：灰色の硝子体液化腔は burusa premacularis（＊）と Martegiani 腔（†）．Stage 0：PVD なし．Stage 1：周辺部 PVD．Stage 1a は分離した後部硝子体皮質が網膜と後部硝子体皮質の間に高輝度反射物質としてみられる．Stage 1b は網膜と後部硝子体皮質が完全に離開している．Stage 2：Perifovea から周辺部へ広がる PVD．Stage 3：視神経乳頭に後部硝子体皮質の癒着が残る PVD．Stage 4：PVD 完成．（文献 3，6 より引用）

広角 OCT 以前は後極に進展する前の周辺部 PVD が見逃されていた．

後部硝子体剝離（PVD）の進行とステージ分類

広角 OCT を用いて得られた後極から周辺部の観察所見をもとにした PVD 進行のステージ分類が提唱されている（**図1c**）[3,5,6]．塚原らは，PVD が未発症の Stage 0 や周辺部に留まる Stage 1 は若年者に多く，40〜50 歳以降に PVD は後極部に及び，年齢が高くなるに従い傍中心窩と視神経乳頭部に後部硝子体皮質と網膜の癒着を残す Stage 2，視神経乳頭部のみで癒着が観察される Stage 3，そして後極全体に PVD が生じる Stage 4 を呈する患者の割合が高くなっていくと報告している（**図2**）[5]．このことは，後極にみられる PVD が中年期以降に好発すると考えられていたことを裏づける一方で，PVD は数十年にわたり慢性的に周辺部から後極部へ進行していることを示唆している．また，硝子体液化が急速に進行する 40〜50 歳に[7]，それまで周辺部にとどまっていた PVD が急発展し後極に及ぶようになることは，硝子体液化が PVD の発症生理に強く関与していることを示すものである．

後部硝子体剝離（PVD）の経過中に生じる疾患

PVD に伴う疾患の病態は，PVD の経過中に後部硝子体皮質と網膜の解離が円滑に行われず，後部硝子体皮質と網膜の癒着が局所的に持続することで生じる網膜硝子体境界面の病変である．したがって，PVD が急速に進行する中年期に発症することが多く，視神経乳頭，黄斑部，硝子体基底部および網膜表層血管など生理的に後部硝子体皮質と網膜の癒着が強固な部位や，さまざまな基礎疾患により発生した病的な硝子体網膜癒着病巣が発症の場となる．このような網膜硝子体境界面の観察には OCT 検査が非常に有用であり，疾患の鑑別診断や病期の評価において欠かせないものとなっている．

1. PVD に伴う黄斑部の病変

a. 網膜上膜

網膜上膜（epiretinal membrane：ERM）は ILM 上に線維細胞性増殖が起こり，膜状構造物を形成したものである．多くが原因不明の特発性で，加齢と PVD が発症のリスク要因であるといわれており，50 歳以上で発症が増加する．成因については不明なことが多いが，PVD により ILM に裂隙が生じた結果，グリア細胞が網膜表層や後部硝子体皮質へ移行し線維芽細胞に変換され増殖したものという説や，後部硝子体皮質分離が生じたときにその一部が網膜内層に残り，細胞増殖をしたという説もある[8]．一方で，続発性の ERM は眼内の炎症や滲出性病変が契機となって硝子体網膜境界面に細胞増殖

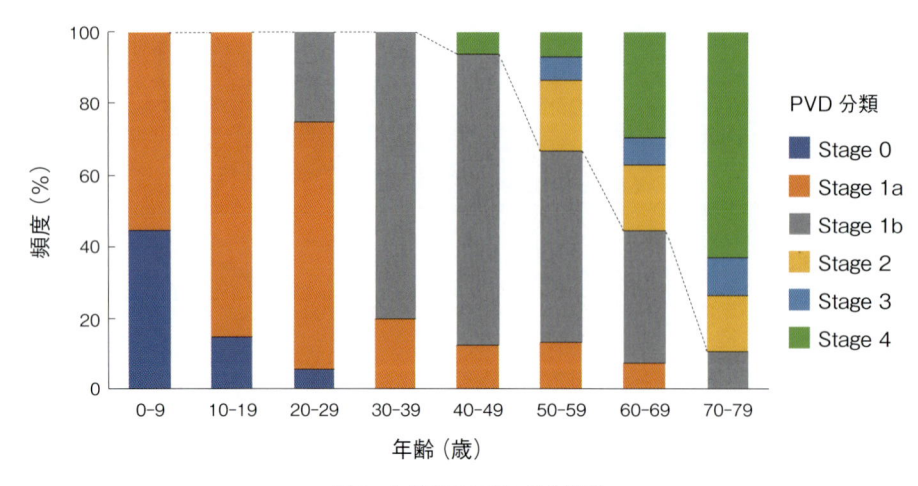

図2 年代別の PVD 発生頻度

10歳未満で PVD はすでに発症している．また，未発症の Stage 0 や周辺部に留まる Stage 1 は若年者に多く，PVD は 40〜50 歳以降に中心窩付近に及び，以降，年齢が高くなるに従い Stage 2 より高度な PVD の占める割合が高くなる．破線は周辺部に PVD が留まる Stage 0，1 と中心窩周辺に及ぶ Stage 2 より高度の PVD の境界を示す．（文献 3，5 より改変引用）

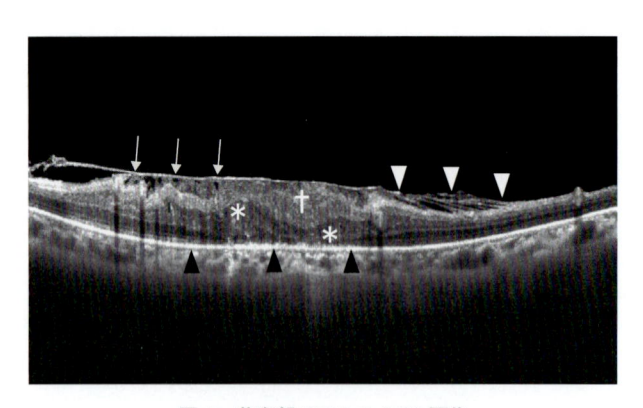

図3 黄斑部 ERM の OCT 画像

黄斑部網膜表層に前膜の高輝度反射がみられる．網膜表面には，前膜の収縮による皺壁（⇒）と網膜神経線維層の伸展（▷）が観察される．また，網膜が挙上され，中心窩陥凹は消失し，網膜の構造は乱れ，内層の肥厚とうねり（†），視細胞層の膨化（＊）が著明である．中心窩周囲の外境界膜，ellipsoid zone, interdigitation zone は消失して視細胞障害が起こっている（▶）．

が促された結果であり，眼外傷，眼内手術，ぶどう膜炎，網膜血管疾患，糖尿病網膜症，裂孔原性網膜剝離，加齢黄斑変性，腫瘍などに合併することがある．

初期は自覚症状がなく，しばしば眼底検査を受けたときに偶然に発見されることがある．黄斑部の ERM が進行すると変視症や大字症（不等像視）が出現し視力低下の原因になることがあるが，失明に至るものではないとされている．

検眼鏡検査では，軽度なものはセロファン様の反射と

してみられ，高度になると網膜の皺や付近の血管走行の変化が観察される．OCT 検査は診断のみならず病期の決定や予後の推測に有用で，ERM は ILM 上の線状高輝度として描出され，進行すると，ERM の収縮による牽引により中心窩陥凹の消失や網膜内層の層構造の乱れ，さらには視細胞の障害を示す外境界膜，ellipsoid zone, interdigitation zone の消失などの網膜外層の形態変化がみられるようになる（図3）．変視や不等像視，視力などの視機能と黄斑部網膜の形態変化には相関があり，形態変化の高度なものほど視機能は不良である．

治療は硝子体手術による前膜除去であるが，手術適応の決定には確立されたガイドラインはいまだない．早期の手術介入によって変視症や視力の改善が期待される一方で，網膜の形態変化が高度になったものは術後の視機能改善は不良であることが多い．

b. 黄斑円孔

特発性黄斑円孔（macular hole：MH）は，PVD の進行過程で後部硝子体皮質と網膜の分離不全が中心窩網膜の狭い範囲で存在するとき，すなわち Stage 2 PVD の時期に，中心窩に牽引がかかることで発生する．したがって好発年齢は中年期以降で，女性に発症が多いことからホルモンとの関連が示唆されている．中心視野部での変視や視力障害を訴えるが，両眼視をしていると気づきにくく，たまたま片眼視をしたときに自覚することが多い．

OCT 検査は診断のみならず病期の決定に有用である．Gass による病期分類は検眼鏡観察による臨床所見がもとになっているが[9]，最近になり International Vitreomacular Traction Study（IVTS）Group が OCT による網膜形態変化をもとにした分類を提唱した（**表1**[9,10,18]，**図4**）．

近年では OCT 疑似動画で眼球運動に伴う硝子体ゲルの流動で生じる後部硝子体皮質の動きを捉える試みがあり，MH の発症機序への新たな見解が示された[11]．MH 眼では網膜面から解離している後部硝子体皮質はピンと緊張しておらず，波状の輪郭を示しゆるゆるとしている．眼球運動による硝子体ゲルの流動で，ゆるい後部硝子体皮質は網膜面の接線方向ではなく眼球の前後方向へ動き，癒着が残っている中心窩とその周辺の狭い範囲の網膜を眼球の前方へ牽引していることが観察された（**図4d1**）．

治療は手術による硝子体網膜牽引の解除と MH の閉鎖である．後部硝子体皮質が中心窩網膜を牽引している Stage 1 の MH は PVD が生じたときに自然寛解することがある．しかし，網膜全層が欠損した MH は経時的に中心窩網膜の変性が進行し，術後視力の予後不良や円孔閉鎖率の低下のリスクがある．また，円孔径と円孔閉鎖率には相関があり，小円孔径のものほど高閉鎖率を示し視機能予後もいい[12]．

c. 硝子体黄斑牽引

硝子体黄斑牽引（vitreomacular traction：VMT）は，黄斑部で PVD が円滑に進行せず，後部硝子体皮質と網膜が強固に癒着し，黄斑部網膜に牽引性変形が生じるものである．近年，OCT の活用により診断や病型の理解，分類に新たな知見が報告されている．IVTS Group は後部硝子体皮質と黄斑部網膜は接着しているが網膜表面が牽引性の形態変化を示さないものを硝子体黄斑癒着（vitreomacular adhesion：VMA，**図4a**）と分類した．増殖変化の有無で病態を含めた分類の試みもある[13]．後部硝子体皮質の肥厚や ERM などの増殖変化がなく，傍中心窩まで PVD があり，硝子体網膜癒着の範囲が狭く限局しているものは MH を合併することがある（**図4b, d**）．一方で増殖性変化が顕著で ERM を合併し，肥厚して硝子体腔に向かい凸に緊張した後部硝子体皮質と多数の線維性架橋構造が広範にわたって網膜と癒着しているタイプは網膜変形が高度なものが多い（**図4c, d2**）．眼球運動前後で得られた OCT 画像から作製される重ね合わせ画像や疑似動画で後部硝子体皮質の動きを観察することにより，これらの病型の病態を理解することができる．非増殖型の VMT の後部硝子体皮質は波状の輪郭を示して眼球運動で前後方向へ動き，増殖型の VMT の後部硝子体皮質は硝子体方向へピンと凸に緊張していて眼球運動での動きに乏しい（**図4d2**）．すなわち，網膜の牽引は非増殖型では前後方向へ，増殖型では接線方向にかかっていると推測される．網膜の形態変化の様式の違いとあわせて，このことは VMT の病因および病態は一元性ではなくタイプによって病状，治療予後が異なることを示している．

変視症や視力障害が高度なものは硝子体網膜牽引を解除する硝子体手術の適応である．増殖変化を伴うタイプの VMT は網膜の形態変形が高度なものが多く，しばしば術後の視力予後が不良である．

d. 近視性牽引性黄斑症

強度近視眼では眼軸長の延長に伴い，網脈絡膜の伸展，後部ぶどう腫の形成などの構造変化が起こり近視性黄斑病変に発展することがある．後部ぶどう腫および黄斑部の網脈絡膜萎縮や脈絡膜新生血管を呈するものを病的近視眼とよび，しばしば硝子体と網膜の強固な癒着や ERM を合併している．ここで，不完全な後極部 PVD により黄斑網膜へ牽引がかかり，網膜分離（**図5a**）から黄斑円孔，黄斑円孔網膜剝離（**図5b**）へ進行する一連の病態を近視性牽引性黄斑症（myopic traction maculopathy：MTM）とよぶ．網膜分離のみでは自覚症状に乏しく，検眼鏡での検出に苦慮することがある．網膜分離や黄斑円孔，網膜剝離の検出，そして硝子体網膜境界面の病変の詳細な観察のみならず，後部硝子体皮質との関連の理解には OCT が大変有用である．最近では広角 OCT での観察によって，PVD が後部ぶどう腫内に留まっていることが多いこと，網膜面の後部硝子体皮質は肥厚していて多層性で網膜表層血管に癒着していることが報告され[14]，MTM における網膜分離，黄斑円孔発症の病態理解が進んでいる．

黄斑円孔網膜剝離は難治性で視力予後不良であるため，適切な時期の硝子体手術が肝要で，OCT 検査の重要性が改めて強調される．

e. 糖尿病黄斑浮腫

糖尿病黄斑浮腫は，網膜細小血管の血管内皮細胞が傷害され血管網膜関門が破綻した結果，血管透過性が亢進し，神経網膜内に浮腫性変化が生じたものである．治療

表 1　黄斑円孔（MH）分類

	Gass 分類[9]		IVTS 分類[10]
Stage 0	MH 眼の僚眼[18]		VMA
Stage 1a	Impending hole	PVD がなく，中心窩が挙上しているが円孔開口はない	VMT
Stage 1b	Occult hole	PVD はなく，中心窩の挙上がある．網膜は外層まで裂開しているが，円孔開口はない	
Stage2	FTMH	PVD はなく，後部硝子体皮質が MH 縁網膜と癒着している．円孔径＜400 μm	VMT を伴う FTMH．円孔径は small（＜250 μm）または medium（250〜400 μm）
Stage 3		黄斑部に PVD が生じており，MH の円蓋と後部硝子体皮質が癒着している．円孔径＞400 μm	VMT を伴う FTMH．円孔径は medium（250〜400 μm）または large（＞400 μm）
Stage 4		PVD が完成している	VMT を伴わない FTMH

VMA：vitreomacular adhesion, VMT：vitreomacular traction, FTMH：full-thickness macular hole, PVD：posterior vitreous detachment

（文献 9，10，18 より作成）

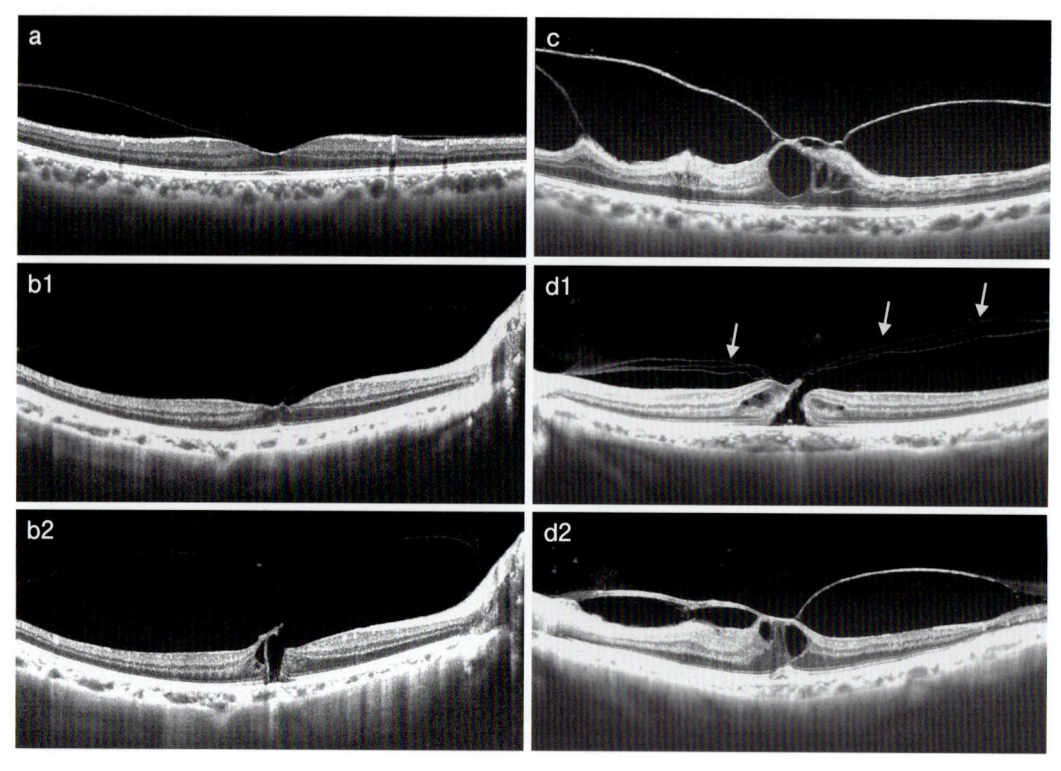

図 4　VMA, VMT および MH の OCT 画像

a：VMA．後部硝子体皮質と網膜の接着はあるが網膜の変形はない．b：後部硝子体皮質が肥厚していない（非増殖型）VMT の経時的な形態変化．b1：傍中心窩まで PVD があり（Stage 2 PVD），硝子体網膜癒着の範囲は狭く限局している．VMT のため中心窩網膜がわずかに挙上している．b2：8 カ月後には Stage 2MH に進展した．c：後部硝子体皮質が肥厚している（増殖型）VMT．肥厚した後部硝子体皮質は広い範囲の複数個所で網膜と癒着し，癒着部網膜は挙上している．中心窩網膜には嚢胞状変化がある．d：眼球運動前および上下の眼球運動後，左右の眼球運動後にそれぞれ撮影した OCT 画像を重ね合わせたもの．d1：Stage 2MH を伴う非増殖型 VMT．後部硝子体皮質の輪郭は波状で緊張していない（⇒）．眼球運動で後部硝子体皮質の輪郭の位置が変化して複数のラインとなっており，中心窩を前後方向に牽引していることを示唆している．d2：増殖型 VMT．後部硝子体皮質は前方に向かって凸に緊張しており，眼球運動前後で位置は変化せず動きに乏しい．

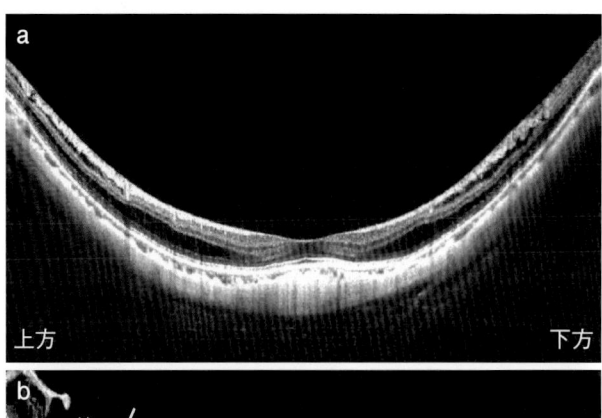

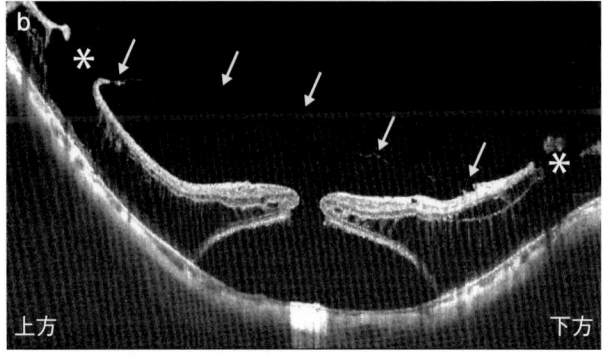

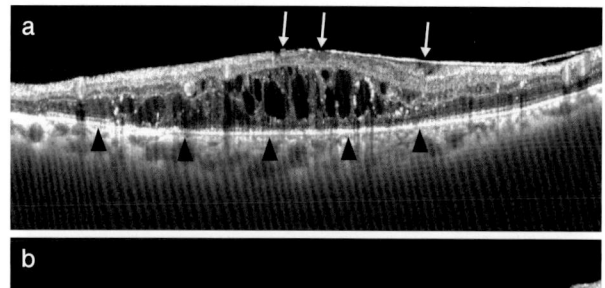

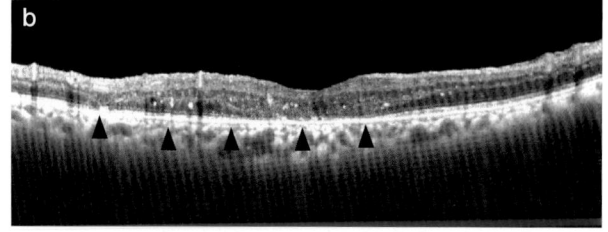

図6 糖尿病黄斑浮腫の硝子体手術前後の OCT 画像.
a：網膜前膜の牽引のため網膜表層面に雛壁が生じている（⇒）．網膜内浮腫が高度ですでに外境界膜，ellipsoid zone, interdigitation zone は消失している（▶）．抗 VEGF 薬治療に抵抗性だったため，硝子体手術を施行した．**b**：網膜上膜と内境界膜除去を伴う硝子体手術後に網膜内浮腫は消退したが，網膜内層・外層の変性が残った（▶）．

図5 MTM の OCT 画像
a：後部ぶどう腫のため眼球は湾曲している．周辺の網膜内層および外層は分離しているが，中心窩周囲の網膜の構造は保たれている．**b**：通院を自己中断した2年後に視力低下を訴えて来院した際の画像．網膜分離が進行し黄斑円孔と黄斑円孔網膜剝離が生じていた．ぶどう腫の基底部には網膜内層の亀裂があり（＊），後部硝子体皮質は上方の亀裂下端と癒着して下方の PVD の起始部に連続している（⇒）．

としては従来からレーザー光凝固が行われていたが，近年，網膜虚血による炎症の関与が判明し，ステロイドの Tenon 嚢内投与や抗血管内皮増殖因子（vascular endothelial growth factor：VEGF）薬の硝子体内投与が行われるようになり，その有効性は広く知られている．一方で，レーザー治療や薬物治療に抵抗性の糖尿病黄斑浮腫を OCT で観察すると，黄斑部での PVD が不完全で，広い範囲で肥厚した後部硝子体皮質が癒着しており，黄斑部網膜が接線方向へ牽引されていることを示唆する所見をみることも多い（**図6a**）．このような場合は，硝子体手術による肥厚した後部硝子体皮質の除去が有効なことがある（**図6b**）．術中に採取した肥厚した後部硝子体皮質はグリア細胞や上皮細胞を由来とする細胞を含んでおり，強固な硝子体網膜癒着とそれによる網膜の牽引に関与していると推測されている[15]．

f. 乳頭ピット黄斑症候群
乳頭ピット黄斑症候群は，先天異常である視神経乳頭

小窩（乳頭ピット）に黄斑部の漿液性網膜剝離や網膜分離を伴う疾患である．乳頭ピットは初期には無症状で，中年期に黄斑部病変が出現すると変視症，視力低下，中心暗点などが生じる．病因や網膜内，網膜下液の由来はいまだに不明なことが多いが，PVD が生じると自然に軽快する症例があること，しばしばピット周辺の硝子体牽引を解除する目的の硝子体手術が有効であることから PVD との関連が推測されている．最近では OCT 検査により乳頭ピットの同定や連続する網膜病変の評価，後部硝子体皮質との関係が把握できるようになり，鑑別診断，病状の評価，ひいては治療適応の決定や治療効果の判定に欠かせないものとなっている．

g. 加齢黄斑変性
PVD と加齢黄斑変性（age-related macular degeneration：AMD）発症との関連を直接証明する知見はないが，滲出性変化の進展と PVD の関連が示唆されている．AMD 眼で滲出性変化を伴うものはそうでないものに比べて黄斑部 PVD の発生率が低く，黄斑部の硝子体網膜癒着は滲出性変化進行へのリスク要因である可能性がある[16]．また，滲出性 AMD 眼への抗 VEGF 薬治療に関して，黄斑部に PVD のないものはあるものよりもより短い治療間隔での治療が必要であると報告されている[17]．

2. PVD に伴う眼底周辺部の病変

a. 裂孔原性網膜剝離

赤道部付近の周辺部網膜には赤道部変性などを含め硝子体との癒着が好発する。PVD が硝子体周辺部へ進展したとき、硝子体網膜癒着の部位に硝子体からの牽引がかかり網膜裂孔が生じることがある。このような裂孔から硝子体液化で生じた硝子体液が網膜下へ侵入することで網膜剝離が発生する。硝子体の液化（syneresis）やPVD そのものによるものに加え、網膜裂孔では網膜色素上皮細胞が裂孔を通して硝子体腔中に散布されることで、網膜剝離の前駆症状として飛蚊症を自覚することがある。周辺部視野の光視症は、周辺部で硝子体による網膜牽引の可能性が疑われ、網膜裂孔発生の危険があると考え経過観察が必要である。

以前の常識では、中高年者の網膜剝離は PVD が完成しているものとされていたが、実際に硝子体手術を行うと後極部に硝子体が残っているのを数多く経験されてきた術者も多いのではないか。これは、広角 OCT によるPVD 分類の Stage 1b と Stage 2 で生じた網膜剝離であると考えられる。つまり、後極では PVD は起こっていないものの、周辺部ではすでに赤道部近傍まで PVD が進展しており、その硝子体牽引により裂孔ができてしまったものといえる。

b. 硝子体出血

網膜表層血管は後部硝子体皮質と癒着が強固な部で、PVD により網膜血管に牽引がかかると硝子体出血が生じることがある。出血のみならず血管付近に網膜裂孔が発生することもあり、硝子体出血で眼底の透見が不良な例では裂孔原性網膜剝離の存在を常に念頭に置く必要がある。

c. 網膜新生血管，牽引性網膜剝離

糖尿病網膜症や網膜血管疾患、ぶどう膜炎などによる慢性の網膜虚血病変で発生する網膜新生血管は後部硝子体皮質と強く癒着している。新生血管と接する硝子体は新生血管が発育する足場になり、また新生血管周囲にはしばしば増殖膜が形成され硝子体と強く癒着する。このような状況下で PVD が生じると、新生血管からの硝子体出血が誘発されるのみならず、増殖膜と一体となった網膜に牽引がかかることによる牽引性網膜剝離の原因になる。

ま と め

PVD は生理的な現象であり、幸いにも疾患の原因とならないことが多い。一方で、硝子体網膜癒着が存在する部において、硝子体と網膜の解離が円滑に進行しないときに網膜硝子体境界面に病変が生じ、それがさまざまな疾患の原因となる。生理的に硝子体網膜癒着の強い部以外にも、基礎疾患によって二次的に癒着病巣が発生することもある。癒着の部位や範囲と周囲の構造との関係により病態は多様化する。

近年では、検眼鏡的には捉えられないような微細な網膜硝子体境界面での変化を OCT で検出できるようになり、疾患の診断、進行度の評価、治療方針の決定、治療効果の判定のみならず、病態の理解には欠かせないものとなっている。また、広角 OCT 撮影や OCT 疑似動画といった新たな技術を用いることによって、これまで見逃されていた眼底周辺部の網膜硝子体境界面の変化や、硝子体の動的作用に関連する網膜硝子体境界面の変化が観察できるようになり、さらなる病態の理解が期待される。

文　　献

1) Tozer K, Johnson MW, Sebag J : Vitreous aging and posterior vitreous detachment. Vitreous-In Health and Disease (ed by Sebag J), p131-150, Springer, New York, 2014

2) Johnson MW : Posterior vitreous detachment : evolution and complications of its early Stages. *Am J Ophthalmol* **149** : 371-382, 2010

3) Hayashi A, Ito Y, Takatsudo Y et al : Posterior vitreous detachment in normal healthy subjects younger than age twenty. *Invest Ophthalmol Vis Sci* **62** : 19, 2021

4) Chiku Y, Hirano T, Takahashi Y et al : Evaluating posterior vitreous detachment by widefield 23-mm swept-source optical coherence tomography imaging in healthy subjects. *Sci Rep* **11** : 19754, 2021

5) Tsukahara M, Mori K, Gehlbach PL et al : Posterior vitreous detachment as observed by wide-angle OCT imaging. *Ophthalmology* **125** : 1372-1383, 2018

6) Ito Y, Takatsudo Y, Gehlbach PL et al : Vitreous mobility during the posterior vitreous detachment initiation demonstrated by pseudo-motion optical coherence tomography. *AJO International* **1** : 100021, 2024

7) Balazs EA, Denlinger JL : The vitreous. The Eye (ed by Dawson H), p533-589, Academic Press, London, 1984

8) Iannetti L, Accorinti M, Malagola R et al : Role of the intravitreal growth factors in the pathogenesis of idiopathic epiretinal membrane. *Invest Ophthalmol Vis Sci* **52** : 5786-5789, 2011

9) Gass JD : Reappraisal of biomicroscopic classification of Stages of development of a macular hole. *Am J Ophthalmol* **119** : 752-759, 1995

10) Duker JS, Kaiser PK, Binder S et al : The international vitreomacular traction study group classification of vitreomacular adhesion, traction, and macular hole. *Ophthalmology* **120** : 2611-2619, 2013

11) Mori K, Gehlbach PL, Kishi S : Posterior vitreous mobility delineated by tracking of optical coherence tomography images in eyes with idiopathic macular holes. *Am J Ophthalmol* **159** : 1132-1141, 2015

12) Ullrich S, Haritoglou C, Gass C et al : Macular hole size as a prognostic factor in macular hole surgery. *Br J Ophthalmol* **86** : 390-393, 2002

13) Ito Y, Takatsudo Y, Gehlbach PL et al : Mechanistic insights into the pathogenesis of proliferative and nonproliferative vitreomacular traction. *Am J Ophthalmol* **238** : 1-9, 2022

14) Takahashi H, Tanaka N, Shinohara K et al : Ultra-widefield optical doherence tomographic imaging of posterior vitreous in eyes with high myopia. *Am J Ophthalmol* **206** : 102-112, 2019

15) Jumper JM, Embabi SN, Toth CA et al : Electron immunocytochemical analysis of posterior hyaloid associated with diabetic macular edema. *Retina* **20** : 63-68, 2000

16) Krebs I, Brannath W, Glittenberg C et al : Posterior vitreomacular adhesion : a potential risk factor for exudative age-related macular degeneration? *Am J Ophthalmol* **144** : 741-746, 2007

17) Mayr-Sponer U, Waldstein SM, Kundi M et al : Influence of the vitreomacular interface on outcomes of ranibizumab therapy in neovascular age-related macular degeneration. *Ophthalmology* **120** : 2620-2629, 2013

18) Chan A, Duker JS, Schuman JS et al : Stage 0 macular holes : observations by optical coherence tomography. *Ophthalmology* **111** : 2027-2032, 2004

*　　　*　　　*

Q4　硝子体出血を伴う疾患は

回答者　向後二郎[*]

はじめに

外来でよく遭遇する，硝子体出血をきたすとされる疾患には網膜中心静脈（分枝）閉塞症，裂孔原性の硝子体出血（網膜剝離を含む），増殖糖尿病網膜症，加齢黄斑変性，Terson 症候群，血管炎を伴うぶどう膜炎，生理的な後部硝子体剝離，外傷などがあげられる．硝子体出血に外来で遭遇した際の問題点は，眼底視認性低下に伴い確定診断が即座には困難な場合があるということである．重要なことは出血の原因に応じた，経過観察をしてよいものかどうかの緊急度のトリアージである．軽微な硝子体出血で眼底観察が可能な場合は診断がついて，それに応じた治療計画を立てられるが，濃厚な出血で観察不能の場合には緊急を要するかどうかの判断が必要となる．眼底情報が制限される硝子体出血に遭遇した際の留意点や治療戦略について，疾患ごとに述べる．

裂孔原性硝子体出血（網膜剝離）（図 1）

原因不明の硝子体出血では最初に考えなければならない疾患である．網膜裂孔が硝子体牽引により形成される際の網膜血管の破綻が原因であり，出血が少量で裂孔が確認でき，網膜光凝固が可能な場合以外は，経過観察中に網膜剝離に移行してしまうことが重要な問題である．網膜裂孔の 18％は経過観察中に剝離なし，もしくは局所の剝離だけであったという報告[1]があるが，基本的に裂孔が確認されれば可及的速やかな加療が求められる．裂孔原性硝子体出血を疑った場合は眼軸長，屈折，過去

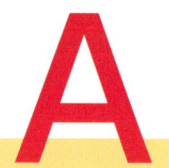

■硝子体出血は視認性の低下に伴い，診断に苦慮することがある．

■原因疾患によって経過観察か早期治療介入か治療方針が変わるため，患者背景や病態を考慮して診断を推測する必要がある．

■軽微な出血で漫然と経過観察をしていると，糖尿病網膜症や眼虚血症候群などの場合に血管新生緑内障へ進展する場合があることにも留意する．

の裂孔などに対する網膜光凝固の有無，そして僚眼の眼底所見などから推測する．超音波 B モードで後部硝子体剝離や網膜剝離を疑わせる所見がないかも調べる必要がある．僚眼がロービジョンである場合や，出血した眼が唯一眼のときなども早期の手術を検討する．

網膜中心静脈（分枝）閉塞症（図 2）

網膜中心静脈閉塞症（central retinal vein occlusion：CRVO）の経過中にある患者の 34％に硝子体出血を認めたという報告[2]もあるように，頻度の高い原因疾患である．軽微な硝子体出血で眼底観察が可能であれば，白線化した静脈血管などから推測することが可能であるが，濃厚な出血で観察不能である場合もある．発症初期に硝子体出血をきたすことはほとんどないため，CRVO を疑った際には高血圧などの罹病や過去に視野欠損などの自覚がないことを聴取するのが重要である．CRVO による硝子体出血であれば網膜新生血管の存在を強く疑う

[*]Jiro Kogo：秋田大学大学院医学系研究科医学専攻病態制御医学系眼科学講座
〔別刷請求先〕　向後二郎：〒010-8543 秋田市本道 1-1-1　秋田大学大学院医学系研究科医学専攻病態制御医学系眼科学講座

0910-1810/24/¥100/頁/JCOPY

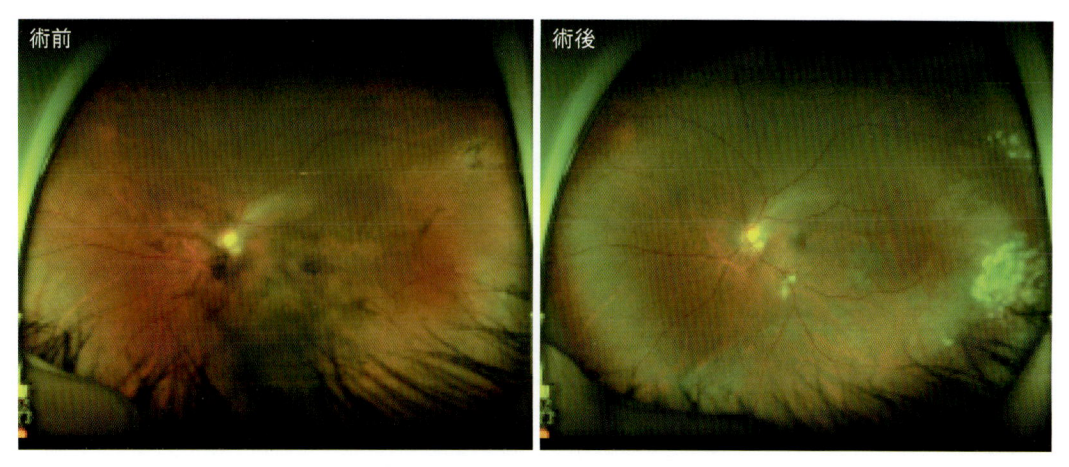

図1 裂孔原性硝子体出血の広角眼底写真

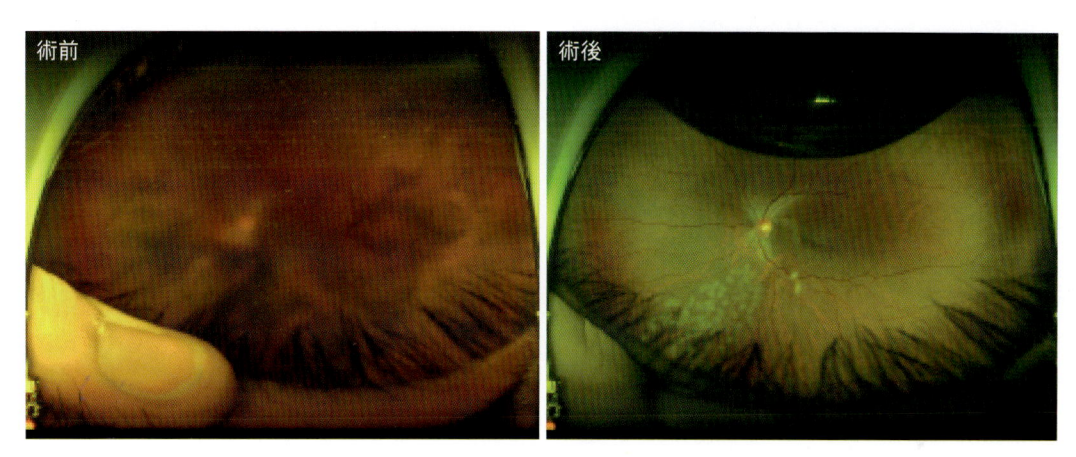

図2 網膜中心静脈分枝閉塞症の広角眼底写真

必要があるが，この場合は広範囲な網膜虚血の末に発生する機序を考えると，出血が消退するのを待ったうえで閉塞部位に対する網膜光凝固が必要になる．しかし，出血を繰り返すために網膜光凝固が困難な場合がある．出血を繰り返すということは，硝子体腔に伸展した新生血管が硝子体の収縮などによって牽引されているということである．これを考慮すると，あまりにも長期の経過観察は無血管領域に裂孔を生じて網膜剝離を引き起こすこともあるため，硝子体手術を早期に行うこともある．

増殖糖尿病網膜症 (図3)

一般的に増殖糖尿病網膜症の硝子体出血は数カ月の経過観察とされてきたが，現在は硝子体手術の進歩により早期の手術が多くなった．しかし，硝子体手術が可能な施設ではない場合は，経過観察や治療戦略が重要となってくる．硝子体出血をきたすということは網膜新生血管

や増殖膜の発生が予測されるが，汎網膜光凝固（pan-retinal retinal photocoagulation：PRP）の既往の有無，硝子体出血をきたしていない僚眼の網膜症の状態，血糖コントロールの推移などの情報から経過観察が可能かどうかを判断する必要がある．出血が少量で増殖膜の存在や網膜症の状態が確認される場合はよいが，観察困難な場合は超音波Bモードを参考にして眼底の状態を推測する．また，牽引性剝離などは超音波画像が参考になるが，広範囲な網膜虚血に伴う新生血管からの出血の場合は経過観察中に血管新生緑内障に進展することがあるため，糖尿病患者に対しては散瞳検査前の隅角検査が必須である．隅角新生血管が認められた際は，抗血管内皮増殖因子（vascular endothelial growth factor：VEGF）薬治療により出血が消退しPRPするまでの時間を確保することができる場合がある．いずれの場合も黄斑を含む牽引性網膜剝離以外はPRPを完遂することが目標とな

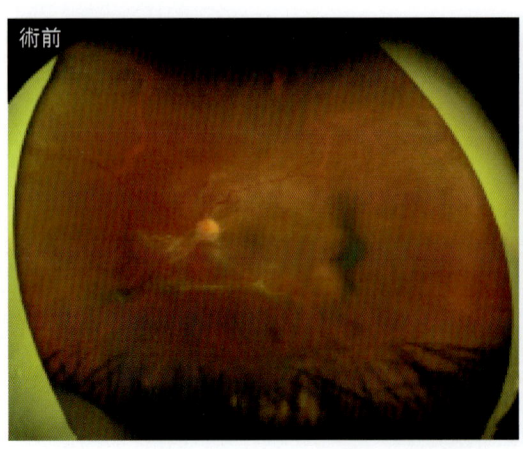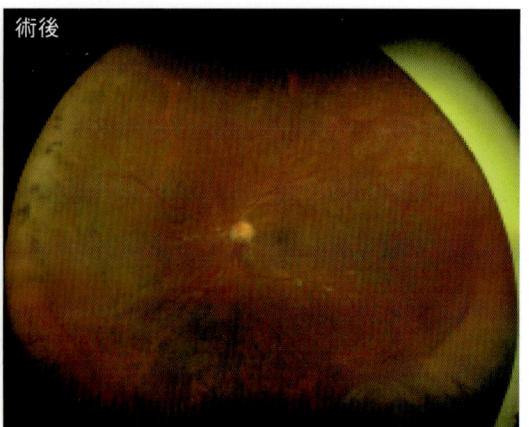

図 3　増殖糖尿病網膜症の広角眼底写真

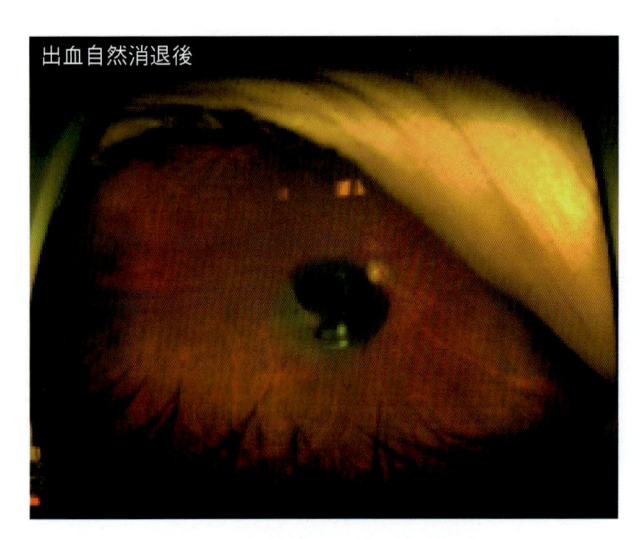

図 4　加齢黄斑変性の広角眼底写真

り，その目標達成までの間に大きな合併症を起こさないように心がけることが肝要である．

加齢黄斑変性（図 4）

　加齢黄斑変性における硝子体出血の頻度は 0.14% とされており，頻度としては高くないが，罹患患者が多いため外来で遭遇することはよくある．抗凝固薬を服用している場合はその頻度は 2 倍以上になるとの報告[3] があり，服用などの聴取も重要になってくる．これまでに加齢黄斑変性の診断を受けていない患者の場合には，無症候性にポリープ状脈絡膜血管症が進展していき，網膜を穿破して硝子体腔に出血が起きることも多い．そのような場合は高率に網膜下出血も併発しているため黄斑血腫移動が必要になってくるが，出血のために眼底視認性が悪い場合は，硝子体手術によって血腫移動を試みること

も必要である．

Terson 症候群

　くも膜下出血や脳内出血，外傷などによる硬膜下出血に伴う急激な頭蓋内圧上昇により，くも膜下腔を通して網膜中心静脈の圧迫や視神経鞘内への出血の移動を引き起こすことで硝子体出血・網膜出血をきたす症候群である．程度にもよるがくも膜下出血患者の 3〜13% に起こるとされ，重症例では 40% 以上とされている[4]．ほとんどの場合に，患者は意識障害が回復したのちに自身で視力異常に気づき眼科診察を受けるという流れである．眼内出血の程度はバリエーションが多く，軽い硝子体出血で経過観察のみで改善するもの，内境界膜下・網膜下出血まできたすものなどさまざまである．眼底観察が困難な場合は，他疾患と同様に超音波 B モードによって状況を推測する．

血管炎を伴うぶどう膜炎（図 5）

　ぶどう膜炎は多岐にわたるが，サルコイドーシス，結核，梅毒，全身性エリテマトーデスや強直性脊椎炎などの場合は高率で網膜血管炎を起こす[5]．網膜血管炎から硝子体出血に進展することはまれではあるが，時折外来で遭遇する．原因不明の硝子体出血では上記のような疾患も念頭に入れる必要がある．そのためには患眼の前房内炎症や僚眼の眼所見も参考にする．出血が消退してきて眼底の視認性が向上すれば，蛍光眼底造影検査で血管炎を同定すると診断に有用である．とくに結核性ぶどう膜炎では高率に血管閉塞も起こすため，その際は無灌流領域に対して網膜光凝固を行う．

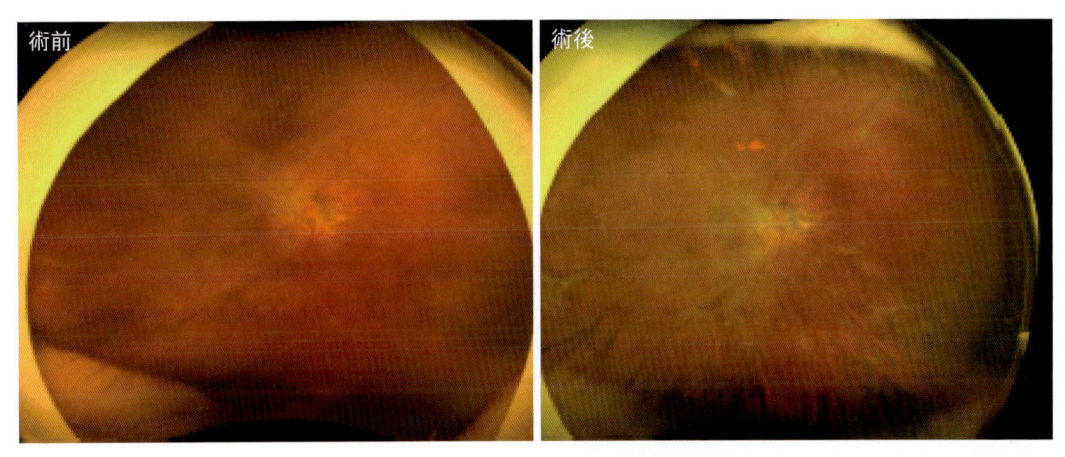

図5 眼サルコイドーシスの広角眼底写真
（東京医科大学　馬詰和比古先生のご厚意による）

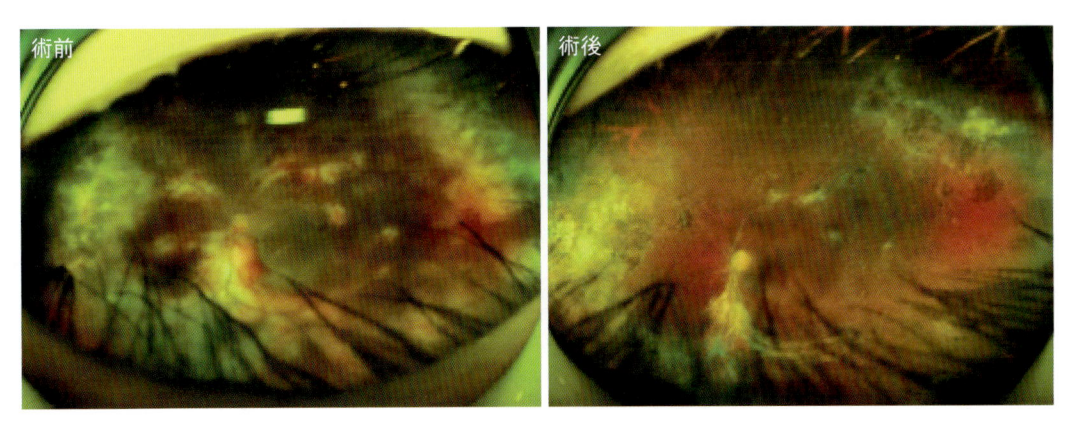

図6 サイトメガロウイルス網膜炎の広角眼底写真

サイトメガロウイルス網膜炎（図6）

　サイトメガロウイルス（cytomegalovirus：CMV）網膜炎はヒト免疫不全ウイルス（human immunodeficiency virus：HIV）患者の進行期における重要な合併症であり，そのほか膠原病などのためにステロイドや免疫抑制薬の使用に伴う免疫力低下によって引き起こされるものである．CD4陽性細胞数が$100/\mu l$以下に低下した場合は，4年以内に25％の確率で発症する可能性がある．CMV網膜炎の一般的な合併症として硝子体出血や網膜剝離がある[6]．また，高活性抗レトロウイルス療法（highly active anti-retroviral therapy：HAART）の導入により，免疫回復硝子体炎（immune recovery vitritis：IRV）という新しい炎症症候群が発生し，CMV網膜炎のHAART応答者の63％に影響を与えるとされている．HAARTによって網膜剝離まで進展することは以前に比べると少なくなったが，いまだに難治な疾患で

ある．眼科局所治療としては，ガンシクロビルの硝子体内注射，PRP，硝子体手術があげられる．ウイルス感染によって網膜全層が壊死してしまうため，容易に網膜裂孔が発生してしまう．網膜剝離の進展を防ぐために壊死していると思われる網膜の正常部位側にPRPを行うこともある．しかし，強い硝子体出血などによって眼底観察が困難である場合は予防的に早期の硝子体手術を施行することもある．初回から強膜バックリングの併用やシリコーンオイル注入などを行う場合もあるが，病勢や術者の判断によることが多い．

眼虚血症候群（図7）

　眼虚血症候群はおもに内頸動脈の重度な狭窄などにより，眼血流が慢性的な不足に陥ることで発症する[7]．慢性虚血により虹彩ルベオーシスから新生血管緑内障に進展することで視力低下をきたし眼科受診となることが多いが，硝子体出血をきたしてから外来で遭遇することも

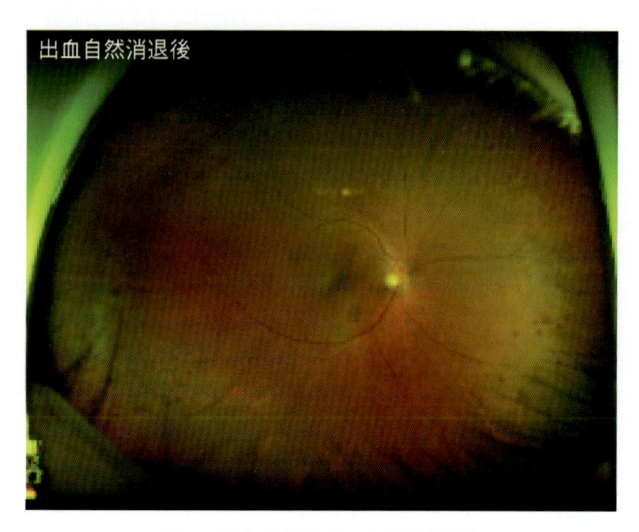

図7 眼虚血症候群の広角眼底写真

ある．ほかの疾患と同様に既往歴・病歴の聴取が重要になる．頸動脈狭窄に対してステント手術や心筋梗塞などの既往があれば強く疑う．診断には頸動脈超音波検査が有効であるが測定範囲が限られるため，頸部のCTやMRIなどでやっと診断がつく場合もあり注意が必要である．治療は原疾患の加療と並行して行い，出血が軽度であればPRPを施行し，硝子体出血で診断・加療が困難な場合は診断目的においても硝子体手術を早期に施行することもある．さまざまな加療によっても多くの患者で手動弁以下の視力になることがあるため，早期診断・早期加療が大きな鍵となる．

■ ま と め

外来でよく遭遇する硝子体出血もきたす疾患について記したが，冒頭にも述べたように硝子体出血により確実な診断が行えない状態下での治療戦略がどの疾患においても重要である．硝子体手術が可能な施設であれば診断目的で早期手術が可能であるが，そうではない施設においてはどのタイミングで基幹病院へ紹介するかが視機能の維持に重要になるため，前述のように病態を考えて診断を推測することが必要である．

文 献

1) Davis MD：The natural history of retinal breaks without detachment. *Trans Am Ophthalmol Soc* **71**：343-372, 1973
2) Hayreh SS, Rojas P, Podhajsky P et al：Ocular neovascularization with retinal vascular occlusion-Ⅲ, incidence of ocular neovascularization with retinal vein occlusion. *Ophthalmology* **90**：488-506, 1983
3) Kiernan DF, Hariprasad SM, Rusu IM et al：Epidemiology of the association between anticoagulants and intraocular hemorrhage in patients with neovascular age-related macular degeneration. *Retina* **30**：1573-1578, 2010
4) Czorlich P, Skevas C, Knospe V et al：Terson syndrome in subarachnoid hemorrhage, intracerebral hemorrhage, and traumatic brain injury. *Neurosurg Rev* **38**：129-136, 2015
5) Sonoda KH, Hasegawa E, Namba K et al；JOIS (Japanese Ocular Inflammation Society) Uveitis Survey Working Group：Epidemiology of uveitis in Japan：a 2016 retrospective nationwide survey. *Jpn J Ophthalmol* **65**：184-190, 2021
6) Jabs DA, Enger C, Haller J et al：Retinal detachments in patients with cytomegalovirus retinitis. *Arch Ophthalmol* **109**：794-799, 1991
7) Terelak-Borys B, Skonieczna K, Grabska-Liberek I：Ocular ischemic syndrome-a systematic review. *Med Sci Monit* **18**：138-144, 2012

*　　*　　*

Q5　硝子体混濁を伴う疾患は

回答者	谷 川　彰[*]　中 井　慶[*]

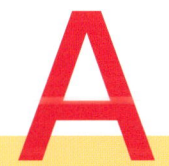

硝子体混濁とは

　硝子体は血管や神経が存在しない透明な組織であり，眼球容積の約 70％である約 4 ml を占める．硝子体の構成成分の 99％は水分であり，そのほかは II 型コラーゲンやヒアルロン酸などを含む透明なゲルである．硝子体混濁とは，硝子体ゲル内に生じる何らかの原因によって硝子体の透明性が妨げられた状態のことをさす．硝子体混濁にはさまざまな原因があり，細隙灯顕微鏡検査や眼底診察のみで診断を確定することは容易ではない．しかし，硝子体混濁の原因になりうる鑑別疾患を網羅し，その特徴を知ることで，硝子体混濁の形状から疾患の推測をすることは可能である[1]．

硝子体混濁の分類

　硝子体混濁は，生理的混濁と病的混濁に分けられる．生理的混濁とは，加齢や近視によって，コラーゲンやヒアルロン酸の構造が変化し，硝子体ゲルが液状化することで，線維性変性をきたしたり，後部硝子体剥離によって乳頭前グリア組織（Weiss リング）が出現したりすることが原因である[2]．

　病的混濁に関してはさまざまな原因があげられるが，硝子体混濁は大まかに先天性，遺伝性，炎症性，変性，外傷性，出血性，腫瘍性，特発性などに分類される[3]．本稿ではそれぞれの硝子体混濁の特徴について列挙し，次章で鑑別診断の手順について解説する（**表 1**）．

- 硝子体混濁は生理的混濁と病的混濁に分けられる．
- 生理的混濁は加齢や近視をきっかけに硝子体が液状化することが原因である．
- 病的混濁にはさまざまな原因疾患があり，大きく先天性，遺伝性，炎症性，変性，出血性，腫瘍性，特発性に分類される．
- 炎症性硝子体混濁（ぶどう膜炎）においては硝子体混濁の特徴から原因疾患を推定できることがある．
- 硝子体混濁の鑑別診断は，問診や細隙灯顕微鏡検査，そのほかの検査の結果をもとに，緊急疾患を確実に除外したうえで進めていくことが重要である．

表 1　硝子体混濁の原因

＜生理的混濁＞
- 硝子体液化に伴う線維性混濁
- 後部硝子体剥離に伴う Weiss リング

＜病的混濁＞
- 胎生血管系遺残（persistent fetal vasculature：PFV）
- 遺伝性硝子体網膜変性（網膜色素変性，Wagner 病，Goldmann Farvre 症候群など）
- ぶどう膜炎（感染性ぶどう膜炎，非感染性ぶどう膜炎）
- 硝子体出血
- 網膜芽細胞腫
- 悪性リンパ腫
- 星状硝子体症，閃輝性硝子体融解

* Akira Tanikawa & Kei Nakai：淀川キリスト教病院眼科
〔別刷請求先〕　谷川　彰：〒533-0024 大阪市東淀川区柴島 1-7-50　淀川キリスト教病院眼科

表2 ぶどう膜炎における硝子体混濁の特徴

混濁の性状	おもな疾患
びまん性	Behçet病, 悪性リンパ腫, サルコイドーシス
雪玉状, 真珠の首飾り様	サルコイドーシス
オーロラ様	HTLV-1関連ぶどう膜炎, 悪性リンパ腫, アミロイドーシス
Headlight in the fog	眼トキソプラズマ症
索状	眼トキソカラ症
羽毛状	真菌性眼内炎
雪土手状	サルコイドーシス, 眼トキソカラ症

1. 先天性硝子体混濁

先天性硝子体混濁の原因としては胎生血管系遺残 (persistent fetal vasculature：PFV) があげられる. PFVとは, 胎生期に存在し通常は出生前には消失するはずの硝子体動脈や水晶体血管膜が消失せずに遺残し, 硝子体の透明性を妨げた状態である. 水晶体血管膜の遺残要素が強いものを前部PFV, 硝子体血管の遺残要素が強いものを後部PFVとよび, それぞれMittendorf斑やBergmeister乳頭といった特徴的な所見を示す. これらの混濁によって, 飛蚊症の症状をきたすことは少ない.

2. 遺伝性硝子体混濁

遺伝性の硝子体混濁には, トランスサイレチン遺伝子の変異により生じるアミロイドーシスや網膜色素変性症, Wagner病, Goldmann-Favre症候群, 家族性滲出性硝子体網膜症, Stickler症候群などがあげられる.

アミロイドーシスの硝子体混濁は, ガラスウール様の硝子体混濁と称されるように, 糸くずが集積したような線維性混濁を呈する.

3. 炎症性硝子体混濁

炎症性硝子体混濁は, 感染性, 非感染性ぶどう膜炎によって硝子体周囲組織の血管透過性が亢進することで, 炎症細胞が硝子体に浸潤して生じる. 感染性ぶどう膜炎の原因微生物としては, 細菌, ウイルス, 真菌, 寄生虫などがあげられる. 非感染性ぶどう膜炎の原因としては, サルコイドーシス, Behçet病などがあげられる. 急性網膜壊死などのように炎症が急激に進行する疾患では, 硝子体が融解・収縮し, 壊死病巣に硝子体牽引が生

じることで網膜剝離に至ることもある.

ぶどう膜炎においては硝子体混濁の形状から確定診断は困難であるものの, ある程度は原因疾患を推定することが可能である (**表2**). 硝子体混濁の形状には, 以下のような特徴がある[4].

a. びまん性硝子体混濁

多くのぶどう膜炎で, びまん性硝子体混濁がみられるが, その代表にBehçet病がある. Behçet病は非肉芽腫性ぶどう膜炎の代表的疾患であり, 好中球が炎症の主体となる硝子体混濁がみられる. 好中球には, 細胞集塊を形成せずにバラバラに存在する性質があることから, 硝子体全体に混濁が広がる (**図1**).

b. 雪玉状硝子体混濁, 真珠の首飾り状硝子体混濁

雪玉状硝子体混濁, 真珠の首飾り状硝子体混濁は, サルコイドーシスでよくみられる. 類上皮細胞やマクロファージの細胞集塊と考えられており, 重力の影響で下方に多くみられる (**図2**).

c. オーロラ様硝子体混濁

HTLV-1関連ぶどう膜炎, 悪性リンパ腫, アミロイドーシスでは, オーロラ様あるいはベール状とよばれる硝子体混濁をきたし, オーロラのような放射状に濃淡のある模様となる.

d. Headlight in the fog

眼トキソプラズマ症では硝子体混濁, 限局性の網膜黄白色病変を認めるが, それが濃霧の際にぼやけて見える車のヘッドライトのようであることから, 特徴的な所見としてheadlight in the fogとよばれる (**図3**).

e. 索状硝子体混濁

眼トキソカラ症はまれな疾患であるが, テント状の索状硝子体混濁がみられることがあり診断に有用である. 索状混濁によって網膜牽引, 網膜剝離をきたすこともある.

f. 羽毛状硝子体混濁

真菌性眼内炎でみられることがある.

g. 雪土手状 (snowbank) 硝子体混濁

網膜周辺部において円周方向に広がる雪土手状の硝子体混濁であり, 雪が積もった土手のように混濁した硝子体が盛り上がった形状となる. サルコイドーシスや眼トキソカラ症でみられる.

4. 変性硝子体混濁

硝子体の液化, 線維性変性や後部硝子体剝離にかかわ

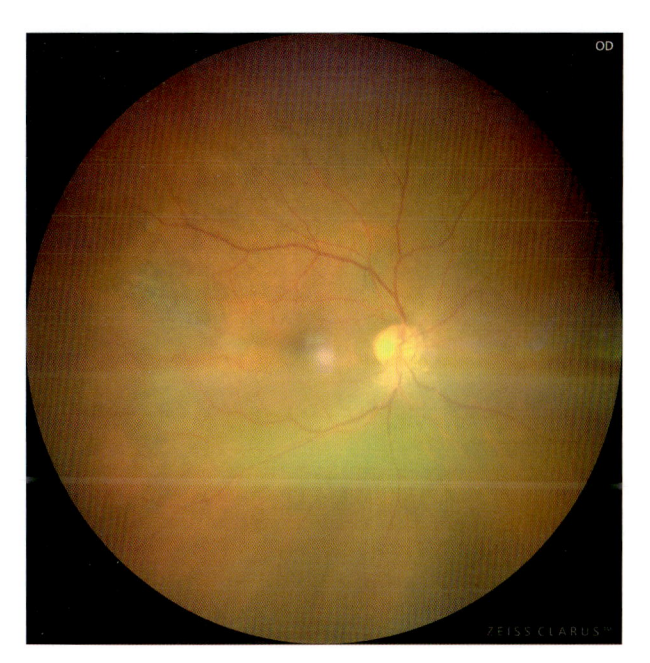

図1 Behçet 病患者に認められた硝子体混濁
硝子体全体にびまん性硝子体混濁を呈した.

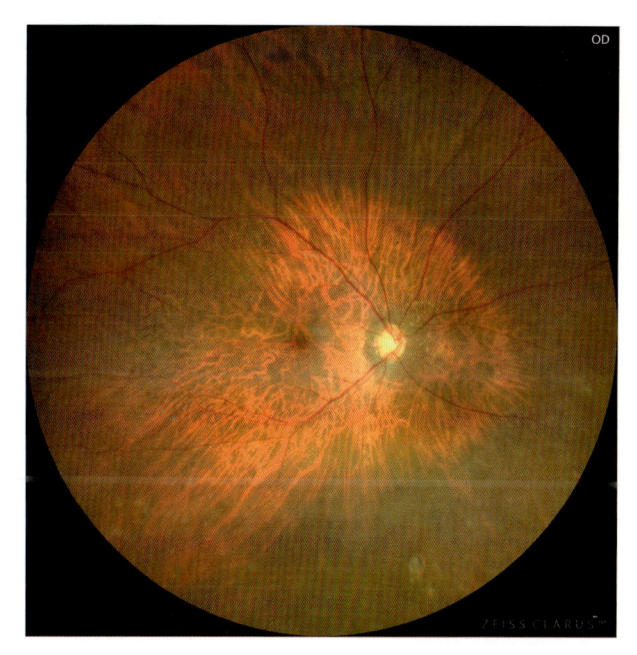

図2 サルコイドーシス患者に認められた硝子体混濁
下方に網膜血管炎および雪玉状硝子体混濁を呈した.

るものであり,生理的な硝子体混濁に分類される.硝子体ゲルが液化すると,コラーゲン線維が崩壊,凝集することで,変性混濁が出現する.後部硝子体剝離によって,Weiss リングの出現を認める.

5. 出血性硝子体混濁

硝子体出血をきたす疾患では,硝子体中に赤血球が散布されることで硝子体混濁を引き起こす.硝子体出血をきたす疾患は糖尿病網膜症,網膜静脈閉塞症,未熟児網膜症などによる新生血管の破綻,網膜裂孔,網膜剝離,後部硝子体剝離に伴う正常血管の破綻,眼外傷,Terson 症候群,網膜細動脈瘤破裂,加齢黄斑変性に伴う黄斑新生血管の破綻などがあげられる.

6. 腫瘍性硝子体混濁

腫瘍細胞が硝子体中に播種することで硝子体混濁を生じる.原発性の腫瘍としては網膜血管芽腫,眼内悪性リンパ腫,脈絡膜悪性黒色腫などがあり,転移性の腫瘍としては乳癌や肺癌の眼内転移や白血病,リンパ腫の眼内転移が代表的である.

7. 特発性硝子体混濁

特発性硝子体混濁は原因が明らかになっていない硝子体混濁であり,星状硝子体症などがあげられる.星状硝

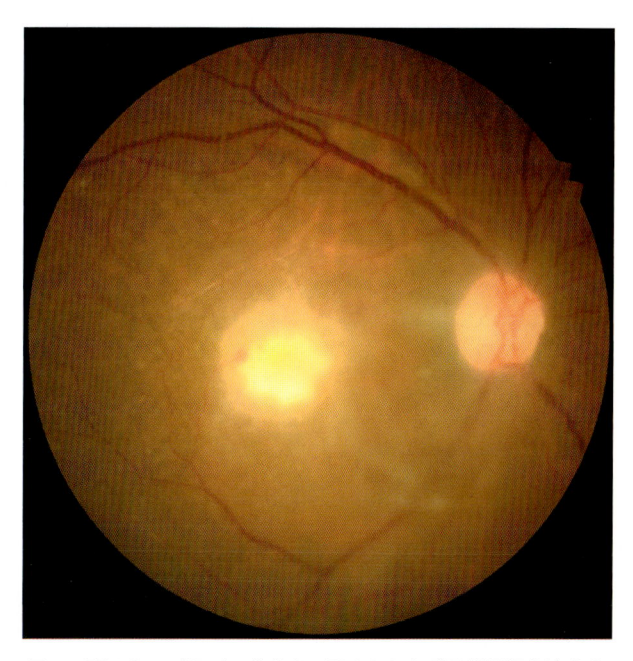

図3 眼トキソプラズマ症患者に認められた硝子体混濁と滲出斑
黄斑部に黄白色病変と硝子体混濁を認め,特徴的な headlight in the fog の所見を呈した.

子体症の発症要因はわかっていないが,高齢や糖尿病との関連が知られており,リン酸カルシウムなどで構成される小さな粒状の硝子体混濁が生じる.よく似た疾患に閃輝性硝子体融解があげられる.こちらは重篤な眼外傷や眼内炎症などによりぶどう膜や網膜の細胞が壊死する

表3　硝子体混濁の鑑別診断

①現病歴，既往歴，家族歴，薬剤歴などの問診
②細隙灯顕微鏡所見，眼底所見
　緊急疾患（眼内炎，急性網膜壊死，網膜剥離など）をまず除外する
③超音波，CT，MRI検査で異常はないか
④血液検査や胸部X線で異常はないか
⑤硝子体の採取

ことで生じるとされ，コレステロール結晶が硝子体中に浮遊することで混濁をきたす．閃輝性硝子体融解のコレステロール結晶は，星状硝子体症の混濁とは異なり硝子体に絡んでいないため下方に沈殿していることが多く，眼球運動によって舞い上がるように散らばるのが特徴である．

鑑別診断の手順

硝子体混濁の鑑別診断をするうえでは，緊急疾患や視力予後にかかわる重篤な疾患を除外することが重要であり，常にそれらの疾患の可能性を考えながら診察を行う必要がある．以下に硝子体混濁の鑑別診断の手順について記載する（**表3**）[5]．

1．問　　診

ほかの症状でも同様であるが，硝子体混濁の鑑別診断を行ううえでまず重要になるのは問診である．飛蚊症が出ているのであれば発症時期，その数，増悪傾向，光視症などの飛蚊症以外の症状をきたしていないかなどの詳細な状況を問診する．ぶどう膜炎やリウマチ疾患などの硝子体混濁を起こしやすい疾患の既往や家族歴，内眼手術の既往，糖尿病や高血圧症，血液疾患などの全身疾患や外傷の既往もあわせて聞く必要がある．さらに，免疫チェックポイント阻害薬は副作用でぶどう膜炎をきたすことがあるので，薬剤歴の問診も重要である．

2．細隙灯顕微鏡検査

問診とともに非常に重要になるのが，細隙灯顕微鏡を用いて前眼部，中間透光体，後眼部を注意深く観察することである．

前眼部の観察においては前房炎症，隅角，虹彩所見に注意する．前房内に炎症細胞や角膜後面沈着物，フレアを認める場合は，感染症やぶどう膜炎といった炎症をきたす疾患を念頭に置く必要がある．角膜後面沈着物

（keratic precipitates：KPs）は微細な fine KPs と豚脂様の mutton fat KPs に分けられる．一般的に Behçet 病などの非肉芽腫性ぶどう膜炎は fine KPs をきたすことが多く，サルコイドーシスなどの肉芽腫性ぶどう膜炎では mutton fat KPs をきたすことが多い．隅角結節はサルコイドーシスの診断に有用であるため隅角検査も忘れずに行う．そのほか虹彩癒着やルベオーシスの有無についても観察をしておく．

また，サルコイドーシスや梅毒などのぶどう膜炎においては視神経炎をきたすこともあることから，散瞳検査をする前に対光反射や相対的瞳孔求心路障害（relative afferent pupillary defect：RAPD）を調べておくことも鑑別診断において重要である．視神経の異常を疑う場合は Flicker 検査や視野検査も検討する．

前眼部炎症から感染性疾患を想起した場合，とくに腸球菌などの強毒菌による術後眼内炎，*Klebsiella pneumoniae* などによる内因性眼内炎，ヘルペスウイルスなどによる急性網膜壊死は重篤な転機をたどることから早期診断・早期治療が肝要である．術後眼内炎は，手術の既往を問診することが重要である．内因性眼内炎は，全身的検査や超音波Bモード検査，網膜電図（electroretinogram：ERG）が診断に有用である．急性網膜壊死は網膜周辺部の白色斑が周辺部から始まって，後極へ広がることが特徴的であり，前房水ポリメラーゼ連鎖反応（polymerase chain reaction：PCR）でウイルスの存在を確認する．いずれの疾患も早急な抗菌薬，抗ウイルス薬の治療や手術加療を検討する必要がある．

中間透光体および後眼部の観察においては網膜裂孔や網膜剥離，網膜出血や網膜血管炎，滲出斑，眼内腫瘍などに注意する．眼底に異常所見を認めた場合は眼底病変に関連した硝子体混濁である可能性が高い．たとえば，網膜静脈閉塞症や糖尿病網膜症，網膜剥離や網膜裂孔のような硝子体出血をきたす疾患や Wagner 病，網膜色素変性症といった遺伝性疾患，ぶどう膜炎，腫瘍性病変などが鑑別にあがる．

また，水晶体後面や前部硝子体に色素成分（タバコダスト）を認める場合は網膜裂孔や網膜剥離の存在を強く疑う．これらも早急な対応が必要であるので注意深く隅々まで眼底を確認することが必要であり，前置レンズのみでの観察がむずかしい場合は接触式眼底観察用広角レンズを用いることで周辺部まで眼底観察が可能となる．

3. その他の検査

超音波 B モード検査や MRI 検査を行うことで，網膜剝離や眼内腫瘍の有無を検出することができる．硝子体混濁が高度な場合は眼底観察が困難であるためとくに有用である．また，視力検査や眼圧検査も鑑別に有用なことがある．視力検査で強度近視がある場合は網膜剝離の有病率が上がるため鑑別の上位にあがる．眼圧が高い場合はぶどう膜炎などによって炎症性に眼圧上昇している可能性があり，逆に眼圧が低い場合は網膜剝離をきたしている可能性がある．

さらに，全身検査では血液検査，胸部 X 線検査で感染症や自己抗体，肺門リンパ節腫大の有無などについて確認を行う．梅毒性ぶどう膜炎は最近増加傾向にあるが，偽装の達人といわれるほどさまざまな眼所見を呈する．よって眼所見だけでの診断は非常に困難であることから，必ず血液検査で梅毒の血清反応を調べることが重要である．

悪性リンパ腫を疑う場合には，硝子体生検によって腫瘍細胞の有無や IL-10/IL-6 比を調べることも診断に有用である．硝子体生検は眼内炎術後に起因菌を検索するうえでも有用である．

もちろん，上述した 1〜3 の検査をすべて行う必要はないが，これらの検査を適切に行っても硝子体混濁以外に異常がない場合は，加齢や近視による生理的硝子体混濁や星状硝子体症，先天性の胎生血管系遺残などの診断となることが多い．

ただし，生理的な硝子体混濁と診断した場合でも，硝子体混濁によって網膜裂孔やそのほか重大な疾患を見逃している場合もある．また，後部硝子体剝離が起きたあと，遅れて網膜裂孔や網膜剝離をきたす場合もあることから，患者に飛蚊症のセルフチェックを促して定期的に診察を行うことが重要である．

文　献

1) Duke-Elder S：Diseases of the vitreous body. System of Opthalmology Volume XI：Diseases Of the Lens and Vitreous；Glaucoma and Hypotony, p315-375, Henry Kimpton, London, 1969
2) Sebag J：Vitreous and vision degrading myodesopsia. *Prog Retin Eye Res* **79**：100847, 2020
3) Coupland SE：The pathologist's perspective on vitreous opacities. *Eye* (Lond) **22**：1318-1329, 2008
4) 所見から考えるぶどう膜炎　第 2 版（園田浩平，後藤　浩編），医学書院，2022
5) 眼科疾患最新の治療 2022-2024（村上　昌，白石　敦，辻川明孝編），南江堂，2022

*　　　*　　　*

知っておきたい眼科鑑別診断 **Q&A**

VIII　眼の疲れ・眼の痛み

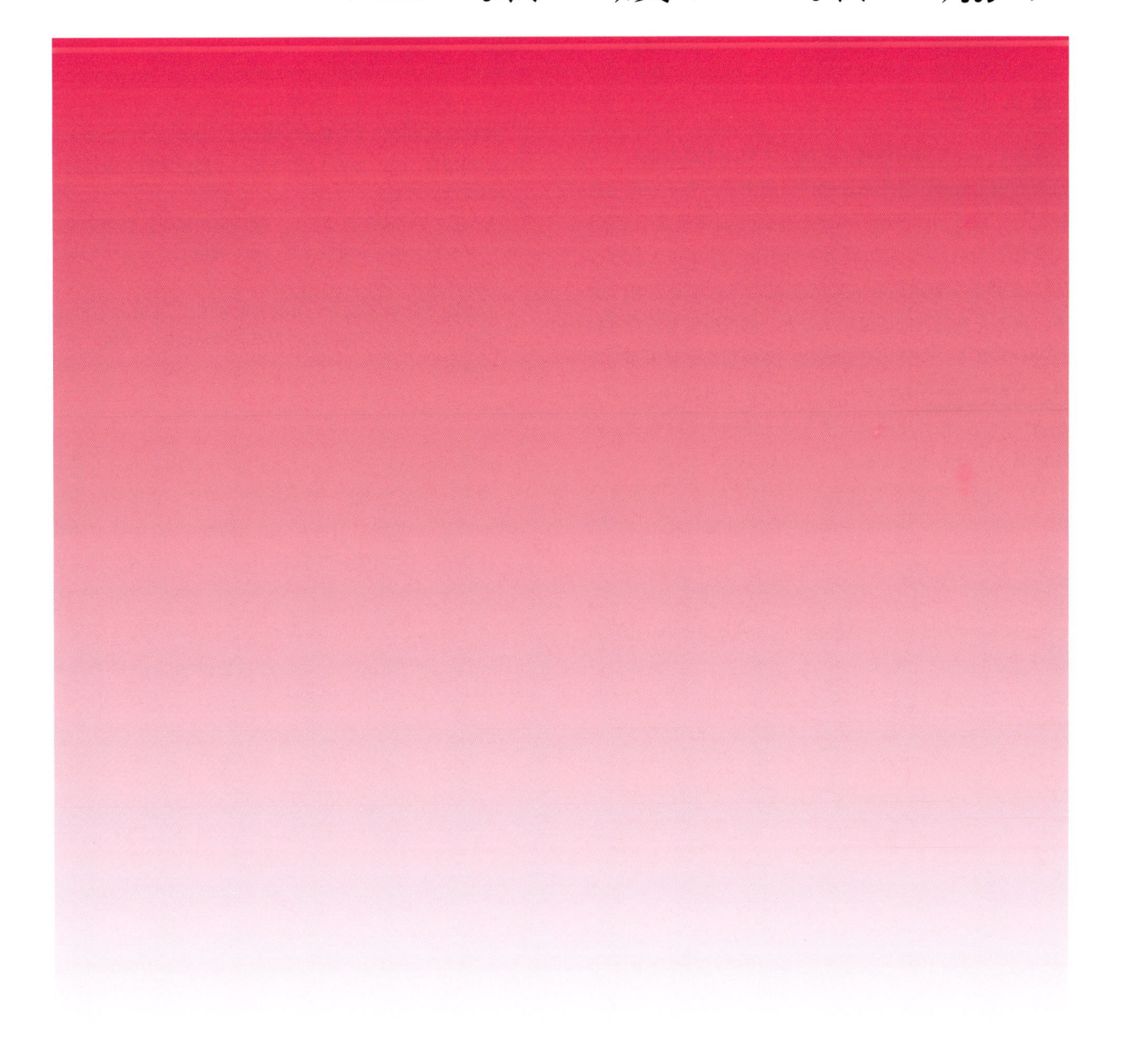

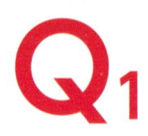 中枢性のアイペイン（眼痛）の診断は

回答者 内 野 美 樹*

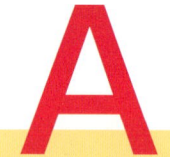

- 慢性疼痛の原因を分析する場合は，オキシブプロカイン塩酸塩（ベノキシール）を用いた局所麻酔点眼試験が有効である．
- VAS にて痛みを数値化し，局所麻酔点眼試験の前後でどれだけ痛みが変化するのかを確認したうえで治療方針を選択する．
- わが国では VAS スケールで改善が 67％未満のもの，海外では 50％未満のものを中枢性疼痛群と定義して加療する．

痛みとは

痛みについて国際疼痛学会は「実際の組織損傷もしくは組織損傷が起こりうる状態に付随する，あるいはそれに似た，感覚かつ情動の不快な体験」（日本疼痛学会訳）と定義している[1]．痛みは癌や外傷後，手術後の状態などさまざまな要因をもって引き起こされるとされており，痛みを持続期間で分類すると，急性疼痛と慢性疼痛に分けられる．急性疼痛は感染症や外傷など原因が明確なことが多く，一般に発症してから 3 カ月以内のものである．一方，慢性疼痛は 3 カ月以上持続する疼痛で，画像所見などでも要因が確認できないが痛みが続いている状態にある．器質的要因がきっかけになることが多いが，心理社会的・精神医学的な要因が複雑に絡んでいることもある[2]．

疼痛はその要因として，①傷害受容性疼痛（nociceptive pain），②神経障害性疼痛（neuropathic pain），③痛覚変調性疼痛（nociplastic pain）の三つに分けられる[3]．①は傷害受容器が反応したことによって生じる痛みであるのに対して，②と③は傷害受容器が関与しない[3]．また，神経障害性疼痛は"体性感覚神経系の病変や疾患によって引き起こされる疼痛"と定義されている[3]．痛覚変調性疼痛は 2021 年に日本語訳された新しい概念で，さまざまな要因により脊髄から脳に至る神経回路が変化して痛みが生じたり，痛みに過敏になったりする現象とされており，神経細胞の興奮や神経細胞間のネットワークが変わる性質をもつ．痛みへの恐怖，不安，怒りやストレスといった心理的な要因が大きく関係し，神経回路が変化し，痛みを長引かせ，悪化させる[3]．

神経障害性疼痛を引き起こす要因は，外傷性，腫瘍性，代謝性，感染性など多岐にわたり，ヘルペスウイルス感染による帯状疱疹後神経痛は眼科においてもしばしば遭遇する．それ以外にも眼科の日常診療で接する患者において，眼疼痛（アイペイン，eye pain）を訴える割合は少なくない．そして各種検査と入念な診療を行っても，患者の眼疼痛の程度と診察所見が乖離するケースが存在する．その乖離を説明する概念として，Rosenthal らによって神経障害性眼疼痛（neuropathic ocular pain：NOP）が報告された[4]．また近年，Galor らが NOP とドライアイ症状の共通点に関する総説を報告しており[5]，両者はともに，角膜の神経末端の知覚異常や体性感覚異常によって引き起こされることがわかってきた．神経障害性眼疼痛に関連する疾患を**表1**に示す．

*Miki Uchino：ケイシン五反田アイクリニック，慶應義塾大学医学部眼科学教室
〔別刷請求先〕 内野美樹：〒141-0022 東京都品川区東五反田 2-1-2 五反田東急スクエア 8F　ケイシン五反田アイクリニック

0910-1810/24/¥100/頁/JCOPY

表 1　神経障害性眼疼痛に関連する疾患

1. 眼疾患	ドライアイ	
	感染性角膜炎	
	ヘルペス性角膜炎	
	再発性角膜上皮びらん	
	放射線角膜炎	
2. 術後	屈折矯正手術後	
	内眼手術後	
3. 全身疾患	小径線維ニューロパチー（small-fiber polyneu-ropathy）	
	線維筋痛症	
	三叉神経痛	
	薬剤誘発性ニューロパチー（おもに化学療法）	
	自己免疫性疾患（Sjögren 症候群，サルコイドーシスなど）	
	糖尿病	
4. 依存症	不安	
	うつ	
	心的外傷後ストレス障害（PTSD）	

（文献 6 を参考に作成）

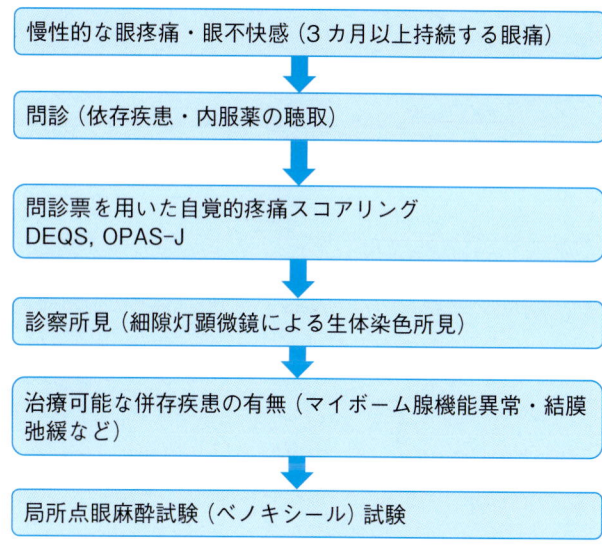

図 1　アイペイン患者の診察アルゴリズム
（文献 6 を参考に作成）

慢性的な眼疼痛・眼不快感（3 カ月以上持続する眼痛）

問診（依存疾患・内服薬の聴取）

問診票を用いた自覚的疼痛スコアリング DEQS, OPAS-J

診察所見（細隙灯顕微鏡による生体染色所見）

治療可能な併存疾患の有無（マイボーム腺機能異常・結膜弛緩など）

局所点眼麻酔試験（ベノキシール）試験

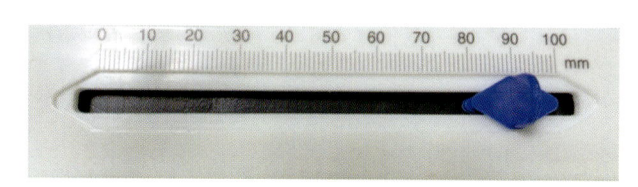

図 2　Visual analog scale（VAS）
現在の痛みの程度をマークして数値化可能である.

NOP の特徴的な自覚症状として既報では，①灼熱感，②風への過敏性，③温度変化への過敏性，④光への過敏性の 4 項目があげられている[5].

アイペインの診断方法

アイペイン患者の診断方法は Dieckmann らによりまとめられており，**図 1** に示すとおり複数のステップによる[6]. 定義は 3 カ月以上続く痛みとされているので，丁寧な問診に加えて問診票を用いた自覚的疼痛スコアリングは必須である. 痛みの質問表には「日本語版眼の痛みの評価表（OPAS-J）」が有用なので，もっともよく使用される[7]. そのほかは通常のドライアイの診療と同じであるが，マイボーム腺機能不全などを含めて丁寧に所見を聴取する.

中枢性アイペインの分類方法

アイペインの部位別の分類として，角膜知覚線維が疼痛の首座となる末梢痛，痛覚伝導路のより中枢側が首座となる中枢痛，その両者の特徴を併せもつ混合痛が考えられる[6]. アイペインの分類に局所麻酔点眼試験がよく用いられる.

局所麻酔点眼試験で痛みを評価する際には，一般的に

visual analog scale（VAS）を用いる（**図 2**）. VAS は痛みの強度を測定するものであり，視覚的評価スケールともよばれる. **図 2** に示したスケールがあれば用いるといいが，もしない場合には紙に 10 cm（100 mm）の直線を書き，その左端に 0 を，右端に 100 の数値を記入した簡易版測定スケールを用意する（10 ごとに数値を記入する場合もある）. そのうえで 0 を痛みがない状態，100 をこれまで経験したなかで一番強い痛みの状態と説明して，患者に現在の痛みがどの位置にあるかをさし示してもらう. 0 の位置と指で差し示された位置の長さを計測し，痛みの強度を数値化する.

局所麻酔点眼の前，さらには点眼麻酔の 5 分間後に VAS にて痛みを評価する. 局所麻酔点眼としては，オキシブプロカイン塩酸塩（ベノキシール）を使用する.

日本においては，点眼後の疼痛が点眼前より著明（67 ％以上の改善率）に改善した場合は末梢性疼痛，改善なし（67 ％以下の改善率）もしくは悪化した場合は中枢性疼痛，改善の程度があいまいな場合を末梢中枢混合型と

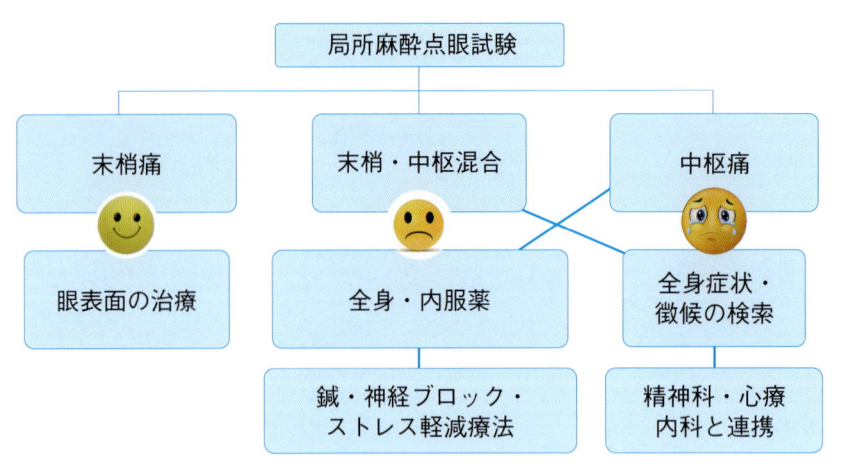

図3 眼の痛みの分類に基づいた治療
（文献6より作成）

局所麻酔点眼試験
末梢痛 — 眼表面の治療
末梢・中枢混合 — 全身・内服薬
中枢痛 — 全身症状・徴候の検索
鍼・神経ブロック・ストレス軽減療法
精神科・心療内科と連携

している[8]．ただし，海外では50%未満のものを中枢性疼痛群と定義して加療しており[9]，このカットオフ値に関する国際的なコンセンサスは今後の課題である．また，山西らはドライアイ患者のうち慢性化したドライアイは神経障害性疼痛と類似した徴候を示しており[8]，遷延した末梢神経障害が中枢神経感作を引き起こす[10]ことを踏まえると，ドライアイであっても疼痛の原因がおもに末梢の角膜知覚神経に限局するものと中枢性の要素を含むものが混在しており，それらが連続した一つのスペクトラムを形成している可能性があることを報告している．

一般的治療

中枢性アイペインと末梢性アイペインを分類する意義は，それぞれの治療方法がまったく異なることにある[6]．

1. 末梢性のアイペイン

眼表面の治療をドライアイ治療に準じて実施するが，Dieckmann らが以前に治療方針を報告しており[6]，それに日本の眼表面の層別治療（tear film oriented therapy：TFOT）を組み合わせて治療方針を選択する．まずは涙液機能の向上を図る．点眼薬などや必要に応じて自己血清点眼を検討する（**図3**）．

2. 中枢性のアイペイン

神経障害性疼痛ガイドライン2版に基づき，内服薬の治療選択を実施する[2]（**図3**）．

a. プレバガリン（リリカ）

神経障害性疼痛の第一選択薬とされている．作用機序は明らかではないが，電位依存性カルシウムチャネルへの作用が興奮性神経伝達物質の制御を行っている可能性がある．すでにドライアイ以外の分野でもアイペインに対して効果が報告されている[11]．

b. セロトニン・ノルアドレナリン再取り込み阻害薬 デュロキセチン塩酸塩（サインバルタ）

神経障害性疼痛に対する有効性が報告されている[2,6]．
三環系抗うつ薬は抗コリン作用による口渇，便秘，排尿障害などの副作用が強いが，その副作用軽減を図った薬剤が選択的セロトニン再取り込み阻害薬やセロトニン・アドレナリン再取り込み阻害薬であり，現在主流の抗うつ薬とされている．

また，抗うつ薬としてだけではなく疼痛性障害（以下参照）に対する効果も報告されている．

c. 神経ブロック

三叉神経分枝への神経ブロックが遷延性のアイペインに対して効果を示したという症例報告がある．筆者のクリニックのアイペイン外来では，麻酔科との連携によって他の点眼薬や内服薬に対して抵抗性のある患者に対して選択している．なお，星状神経節ブロックは臨床的に頭頸部や上肢などの痛みの緩和目的に多く用いられている．帯状疱疹患者の帯状疱疹後神経痛への移行を防ぐ可能性があるとされている[2]．

d. 鍼

鍼は，経障害性眼疼痛に対する補助療法として疼痛軽減に効果を示したとする報告がある[6]．内因性のオピオ

イド作用と，神経因性ペプチドの発現促進が報告されている[12]．当院においては，神経ブロックと同様に他の治療手段の効果が乏しく治療に難渋した患者に対して選択している．

■ ま　と　め

神経障害性眼疼痛は比較的新しい概念ではあるが，調査によれば慢性化したドライアイに神経障害性疼痛と類似した徴候を示す群がある．

中枢性と末梢性のアイペインでは治療方法が異なるため，その分類にオキシブプロカイン塩酸塩を用いた局所麻酔点眼試験が有効である．中枢性のアイペインに対する画一的な治療はなく，単一の治療に頼るのではなく複数の治療を組み合わせることで，より効果的な疼痛管理ができる可能性が広がる．患者の痛みを傾聴しつつ，多くの選択肢を試して最良の治療を見出してほしい．

文　　献

1) Raja SN, Carr DB, Cohen M et al：The revised International Association for the Study of Pain definition of pain：concepts, challenges, and compromises. *Pain* **161**：1976-1982, 2020
2) 慢性疼痛治療ガイドライン作成ワーキンググループ編：慢性疼痛治療ガイドライン．真興交易医書出版部，2018 https://www.mhlw.go.jp/content/000350363.pdf
3) 猪狩裕紀，牛田享宏：慢性疼痛のメカニズムとアセスメント．*Jpn J Rehabil Med* **58**：1216-1220, 2021
4) Rosenthal P, Borsook D：Ocular neuropathic pain. *Br J Ophthalmol* **100**：128-134, 2016
5) Galor A, Zlotcavitch L, Walter SD et al：Dry eye symptom severity and persistence are associated with symptoms of neuropathic pain. *Br J Ophthalmol* **99**：665-668, 2015
6) Dieckmann G, Goyal S, Hamrah P：Neuropathic corneal pain：approaches for management. *Ophthalmology* **124**：S34-S47, 2017
7) Yamanishi R, Suzuki N, Uchino M et al：Reliability and validity of the Japanese version of the ocular pain assessment survey (OPAS-J). *Sci Rep* **13**：10197, 2023
8) 山西竜太郎，内野美樹，川島素子ほか：局所点眼麻酔薬への反応性と神経障害性眼痛の関連について．眼科 **64**：669-673, 2022
9) Kim J, Yoon HJ, You IC et al：Clinical characteristics of dry eye with ocular neuropathic pain features：comparison according to the types of sensitization based on the Ocular Pain Assessment Survey. *BMC Ophthalmol* **20**：455, 2020
10) Dieckmann G, Borsook D, Moulton E：Neuropathic corneal pain and dry eye：a continuum of noci-ception. *Br J Ophthalmol* **106**：1039-1043, 2022
11) 若倉雅登：実践！　心療眼科，銀海舎，2011
12) Kaptchuk TJ：Acupuncture：theory, efficacy, and practice. *Ann Intern Med* **136**：374-383, 2002

＊　　　＊　　　＊

Q_2 症状があるオフィスワーカーへのアドバイスは

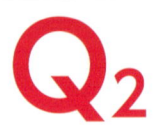

| 回答者 | 横井則彦[*] |

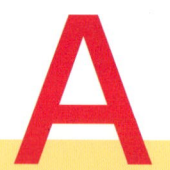

はじめに

慢性的な眼の疲れ・眼の痛みは，日々パソコンに向かい visual display terminal（VDT）を注視することの多いオフィスワーカーによくみられる症状である．本稿では，オフィスワーカーにおいて聴取される眼の疲れや痛みの症状の原因と治療を解説するとともにアドバイスを述べる．

眼の疲れとその原因

休息によって回復する一過性の生理的な眼の疲れを眼疲労とよぶのに対し，休息によっても回復しない病的な眼の疲れを眼精疲労とよぶ．眼精疲労には，精神的な疲労や身体的な疲労も関与し，眼への負荷が大きいと眼疲労が眼精疲労に移行することもある．眼精疲労の原因は多岐にわたるが，視機能異常をきたす疾患群，眼不快感をきたす眼表面疾患群，眼負荷を大きくする眼の酷使（調節の酷使）に分けることができる．

慢性の眼痛の原因

オフィスワーカーでみられる慢性的な眼痛は，眼表面に起因する眼痛と調節の酷使（調節微動の増強や調節けいれん）に起因する眼痛に区別される．前者には眼不快感をきたす眼表面疾患群が関係し，後者には視機能異常をきたす疾患群や眼負荷を大きくする眼の酷使（調節の酷使）が関係するが，眼不快感をきたす眼表面疾患群も関係する．

■一過性の生理的な眼の疲れを眼疲労，休息によって回復しない病的な眼の疲れを眼精疲労とよぶ．
■眼精疲労の原因は視機能異常をきたす疾患群，ドライアイなどの眼表面疾患群，調節の酷使に分けられる．
■Spot break がみられる水濡れ性低下型ドライアイは，眼窩上神経痛を伴いやすい．
■VDT 作業時間が長いと涙液中の分泌型ムチン量が減少し，ドライアイが引き起こされて眼精疲労・眼痛が生じうる．
■自家調整の希釈シクロペントラート（0.025%）点眼は眼窩上神経痛の改善に有効である．

眼不快感をきたす眼表面疾患群のうち，ドライアイには眼表面に起因する眼痛と調節の酷使に起因する眼痛の両方が関係する．とくにオフィスワーカーは VDT を注視する作業が多いうえ，近年は動画など画像の情報量が多くなり開瞼維持を余儀なくされる状況が増加している．そのため，涙液層の安定性に異常をもつドライアイでは，涙液層の破壊やその結果としての眼表面の上皮障害が眼乾燥感をはじめとする眼不快感や眼痛を引き起こす．とくに，瞳孔領において涙液層の破壊を伴いやすいドライアイのサブタイプ（spot break がみられる水濡れ性低下型ドライアイが代表）（**図1**）においては，涙液層の破壊が不正乱視あるいは高次収差を生じ，結果として調節微動が酷使される．これにより眼精疲労，ひいては眼窩上神経痛が引き起こされ，眼表面の異常に起因する

[*]Yokoi Norihiko：京都府立医科大学大学院医学研究科視覚機能再生外科学
〔別刷請求先〕 横井則彦：〒602-0841 京都市上京区河原町広小路上ル梶井町 465 京都府立医科大学大学院医学研究科視覚機能再生外科学

眼痛に加えて眼の深部痛を伴うようになる．実際，筆者らの報告でも涙液層の破壊パターンとして spot break を伴う水濡れ性低下型ドライアイでは，眼窩上神経痛が自覚症状のなかでもっとも多かった（64.9%，77例中50例）（図2）[1]．

視機能異常をきたす疾患群

オフィスワーカーの眼精疲労・眼痛の原因となる視機能異常をきたす疾患群として，屈折異常（遠視，不同視，乱視，老視），屈折異常の矯正不良，不等像視，緑内障，白内障，黄斑部疾患，眼位異常をきたす斜視，斜位，sagging eye syndrome などがある．これらは視機能異常を介してオフィスワーカーの眼精疲労や上眼窩神経痛の原因となりうる．

眼不快感を伴う疾患群

オフィスワーカーの眼精疲労・眼痛の原因となる眼不快感をきたす疾患群としてドライアイやマイボーム腺機能不全，あるいは糸状角膜炎，上輪部角結膜炎，lid-wiper epitheliopathy といったドライアイ関連疾患，流涙症をきたす疾患群，眼瞼下垂，内反症などの眼瞼疾患がある．これらは，眼不快感を伴う眼精疲労・眼痛の原因となる．

眼負荷を大きくする眼の酷使

生活環境や職場環境における眼の酷使は，眼疲労を眼

精疲労にシフトさせる原因となる．

近年の職場の作業環境は眼負荷を増加させる原因になるため，その対策が求められる．筆者はパソコン，エアコン，コンタクトレンズの装用を環境関連のドライアイのリスク因子として「三つのコン」と名づけた．エアコンの風が当たる状況でパソコンに向かい，コンタクトレンズを装用して仕事をしている状況はオフィスにおいて容易に想像できるものであり，これらリスク因子の排除には個人のみならず職場の対策も必要である．診断基準にもよるが，わが国のドライアイの有病率は2,200万人を超えるといわれる．さらに近年ではコンタクトレンズの装用者，パソコンの世帯保有率，スマートフォンの世帯保有率，インターネット利用率は軒並み増加してお

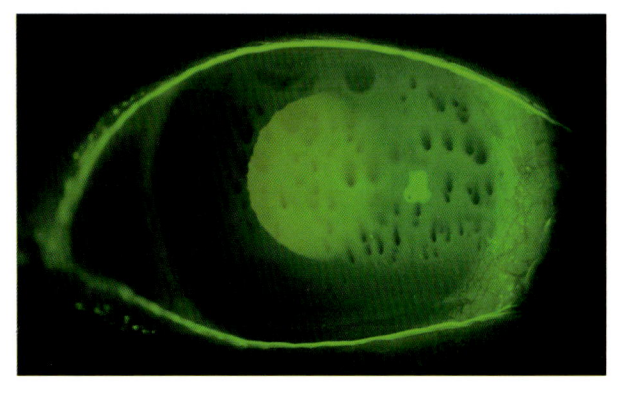

図1　Spot break を伴う水濡れ性低下型ドライアイ
Spot break は瞳孔領で涙液層の破壊がみられやすく，眼精疲労・眼痛（眼表面の痛みおよび眼窩上神経痛）を訴えることが多い．

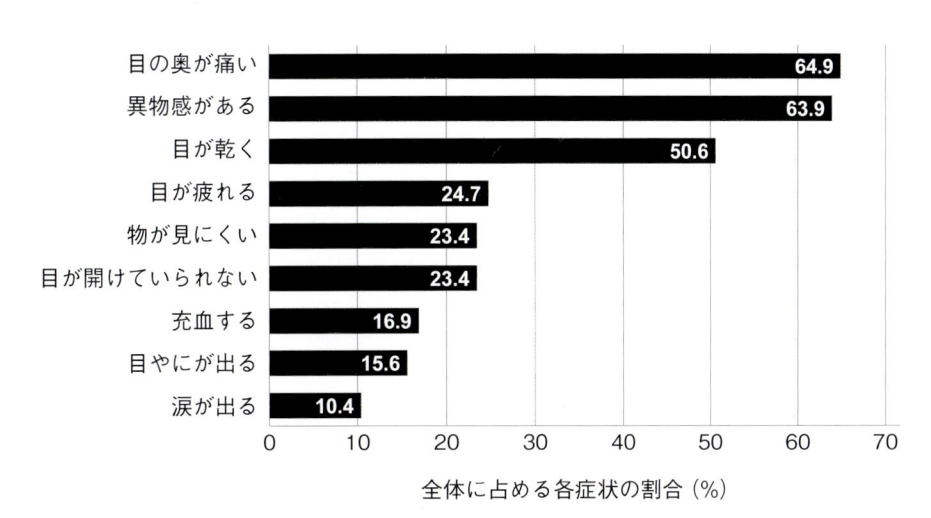

全体に占める各症状の割合（%）

症状	割合
目の奥が痛い	64.9
異物感がある	63.9
目が乾く	50.6
目が疲れる	24.7
物が見にくい	23.4
目が開けていられない	23.4
充血する	16.9
目やにが出る	15.6
涙が出る	10.4

図2　Spot break を伴う水濡れ性低下型ドライアイの自覚症状
自覚症状でいちばん多かったのは「目の奥が痛い（眼窩上神経痛）」であった．
（文献1より改変引用）

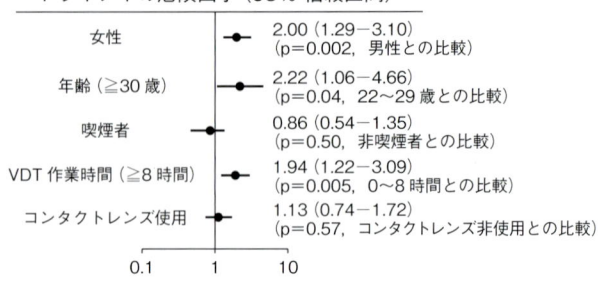

図3 ドライアイの危険因子とオッズ比

Osaka study において明らかにされたドライアイの危険因子と
オッズ比（ロジスティック回帰分析）．VDT 作業従事者のドラ
イアイの危険因子として女性，年齢（30歳以上），VDT 作業時間（8
時間以上）が有意な危険因子として示された．　（文献3より作成）

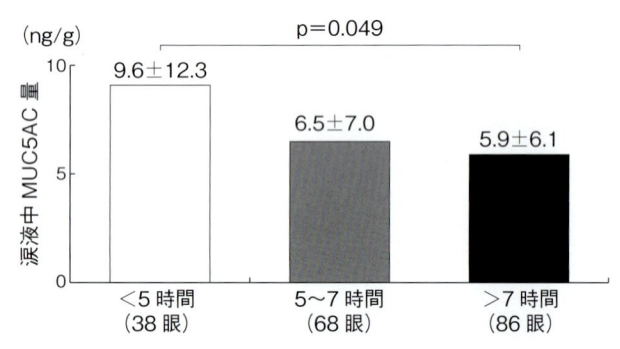

図5 VDT 作業時間と涙液中の MUC5AC 量

Osaka study において明らかにされた VDT 作業時間と涙液中の
MUC5AC 量との関連性．VDT 作業時間に応じて MUC5AC 量
は減少し，VDT 作業時間が7時間を超えると5時間未満に比べ
て，MUC5AC 量は有意に減少していた．　（文献5より作成）

り，ドライアイの急増が予想されている．

ドライアイ専門医による Osaka study[3~5]

　かつて，わが国の VDT 作業従事者におけるドライア
イの有病率の研究はアンケートをもとにしたものしかな
かった．そこで，VDT 作業従事者におけるドライアイ
の有病率と危険因子を明らかにするために，2006 年の
日本のドライアイ診断基準[6]に基づいてドライアイ専門
医が自覚症状，涙液機能，角結膜上皮障害の観点から調
査を行った．これは，2011 年8月29日から同9月1日
の4日間にわたり大阪で行われた大規模なドライアイの
疫学研究であり，Osaka study とよばれている．Osaka
study では，一企業の 561 名のオフィスワーカーを対象
に調査が行われ，ドライアイの有病率のみならずさまざ
まな生活関連のアンケートを実施することでドライアイ

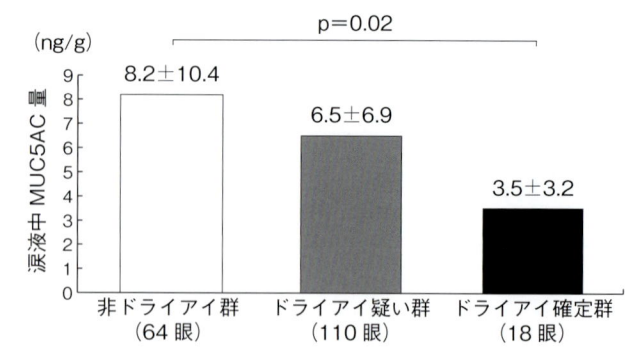

図4 涙液中の MUC5AC 量の違い

Osaka study において明らかにされた非ドライアイ，ドライアイ
疑い，ドライアイ確定の各群における涙液中の MUC5AC 量．ド
ライアイ確定群では非ドライアイ群に比べて MUC5AC 量は有意
に減少していた．　（文献5より作成）

の危険因子などを含めて多くの知見が得られている[3~5]．
まず，VDT 作業者の 65% がドライアイ確定またはドラ
イアイ疑いと診断され，ドライアイ有病率は全体の
11.6%（男性 8.0%，女性 18.7%）であった[3]．また，
VDT 作業者においては，涙液分泌機能は正常であるが
涙液層の安定性が悪いタイプのドライアイが多いことも
示された[3]．さらに，ドライアイのリスク因子として
「女性」「年齢（30 歳以上）」「VDT 作業時間（8 時間以
上）」が明らかにされ（**図3**），加齢はドライアイのリス
ク因子の一つになることが示された[3]．

　一方，ドライアイの確定例（**図4**）あるいは VDT 作
業時間が長い例（**図5**）では，涙液中の分泌型ムチン
（MUC5AC）量が減少することが明らかにされ，自覚症
状のうちとくに「眼精疲労／眼の疲れ」の症状がある例
では涙液中の MUC5AC 量が減少していることが示され
た[5]．そして，以上の結果は涙液中の MUC5AC 量の減
少が VDT 作業においてドライアイを生じる理由になっ
ている可能性を示すものと考えられる．涙液中の
MUC5AC は涙液層の安定性維持に働くため，低濃度に
なるとドライアイが引き起こされて眼不快感を生じる可
能性がある．また，ドライアイ確定群は非ドライアイ群
と比較して，業務能力および生産性が低いことも示さ
れ[4]，ドライアイによる労働生産性低下への影響が
Osaka study から指摘されている．

アドバイスと眼精疲労・眼痛治療のポイント

　眼精疲労の原因となる視機能異常や眼不快感を認める

場合は，まずそれらの原因疾患を治療する．また，環境の眼負荷への影響が大きいと考えられる場合はその軽減をアドバイスする．眼精疲労には眼疾患，環境要因，個人の許容能力のバランスが関係するため，個々の事例に応じて生活の質（quality of life：QOL）や作業効率の改善を目標に治療する．治療方針としては，眼精疲労は労働生産性やQOLを悪化させる原因となるため，その改善が治療目標となる．眼精疲労の原因は多岐にわたり，それをきたす疾患群を理解したうえで環境要因や個人の許容能力のバランスを考えながら治療およびアドバイスを行うことが重要である．

視機能異常をきたす疾患群による眼精疲労の治療

屈折異常に対しては眼鏡，コンタクトレンズなどを用いて適切に矯正する．不適切な眼鏡は生活に合わせて最適のものを処方する．斜視や斜位といった眼位異常は専門医に相談しながら治療を行う．

眼不快感をきたす疾患群による眼精疲労の治療

ドライアイ，マイボーム腺機能不全，ドライアイ関連疾患，流涙症をきたす疾患群，眼瞼疾患は慢性疾患であり，眼不快感の原因となり精神的な影響も加わって複雑な眼精疲労を生じる．必要に応じて他科とも連携しながらその治療を行う．

調節の酷使による眼精疲労の治療

近年のVDT作業の増加はIT眼症に包括される眼精疲労を引き起こし生活指導や治療の対象となる．IT眼症では作業時間を見直す必要もあるため厚生労働省のガイドラインに従う．希釈シクロペントラート（0.025％の自家調整）点眼は調節を酷使するVDT作業における眼精疲労の改善に有効である（**図6**）[1]．

おわりに

VDT作業従事者が急増している職域の眼精疲労・眼痛は，関係する眼疾患，とくにドライアイとの関係にお

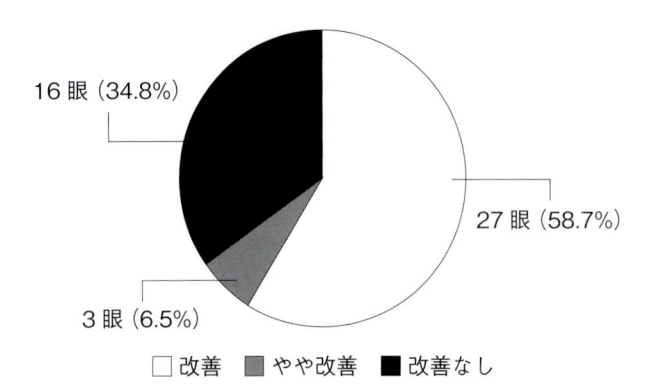

図6 **眼窩上神経痛に対する0.025％シクロペントラート点眼の効果**
Spot breakを伴う水濡れ性低下型ドライアイの眼窩上神経痛を訴える46眼に0.025％シクロペントラートを処方し，30眼（66.2％）でその改善を認めた． （文献2より改変引用）

いて身体的のみならず精神的にも大きな影響をもち，現代人の仕事の作業効率を下げる原因にもなっている．適切な視機能矯正と眼疾患の治療（とくにドライアイの管理を含め個々の患者に応じた的確な診断に基づく治療）に加えて，日常生活へのアドバイスを行う必要がある．

文　　献

1) Yokoi N, Georgiev GA, Kato H et al：Classification of fluorescein breakup patterns：a novel method of differential diagnosis for dry eye. *Am J Ophthalmol* **180**：72-85, 2017

2) 山本雄士，横井則彦，東原尚代ほか：Tear film breakup time（BUT）短縮型ドライアイの臨床的特徴．日眼会誌 **116**：1137-1143, 2012

3) Uchino M, Yokoi N, Uchino Y et al：Prevalence of dry eye disease and its risk factors in visual display terminal users：the Osaka study. *Am J Ophthalmol* **156**：759-766, 2013

4) Uchino M, Uchino Y, Dogru M et al：Dry eye disease and work productivity loss in visual display users：the Osaka study. *Am J Ophthalmol* **157**：294-300, 2014

5) Uchino Y, Uchino M, Yokoi N et al：Alteration of tear mucin 5AC in office workers using visual display terminals：the Osaka study. *JAMA Ophthalmol* 2014

6) 島﨑　潤，坪田一男，木下　茂ほか：2006年ドライアイ診断基準．あたらしい眼科 **24**：181-184, 2007

*　　　*　　　*

Q3 小児の眼の痛みに気づくには

回答者 羅 錦營* 羅 秀玉* 羅 英明*

子どもの痛み

子どもは変化，成長，発達する．診察のスタイルとアプローチの方法は子どもの年齢，自主性，理解力によるところが大である．子どもの七つの年齢分類は新生児（生後1カ月間），乳児（1カ月〜1歳），幼児（1〜3歳），就学前児童（3〜5歳），学童（5〜18歳），小児（0〜18歳），思春期（早期10〜14歳，後期15〜18歳）である．

問題になりやすいのは乳幼児と精神発達遅滞児である．

痛みについての研究は，成人に関してはペインクリニックの発達でかなり進んでいる[1]が，子どもについてはかなり遅れており，緩和ケアの小児版は参考になる[2]．

幼児が経験する痛みについては母親へのアンケート調査がある[3]．痛いときの幼児の表現は泣くだけ（言語表出できない）から「痛い，痛い，ママー」「痛い，いや，やだ」「○○が痛い」などまで多様である．母親が子どもの痛みを知る方法としては，子どもが泣くことや言葉による訴え，表情・様子・行動などがある．表情・様子・行動とは手でさする，うーうーと言い甘える，泣きながらママとよぶ，痛いところを触る，機嫌が悪い，むずかる，顔をしかめるなどである．

一方，言語表出が困難な子どもの痛みの研究[4]として欧米の痛み評価ツールがある．COMFORT Behavior Scale（COMFORT-B Scale），Face, Leg, Activity, Cry and Consolability Scale（FLACC），Paediatric Pain Profile（PPP），Premature Infant Pain Profile（PIPP），Critical-Care Pain Observation（CPOT）など

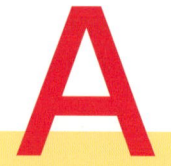

■泣いて閉瞼する子どもの眼脂流出は必ず開瞼させて眼底までみる．角膜潰瘍と穿孔の可能性（細菌・ウイルス・異物・眼圧・腫瘍）を念頭に置く．
■流涙と内反症で先天緑内障を見逃していないかどうかを確認する．
■治療困難な結膜炎は一度採血して免疫能を調べる必要がある．先天性免疫不全症の疑いがある．
■出血性結膜炎とまぎらわしい網膜芽細胞腫の発見．
■眼球突出は画像診断と眼底の精査で悪性腫瘍（鼻性膿瘍の転移，白血病，神経芽細胞腫の眼窩転移，脳腫瘍）の除外が必要．
■小児の眼疾患では意外なことが多く生じるため「そのうち治る」などと安易に言ってはならない．

5種類が発表されている．詳細は文献に譲る．

眼科の痛みに使える評価スケールとしてWong-Bakerのフェイススケールがある（**図1**）[5]．これは一般的なペインクリニックで使用されているもので，言語表現の困難な患者に使用できる[6]．

子どもの眼痛

子どもは眼痛を感じると泣く，閉瞼する，怖がるなどの反応をみせる．親が「いつもと違う」とすぐに気づく特徴のある泣き方をする．

小児の眼疾患では意外なことが多く生じるため「そのうち治る」などと安易にいってはならない．場合によっては訴えられる可能性すらある．

*Kinei Ra, Shugyoku Ra & Eimei Ra：ら（羅）眼科
〔別刷請求先〕　羅　錦營：〒422-8067 静岡市駿河区南町14-25 エスパティオビル201-H（202）　ら（羅）眼科

いたくない　　　ほんのすこし　もうすこしいたい　　もっといたい　　とってもいたい　いちばんいたい
　　　　　　　　　いたい
　　A　　　　　　　B　　　　　　C　　　　　　　D　　　　　　E　　　　　　F

図 1　Wong-Baker のフェイススケール

表 1　初診時の小児の眼痛鑑別（点眼麻酔の使用による）

1. 眼周囲の痛み	麦粒腫，化膿性霰粒腫，帯状疱疹，急性涙囊炎，眼瞼炎，眼窩蜂窩織炎，外眼筋炎，眼球突出，眼窩腫瘍，脳腫瘍		
2. 点眼麻酔で痛みが消える	睫毛乱生，結膜異物，角膜異物，角膜上皮びらん，角膜ヘルペス，糸状角膜炎，結膜結石，点状表層角膜炎，ドライアイ，アレルギー性結膜炎，電気性眼炎など		
3. 点眼麻酔で痛みが消えない	対光反射正常	ぶどう膜炎，眼内炎，両視神経炎，眼性疲労，鼻や歯に由来する痛みや帯状疱疹	
	対光反射異常 RAPD（＋）	視神経炎，外傷性視神経症，眼窩先端症候群，脳腫瘍	
	対光反射減弱または散瞳，反射消失	緑内障発作	

RAPD：relative afferent pupillary defect（相対的瞳孔求心路障害）

表 3　小児の眼感染症の特性 8-8-8（4＋4）ルール

8 組織の部位	眼瞼，結膜，角膜，強膜，眼内，涙器，眼窩，全身
8 感染源	ウイルス，細菌，クラミジア，真菌，寄生虫，プリオン，免疫反応，悪性腫瘍
4 検査診断	塗抹，培養，血清，画像
4 侵入経路	外眼，神経，血流，リンパ流

表 2　小児の眼痛の原因となる眼外傷の種類

1. 小児の外傷（保護者がいない，または受傷現場に見張りがいない場合）	重症の傾向あり，意外な所見，視力に重大な障害，球後から脳内到達による生命の危険
2. 小児同士の行動による眼障害	スポーツによる接触事故，投げた石またはボールの直撃，遊具からの転落，いじめ・けが（前房出血，黄斑円孔，網膜剝離，硝子体内出血，網膜振盪，視神経萎縮，眼窩底骨折など），円蓋部の取れない砂・異物など
3. ペット・動物による眼障害	猫の爪による眼球つかみ破裂，大形犬による咬傷，サルによる爪ひっかけ眼瞼断裂，虫刺傷，ダニ死骸の角膜結膜付着など
4. 家庭内のけが	TV または机の角にぶつかり打撲，玩具工作中の異物飛入，瞬間接着剤，カッターナイフによる眼球破裂，鉛筆による角膜穿孔，線香花火による角膜火傷，転倒による眼球破裂，虐待による出血など
5. 親の不注意	箸による刺し傷が脳内まで到達，料理中の事故包丁の落下，てんぷら油，熱湯，洗剤飛散，草刈機の異物飛入など

一例をあげる．乳幼児は何でも口に入れがちだが，1歳児が小型の服のハンガー先端を口に入れたため，驚いた保護者があわててハンガーを引っ張り口から出したところ，その 1 歳児が泣き止まず保護者が外来に駆け込んできた．問診のうえハンガーの実物をもってきてもらい，X 線と CT を撮ったところ鉄砲玉のような影が眼窩深部の眼球後部に認められた．これは，実際にはハンガーの先端のプラスチック製さや筒であり，口腔から眼窩内への侵入異物としては意外性があった[7]．

子どもの眼痛の診察

子どもの眼痛診断にはエステル型の局所麻酔薬であるオキシブプロカイン（oxybuprocaine）の 2 薬剤が必須である．商品名はベノキシール 0.4％製剤とラクリミン 0.05％製剤であり，前者は眼科領域における表面麻酔，後者は分泌性流涙症に使用される．

手で無理に開瞼しようとすると眼球破裂・内容脱出につながるため，開瞼器または開瞼鉤を使用する．表面麻酔剤が効けばたいてい開瞼してくれる．

要点を表1〜4にまとめた．鑑別診断上で不審に思うことがあれば画像診断，とくに超音波，CT，MRI の検査が必要である[8]．あわせて電気生理学的検査も必要となる．緊急手術や定期手術は全身麻酔下で行うことが多

表4 小児のウイルス性結膜炎の特徴

1. 上皮構造の未熟性により，偽膜を生じやすい
2. ウィルス感染により，結膜炎をほとんど必発する
3. 角結膜所見よりも全身症状が強く出やすい
4. 乳児などでは角膜合併症が重症化しやすい
5. 乳幼児の結膜炎では開瞼困難になりやすい．必ず角膜の状態をみること．潰瘍・穿孔あり
6. 局所投与による薬剤の移行が不十分のため，全身投与が必要になることが多い

いため，日帰り全身麻酔下の手術は子どもによい適応である．筆者の施設ではすでに5,000例近い子どもの日帰り全身麻酔下手術を行っているが，医療側としてはとくに困ることはない[9]．また，多くの親が共働きだが，時間的都合をつけやすい点，親子が一緒にいられるという点から，親には評判がよい．

症　例

小児の眼痛の症例1〜8を示す（図2〜9）．

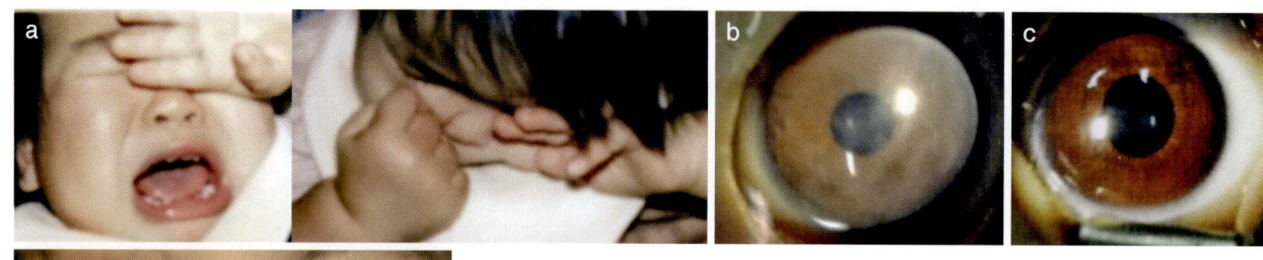

図2　症例1（1歳児．左先天緑内障）

毎日泣くために母親が精神疾患を罹患．眼圧が50mmHgあること，泣き止まないことで総合病院を緊急受診した．当院に紹介された際の外来所見．**a**：診察を受け付けない状態だった．**b**：緑内障術前．角膜径15mm，角膜混濁，Descemet膜破裂が認められた．**c**：緑内障術後．角膜が透明になり眼圧は15mmHgに正常化．**d**：術後に笑顔が戻った．

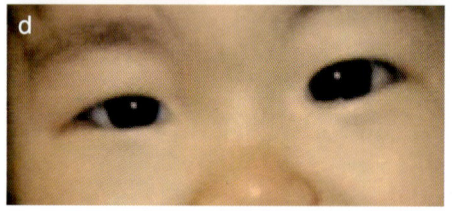
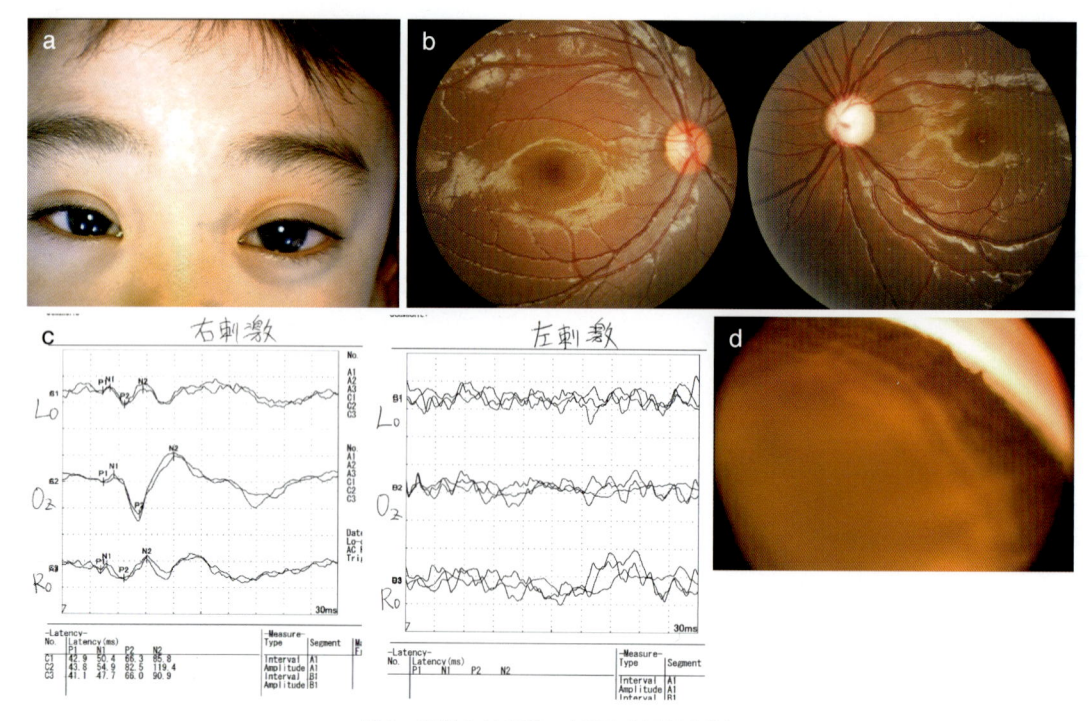

図3　症例2（4歳児．左眼の先天緑内障）

a：眼痛の訴え．結膜充血，流涙，視力障害，左視神経萎縮，眼球突出を認める．3歳児健診を行っていなかったため予後不良の結果になった．角膜径14mm，眼圧35mmHg．Vd＝0.5（1.0），Vs＝0.01．**b**：右眼および左眼の眼底写真．**c**：FlashVEP所見．L₀：左後頭部，O₂：後頭正中，R₀：右後頭部．右眼刺激正常，左眼刺激異常．**d**：術後．開放された部分と隅角付着部に異常所見．

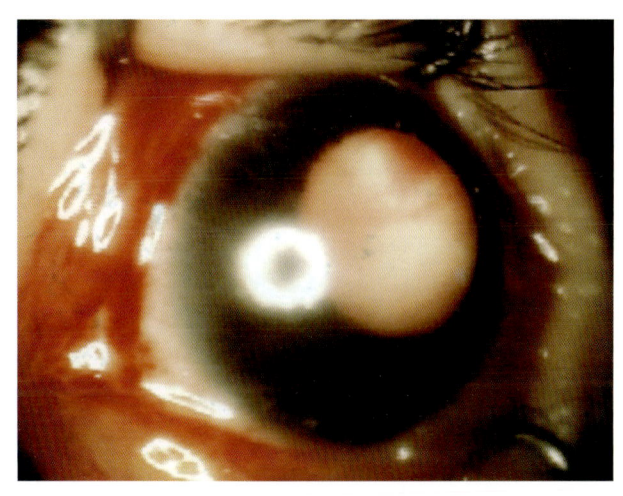

図4 症例3（2歳，女児．網膜芽細胞腫）

眼痛，眼瞼腫脹で受診．瞳孔散瞳眼内腫瘍浸潤を認めた．摘出眼球では脈絡膜と視神経篩状板外の浸潤を認めた．抗癌剤治療を受けた．

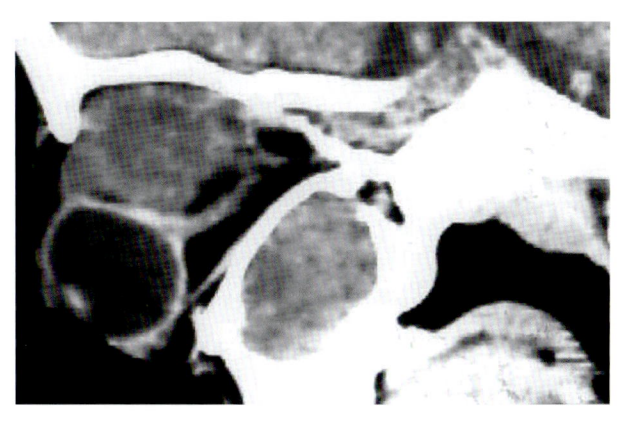

図6 症例5（2歳児．眼痛と急性眼球突出）

CTでは副鼻腔の混濁と眼窩上部の腫瘤圧迫による眼球変形が認められた．副鼻腔炎による眼窩内膿瘍形成で緊急手術で吸引と洗浄を行った．術後は改善した．

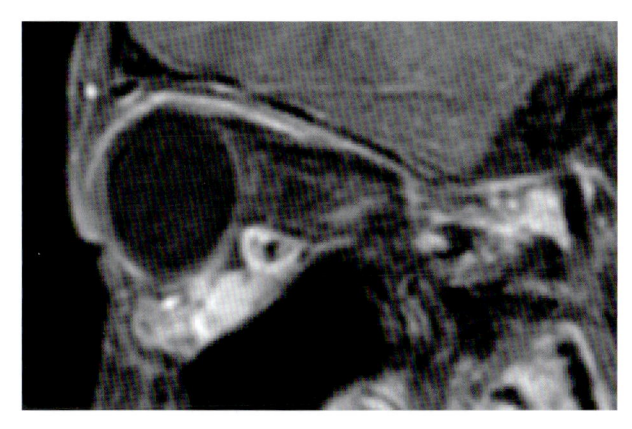

図7 症例6（8歳児．眼痛と慢性的眼球突出）

眼球突出を伴う眼痛で受診．MRIでは眼窩下方の腫瘤様変化が認められた．顔面の海綿状血管腫に伴う眼窩内発症であった．ステロイドの内服治療により症状は改善した．

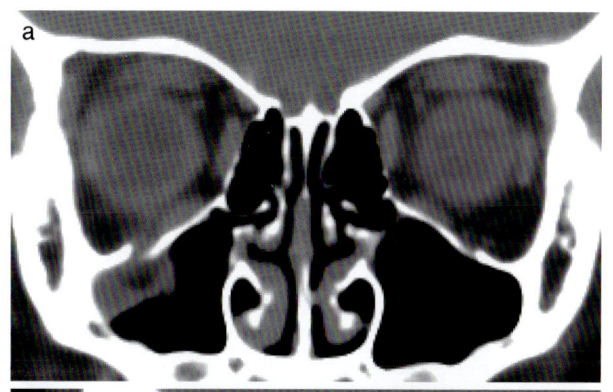

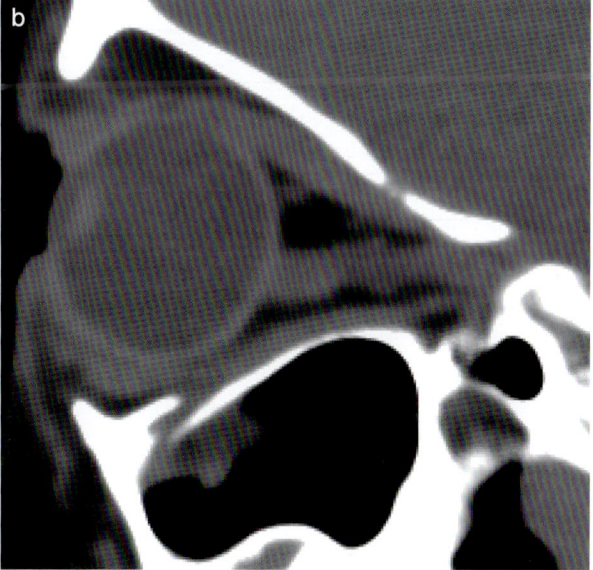

図5 症例4（遊具からの落下転倒事故）

a：複視と眼痛の訴えで，CT冠状断層撮影では右の眼窩底骨折を認める．b：矢状断層の眼窩底骨折．

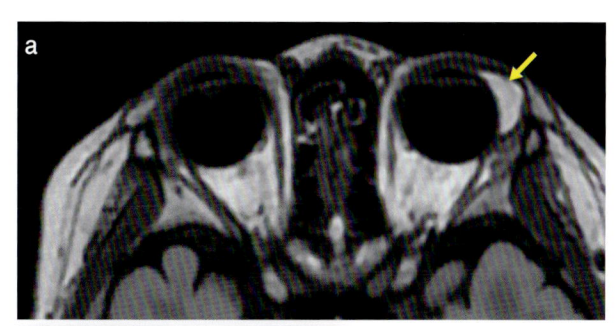

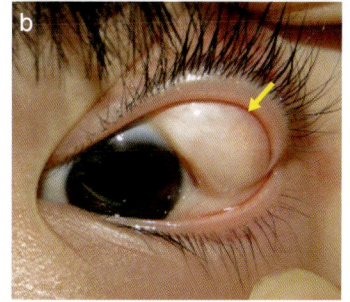

図8 症例7（5歳，女児．眼球運動障害と眼痛を伴う眼窩皮様脂肪腫）

a：左眼のT1W1 MRI（⇦）．b：眼窩皮様脂肪腫（⇦）．手術希望で受診，きれいに摘出した．術後は眼痛がなく眼球運動も正常になった．

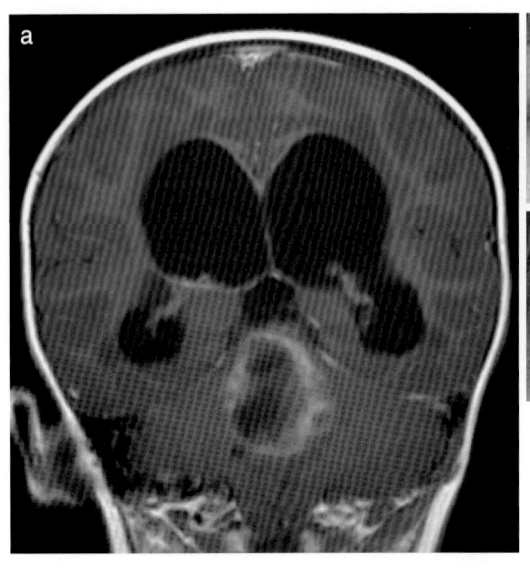
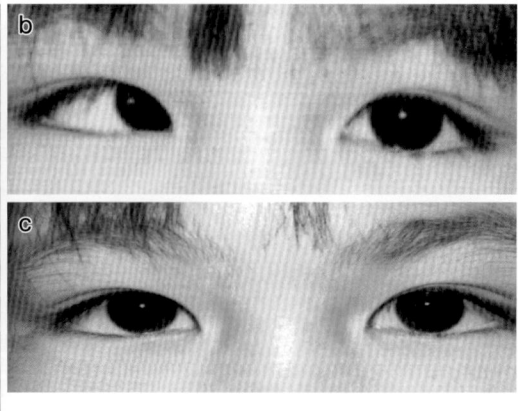

図 9　症例 8（2 歳 3 カ月，女児．小脳腫瘍）
内斜視と頭痛，眼痛を訴える．**a**：女児の小脳腫瘍（cerebellar vermis pilocytic astrocytoma）．**b**：初診時．右眼外転神経麻痺，左眼固視で右への face turn．**c**：術後正位となり，眼痛が消失して見やすくなった．

文　　献

1) 慢性疼痛診療ガイドライン作成ワーキンググループ：慢性疼痛診療ガイドライン，真興交易医書出版部，2021
2) 日本緩和医療学会「緩和ケアチームの手引き」小児関連追記記載のための改訂 WG：緩和ケアチームの手引き（追補版）〜成人患者を主に診療している緩和ケアチームが小児患者にかかわるためのハンドブック〜，p4，2021
3) 小林　彩，武田淳子：幼児が経験する痛みについて－母親へのアンケート調査より－．日本小児看護研究学会誌 **5**：16-21, 1996
4) 笹月桃子：言語表出できない患者の苦痛の評価．小児内科 **52**, 906-910, 2020
5) 飯村直子，楢木野裕美，二宮啓子ほか：Wong-Baker のフェイススケールの日本における妥当性と信頼性．日小児看護会誌 **11**, 21-27, 2002
6) 大瀬戸清茂（監修）：疼痛の評価法，疾患の治療判断法．ペインクリニック診断・治療ガイド 第 5 版，日本医事新報社，p66-71, 2013
7) 羅　錦營，高橋信子：口腔より侵入した眼窩内異物と治療について．日眼紀 **33**：2566-2570, 1982
8) Szatmáry G：Neuroimaging in the diagnostic evaluation of eye pain. *Curr Pain Headache Rep* **20**：52, 2016
9) 羅　秀玉，羅　錦營，羅　英明：地域医療のために提供した日帰り全身麻酔下手術 4000 件の統計的観察．眼臨紀 **16**：385-389, 2023

＊　　＊　　＊

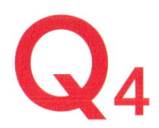 屈折による眼の疲れを見落とさない方法は

回答者　梶田雅義*

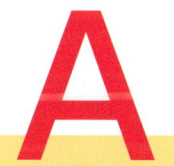

■他覚的屈折値はあくまでも自覚的屈折検査の補助手段と考える．
■適切な自覚的屈折値を求める．
■不適正矯正度数の確認は両眼同時雲霧法が有用である．
■近視過矯正と遠視眼の眼鏡は累進屈折力レンズが奏効する．
■コンタクトレンズも眼鏡もフィッティングが重要である．

はじめに

オートレフラクトメータ（以下，オートレフ）が汎用されるようになってから，眼の屈折値は容易に検出できるようになった．しかし，これは他覚的に測定された屈折値である．快適な視機能の提供に必要なのは自覚的屈折値である．他覚的屈折値のまま矯正してもそれなりに良好な矯正視力を提供することはできるが，快適な矯正とは限らない．

他覚的屈折値を理解する

眼の屈折値は角膜屈折力，水晶体屈折力と眼軸長で決定される[1]．オートレフでは網膜に投影した光の反射，あるいは網膜に投影した像を解析することによって，眼の屈折値を測定している．光干渉断層計（optical coherence tomography：OCT）で網膜の断面を観察するときにわかるように，網膜は視軸に垂直とは限らず，360°回転対称面でもない．個人差も大きい．オートレフは網膜を楕円体面に近似して，球面度数と円柱度数で表示している（図1）．また，オートケラトメータも同様に角膜表面を楕円体面に近似して，角膜乱視を円柱レンズ度数で表示している（図2）．ここに，自覚屈折値とのズレが生じている．

自覚的屈折値を理解する

眼鏡やコンタクトレンズ（contact lens：CL）で屈折異常を矯正するときには，球面レンズと円柱レンズの組み合わせでしか行えない．自覚屈折検査は球面レンズと円柱レンズの組み合わせで，もっとも良好な視力が得られる矯正度数を求める方法である．他覚的屈折値に比べれば，各個人の感覚に寄り添った矯正である．しかし，最良視力が得られる矯正が快適な矯正か否かは患者によって異なる．

屈折値を理解する

眼鏡レンズは角膜頂点間距離が12 mm，眼の回旋点が13 mm で最適に矯正されるように設計されているため，角膜からの距離が正しく12 mm の位置に装用されていなければ正しい矯正度数が得られない．その眼の度数を眼前に置いた光学レンズの度数で表示している（図3）．したがって，CL の場合にはレンズが角膜に接しているので，眼鏡の度数と同じ矯正を提供するためには頂点間距離補正が必要である．

*Masayoshi Kajita：梶田眼科塾
〔別刷請求先〕　梶田雅義：〒960-8141 福島市渡利字七社宮 45-2　梶田眼科塾

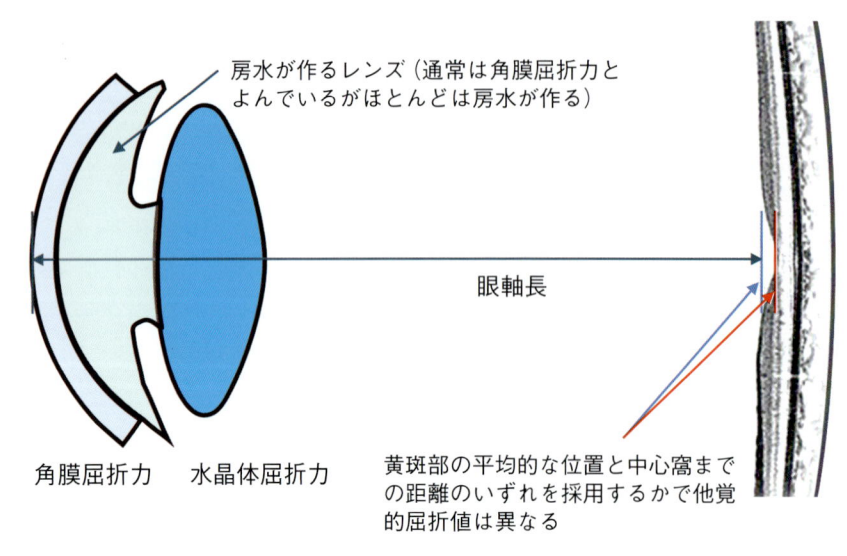

房水が作るレンズ（通常は角膜屈折力と
よんでいるがほとんどは房水が作る）

眼軸長

角膜屈折力　水晶体屈折力　　黄斑部の平均的な位置と中心窩まで
の距離のいずれを採用するかで他覚
的屈折値は異なる

図 1　他覚的屈折値の計測
他覚的屈折値は網膜の反射あるいは網膜面に投影した像を解析することによって球面度数
と円柱度数を測定している．網膜の中心窩の反射とは限らないので自覚屈折値との差が生
じる．黄斑の形は個人差も大きい．

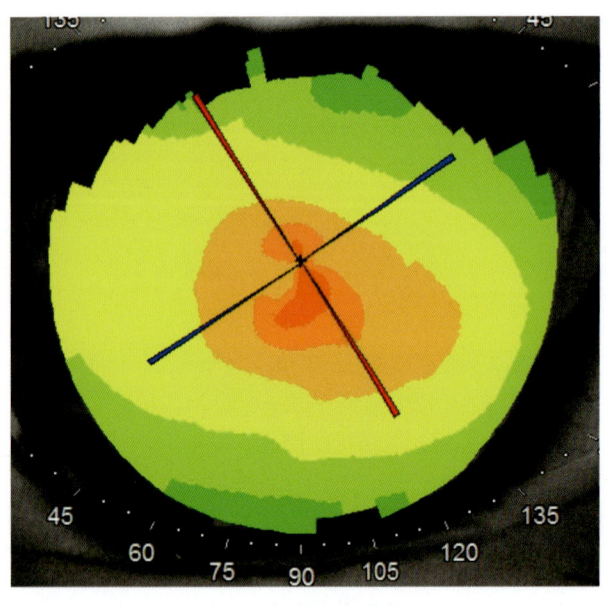

図 2　角膜表面の形状
角膜表面の形状も個人差が大きく完全な球面体ではない．オート
ケラトメータは，角膜に歪みがあっても回転楕円体面に近似して
強主経線曲率と弱主経線曲率を測定し，角膜乱視を表示してい
る．被検者が感じている角膜屈折力とは異なる可能性がある．

眼鏡度数を D［D］とするとき，CL の度数を D_{CL}［D］
とすると，

$$D_{CL} = \frac{D}{1 - 0.012 \times D}$$

で計算できる．0.012 は 12 mm をメートル表示した値
である[2]．

使用中の眼鏡や CL 度数などを確認する

　眼の疲労や強い眼の乾き感を訴える場合には，遠視の
存在[3]と近視過矯正を疑う．矯正用具を使用中であれば，
眼鏡の度数とレンズ中心間距離を確認する．レンズ中心
間距離が瞳孔間距離とずれている場合には，眼位検査も
行う．スマートフォンが普及してから，眼位異常による
眼精疲労症例が急激に増加してきているので，斜位近視
への配慮も必要である．CL であれば，使用中のレンズ
銘柄や度数のわかるものを持参してもらう．また，CL
の場合には必ず装用した状態で，オートレフでオーバー
レフ値を確認するとともに，角膜上で適切なフィッティ
ングが得られているかを確認する．

近視過矯正の有無の確認

　自覚的屈折値と装用中の眼鏡や CL の度数に大きな隔
たりがないかを確認する．矯正用具を使用して遠方視力
と近方視力を確認しただけでは屈折異常が適切に矯正さ
れているかどうかはわからない．

1．眼鏡の場合

　装用中の眼鏡度数を検眼枠に組み込み，両眼同時雲霧
法（後述）[4]で最良視力が得られる最弱屈折値を求める．
この場合，検眼枠と瞳孔間距離を一致させることが大切
で，ズレは 1 mm 以内に抑えるのが望ましい．レンズ中

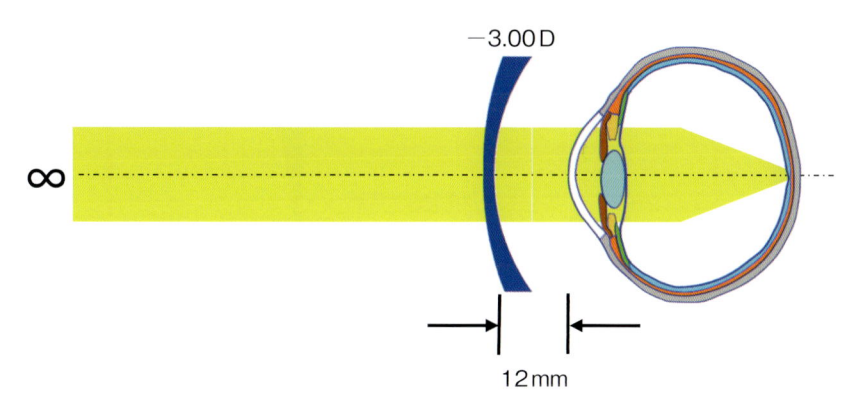

図 3　眼の屈折値

眼の屈折力は眼前 12 mm に置いた光学レンズの度数で表示される．たとえば，眼前 12 mm の位置に−3.00 D の球面レンズを置いたときに，平行光束が網膜面上で収束する眼の屈折値は−3.00 D である．

心間距離と瞳孔中心間距離の差はレンズのプリズム効果を生じ輻湊調節が介入する．

2．CL の場合

オーバーレフで 0.75 D 以上の乱視が検出される場合には適正な乱視矯正を検討する．オーバーレフに 0.75 D 以上の乱視が検出されなければ，CL を装用した状態で両眼同時雲霧法を行い，最良視力が得られる最弱屈折値を求め，矯正度数が近視過矯正状態にないことを確認する．

3．両眼同時雲霧法の手技

a．初 期 設 定

①円柱レンズ度数の設定

初期設定度数は円柱レンズ度数から決める．自覚的屈折検査で得られた値をそのまま採用する．眼鏡度数の適正判断のときには眼鏡の円柱度数に一致させる．CL 装用状態で行うときには，オーバーレフで 0.75 D 以上の乱視がなければ，円柱レンズ度数の必要はない．

②円柱レンズ軸度の設定

円柱レンズの軸度も自覚的屈折検査の値と同じにする．眼鏡度数の適正判断のときには眼鏡の円柱軸度に一致させる．

③球面レンズ度数の初期値

自覚的屈折検査で得られた値に＋3.00 D を加えた値を用いる．眼鏡度数の適正判断のときには装用中の眼鏡度数に＋3.00 D 加えた値のレンズを検眼レンズ枠に挿入し，CL の場合には＋3.00 D を挿入する．

b．測 定 開 始

雲霧時間は設けないで，すぐに測定を開始する．

①両眼開放の状態で，字づまり視力表を読ませて視力値を確認する．レンズ交換法で，両眼の球面度数に−0.50 D ずつ加えた値の検眼レンズに交換しながら，視力値が 0.5〜0.7 に達するまで繰り返す．

②両眼での視力が 0.5〜0.7 に達したところで，左右眼を交互に遮蔽して両眼の見え方を問い，左右眼のバランスを整える．最初の調整では見やすいと答えたほうの眼の矯正度数を−0.25 D 減じる．この状態でも同じ眼が見やすいと答えた場合には次からは見づらいと答えたほうの眼の矯正度数を−0.25 D 増して左右眼のバランスを整える．−0.25 D の差で左右眼のバランスが逆転して左右眼の見え方が同じにならない場合には，日常視での優位眼（通常無意識のうちに片目を閉じて見るときに開いている眼）が見やすいと答える状態を採用する．

③両眼開放の状態で，視力値を確認しながら両眼の球面度数を−0.25 D ずつ加えて，最良矯正視力値が得られる球面度数を求める．

これらの一連の操作は速やかに行う必要があり，遅くても 1 分 30 秒以内で終了するのが望ましい．

矯正用具の装用状態の確認

眼鏡レンズは角膜からの距離が正しく 12 mm の位置に装用されていなければ正しい矯正度数が得られない．角膜頂点間距離が 12 mm，眼の回旋点が 13 mm で最適に矯正されるように設計されているため，鼻眼鏡になって角膜頂点間距離が長くなりすぎたり，眼に近づきすぎ

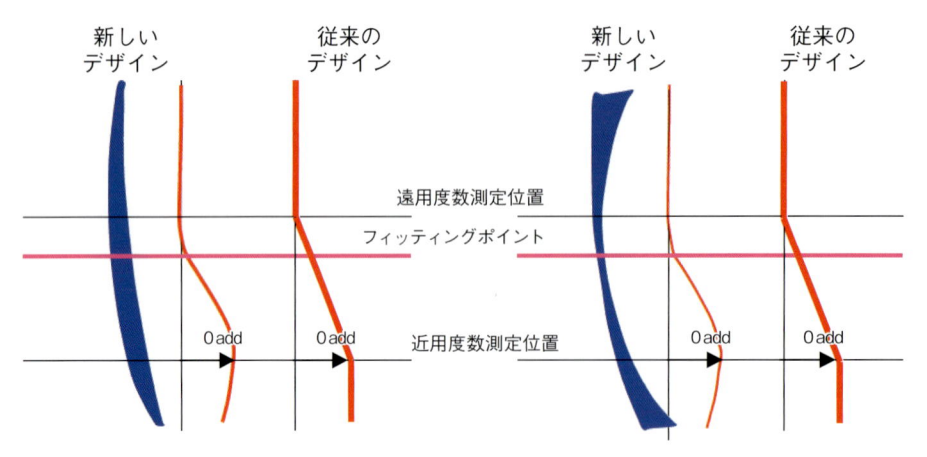

図4 累進屈折力レンズの加入度数

累進屈折力レンズはフィッティングポイントですでに加入度数が介入している．その程度はレンズメーカーや銘柄によって異なる．新しいデザインと古いデザインでも異なり，この差が装用感に大きく影響するため，処方時に用いたテストレンズの銘柄を処方箋に明記する．

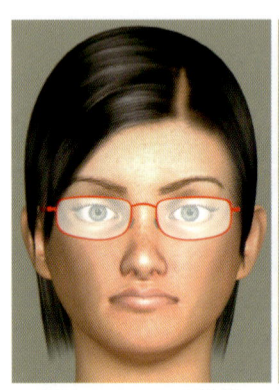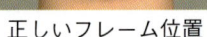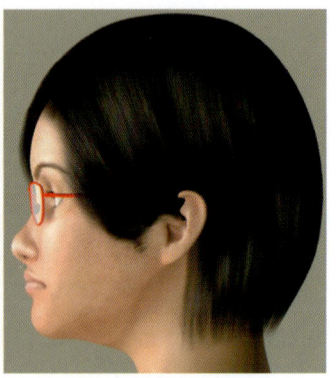

図5 眼鏡のフィッティング確認

正面から観察すると単焦点であればレンズ中心に，累進屈折力レンズであればフィッティングポイントに瞳孔中心が位置しており，側面から観察すると角膜頂点とレンズ内面の距離が12mmに位置していることが確認できる．

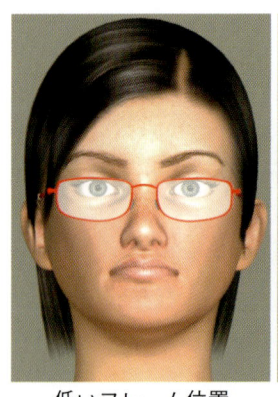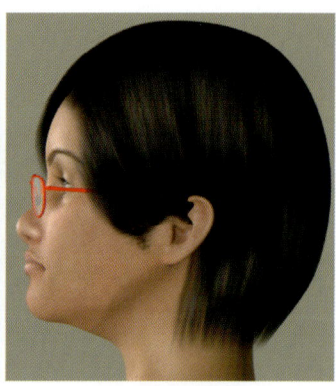

図6 レンズが前に出すぎた装用

通常は鼻眼鏡とよんでいるが，頂点間距離が長く瞳孔中心がレンズの上方にずれている．単焦点レンズでは手元は見やすいが遠くは見えづらい．累進屈折力レンズでは遠くも近くもよく見えない．

たりした場合には，矯正効果が異なる．

強度の屈折異常眼で顔の構造上どうしても頂点間距離が12mmを維持できないときには，検眼枠でもその症例に最適な頂間距離を準備して，頂点間距離補正や自覚的屈折値で度数を調整して矯正し，処方箋に眼鏡の頂間距離を明示する必要がある．

遠視や近視過矯正が眼の疲労の原因と考えられる場合には単焦点レンズで度数の調整を行うよりも累進屈折力レンズを処方するほうが症状の改善が得られやすい．なお，累進屈折力レンズ眼鏡ではフィッティングポイントの位置ですでにわずかに加入度数が介入している（**図4**）．この介入度数の程度はレンズの銘柄によって異な

る．このため，装用初期には遠用中心が瞳孔中心に位置するように眼鏡フレームを調整し，装用に慣れた頃に正しい位置に戻すことによって快適な装用開始が可能になることも少なくないので，参考にしてほしい．

眼鏡もCLもフィッティングが命である．たとえ矯正度数が適切であっても，フィッティングが不良ならば，快適な矯正は得られない．

眼鏡の場合には前述のように角膜頂点間距離12mm，回旋点13mmで快適に使用できるようにレンズ面が設計されている．とくに累進屈折力レンズの場合には矯正効果や視野の歪みにも大きく影響する．眼鏡の装用状態を正面と側面から観察することが重要である（**図5**）．眼

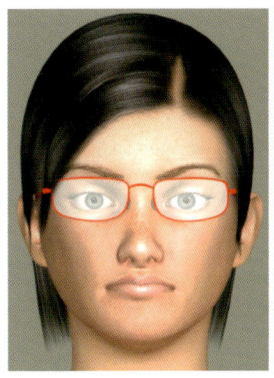 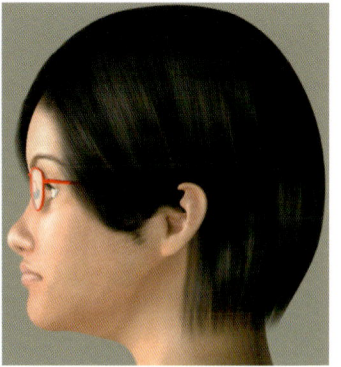

高いフレーム位置　　　　短い頂点間距離

図7　レンズが眼に近づきすぎた装用
単焦点レンズでは遠くは見やすいが，近方視作業では疲れが生じやすい．また，瞬目時に飛び散る涙のためにレンズ内面が汚れやすい．累進屈折力レンズでは遠くも近くも見えづらい．

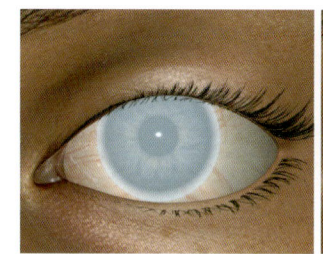 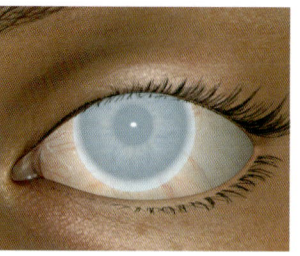

正面視　　　　　　　　上方視

図8　SCLの正しいフィッティング
正面視でも上方視でもSCLが角膜全体を覆っており，瞬目によって1mm前後の動きが確認される．瞬目によるSCLの動きが観察されないときにはSCLは固着している．この場合にはSCLのデータや種類を変更する必要がある．

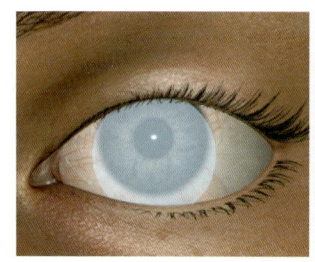 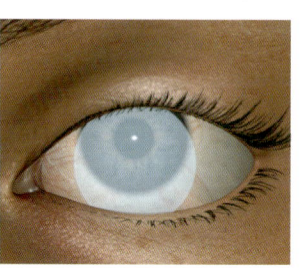

正面視　　　　　　　　上方視

図9　SCLの下方ずれ
コンタクトレンズの下方ズレはCLのベースカーブを大きくすることで安定した装用が得られることが多い．反対に，ベースカーブを小さくして固着させて処方されている例を多く見かけるが，安定した視力が得られず装用感も悪くなり，ドライアイ症状や眼の疲労の訴えになることも多い．角膜弱主経線曲率が8.00mmを超える例では要注意である．ベースカーブの大きなSCLに変更しても，フィッティングが改善されなければ処方できるSCLは存在しないので，処方できないと判断するべきである．

鏡が前に出れば（**図6**）頂点間距離が長くなるので，矯正効果は遠視寄りに度数が加わる．そのため，遠くは見づらく，下方視ではレンズの下方部分を通して見ることができないため，近くも見づらくなる．

　反対にレンズが眼に近づきすぎる（**図7**）と頂点間距離が短くなるため，矯正効果は近視寄り度数になるが，レンズが上方にシフトすることから累進屈折力レンズでは近用加入度数の介入が強まり，遠くは見えにくくなる．近方視時には眼球を下転しても最大加入度数を通して見ることができないため，近方視も不良になる．正しいフィッティングになるように枠を調整するだけで快適な装用が得られることも少なくない．

　ソフトCL（SCL）の場合に多いのはSCLの下方へのズレである．必ず正面視と上方視時のSCL位置を確認することが大切である（**図8**）．SCLの位置のズレは見えにくさを生じるため（**図9**），この見えにくさの訴えに対して矯正度数を強めて対処した結果として眼の疲労を生じている症例も多い．SCLのフィッティングはセンタリングと瞬目時の適切な動きがあること，SCL周辺部が結膜を圧迫していないことを必ず確認する．すなわち，タイトフィッティングとルーズフィッティング，それにフラットフィットとスティープフィットを意識して

装用確認を行うことが必要である．

文　　献

1）大塚　任，所　敬（勝木保次編）：通光系屈折．生理学大系6感覚の生理学．p5-21, 医学書院，1967
2）大塚　任，所　敬（勝木保次編）：通光系屈折．生理学大系6感覚の生理学．p56-64, 医学書院，1967
3）保坂明郎：遠視．眼科 **5**：92-97, 1963
4）梶田雅義，山田文子，伊藤説子ほか：両眼同時雲霧法の評価．視覚の科学 **20**：11-14, 1999

＊　　　　＊　　　　＊

Q5 眼位異常による疲れ目を見落とさない方法は

回答者　江口秀一郎*

A

- ■眼位異常による疲れ目の主訴は複視とは限らない．
- ■両眼性複視か単眼性複視かをまず鑑別する．
- ■眼球運動障害の原因筋判定には Parks の三段階法が有用である．
- ■動眼神経麻痺に瞳孔不同を認めたら緊急で MRA または造影 CT を行う．
- ■高齢者の進行する遠見内斜視や上下斜視に外方回旋が伴っていれば sagging eye syndrome を考える．

はじめに

　眼位異常で対象物が二重に見えていても，複視を主訴とすることなく単に見づらい，眼が疲れる，ぼやける，焦点が合わない，距離がつかみにくいなどの主訴で受診する場合がある．患者の主訴を注意深く聞き取り，眼位異常が隠れている可能性を想起しながら診断を始める．患者が複視を有する場合，まず複視が単眼性であるか両眼性であるかを確認する．単眼性複視の場合には屈折異常，白内障，角膜混濁，角膜不正乱視，涙液異常の有無を細隙灯顕微鏡検査や波面収差解析測定を用いて診断していく．これらの要素を矯正しても単眼性複視が残る場合は，まれではあるが大脳病変による大脳性複視や反復視，心因性の可能性も考慮に入れる．

両眼性複視の診断

1. 赤ガラス試験，Maddox 桿テスト

　両眼性の複視が確認されたら 9 方向の診断的向き眼位を確認し，どの外眼筋が障害されているか判断するとともに，眼位ずれがある場合は交代プリズム遮閉試験を行って眼位ずれを定量する．向き眼位によって眼位ずれ量が変化しない場合は共同性斜視（いわゆる通常の内斜視や外斜視など）であり，原因疾患の緊急性は比較的低い．向き眼位により眼位ずれ量が変化する非共同性斜視の場合，眼球運動障害，眼瞼下垂の有無，代償性頭位，Bielshowsky 頭部傾斜試験などから，まず動眼神経麻痺，外転神経麻痺，滑車神経麻痺の有無を診断していく．眼

位ずれがわかりづらい場合は赤ガラス試験や Maddox 桿テスト，Hess 赤緑試験，大型弱視鏡などを用いて眼位検査し，各外眼筋の運動制限を検査する．赤ガラス試験は一眼の前に赤ガラスのフィルターを置き，ペンライトの光を両眼に当て，第一眼位と各注視方向でペンライトと赤い光の位置と間隔をたずねる検査法で，第一眼位を含む各注視方向における白いライトと赤いライトのずれとその間隔を自覚的に答えてもらい，眼筋麻痺を診断する[1]．Maddox 桿テストでは眼位ずれはさらにわかりやすい．Maddox 桿は暗赤色のガラス透明フィルター板に細い棒状のガラス桿を何本か組み合わせたものである（図1）．このレンズを通して電灯を見ると，垂直に並べられた棒状のガラス桿と直交する赤い光の線条だけが見える．眼鏡枠の一眼に Maddox 桿を装用させてペンライトを見てもらい，赤色線条の見える位置が白色光源と一致するか，もし赤色線条がずれているなら左右どちらであるかを確認する．また，Maddox 桿を 90° 回転させ

*Shuichiro Eguchi：江口眼科病院
〔別刷請求先〕　江口秀一郎：〒040-0053 北海道函館市末広町 7-13　江口眼科病院

0910-1810/24/¥100/頁/JCOPY

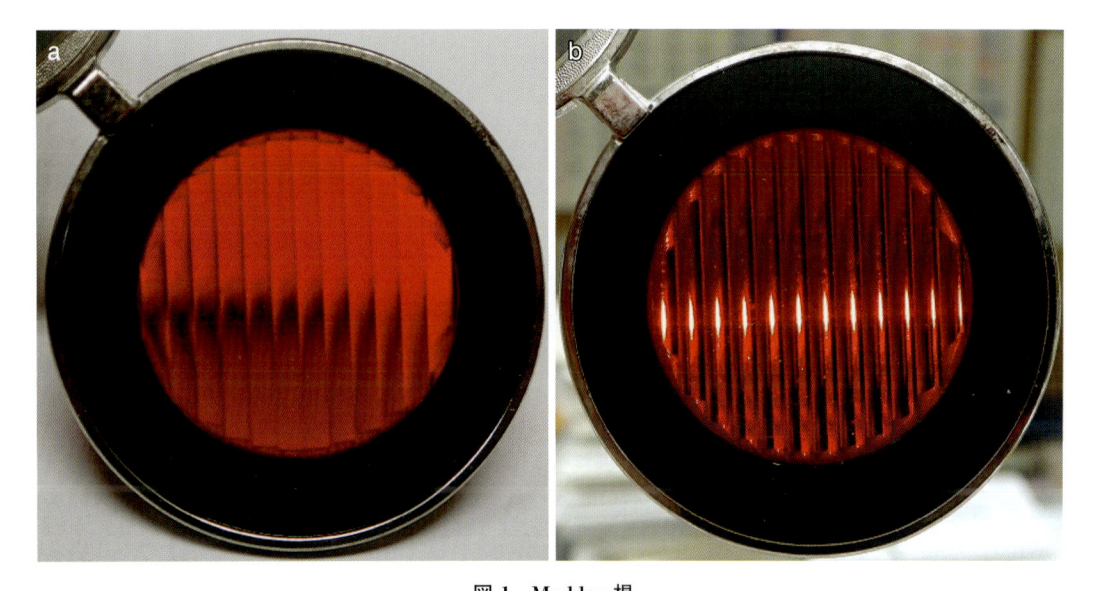

図1　Maddox 桿

a：Maddox 桿は暗赤色のフィルター板中央に細い棒状のガラス桿が配置されている．b：Maddox 桿を通して光を見ると円柱レンズと直交する赤い線条が見える．

て白色光源とのずれが上下どちらであるかも確認する．赤色線条が Maddox 桿を装用している眼の側にずれていれば同側性で内斜位，反対側にずれていれば交叉性で外斜位ということになる．外転神経麻痺は遠見・近見ともに内斜視を呈し患眼の明らかな外転制限を認めるため，診断は比較的容易である．動眼神経麻痺も完全麻痺であれば眼瞼下垂と散瞳，外下斜視を呈し診断に迷うことは少ないが，不全麻痺の場合は障害された動眼神経線維束により症状が大きく異なり，診断に迷うこともある．動眼神経麻痺を疑った場合は，眼球運動以外にも眼瞼下垂の有無や瞳孔不動の有無の確認を忘れないようにし，積極的に頭部 MRA や造影 CT を行い，脳動脈瘤を見落とさないことが肝要である．滑車神経麻痺の場合はわずかな患眼の上転，両眼視時の像の傾き，健側への斜頸が特徴である．しかし，眼球運動障害診断に慣れていない眼科医にとって，ほかの眼球運動神経の麻痺に比べると滑車神経麻痺はやや診断しがたい．その際に有用なのが次項の方法である．

2. Parks の三段階法

滑車神経麻痺の麻痺筋の同定に有用なのが Parks の三段階法である．患者の右眼が上斜視を呈している場合の一例を記す．

第一段階：患者の右眼が上斜視を呈している場合は右眼が上転しているか，左眼が下転していることが考えら

れる．その場合，上転している眼の下転作用のある二つの外眼筋のいずれかが麻痺しているか，他眼の上転作用のある二つの外眼筋のいずれかが麻痺している可能性がある．この時点で可能性のある麻痺筋は四つ存在する（図2）．

第二段階：視線を動かした場合に，どちらを向いた際に上斜視が悪化するかを観察する．外眼筋の作用方向から，第一段階で候補としてあげられた四つの麻痺筋の中から第二段階で候補が二つに絞られる．たとえば，右眼が上転していて左方視をした際に上転が憎悪した場合には，右眼の上斜筋麻痺か左眼の上直筋麻痺の可能性が示唆される（図3）．

第三段階：頭位傾斜試験でどちらに傾けたら上斜視が悪化するかを観察する．正常者では頭位傾斜に伴い傾けたほうの眼は内方回旋し，他眼は外方回旋する．眼球の内方回旋を引き起こす外眼筋は眼球の上方に付着する上直筋か上斜筋であり，逆に眼球の外方回旋が生じる外眼筋は眼球の下方に付着する下直筋か下斜筋である．右に頭を傾けた際に右眼の内方回旋を生じるのは右の上直筋か上斜筋であり，左眼の外方回旋を生じるのは左眼の下直筋か下斜筋である．この患者では，すでに第二段階で障害筋は右眼の上斜筋か左眼の上直筋に絞り込まれており，第三段階で右に頭位傾斜して上転が悪化する場合の麻痺筋は右の内方回旋を引き起こす右眼上斜筋か上直筋，または左眼の外方回旋を引き起こす左眼外直筋か下

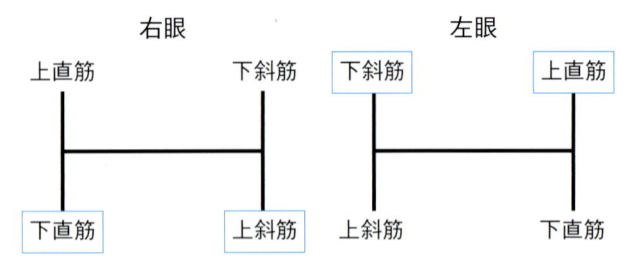
図2　Parks の三段階法の第一段階

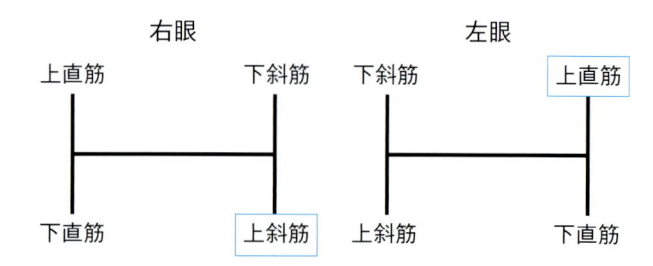
図3　Parks の三段階法の第二段階

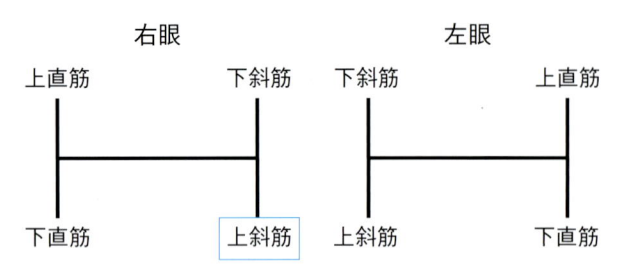
図4　Parks の三段階法の第三段階

斜筋である．第二段階で絞り込まれた麻痺筋と第三段階の麻痺筋の一致する外眼筋は右眼上斜筋となり，本症例の麻痺筋は右眼上斜筋であることが診断できる（**図4**）．

3. わずかな眼球運動障害を呈する疾患

眼位異常や眼球運動障害による眼精疲労を生じる疾患は，眼球運動障害がわずかである場合，診断と障害部位の同定が比較的むずかしい[2]．以下に障害部位別に想起すべき疾患をあげる．

a. 脳および脳幹に原因がある眼球運動障害

①斜偏位（Skew deviation）

斜偏位は脳幹の微細な病変により核上性または核間性に垂直性の斜視をきたす病態である．

②Fisher 症候群

突発する左右対称性の眼球運動障害，失調，腱反射低下または消失を三徴候とする自己免疫疾患であり，カンピロバクターなどによる風邪や下痢などの先行感染を認めることが多い．血清抗体 GQ1b 陽性例が多く，2週間以内に症状はピークに達し自然軽快することが多い．

b. くも膜下腔～海綿静脈洞に原因がある眼球運動障害

① Torosa-Hunt 症候群

海綿静脈洞内の非特異性炎症で，動眼神経に対する炎症性肉芽腫の圧迫により眼球運動痛，眼痛，頭痛を生じる．副腎皮質ステロイドの著効が診断の決め手になる．

②トルコ鞍近傍の腫瘍

髄膜腫，頭蓋咽頭腫，下垂体腫瘍，悪性リンパ腫などが海綿静脈洞付近で動眼神経，滑車神経，外転神経などを圧迫し，初期には軽度の複視を起こす場合がある．画像診断が必須となる．

③脳動脈瘤

内頸動脈後交通動脈分岐部の動脈瘤は動眼神経麻痺の原因病巣として代表的である[3]．このほか，海綿静脈洞内に内頸動脈流が生じることがあり，女性に多く，眼窩部痛を生ずることがある．

④海綿静脈洞部硬膜動静脈瘻

海綿静脈洞の壁面を構成する脳硬膜に動脈と静脈を結ぶ短絡路が形成され，海綿静脈洞の血圧が上昇して上眼窩静脈などを介し眼窩に向かって静脈血の逆流が起こる．中高年の女性に多く，拍動性の眼球突出，眼球結膜充血，浮腫，拍動性の耳鳴りなどを特徴とする．

c. 眼窩内に原因がある眼球運動障害

①甲状腺眼症

眼球運動障害は眼窩内炎症による外眼筋肥大により生じ，下直筋肥大による上転障害がもっとも頻度が高い．甲状腺眼症では病初期から複視が出現することは少なく，初期は眼瞼腫脹や眼瞼後退，乾燥感，充血を主訴とする場合が多い．甲状腺疾患の既往や家族歴に留意し，本症が疑われる場合は甲状腺自己抗体の採血検査や内科受診，外眼筋肥大の画像検査を行い，ステロイド治療や放射線治療の適応を検討する．

②特発性外眼筋炎

突発する成人の片眼性眼球運動障害で，眼瞼結膜の炎症や主張を伴う．初期から強い疼痛を自覚し，細菌などの感染による眼窩蜂巣炎との鑑別が問題となる．MRI検査で外眼筋付着部を含む外眼筋の肥厚を認める点が甲状腺眼症と異なる．IgG4 関連外眼筋炎との鑑別は血清IgG4, IgE 値の血液生化学検査を要する．

③重症筋無力症

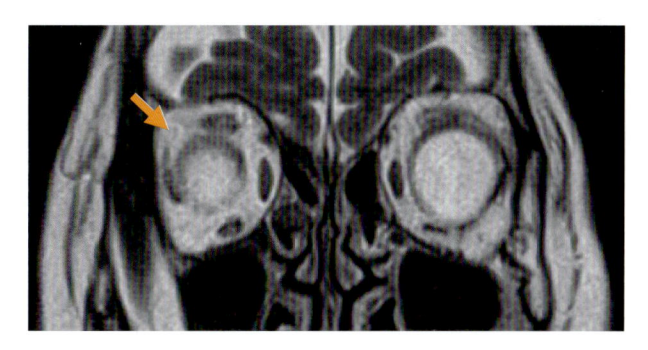

図5　Sagging eye syndrome の MRI 所見
LR-SR band の断裂を認める（➡）.

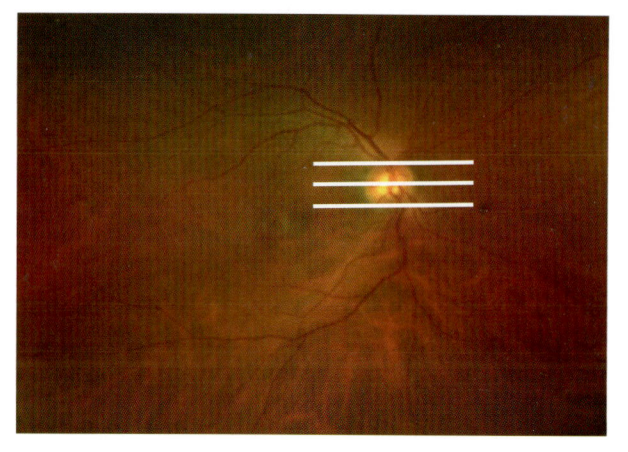

図6　Sagging eye syndrome 患者の眼底写真
眼球外方回旋の検出には眼底写真撮影が有効. 黄斑中心窩が視神経乳頭下縁より低位に位置していれば, 2.75°以上の外方回旋が存在することが示唆される.

アセチルコリン受容体に対する自己抗体の産生が本症の原因であるが, 眼筋麻痺は比較的初期から出現することが多い. 眼瞼下垂や複視を主訴とし, 突然発症を訴えることも多い. 片眼例も比較的多いが, 日内変動が特徴的である. 本症を疑った場合は血清抗アセチルコリン受容体抗体の血液生化学検査を行うとともにテンシロンテスト, アイステストによる眼瞼下垂や眼球運動障害の改善の有無を調べる.

④眼窩吹き抜け骨折

外傷が複視発症に先行している場合に本症を疑う. 冠状断の MRI で眼窩下壁や内壁の骨折と眼窩軟部組織の骨折部への陥入の有無を精査する.

⑤ Sagging eye syndrome

加齢に伴う眼窩プリーの変性・断裂により生じる開散麻痺様内斜視であり（**図5**）, 近年では加齢変化に伴う後天斜視疾患として比較的頻度が高いことが報告されている[4]. 詳細は次項に譲るが, 中高年の患者で徐々に悪化する遠見複視および上下斜視を訴え, 顔貌が上眼瞼の陥凹, 腱膜性眼瞼下垂, 下眼瞼の脂肪突出を呈し, 10Δ程度の遠見内斜視と外方回旋を伴う微小上下斜視を呈していた場合は sagging eye syndrome を疑う. 本症は眼窩プリー（LR-SR band）の加齢変化による後天斜視で, MRI 画像検査は診断に必須ではないが, 強度近視に伴う固定内斜視や heavy eye syndrome との鑑別には有用である. 高齢者にて発症時期が不明確で次第に増悪する微小角内斜視を有し, 上眼瞼の陥凹が強く, 大型弱視鏡がなくても眼底写真などで眼球外旋を認める場合（**図6**）は本症と診断してよいと考えられている. プリズム眼鏡に加え, 筋移動を伴う手術加療も必要なケースがある.

注意が必要な特殊例

1. 斜位近視

間欠性外斜視または外斜位があり, 輻湊して眼位を正位に保っている場合, 輻湊性調節が生じて近視度数が強まっている状態を意味する. 最近は, 学生生活では問題なかった間欠性外斜視の患者が就職して長時間のパソコン業務に従事したところ, 輻湊調節により眼鏡度数が変化してよく見えない高度の眼精疲労を生じる患者が散見される[5]. 症状が軽度なうちは眼鏡度数を輻湊調節した度数に合わせて処方し直すだけで問題は解決するが, 眼精疲労が高度で社会生活に支障をきたす患者に対しては斜視手術で眼位を矯正し, 輻湊性調節の負荷を解除することも必要になる.

2. 両眼性滑車神経麻痺

両眼性の滑車神経麻痺では, 上下偏位が左右眼で打ち消し合うために上下斜視がほとんど認められないが, 外方回旋が両眼で著明となる. 患者は回旋複視を自覚し, 線がぶれる, 斜めに見えるとの訴えがあるが, 上下偏位がないため見逃されやすい. 頭位傾斜試験が両側で陽性であり, 強い外方回旋を認める. Ｖ型斜視を認めた場合は両側性の上斜筋麻痺の可能性を考慮に入れなければならない. 発症後半年は自然回復を待つ.

文　　献

1) 尾崎峯生：複視．すぐに役立つ眼科診療の知識 臨床神経眼科学（柏井　聡編），p47-54，金原出版，2008
2) 清澤源弘：両眼視と不定愁訴．すぐに役立つ眼科診療の知識 両眼視（大月　洋編），p137-142，金原出版，2007
3) Wiebers DO, Whisnant JP, Huston J3rd et al：Unruptured intracranial aneurysms：natural history, clinical outcome, and risks of surgical and endovascular treatment. *Lancet* **362**：103-110, 2003
4) Goseki T：Sagging eye syndrome. *Jpn J Ophthalmol* **65**：448-453, 2021
5) 山田昌和：ぼやける，ピントが合わない．解決！ 目と視覚の不定愁訴・不明愁訴（若倉雅登，清澤源弘，山田昌和ほか編），p32-33，金原出版，2006

＊　　＊　　＊

あたらしい眼科 '24 臨時増刊号

知っておきたい眼科鑑別診断 **Q&A**

IX 二重にみえる・まぶたの異常

Q1　上下斜視の鑑別疾患は

回答者　**飯 田 貴 絵**[*]

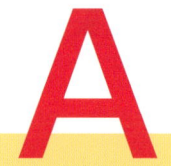

はじめに

　2023 年に発表された報告によると，日本人における斜視の有病率は 2.2% であり，そのうち上下斜視の割合は 6.7% である[1]．上下斜視患者の割合は 18 歳以下の患者では 1.4% であるが，18 歳以上の患者では 10.2% となり，成人以降で頻度が増える．

　上下斜視の鑑別疾患を**表1**に示す．小児における上下斜視疾患で日常遭遇する機会が多いのは先天性上斜筋麻痺と交代性上斜位（dissociated vertical deviation：DVD）である．そのほか Brown 症候群，double elevator palsy，先天性動眼神経麻痺，重症筋無力症なども鑑別にあがる．小児における上下斜視の原因のほとんどは先天性疾患であり，眼位異常や頭位異常に保護者が気づき受診することが多く，複視を主訴に受診する患者は少ない．一方で，新規発症の複視や眼球運動制限など後天性疾患を疑うような場合には，頭蓋内精査のため MRI や CT などの画像検査を依頼するとともに採血検査など全身検索を行う．

　成人の上下斜視の原因疾患は，代償不全型上斜筋麻痺，sagging eye syndrome（SES），ocular tilt reaction，滑車神経麻痺，動眼神経麻痺，甲状腺眼症，重症筋無力症，眼窩底骨折など，後天性疾患がほとんどであり，患者の多くは複視を主訴に受診する．回旋異常を伴うことも多く，上下複視だけでなく，センターラインが交叉するなど回旋性複視を訴えることも多い．60 歳以降の後天性複視を主訴とする上下斜視の原因疾患として

■上下斜視の原因疾患は，小児では上斜筋麻痺や交代性上斜位などの先天性疾患の頻度が高く，成人以降では sagging eye syndrome，滑車神経麻痺をはじめとする後天性疾患の頻度が高くなる．

■上下斜視では上下偏位だけでなく，回旋偏位も評価する必要があり，上転作用は上直筋と下斜筋，下転作用は下直筋と上斜筋であり，内方回旋は上直筋と上斜筋，外方回旋は下直筋と下斜筋である．

■上斜筋麻痺は患眼の内下転制限と内上転過動を示し，患眼上斜視と外方回旋を認める代表的な上下斜視疾患であり，診断には Parks 3 step test が有用である．

■高齢者の上下斜視の主要な原因である sagging eye syndrome は，LR-SR バンドの変性と外直筋の下垂に起因した小さな上下回旋斜視であり，Bielschowsky head tilt test で明らかな左右差を認めず，下斜視眼に優位な外方回旋をもつことが上斜筋麻痺との鑑別ポイントである．

■散瞳を伴う動眼神経麻痺は，脳動脈瘤精査のため速やかな頭蓋内検査が必要である．

は，上斜筋麻痺と SES で 60% を占めており，甲状腺眼症や下直筋麻痺，動眼神経麻痺などが続く[2]．発症機転による鑑別を**表2**に示す．緩徐な経過であれば代償不全型上斜筋麻痺や SES であることが多いが，急性から亜急性発症であれば頭蓋内や全身疾患に伴うことが多く，採血や頭蓋内精査を行う．

　本稿では，上下斜視を鑑別するうえで必要な解剖学的

[*]Kie Iida：東京慈恵会医科大学眼科学講座
〔別刷請求先〕　飯田貴絵：〒105-8461 東京都港区西新橋 3-25-8　東京慈恵会医科大学眼科学講座

表 1　上下斜視の鑑別疾患

先天性疾患	後天性疾患
上斜筋麻痺 交代性上斜位 Brown 症候群* double elevator palsy	sagging eye syndrome 滑車神経麻痺 ocular tilt reaction 動眼神経麻痺* 甲状腺眼症 重症筋無力症 眼窩底骨折

*先天性，後天性どちらも有するが頻度が高いほうに分類.

表 2　発症機転による後天性上下斜視の鑑別

急性	亜急性	緩徐進行性
滑車神経麻痺 動眼神経麻痺 ocular tilt reaction 眼窩底骨折	甲状腺眼症 重症筋無力症	代償不全型上斜筋麻痺 sagging eye syndrome

知識と眼科検査を紹介するとともに，日常診療で遭遇する機会が多い代表疾患について述べる.

垂直眼球運動と作用筋

　上下方向の眼球運動をつかさどる外眼筋は上下直筋と上下の斜筋であり，垂直成分だけでなく，回旋成分ももつ．また，上下直筋は視軸に対して23°外転して走行し，斜筋は視軸に対して51°内転して走行するという解剖学的特徴がある．そのため，上下斜視を考えるうえでは，第一眼位の上下偏位だけでなく，第二眼位での上下偏位の変化や回旋についても考えることが大事である．斜筋は眼球が内転時に上下作用が強くなり，直筋は眼球が外転時に上下作用が強くなる（**図1**）．共同性斜視では，正面視と側方視で斜視角に大きな変化を認めないが，非共同性斜視では，正面視と側方視で上下偏位に解離を認める．その際，内転時に上下偏位が大きくなれば斜筋の異常であり，外転時に偏位が大きくなれば直筋の異常である.

検　　査

　上下斜視を有する患者は代償性頭位を示すことが多いため，自然頭位を確認することは大事である．上斜筋麻痺であれば健側への頭位傾斜や健側への顔回しを認める．上転制限があれば顎上げを，下転制限があれば顎引き頭位を示す．眼位検査は頭位を正して行う．その際に正面眼位だけでなく，側方視や頭位傾斜による上下偏位の変化を確認する．また，上下偏位は水平偏位に比べると交代遮蔽時の眼の動きがわかりにくい．検査時に自覚的な高さの変化を確認することではじめて上下斜視を検出できることもある．むき運動やひき運動で眼球運動を確認するとともに，Hess 赤緑テストを行い，共同性か非共同性かの判断や罹患筋の同定を行う．回旋偏位の確認のため，自覚的回旋検査（大型弱視鏡，cyclophorom-

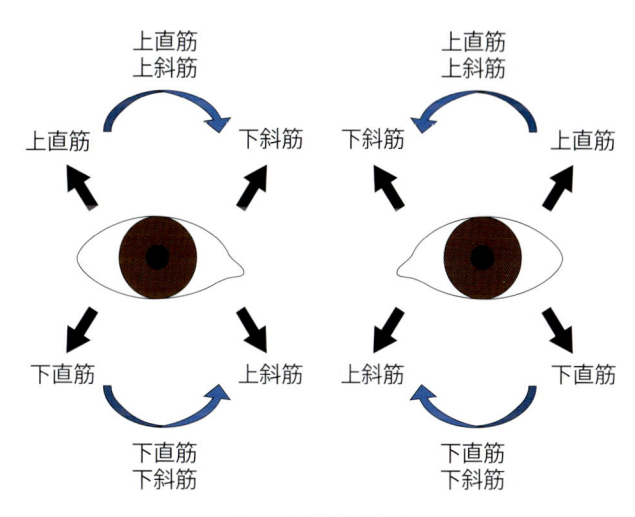

図 1　外眼筋の作用

eter，Maddox double rod test）と他覚的回旋検査（眼底写真）を施行することが望ましい.

　これらの検査に加えて，問診での発症機転や日内変動の確認（甲状腺眼症は朝に悪化し，重症筋無力症は夕方に悪化する），顔貌の確認（甲状腺眼症では眼球突出や眼瞼後退，重症筋無力症・動眼神経麻痺では眼瞼下垂，SES では上眼瞼陥凹）を行うことで多くの疾患は鑑別可能である.

　甲状腺眼症や重症筋無力症を疑えば，甲状腺自己抗体や甲状腺ホルモン，抗アセチルコリン受容体抗体，抗筋特異的受容体型チロシンキナーゼ抗体（抗 MuSK 抗体）の採血を行い，外眼筋評価のため眼窩 MRI を施行する．脳神経麻痺を疑えば頭部 MRI を施行するが，散瞳を伴う動眼神経麻痺は動脈瘤の可能性が高いため，緊急でMRA や造影 CT を施行する必要がある.

上下斜視をきたす代表疾患

1．上斜筋麻痺

　先天性（形態異常）と後天性（神経原性）がある．後天性上斜筋麻痺は滑車神経麻痺と同義である.

　先天性上斜筋麻痺は，小児の上下斜視の原因として

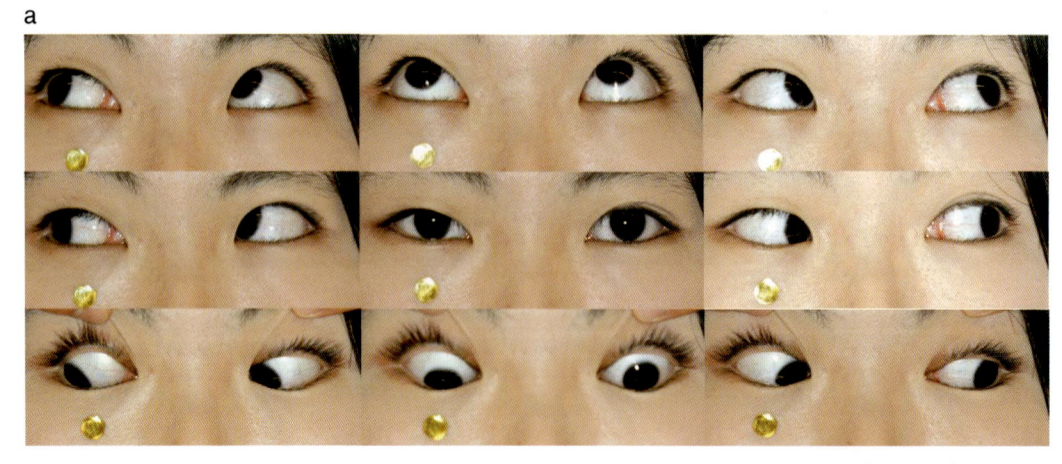

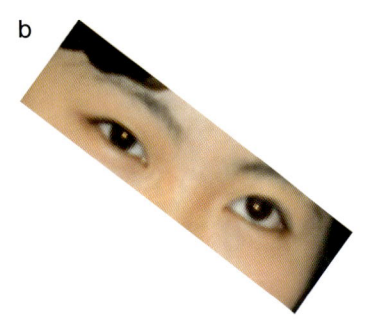

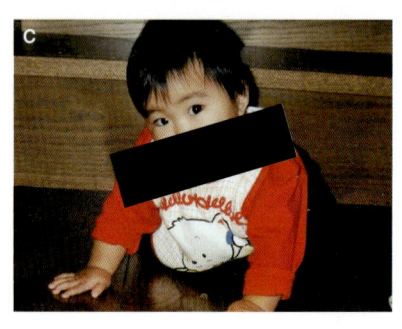

図 2　先天性上斜筋麻痺

10 代，女性．**a**：上下斜視を整容的に気にして受診．左眼上斜筋麻痺による左上斜視．遠見眼位は 20 ⊿ 外斜視，18 ⊿ 左上斜視．来院時には恒常性斜視であり，頭位異常は消失していた．**b**：左への頭位傾斜で左上斜視の悪化を認める．BHTT が左で陽性である．**c**：同一患者の乳幼児期の写真．左眼上斜筋麻痺のため代償性頭位を示している．このような頭位異常を主訴に受診する患者も多い．

もっとも頻度が高い．上斜筋や上斜筋腱の低形成や欠損を伴うことが多く，また滑車神経が欠損する症例も認める[3]．上斜筋麻痺による内下転制限と，下斜筋過動による内上転過動をきたす．患眼の上斜視と外方回旋を認め，上下斜視を補正するために健側へと頭を傾けている（**図2**）．患側に頭位傾斜させると上下偏位が顕著になる．幼少期より頭位異常を認める患者もあり，斜頸の期間が長くなると顔面の非対称（両眼を結んだ線と口角を結んだ線が健側で交わる）を認めるようになる．加齢に伴い頭位傾斜で代償できなくなる代償不全型となると，徐々に複視を訴えるようになる（**図3**）．また，抑制が生じ恒常性の斜視となると，頭位傾斜がなくなる．

後天性上斜筋麻痺では，急性発症の複視を主訴に来院する．原因としては血管性や外傷性の割合が高い．広い融像幅をもつ先天性と異なり，後天性では融像幅が狭いため，小さな上下偏位でも複視の自覚が強い．

診断には Parks 3 step test が有用であり，①正面で患眼が上斜視，②側方視では健側に注視した際に上斜視悪化，③患側への頭位傾斜（Bielschowsky head tilt test：BHTT）で上斜視悪化を認めるが，すべての基準を満たすのは 70％程度と報告されており[4]，基準を満たさない症例もある．3 番目の BHTT は上斜筋の運動を特異的に反映するとされているので上下斜視の患者には必ず検査を行う．また，MRI では上斜筋の大きさに左右差を認めることも多い（**図3**）．

治療は，上斜筋遅動が強い場合は上斜筋強化術を，下斜筋過動が強い症例では下斜筋減弱術を選択するのが基本的な考え方であるが，上斜筋手術は術後 17％に医原性 Brown 症候群を認めた報告もあり[5]，下斜筋後転が選択されることが多い．側方視での非共同性が大きくなければ，上下直筋後転術（回旋偏位が強ければ水平移動術を併用）も有用である．

2. 交代性上斜位（DVD，図 4）

一般的に上下斜視では，右眼固視時に左眼が上斜視であれば，左眼固視時は右眼が下斜視になる．しかし，

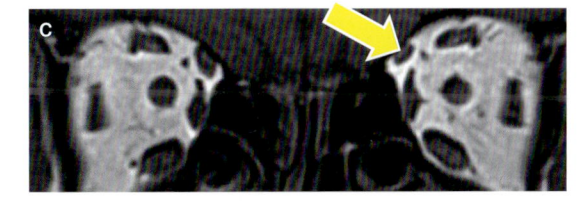

a 交代プリズム遮閉試験（APCT）遠見：

	上方視 30 △ XT 25 △ LHT	
右方視 18 △ XT 25 △ LHT	正面 30 △ XT 20 △ LHT	左方視 20 △ XT 14 △ LHT
	下方視 12 △ XT 25 △ LHT	

R-tilt
30 △ XT　8 △ LHT

L-tilt
25 △ XT　30 △ LHT

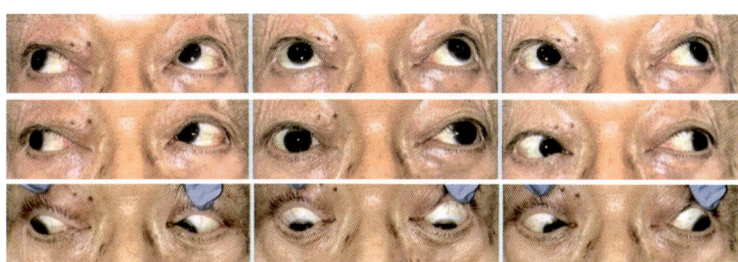

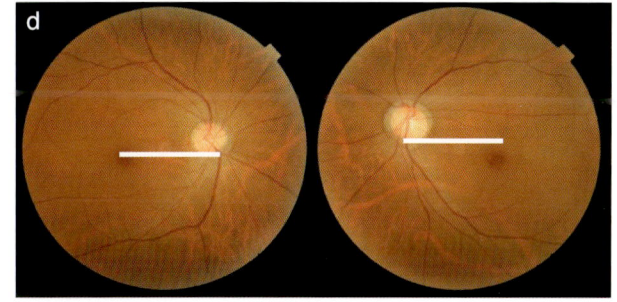

図3　代償不全型上斜筋麻痺

70代，男性．**a**：10年ほど前より徐々に複視を自覚．左上斜視を認め，右方視と左への頭部傾斜で悪化を認めた．**b**：左眼下斜筋過動を軽度認める．**c**：MRIで左上斜筋の萎縮を認める．**d**：眼底写真による他覚的回旋検査では外方回旋は左眼＞右眼であり，上斜視眼優位な外方回旋を認める．

DVDでは上下斜視と異なり交代性に非固視眼が上転するため，右眼固視時は左眼が上斜視となり，左眼固視時は右眼が上斜視となる．典型的なケースでは，遮蔽眼はゆっくりと上転し，外方回旋するとともに外転する特徴的な動きを認める．DVDは先天性の斜視など両眼視機能の発達が妨げられたとき，もしくは両眼視機能は正常でも矯正不良や疲労，屋外などのまぶしい環境など，両眼視が妨げられたときに顕性化しやすい．斜視角に変動を認めることも特徴である．上斜筋麻痺との鑑別を**表3**に示す．両眼視，整容面で問題がなければ経過観察でよい．また，融像が崩れると偏位が顕性化するため，屈折矯正は必ず行う．合併する内斜視や外斜視を矯正し，融像しやすくなるとDVDがめだたなくなることもある．手術では，下斜筋過動がめだつ場合は下斜筋前方移動術が推奨される[6]．下斜筋過動がめだたない場合は，上直筋大量後転（5〜8mm）を行う．DVDの多くは両眼性であり，両眼手術適応となるが，左右差がある場合は左右差をつけて手術を行う．

3. Sagging eye syndrome（SES，図5）

加齢性変化に伴う眼窩プリーの変性により生じる斜視

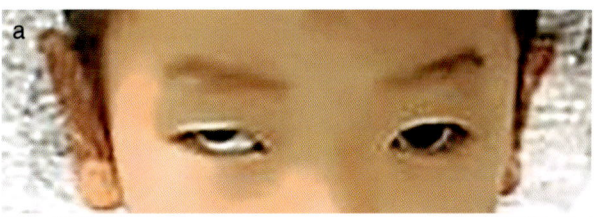

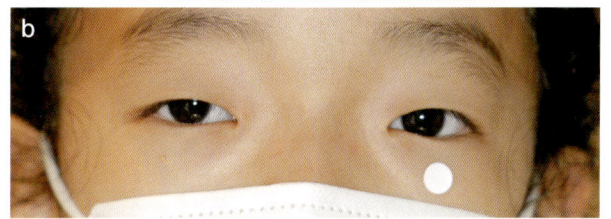

図4　交代性上斜位（DVD）

4歳，女児．**a**：眼位異常を主訴に来院した．30△の間欠性外斜視に合併したDVDであった．**b**：素早い交代遮蔽ではDVDはめだたない．ゆっくり遮蔽するとaのように両眼の上転を認めた．両眼の下斜筋過動を認めていたため，7歳時に両外直筋後転術と両下斜筋前方移動術を施行した．

である[7]．中高年の後天性複視の主要な原因であり，忘れてはならない疾患である．眼窩プリーのうち，外直筋と上直筋をつなぐLR-SRバンドが伸展し，外直筋の下垂が起こる．外直筋の下垂の程度が左右同程度であれば開散麻痺様遠見内斜視となり，左右差があれば小さな上

表 3 上斜筋麻痺と交代性上斜位の鑑別

	上斜筋麻痺	交代性上斜位
上斜筋遅動	あり	なし
上斜筋過動	なし	あり
下斜筋過動	あり	あり
遮蔽時の特徴的運動	なし	あり
上下偏位	上斜視眼固視＞下斜視眼固視	上斜視眼固視＜下斜視眼固視
V-pattern	あり	なし

a 交代プリズム遮閉試験（APCT）遠見：

	上方視 6 ⊿ XT 14 ⊿ LHT	
右方視 4 ⊿ XT 10 ⊿ LHT	正面 4 ⊿ XT 14 ⊿ LHT	左方視 2 ⊿ XT 10 ⊿ LHT
	下方視 6 ⊿ XT 6 ⊿ LHT	

R-tilt　　　　　　　　　　　　　　L-tilt
4 ⊿ XT　8 ⊿ LHT　　　　　2 ⊿ XT　12 ⊿ LHT

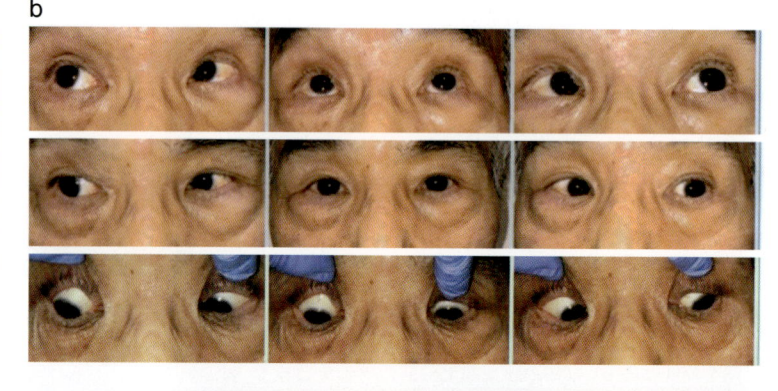

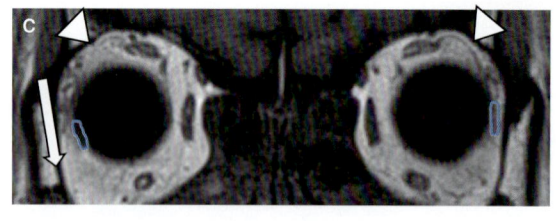

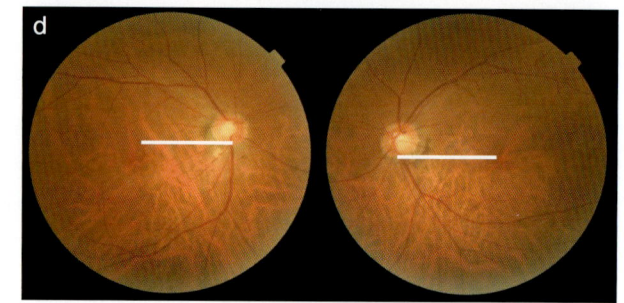

図 5 Sagging eye syndrome

80 代，男性．**a**：5 年程前から違和感を自覚．左上斜視を認める．側方視時や頭部傾斜による上斜視悪化は認めない．**b**：Sagging like face である上眼瞼陥凹と下眼瞼の膨らみを認める．上転制限を認める．**c**：LR-SR バンドの変性と外直筋の下垂が右眼で重度である．**d**：下斜視眼である右眼優位の外方回旋を認める．

下回旋斜視となる．SES は共同性の斜視であり，側方視時に増大する上下偏位や BHTT による左右差などは認めないこと，下斜視眼優位の外方回旋を認めることが代償不全型上斜筋麻痺との鑑別ポイントである（**表 4**）．ひき運動やサッケードは正常であるが，ほとんどの患者で両眼の上転制限を認める．上眼瞼陥凹，下眼瞼の膨らみ，腱膜性眼瞼下垂は sagging like face とよばれる SES の患者に特徴的な顔貌所見であり，なかでもとくに上眼瞼陥凹は SES に特異的である[8]．また，やせ型の人に多いことも SES の特徴である[9]．SES の斜視角は小角度であり見逃されやすいため，やせ型で sagging like

face を有する複視の患者では，SES を疑い検査を行うと見逃しが防げる．MRI では，LR-SR バンドの変性と外直筋の下垂が下斜視眼に優位となるが，臨床的に診断がつけば MRI は必須ではない．プリズム眼鏡は上下偏位が 4 プリズム以内，回旋複視が 8°以内の症例では有効なことが多い[10]．手術加療では上下直筋の後転術を行い，回旋偏位が強ければ直筋の後転に水平移動術を追加する．上下の斜視角が 6 ⊿ 以内であれば，点眼麻酔下で眼位をみながら切腱する．段階的垂直直筋部分切腱術（graded vertical rectus tenotomy：GVRT）も有用である[11]．

表 4　上下斜視の鑑別

	上斜筋麻痺	SES	OTR
発症機転	緩徐進行性（代償不全型） 急性発症（神経原性）	緩除進行性	急性発症
回旋異常 （眼底写真）	上斜視眼の外方回旋	下斜視眼の外方回旋	上斜視眼の内方回旋 下斜視眼の外方回旋
頭部傾斜	下斜視眼が下になるよう傾斜	なし	下斜視眼が下になるよう傾斜
MRI	上斜筋萎縮	LR-SR バンドの伸展 （上斜視眼＜下斜視眼）	脳幹病変，小脳卒中
眼球運動制限	内下転制限	上転制限	制限なし
BHTT	陽性	6⊿以内	
その他の特徴	顔面の非対称（代償不全型）	sagging like face，やせ型体型	upright-supine test

4. Ocular tilt reaction（OTR）

　滑車神経麻痺（後天性上斜筋麻痺）と同様に，onset が
はっきりしている上下斜視をきたす疾患として，斜偏位
や ocular tilt reaction（OTR）がある．頭を動かした際
に眼球の位置を維持し，固視を安定させるための機能が
前庭動眼反射（vestibulo-ocular reflex：VOR）であるが，
この障害により生じる．脳幹や小脳卒中が原因となるこ
とが多い．斜偏位では，前庭入力の障害により，①上下
斜視と②回旋異常（上転眼が内方回旋，下転眼が外方回
旋）をきたす．これに③自覚的な垂直軸の傾斜と④代償
性の斜頸を加えた四主徴を認めるものを OTR という．
滑車神経麻痺では，上斜視眼が外方回旋（ときに下斜視
眼が外方回旋のこともある）するが，OTR では上斜視眼
が内方回旋，下斜視眼が外方回旋と左右眼で回旋方向が
異なる（表4）．また，立位から仰臥位にした際に垂直偏
位が 50％以上減少する upright-supine test が OTR で
は陽性となる．患者の多くは自然軽快するため，プリズ
ムを用いて保存的に経過観察することが望ましい．

おわりに

　社会の高齢化に伴い，上下斜視に遭遇する機会は増え
ると考えられる．上下方向の眼球運動は内転時と外転時
の作用筋が異なることや回旋を合併することから，一見
病態把握がむずかしく感じ，上下斜視に対して苦手意識
をもちやすいが，適切な解剖学的知識と各疾患の特徴の
把握により，正確な診断と治療が可能である．上下斜視
は日常生活にも支障をきたしやすく，本稿が日常診療の
一助となれば幸いである．

文　献

1) Miyata M, Kido A, Miyake M et al：Prevalence and incidence of strabismus by age group in Japan：A nationwide population-based cohort study. *Am J Ophthalmol* **262**：222-228, 2024

2) Kawai M, Goseki T, Ishikawa H et al：Causes, background, and characteristics of binocular diplopia in the elderly. *Jpn J Ophthalmol* **62**：659-666, 2018

3) Yang HK, Kim JH, Hwang JM：Congenital superior oblique palsy and trochlear nerve absence：a clinical and radiological study. *Ophthalmology* **119**：170-177, 2012

4) Manchandia AM, Demer JL：Sensitivity of the three-step test in diagnosis of superior oblique palsy. *J AAPOS* **18**：567-571, 2014

5) Helveston EM, Ellis FD：Superior oblique tuck for superior oblique palsy. *Aust J Ophthalmol* **11**：215-220, 1983

6) Wright KW, Strube YNJ：Complex strabismus. Color atlas of strabismus surgery：Strategies and techniques. Springer, New York, p41-52, 2015

7) Rutar T, Demer JL："Heavy Eye" syndrome in the absence of high myopia：A connective tissue degeneration in elderly strabismic patients. *J AAPOS* **13**：36-44, 2009

8) Kunimi K, Goseki T, Fukaya K et al：Analysis of facial features of patients with sagging eye syndrome and intermittent exotropia compared to controls. *Am J Ophthalmol* **246**：51-57, 2023

9) Iida K, Goseki T, Onouchi H et al：Body mass index is associated with orbital pulley degeneration syndrome, including sagging eye syndrome. *Am J Ophthalmol* **268**：312-318, 2024

10) 稲垣理佐子，浅野麻衣，正木勢津子ほか：複視に対するプリズム適応の検討．日視能訓練士協誌 **35**：93-97, 2006

11) Chaudhuri Z, Demer JL：Graded vertical rectus tenotomy for small-angle cyclovertical strabismus in sagging eye syndrome. *Br J Ophthalmol* **100**：648-651, 2016

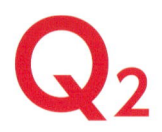 **後天性斜視の原因は**

回答者　　畑　真由美*

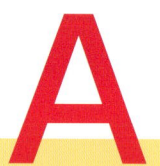

はじめに

　後天性斜視の主訴は複視であることが多く，日常生活に支障をきたして医療機関を受診する．「ぼやける」「霞む」など複視とわかりにくい表現のこともあり，患者の訴えと所見が一致しない場合には注意が必要である．

　また，両眼複視であれば斜視を疑うが，単眼複視であれば白内障や乱視など斜視以外の疾患を考える必要がある．後天性斜視の原因となる疾患は多岐にわたるが，本稿ではどのようなことに注意して診断，治療を進めていくべきかを述べる．

後天性斜視の診断

　診断にあたって眼球運動障害の有無は重要であり，原因によって麻痺性，筋原性，機械性に分類される．眼球運動障害がないものには急性後天性共同性内斜視や廃用性などがあげられる．後天性斜視において考えられる疾患を**表1**に示す．診断に必要な情報を得るために下記の項目に沿って診察，検査を進める．

1. 外観の観察

　複視を避けるため，しばしば頭部傾斜や顔回し，顎上げなどの頭位異常をきたす．たとえば，右の滑車神経麻痺では患側に頭部傾斜すると上下斜視が悪化するため健側に頭部傾斜を行う．また，右眼の外転神経麻痺では右方視で複視が悪化するため，右に顔回しをして複視を回避する．両眼視機能があれば先天性でも頭位異常を伴う

■後天性斜視の主訴は複視であることが多いが，単眼複視と両眼複視の鑑別を行う必要がある．

■急性発症では末梢循環不全や脳動脈瘤，亜急性では甲状腺眼症や炎症性疾患，慢性では腫瘍や代償不全による斜視などが考えられる．

■瞳孔不同や視神経乳頭腫脹を伴う眼球運動障害の患者では早急に頭部 MRI での精査を要する．

■甲状腺眼症は甲状腺ホルモン値が正常でも発症する可能性があり，TSH レセプター抗体（TRAb）や甲状腺刺激抗体（TSAb）が活動性の目安となる．

■斜視手術は発症後半年以上経過して，斜視角が安定しているものが適応となる．斜視角に変動がある場合には，プリズム眼鏡や A 型ボツリヌス毒素注射での治療が望ましい．

表1　後天性斜視で考えられる疾患

眼球運動障害なし		急性後天性共同性内斜視，開散麻痺，廃用性斜視，sugging eye syndrome
眼球運動障害あり	麻痺性斜視	脳動脈瘤，脳腫瘍，末梢循環不全，Fisher 症候群，内頸動脈海綿静脈洞瘻，Tolosa-Hunt 症候群
	筋原性斜視	重症筋無力症（神経筋接合部），甲状腺眼症，IgG4 関連疾患，眼窩筋炎，慢性進行性外眼筋麻痺（CPEO）
	機械性斜視	眼窩底骨折，眼窩腫瘍，固定内斜視，強膜内陥術後

*Mayumi Hata：聖マリアンナ医科大学眼科学教室
〔別刷請求先〕　畑　真由美：〒216-8511 神奈川県川崎市宮前区菅生 2-16-1　聖マリアンナ医科大学眼科学教室

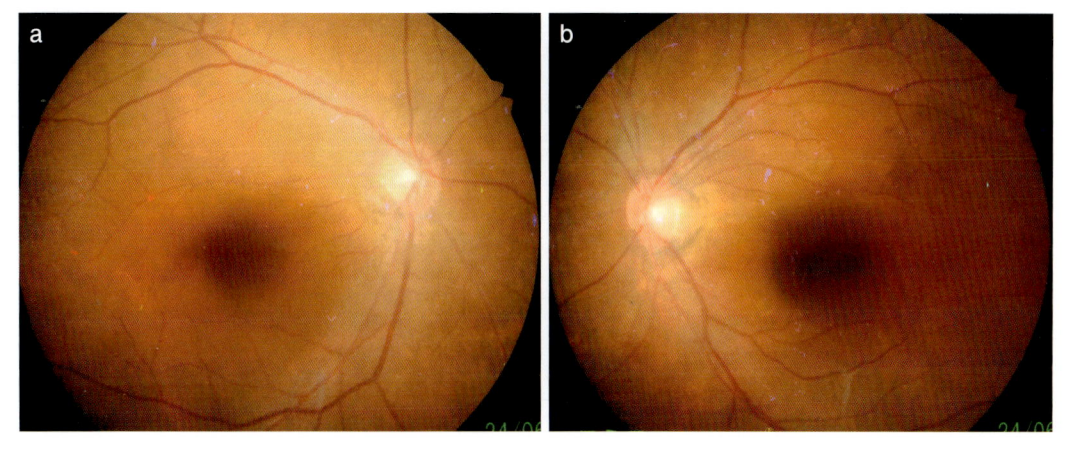

図1　先天性上斜筋麻痺による代償不全症例の眼底写真

a：左眼．**b**：右眼．通常は視神経中心と視神経下端に引いた水平線の間に黄斑があるが，両眼ともに黄斑は下方にきており，外方回旋を認める．

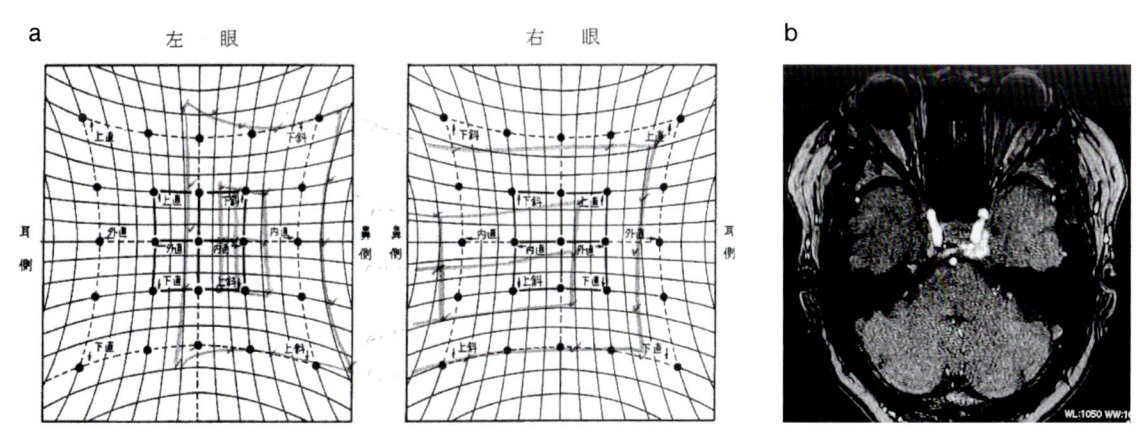

図2　左内頸動脈海綿静脈洞瘻による左眼外転神経麻痺の症例

a：Hess 赤緑試験：左眼の外転神経麻痺を認める．**b**：頭部 MRA 画像：左内頸動脈周囲に海綿静脈洞の描出を認める．

が，顔面の非対称性があれば先天性を疑う．

また，動眼神経麻痺や重症筋無力症では眼瞼下垂を認め，重症筋無力症による眼瞼下垂は上方注視による疲労で悪化する特徴がある．甲状腺眼症では眼球突出や上眼瞼後退，眼瞼腫脹など特徴的な顔貌を呈する．甲状腺眼症では両眼性が多いが，片眼性の場合もあり，眼窩炎症や腫瘍でも眼球突出をきたすため鑑別を要する．

2. 問　　診

問診である程度予想できる疾患もあるため，各疾患の特徴を念頭に，発症様式や誘因，日内変動，既往歴，随伴症状など必要な情報を聞き出すことが重要である．

急性発症では末梢循環不全や脳動脈瘤，亜急性では甲状腺眼症や炎症性疾患，慢性では腫瘍や代償不全による斜視などが考えられる．後天性斜視では甲状腺眼症や重

症筋無力症など全身疾患に伴い出現する斜視もあり，既往歴や治療状況の聴取も行う．甲状腺眼症では朝方に症状が悪化し，重症筋無力症では夕方の疲労時に悪化することが多く，日内変動の有無も診断への有益な情報となる．

そのほか，頭痛や運動失調などの随伴症状や，先行感染の有無についても確認しておく必要がある．

3. 眼位，眼球運動

まずは第一眼位での斜視があるか，水平，上下，回旋のどの方向にずれているのか確認する．回旋は見た目ではわかりにくいため，回旋を疑う訴えがあれば大型弱視鏡や cyclophorometer，眼底写真で回旋偏位を確認するとよい．**図1**は先天性上斜筋麻痺の代償不全症例の眼底写真であるが，大角度の外方回旋斜視を認める．上斜筋

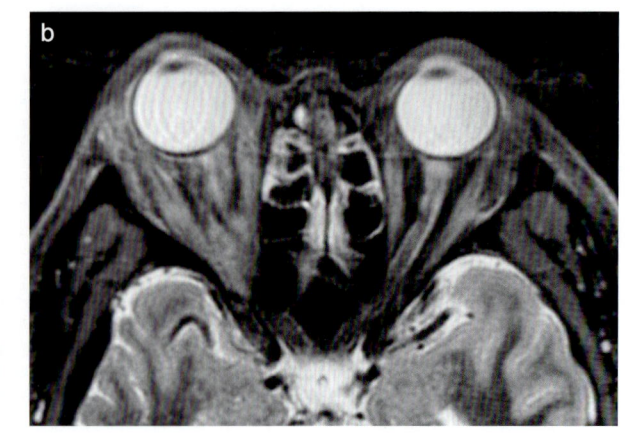
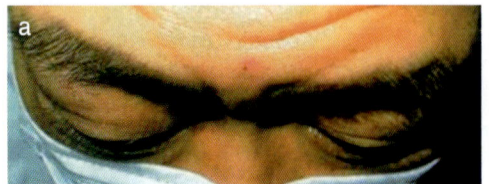
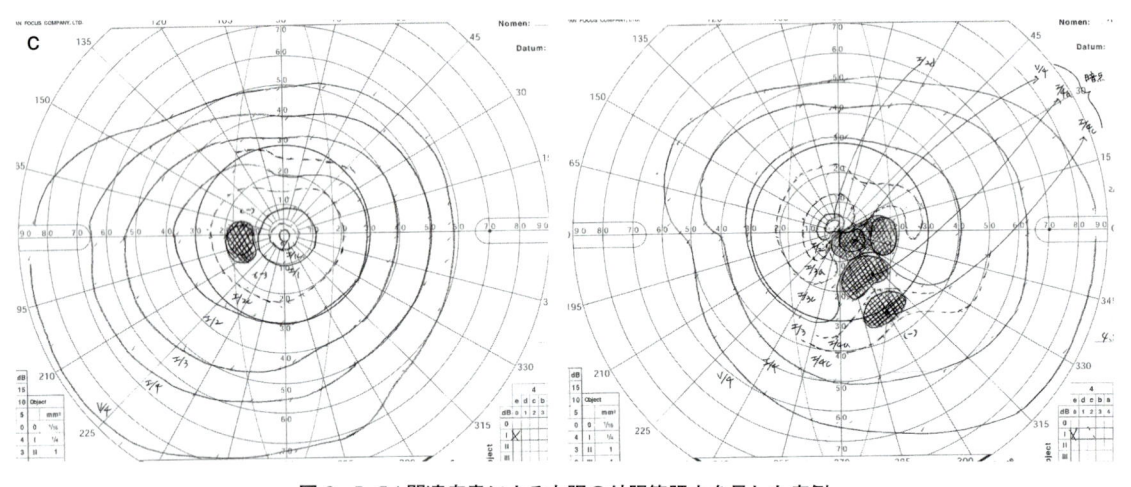

図3 IgG4関連疾患による右眼の外眼筋肥大を呈した症例

a：右眼眼球の突出を認める．b：眼窩 MRI：右眼の眼球突出，外眼筋肥大，眼窩先端部軟部組織像を認める．c：Goldmann 視野検査：右眼の視野障害を認める．ステロイドの内服治療開始により外眼筋肥大は改善し，視野障害も改善した．

麻痺では Bielschowsky 頭部傾斜試験を行うと，患側への頭部傾斜で上下斜視が著明となる．

また，眼球運動障害の有無は重要な所見であり，9方向眼位検査を行う．むき運動で眼球運動制限がある場合にはひき運動も行い，本当に眼球運動障害があるかを確認する必要がある．眼運動神経支配に合致しない眼球運動障害であれば筋原性や機械性が疑われる．眼球運動障害が軽度でわかりにくい場合には，どの方向で複視が悪化するかを確認しながら診察を行うとよい．

Hess 赤緑試験では眼球運動を可視化でき，視診での9方向眼位検査では検出しにくい微細な眼位異常が検出できることがある．共同性斜視では大きさが左右対称となるが，非共同性斜視では麻痺眼が小さく描出され，麻痺筋の作用方向で狭くなる．また，Hering の法則により，健眼のともむき筋の作用方向は大きく描出される．

図2に内頸動脈海綿静脈洞瘻により左外転神経麻痺を呈した症例の Hess 赤緑試験を示す．

4. 眼科一般検査

斜視の原因によっては視力，視野障害を呈することがあるが，眼瞼腫脹や眼瞼下垂により視機能異常に気づかないケースもあり，眼科一般検査の確認も重要である．

瞳孔不同や視神経乳頭腫脹を伴うものでは，頭蓋内疾患も念頭に検査を進めていく必要がある．相対的瞳孔求心路障害（relative afferent pupillary defect：RAPD）陽性となる症例では視神経障害が疑われるが，網膜疾患でも RAPD 陽性となることがあり，限界 Flicker 値や視野検査，眼底検査を行い総合的に判断する．眼窩炎症や外眼筋肥大が重度であると視神経圧迫により視機能障害をきたす可能性があり，できる限り早急な診断，治療

が必要となる．IgG4関連疾患による外眼筋肥大に伴い視力，視野障害を呈した症例を**図3**に示す．

そのほか，固定内斜視を起こすような病的近視の患者では，近視性脈絡膜新生血管や緑内障などの疾患を合併していることも多く注意が必要である．

5. 画像検査，血液検査

全身疾患が原因の可能性があり，必要に応じて画像検査，血液検査での精査を要する．とくに，瞳孔不同や視神経乳頭腫脹を伴う眼球運動障害の患者では頭蓋内疾患が疑われるため，早急に頭部MRIでの精査が必要となる．外眼筋の腫脹や炎症などの軟部組織をみたい場合にはMRI，外傷による眼窩底骨折をみたい場合にはCTが有用である．

また，甲状腺眼症は甲状腺ホルモン値が正常でも発症する可能性があり，TSHレセプター抗体（TRAb）や甲状腺刺激抗体（TSAb）の高値が活動性の目安となる．

眼瞼下垂や日内変動を伴う斜視では重症筋無力症を疑い，抗アセチルコリンレセプター抗体の測定を行う．眼筋型での抗アセチルコリンレセプター抗体の感度は高くないため，疑わしい場合にはアイスパックテストやテンシロンテストも行う．アイスパックテストは特別な薬剤は必要なく，眼科外来でも施行可能である．

Fisher症候群は外眼筋麻痺，運動失調，深部腱反射消失を三徴とし，多くは1〜2週間以内に先行感染を伴う疾患であるが，急性期には抗GQ1b抗体が高率で陽性となり診断に有用である．Fisher症候群による外眼筋麻痺を呈した症例を**図4**に示す．

また，末梢循環不全による麻痺性斜視は糖尿病や脂質異常症などが既往にあることが多く，血糖値やHbA1c，コレステロールなど一般的な検査も行うとよい．**表2**に後天性斜視の原因検索として行うおもな血液検査項目を示す．

■ 後天性斜視の治療

治療方針については原因や経過によりさまざまであるが，全身疾患に起因する斜視であれば，まずは原疾患に対しての治療を行う．

甲状腺眼症においては，活動期で中等症から重症のものではステロイドパルス療法による消炎治療が第一選択となる．そのほかの炎症性疾患でもステロイドによる治療が効果的であるものが多いが，治療開始前に感染症の除外は必須である．

また，末梢循環不全による麻痺性斜視においては3カ月程度で自然軽快することが多く，発症早期では片眼遮蔽やプリズム眼鏡で経過観察とする．

斜視の治療としてはプリズム眼鏡やA型ボツリヌス毒素注射，斜視手術であるが，斜視角に変動がある時期にはプリズム眼鏡やA型ボツリヌス毒素注射での治療が望ましい．発症から半年以上経過しており，斜視角に変動がないものでは手術も適応となる．

手術を行っても眼球運動障害の改善はむずかしく，日常生活で使うことの多い正面や下方視での複視改善を目標とする．

1. プリズム眼鏡

斜視角が小さい場合や斜視角が変動する可能性がある場合，または観血的治療を希望しない場合にはプリズム眼鏡での治療を選択する．回旋斜視についてはプリズム眼鏡で矯正できないが，軽度の回旋であれば上下斜視を補正することで融像できることもある．

眼鏡のレンズに組み込みができるのは片眼に5⊿までであり，それ以上になると膜プリズムを眼鏡のレンズに貼り付けて使用する．膜プリズムは幅の狭いプリズムを帯状に並べたレンズで，度数が強くなると視力やコントラスト感度が低下してしまううえ，他人から気づかれてしまう整容的な問題もある．複視の改善を認めても装用感が悪くプリズム眼鏡を選択しない場合には，オクルア（片眼遮蔽用オクルーダーレンズ，東海光学）などでの遮蔽療法も試す．

2. A型ボツリヌス毒素注射

12歳以上の患者が対象となるが，急性後天性共同性内斜視，外転神経麻痺の急性期，甲状腺眼症などがよい適応である．1〜2週間で効果が安定し，3〜4カ月で効果が消失する．効果が永続ではないため，発症早期の麻痺性斜視や甲状腺眼症など斜視角に変動がある患者でも治療適応となる．

A型ボツリヌス毒素注射の欠点としては，効果にばらつきがあることや，目的の筋以外に作用してしまうことで生じる眼瞼下垂や上下斜視などがある．眼瞼下垂や過矯正などの副作用が出たとしても，一過性であり1カ月程度で改善する．

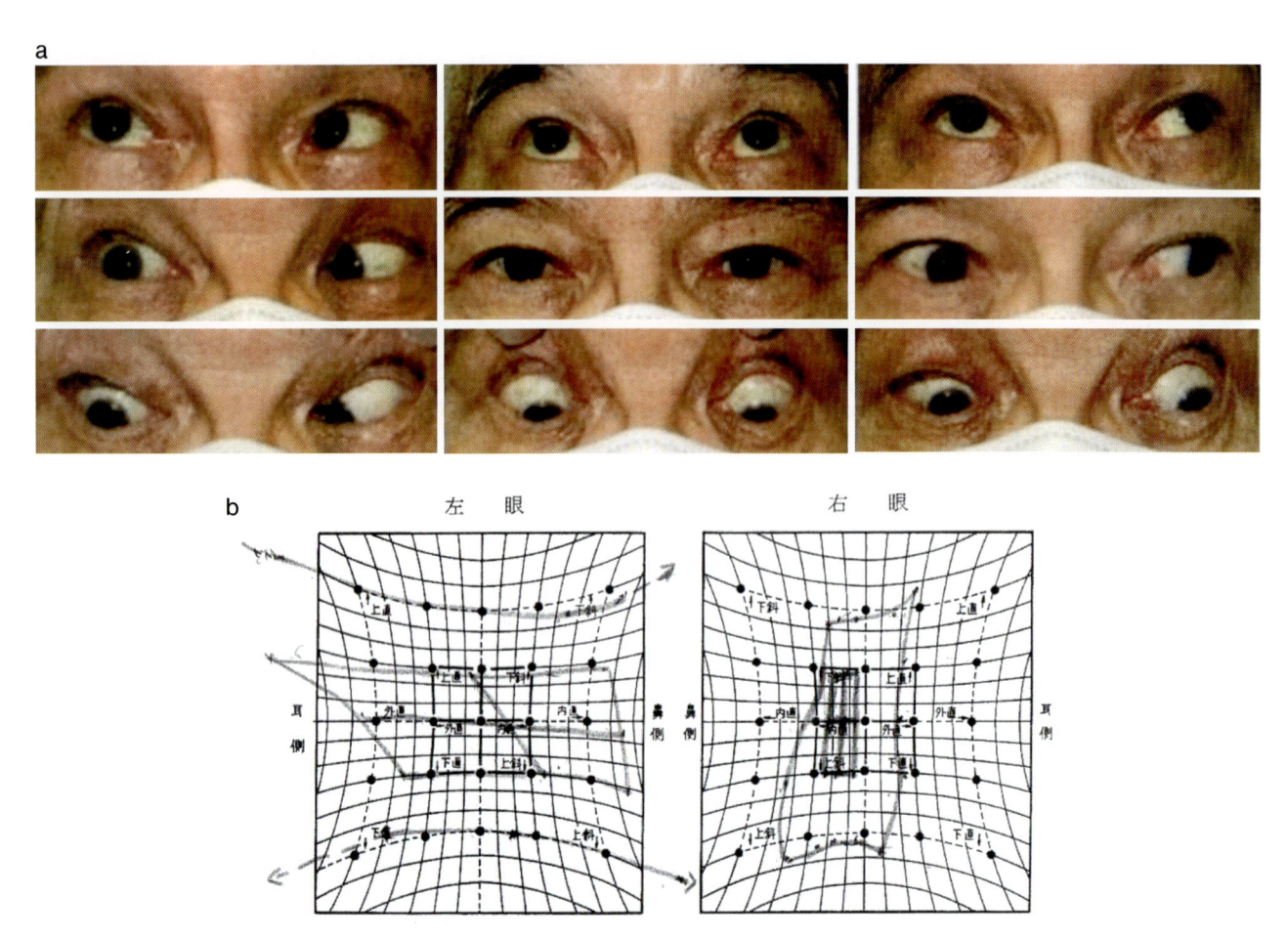

図 4　FIsher 症候群により眼球運動障害を呈した症例

感冒症状後に眼球運動障害と下肢運動失調が出現，抗 GQ1b 抗体陽性となり Fisher 症候群と診断された．**a**：9 方向眼位検査．右眼の内転，外転制限を認める．**b**：Hess 赤緑試験．右眼の内転，外転制限を認める．

表 2　後天性斜視の精査に必要となる血液検査項目

- ・TRAb，TSAb，TSH，T3，T4：甲状腺眼症
- ・抗アセチルコリンレセプター抗体，抗筋特異的チロシンキナーゼ抗体：重症筋無力症
- ・抗 GQ1b 抗：Fisher 症候群
- ・血清 IgG4，IgG：IgG4 関連疾患
- ・ビタミン B1：Wernicke 脳症
- ・アンジオテンシン変換酵素
  サルコイドーシス，甲状腺機能亢進症，糖尿病で高値
- ・抗好中球細胞質抗体
  ANCA 関連血管炎による眼窩先端症候群，肥厚性硬膜炎

ACE：angiotensin-converting enzyme，ANCA：anti-neutrophil cytoplasmic antibody.

3．手　　術

発症後半年以上経過しており，斜視角が安定している患者には手術も適応となるが，斜視の原因や程度によりさまざまな術式が選択される．外転神経麻痺では，麻痺が軽度から中等度であれば患側の内直筋後転術や外直筋前転術を選択するが，重度であれば西田法などの筋移動術が適応となる．また，強度近視性内斜視では眼軸長延長に伴う眼球の亜脱臼によるもので，上外直筋結合術が有効である．後天性斜視では外眼筋の麻痺や拘縮を伴うケースもある．術量の判断がむずかしい場合には局所麻酔での術中定量や調節糸法を用いる．斜筋の手術や筋移動術では疼痛管理のため全身麻酔を選択するのがよいが，外眼筋の拘縮が強い場合にも痛みを感じやすく，麻酔方法についての選択も重要である．

文　　献

1）三村　治：神経眼科を学ぶ人のために 第 1 版，医学書院，2014
2）甲状腺眼症診療の手引き（日本甲状腺学会・日本内分泌学会編），メディカルレビュー社，2020
3）神前あい：甲状腺眼症の診療の手引き—眼科専門医からみ

た眼症治療の実際―．日本甲状腺学会雑誌 **12**：62-67，2021

4）宇井牧子：共同性斜視，麻痺性斜視に対するボツリヌス治療の実際．あたらしい眼科 **40**：1431-1436，2023

5）飯森宏仁：後天性斜視の原因とその検索．あたらしい眼科 **40**：1403-1409，2023

6）植木智志：眼球運動の脳神経支配．*OCULISTA* **99**：8-12，2021

7）後関利明：眼球運動障害のときに考えるべき疾患と検査．*OCULISTA* **99**：56-59，2021

＊　　　＊　　　＊

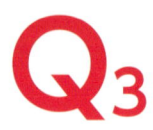

二重に見えるという主訴に対して MRI を撮影するのは

回答者　木崎順一郎*

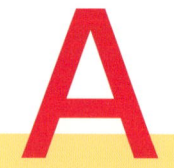

両眼複視をきたす疾患

　複視を主訴とした患者を診察したら，まず大前提として複視が単眼複視なのか，両眼複視なのかを考える必要がある．単眼複視であれば屈折異常や角膜の異常などを考えるため，MRI 撮像は要さない．問題は両眼複視である．

　両眼複視をきたす疾患は多岐にわたるが，**表 1** に代表的なものを示す．大まかに述べると，例外はあるものの，神経支配に一致した眼球運動障害であれば中枢もしくは末梢神経の障害を，一致しないのであれば神経筋接合部や外眼筋に原因がある可能性を推察できる．比較的頻度が高いものとしては，高齢者では sagging eye syndrome，学童〜若年成人では急性後天性恒常性内斜視があげられる．これらは予後良好な疾患ではあるが，あくまでもそれ以外の疾患をしっかりと除外する必要がある．

表 1　両眼複視をきたす代表的な疾患

頭蓋内	外眼筋・神経筋接合部
・脳血管障害 ・脱髄性疾患 ・脳動脈瘤 ・海綿静脈洞症候群 ・Tolosa-Hunt 症候群 　など	・重症筋無力症 ・眼窩炎症性疾患 　（甲状腺眼症，IgG4 関連疾患，帯状疱疹，血管炎，特発性眼窩炎症など） ・sagging eye syndrome ・急性後天共同性内斜視（広義） ・強度近視性固定内斜視 　など

■両眼複視の患者をみた際には MRI の撮像を考量する．
■とくに，動眼神経麻痺の場合は脳動脈瘤を念頭におく必要がある．
■診察で原因の局在を推察し，眼窩を中心とした撮像が必要になることも多い．
■とくに疑わしい病態がある際は，撮像条件を眼科医が指定することも必要である．

　診察では，①発症が急激か緩徐か，もしくは気づかないうちか，②症状は持続的なのか間欠的なのか，悪化傾向があるのか，③頭痛，眼痛，眼球運動痛，その他の神経症状などの随伴症状，先行症状，④既往歴，内服歴などを聴取する．そのうえで，⑤眼科的所見（眼位，眼球運動，視力障害の有無，対光反射，結膜・強膜の充血，乳頭所見など），⑥眼科的検査（Hess 赤緑試験など）で原因を推察していく．

MRI 撮像を考慮する場面

　急性発症の場合には，たとえ末梢性の麻痺を疑った場合であっても，中枢性疾患の除外のために早期の MRI 撮像を検討するべきであろう．とくに動眼神経麻痺をきたしていた場合，脳動脈瘤は，破裂すると致死的になりうるため，鑑別は急務である．とくに，動眼神経麻痺の三徴（瞳孔散大，眼瞼下垂，眼球運動障害）が揃う場合（**図 1a**）には，圧迫をより強く疑う．これは，ほかの原因（末梢循環障害など）に比し，瞳孔線維が動眼神経の

*Junichiro Kizaki：昭和大学医学部眼科学講座
〔別刷請求先〕　木崎順一郎：〒142-8555 東京都品川区旗の台 1-5-8　昭和大学医学部眼科学講座

0910-1810/24/￥100/頁/JCOPY

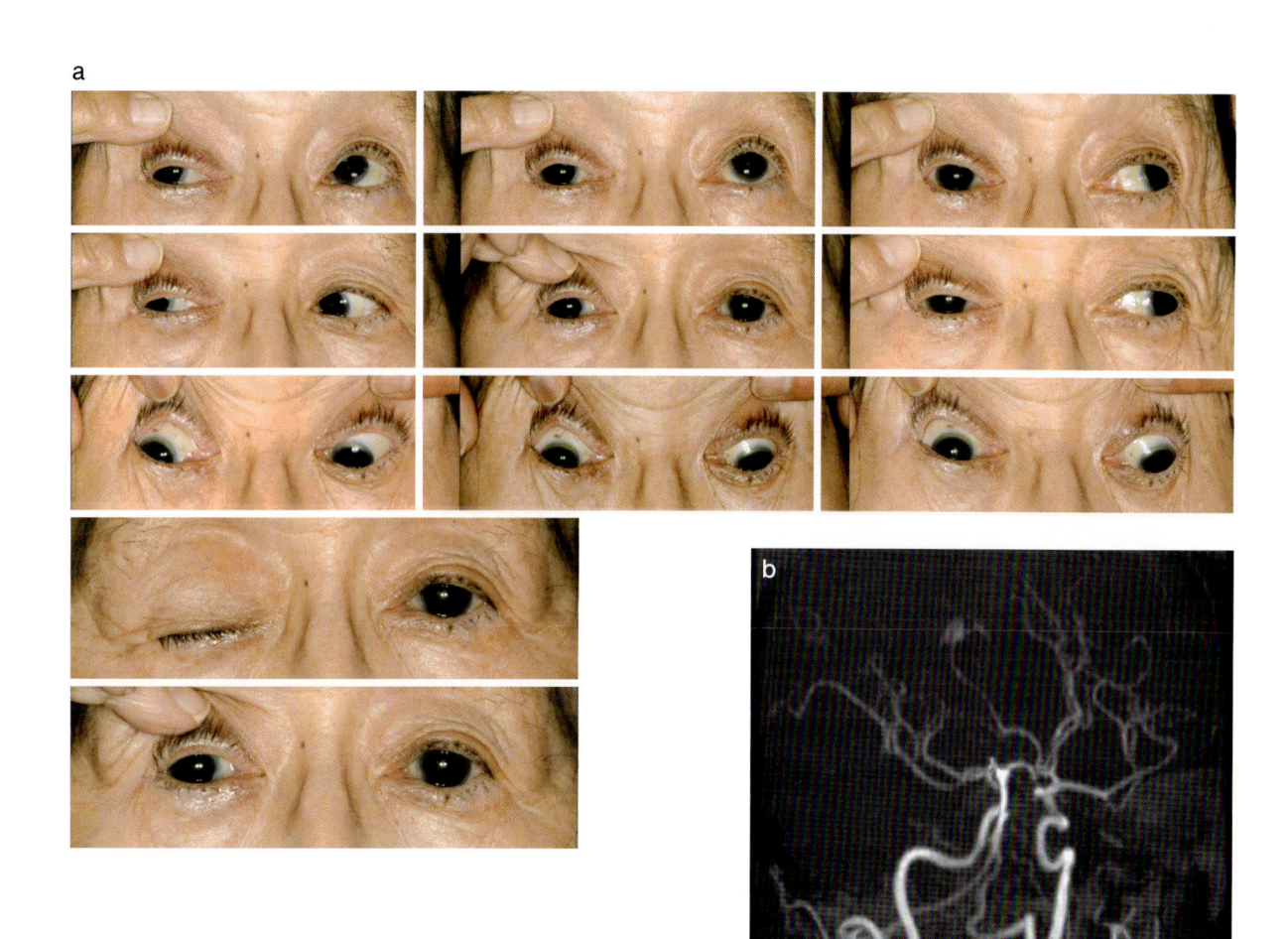

図1 左内頸動脈後交通動脈分岐（IC-PC）部脳動脈瘤の症例
a：動眼神経麻痺の三主徴（眼球運動障害，眼瞼下垂，瞳孔不同）を認めた．**b**：MRAで左IC-PC部に脳動脈瘤を認めた．

背側を走行しているため，動脈瘤による圧迫により瞳孔線維の障害も出やすいからである．この場合は，通常のMRIだけでなくMR angiography（MRA）も同時に撮像することでより動脈瘤の有無を判別しやすい（図1b）．MRIが即日撮れない場合には造影CTやCT angiographyも考慮される．とくに，鑑別として海綿静脈洞部の炎症や圧迫性病変（図2, 3）なども原因になりうるため，必要に応じ後述する条件を組み合わせる．

一方で，先天性の末梢性疾患（先天性上斜筋麻痺，Duane症候群など）が明らかである場合には基本的にMRI撮像は要さない．しかし，これらの疾患であっても斜視手術を考慮する際には，他疾患の除外や外眼筋の解剖学的な評価のため，術前に撮像しておくほうがよいケースもある．

眼窩MRIの有用性

上述のとおり，複視を主訴とする患者において脳動脈瘤は鑑別すべき最重要疾患である．

一方で，複視の患者が眼科を受診する際に，「○月○日に複視を自覚し，翌日に近医の脳神経外科でMRIを撮像したが問題なかったため，眼科を受診した」というケースが比較的多い．ただし，多くの場合，脳神経外科・内科では頭蓋内（脳動脈瘤や脳血管障害など）のみで，眼窩については評価していないことが多い．眼科医は，再度眼球運動の評価を行ったうえでMRIの再撮像を検討する必要がある．その場合は，すでに脳動脈瘤や脳血管障害は除外されていると考えられるため，眼窩を中心に精査していく形となるが，頭蓋内においても脳幹部の微小な出血や梗塞巣は描出されないこともあり，両眼の神経支配性の眼球運動障害やMLF症候群といった脳幹病変が示唆される場合などは，改めてthin sliceでの再撮像を依頼するなどの対応が必要である．

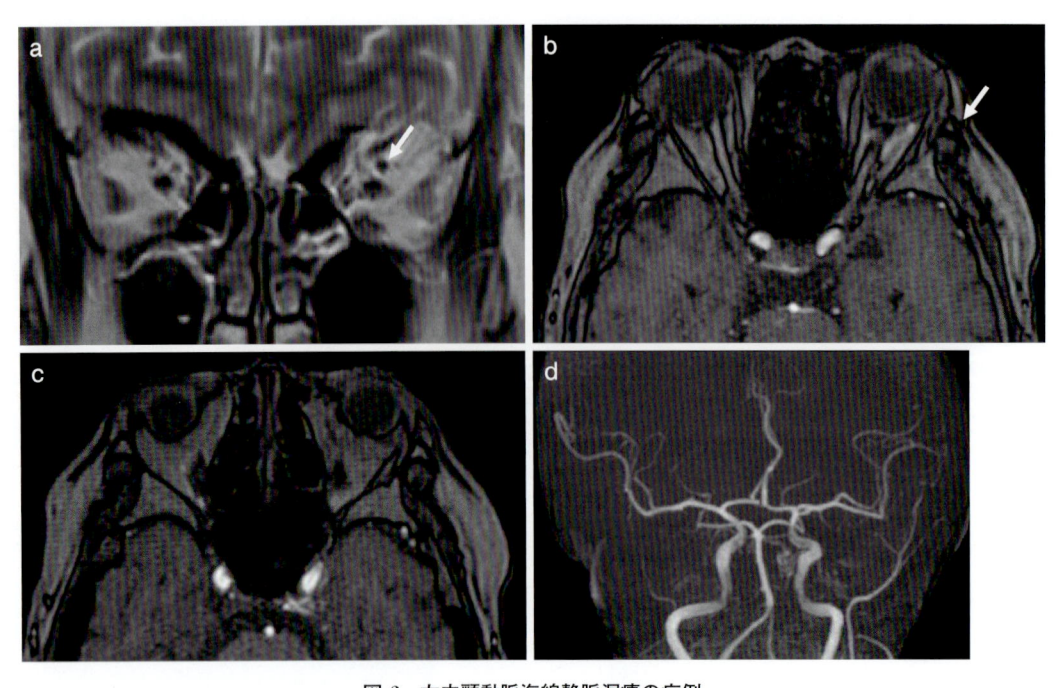

図2　左内頸動脈海綿静脈洞瘻の症例

左眼の拍動性眼球突出と亜急性の眼球運動障害で受診した．**a**：眼窩 MRI（T1 強調）で上眼静脈の拡張（**a**）を認める．**b, c, d**：MRA でも上眼静脈の拡張（**b**），および海綿静脈洞にシャントを示唆する高信号（**c, d**）を認める．

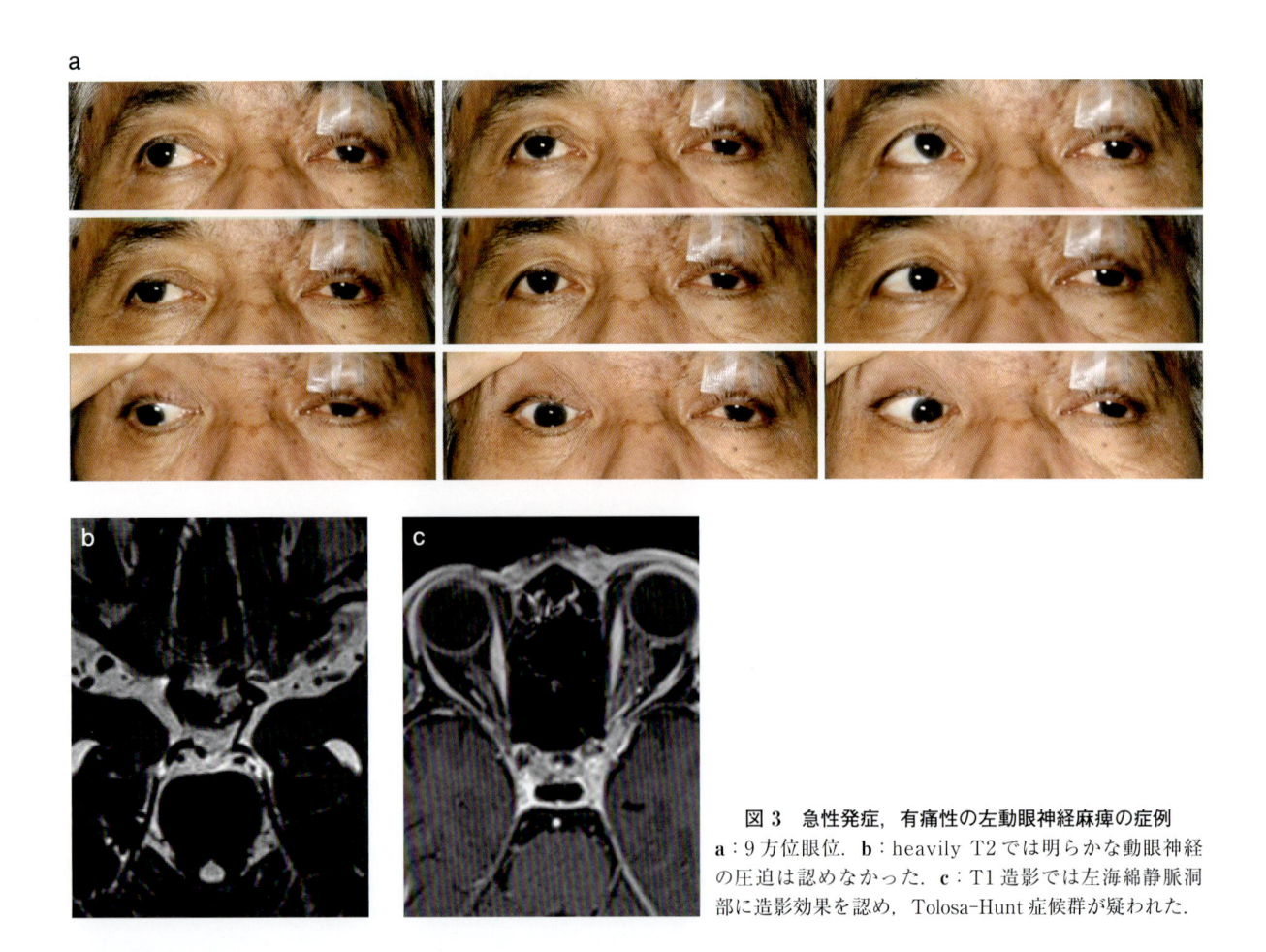

図3　急性発症，有痛性の左動眼神経麻痺の症例

a：9 方位眼位．**b**：heavily T2 では明らかな動眼神経の圧迫は認めなかった．**c**：T1 造影では左海綿静脈洞部に造影効果を認め，Tolosa-Hunt 症候群が疑われた．

表 2　MRI の T1・T2 強調画像の比較

	T1 強調	T2 強調
高進号	骨髄・脂肪	硝子体・炎症・脂肪
中等度	視神経・外眼筋	視神経・外眼筋
低信号	硝子体・炎症	脂肪（脂肪抑制法）
造影	あり	なし

MRI 撮像条件

MRI には T1，T2 強調画像がある．それぞれの特徴を表 2 に示す．これに，必要に応じガドリニウム造影を組み合わせる．とくに炎症や腫瘍などを疑った際には造影が非常に有用となる．さらに MRA，脂肪抑制，short T1 inversion recovery（STIR），fluid attenuated inversion recovery（FLARE），拡散強調画像，heavily T2 といった条件を組み合わせることでより情報量の多い画像検査が可能になる．必ずしも適切な条件で撮像してくれるとは限らないため，とくに必要のある場合には眼科医が指定する必要がある．

頭部 MRI

1. MRA

上述のように，脳動脈瘤（**図 1b**）の描出にはもっとも優れる．内頸動脈海綿静脈洞瘻（**図 2**）や動静脈奇形，内頸動脈狭窄の評価などにも有用である．頭痛，外転神経麻痺，うっ血乳頭などがあり，特発性頭蓋内圧亢進症や脳静脈洞血栓症を疑う場合には MR venography も推奨される．

2. 拡散強調画像

超急性期の脳梗塞の描出に優れる．

3. FLARE

脳室周囲白質の脱髄病変などの描出に優れる．

4. heavily T2

高解像度 MRI により，頭蓋内の脳神経の走行を描出するのに優れる．神経の圧迫を評価するのに有用である（**図 3b**）．constructive interference in steady state（CISS，Siemens 社）や fast imaging employing steady state acquisition（FIESTA，GE 社）などがある．動眼神経の走行は比較的描出しやすいが，外転神経や滑車神

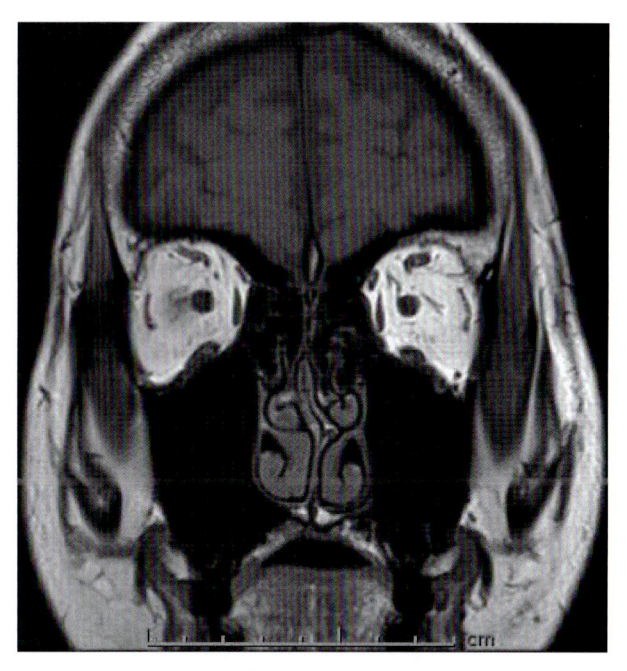

図 4　慢性進行性外眼筋麻痺
眼窩 MRI（T1 強調，冠状断）で外眼筋の菲薄化が著明．

経の描出には習熟を要するとされる．

5. 造　　影

炎症性疾患（**図 3c**）や脳腫瘍などの描出に優れる．

眼窩 MRI

先に述べたように，神経支配に一致しない眼球運動障害や，眼球突出を伴う場合などは，眼窩 MRI の撮像を考慮する．ただし，副鼻腔真菌症にみられる骨破壊像や眼窩骨折は CT のほうが描出に優れるため，必要に応じ組み合わせることも必要である．1 回の MRI 撮像で可能な撮像条件は数が限られている．冠状断は外眼筋，眼窩先端部，海綿静脈洞まで非常に情報量が多く，必須である．水平断や矢状断に関しては症状をみながら判断する．たとえば，下直筋の形態を確認したい場合には，水平断では有用な情報を得られないため，矢状断がより優先される．

T1 強調画像は外眼筋の形態を評価するときにとくに有用である．以下に示す外眼筋肥大のほか，慢性疾患における外眼筋の萎縮（**図 4**），sagging eye syndrome における眼窩プリーの弛緩などが確認しやすい．T2 強調画像は，眼窩内の炎症の局在の評価に有用である．とくに short TI inversion recovery（STIR）法は，T2 強調

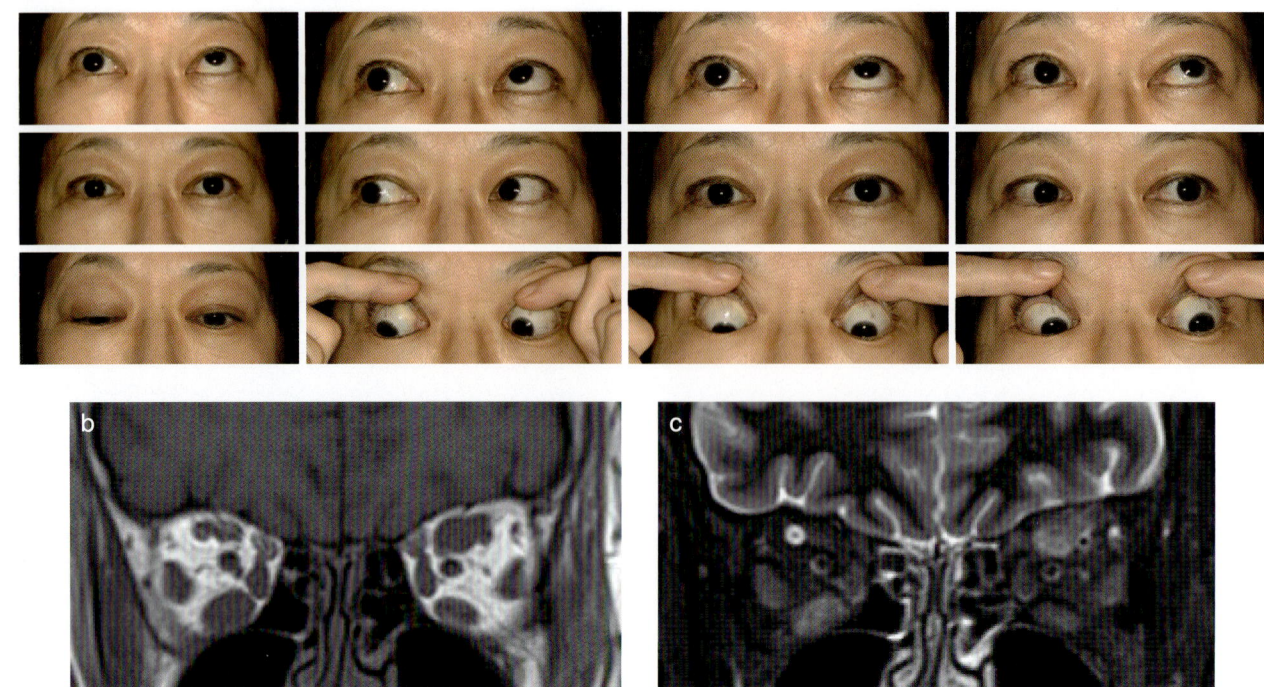

図 5　甲状腺眼症
a：とくに右眼上転障害が著明．**b, c**：眼窩 MRI では T1 強調（**b**）で外眼筋の肥厚を認め，STIR 法（**c**）で高信号を呈する．

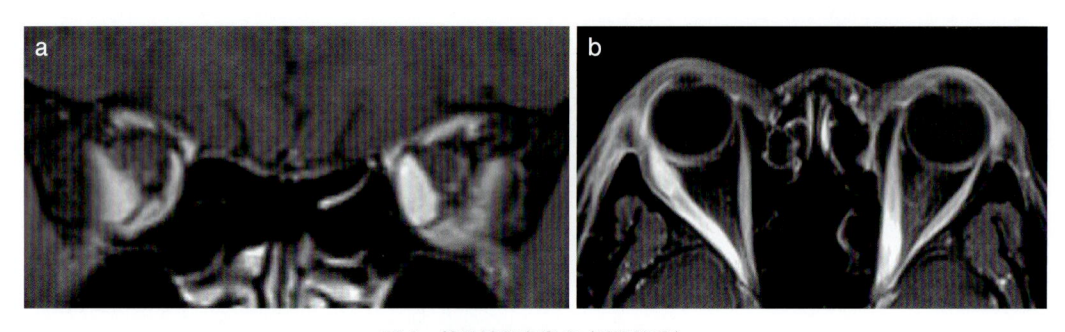

図 6　特発性眼窩炎症（外眼筋炎）
造影 T1 強調．**a**：冠状断．**b**：水平断．**a** および **b** にて右外直筋，左内直筋の肥大と造影効果を認める．同所見は筋腹よりも筋付着部に強い．

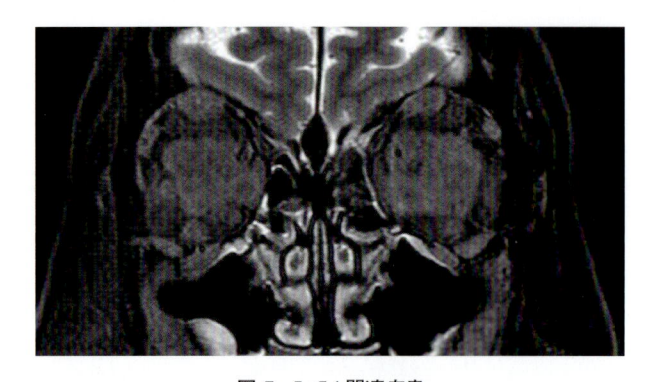

図 7　IgG4 関連疾患
T2 強調脂肪抑制画像にて涙腺，外眼筋，眼窩下神経の腫大を認める．　　　　（北里大学・石川　均先生のご厚意による）

ベースの脂肪抑制画像の一種で，髄液など比較的遅い水の流れを高信号で表す特徴があり，眼窩内の炎症性病変の描出に優れる．造影剤を用いずとも炎症の局在を評価することができる点で非常に有用であるが，陳旧性の炎症であっても高信号を呈することがあるので，必要に応じガドリニウム造影を併用することが望ましい．

　外傷歴がなく，急性発症の場合には眼窩の炎症性疾患を想定する．外眼筋の肥大を認めた場合には，甲状腺眼症，IgG4 関連疾患，外眼筋炎（特発性眼窩炎症）などが鑑別にあがる．

　甲状腺眼症は下直筋，内直筋に好発し，筋腹が肥大す

るのが典型である（**図5**）．一方，外眼筋炎は筋付着部から肥大することが多く（**図6**），疼痛を伴うことがしばしばある．IgG4関連疾患では涙腺や眼窩下神経の腫大を伴うことが多い（**図7**）．

■ ま と め

両眼複視の患者の診察では，まずは脳動脈瘤や脳血管障害のような緊急性の高い疾患を鑑別する必要がある．そのうえで，診察所見から疾患の局在を推察し，頭蓋内のみならず，必要に応じ眼窩内も含め適切な条件で撮像することにより，診断に近づくことができる．

文　　献

1) Campbell WW：DeJong's The Neurological Examination, Lippincott Williams & Wilkins, 2013
2) 橋本雅人：昨今の神経眼科の話題-- 神経眼科の進歩 画像（MRI, CT）．眼科 **64**；627-632, 2022
3) 橋本雅人：神経眼科のためのMRI画像診断．神眼 **29**：325-339, 2012
4) 山上明子，若倉雅登，井上賢治：特発性眼窩炎症の臨床像の検討．神眼 **33**：242-248, 2016

*　　　*　　　*

$\mathbf{Q}_4$　脂腺癌と霰粒腫の鑑別は

回答者　奥　拓明[*]

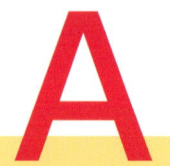

霰粒腫とは

　霰粒腫はマイボーム腺から発症する非感染性の肉芽腫性炎症である．マイボーム腺が何らかの原因で閉塞し，マイボーム腺内に分泌脂が貯留することにより生じる．症状は典型的には発赤で，疼痛の伴わない結節性腫瘤が眼瞼に発症し周囲に広がる．

　眼瞼皮膚まで炎症が及ぶと疼痛を伴うことがあり，眼瞼皮膚が菲薄化すると自壊することもしばしばある．好発年齢は幼児から高齢者までさまざまである．肉眼的所見としては，びまん性に赤く平坦に隆起する所見が典型的である（図1）．

- ■脂腺癌には見た目の異なる2パターンの肉眼的所見（nodular type と diffuse type）が存在する．
- ■霰粒腫をみたとき，高齢者の場合はとくに脂腺癌を念頭に置いて診察を行う．
- ■長期間治らない霰粒腫の場合は脂腺癌を疑い，生検による確定診断を行う．
- ■霰粒腫以外に治らない眼瞼炎などでも脂腺癌を疑う必要がある．

霰粒腫の治療

　霰粒腫の治療は，従来から外科的切除による肉芽腫の除去が数多く行われてきた．切開は皮膚よりアプローチする場合は水平方向に，結膜側よりアプローチする場合は垂直方向に切開し肉芽除去を行う．しかし，年齢，整容面などの理由により外科的治療ができないこともしばしばある．その場合は温罨法，ステロイドの点眼，局所注射などが有効であるが，治癒までに時間がかかることを説明する必要がある．

　ステロイド局所注射はトリアムシノロンを霰粒腫内に注射する．治癒率は80％程度であり，霰粒腫切除術と同等であるとされている[1]．しかし，ステロイドの点眼，局所注射は眼圧上昇などの副作用もあるため，漫然と使用しないようにする．

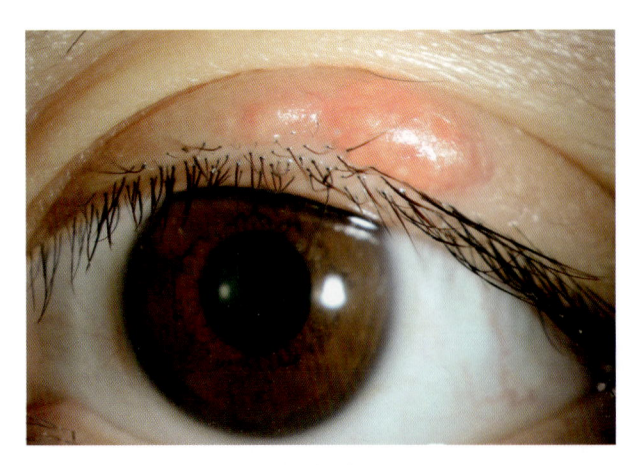

図1　霰粒腫の肉眼的所見
上眼瞼に発赤，疼痛の伴わない結節性腫瘤を認める．

＊Hiroaki Oku：京都府立医科大学大学院医学研究科視覚機能再生外科学
〔別刷請求先〕　奥　拓明：〒602-0841 京都市上京区河原町広小路上ル梶井町 465　京都府立医科大学大学院医学研究科視覚機能再生外科学

　　　0910-1810/24/¥100/頁/JCOPY

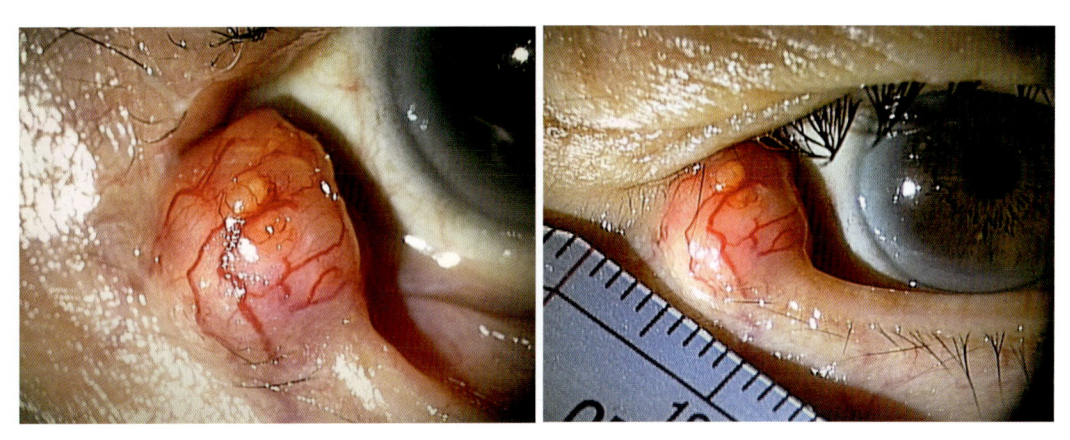

図2 脂腺癌（nodular type）の肉眼的所見
結節性の表面凹凸不整形の硬結腫瘤を示し，腫瘍細胞内の脂肪のため黄色を呈する．

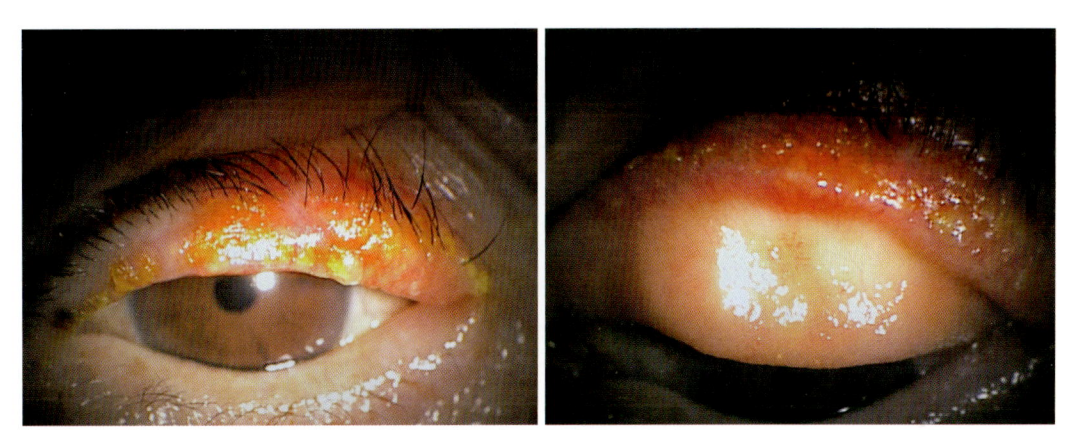

図3 脂腺癌（diffuse type）の肉眼的所見
びまん性に眼瞼肥厚を示し，眼瞼結膜炎・眼瞼炎様の所見を呈する．

脂腺癌とは

眼瞼脂腺癌は眼瞼部悪性腫瘍において基底細胞癌のつぎに多い腫瘍であり，マイボーム腺またはZeis腺より発生する悪性腫瘍である．マイボーム腺の多い上眼瞼に好発し，高齢者に多いが，中年での発症もしばしばみられる．脂腺癌は眼瞼腫瘍のなかでも予後が悪い腫瘍とされている．わが国の成績では切除後の局所再発率は6〜9%程度，転移率は7.9〜9%程度とされている[2,3]．そのため，術後の経過観察，遠隔転移の精査を半年に1回程度で行う必要がある．

脂腺癌の肉眼的所見はnodular typeとdiffuse typeに大別される．Nodular typeは結節性の表面凹凸不整形の硬結腫瘤を示し，腫瘍細胞内の脂肪のため黄色〜黄白色を呈することが多い（**図2**）．また，潰瘍，びらん，出血，睫毛の脱落などを同時に認める場合もある．

Diffuse typeはびまん性に眼瞼肥厚を示し，眼瞼結膜炎・眼瞼炎様の所見を呈する（**図3**）．

脂腺癌の治療

脂腺癌の治療は外科的切除が第一選択である．筆者の施設ではmarginを3〜5mmに設定し，断端陰性になるまで広範囲に切除している．欠損部した眼瞼には**表1**で示すような再建方法を駆使する必要がある．腫瘍が眼窩内に浸潤する場合は眼窩内容除去を選択する．

一方で，外科的手術以外の治療として放射線治療の効果は報告されており，手術不可能な症例や緩和療法時に選択される．しかし，単独では根治可能であるとのエビデンスはない．化学療法は現時点ではエビデンスのある抗癌剤は確立されていない．そのためなるべく早期に発見し，完全切除をめざす必要がある．

霰粒腫と脂腺癌の鑑別のポイント

脂腺癌は早期発見と切除が重要である．しかし，しば

表 1　欠損した眼瞼の再建方法

	切除範囲 上眼瞼 1/3 未満 下眼瞼 1/2 未満	切除範囲 上眼瞼 1/3 以上 下眼瞼 1/2 以上
前葉	単純縫縮＋外眥切開 Z 形成 Tenzel flap	1. 局所皮弁 2. 眼輪筋皮弁 3. 植皮 4. 動脈皮弁 (lateral orbital flap) 5. 遊離組織移植
後葉		1. 硬口蓋粘膜 2. 鼻中隔軟骨＋粘膜 3. 耳介軟骨＋粘膜 4. Hughes flap 5. 遊離瞼板移植
全層		1. 眼瞼全層弁 (switch flap, cutler-beard) 2. 眼瞼全層遊離複合移植

しば霰粒腫と誤診されて確定診断が遅れることがある[4]．Nodular type の脂腺癌は霰粒腫と diffuse type の脂腺癌は眼瞼炎と誤診されやすい．治らない霰粒腫，眼瞼炎，とくに高齢者の場合は常に脂腺癌を疑いながら診察を行う．

1．肉眼的所見

前述のとおり，脂腺癌の大半は結節性の腫瘤を示し，腫瘍細胞内の脂肪のため黄色〜黄白色を呈し，霰粒腫はびまん性に赤く平坦に隆起する所見が典型的である．しかし，なかには赤色の隆起性病変を呈する脂腺癌もあり，肉眼での判断が困難な場合もある．また，霰粒腫にみえるような症例でも，上眼瞼を翻転すると結膜側の瞼板から腫瘍の露出を認める場合もあるため，必ず確認する（図 4）．

治療の効果がなく，徐々に増大する腫瘤を認めた場合は，外科的切除と病理検査を行う必要がある．霰粒腫は腫瘤内に柔らかい粥状物である肉芽腫を認めるのに対

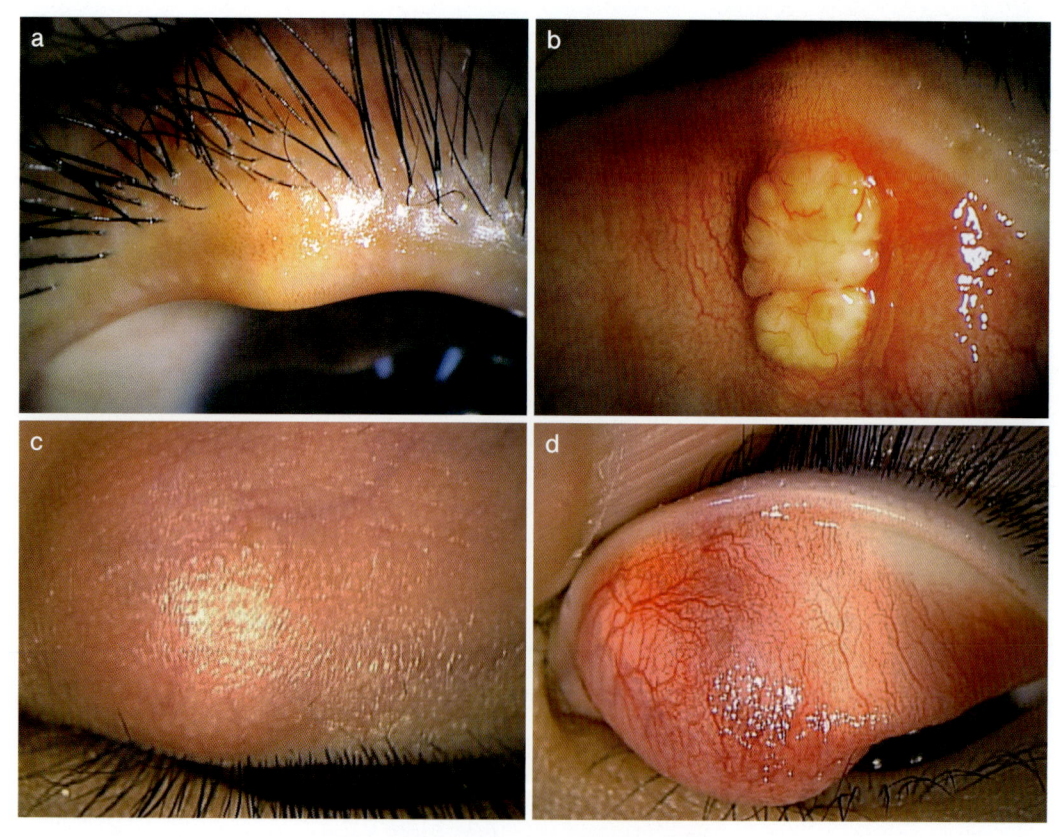

図 4　翻転し鑑別が可能な脂腺癌と霰粒腫
a，b：脂腺癌．**c，d**：霰粒腫．霰粒腫にみえるような場合でも，上眼瞼を翻転すると結膜側の瞼板から腫瘍の露出を認める．

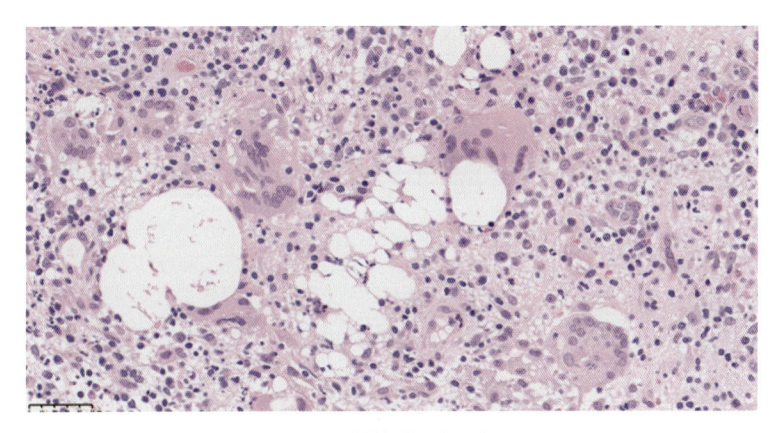

図 5　霰粒腫の病理像
マクロファージ，類上皮細胞，多核巨細胞，リンパ球の浸潤を伴う肉芽腫性炎症
の所見を呈する．

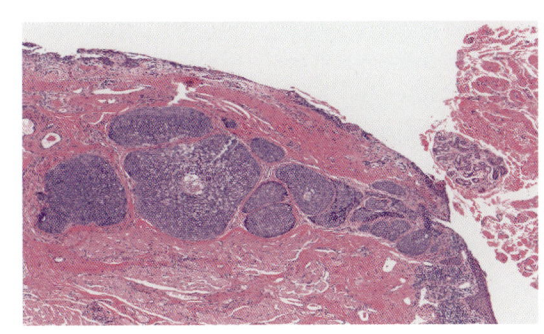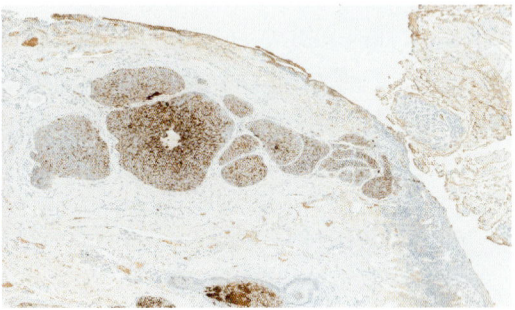

図 6　脂腺癌の病理像
a：HE 染色．**b**：Adipophilin 染色．泡沫状の胞対体と異形成を有する細胞の増殖を認め，免疫染色で adipophilin
陽性の腫瘍細胞を認める．

し，脂腺癌は硬い腫瘍組織であるため柔らかい粥状物を
認めることは少なく，術中判断でも鑑別は可能である．

2. 病理学的所見

　霰粒腫はマクロファージ，類上皮細胞，多核巨細胞，
リンパ球の浸潤を伴う肉芽腫性炎症の所見を呈する（**図
5**）のに対し，脂腺癌は泡沫状の胞体と異形成を有する
細胞の増殖を認め，免疫染色でadipophilin 陽性の腫瘍
細胞を認めることが特徴である（**図6**）．また，上皮内浸
潤である pagetoid spread を認める場合があり，脂腺癌
の予後にかかわるため，重要な所見となる．

文　献

1) Oawalla A, Lee V：A prospective randomized treatment study comparing three treatment options for chalazia：triamcinolone acetonide injections, incision and curettage and treatment with hot compresses. *Clin Exp Ophthalmol* **35**：706-712, 2007
2) Watanabe A, Sun MT, Pirbhai A et al：Sebaceous carcinoma in Japanese patients：clinical presentation, staging and outcomes. *Br J Ophthalmol* **97**：1459-1463, 2013
3) Goto H, Tsubota K, Nemoto R et al：Clinical features and prognosis of sebaceous carcinoma arising in the eyelid or conjunctiva. *Jpn J Ophthalmol* **64**：549-554, 2020
4) Shields JA, Demirci H, Marr BP et al：Sebaceous carcinoma of the eyelids：personal experience with 60 cases. *Ophthalmology* **111**：2151-2157, 2004

*　　　*　　　*

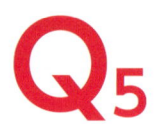 眼瞼内反症，睫毛内反症，睫毛乱生の鑑別は

回答者　城 野 美 保*

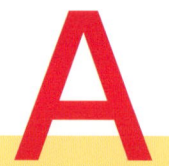

■小児では睫毛内反症，高齢者では眼瞼内反症，眼瞼縁の炎症や化学外傷などの既往がある場合は睫毛乱生がみられることが多い．
■睫毛内反症の特徴は，瞼板の回旋はないが皮膚が睫毛を眼表面側に押し上げていることである．
■眼瞼内反症の特徴は，瞼板が眼表面側に回旋しているために瞼板を下方に引くとそれ正常な位置に戻り，一時的に睫毛の接触がなくなるが，強く瞬目すると再度内反を認めることである．
■睫毛乱生の特徴は，瞼板の位置は正常であるが，異常な部位からの睫毛や眼表面側に向かって生える睫毛が眼表面に接していることである．
■定期的な睫毛抜去は根本的な解決にはならず，眼表面の障害を引き起こすため，適切に手術を検討する必要がある．

はじめに

　眼科外来において「睫毛が眼に入る」という主訴の患者は多い．また，「いつも涙目になる」「眼脂が出る」「異物感がある」「まぶしい」と訴える患者の睫毛が眼表面に接していることも少なくない．本稿では，睫毛が眼表面に接する代表的な疾患である睫毛内反症，眼瞼内反症，睫毛乱生について鑑別点をまとめた．

睫毛内反症

　瞼板の回旋はないが，下眼瞼牽引筋腱膜（lower eyelid retractors：LER）からの皮膚穿通枝が未発達であるため，皮膚が瞼縁を眼表面側に押して，睫毛が眼表面に接している状態である．上眼瞼，下眼瞼のどちらにも生じ，皮膚を用手的に引かないと瞼縁がみえないことも多い．基本的には先天性であり，わが国における0歳児の約半数に睫毛内反症を認める．3歳ごろまでは成長とともに所見の改善を認めることもあるが，6歳児の10％，高校生の2％には内反症が残存する[1]．小児期は睫毛が柔らかいため痛みを訴えないことも多いが，成長とともに睫毛の硬度が増し，高校生前後で徐々に眼痛を自覚して受診するケースも少なくない．症状や所見の改善には手術が必要である．とくに，睫毛の接触に伴う角膜上皮障害や高度な乱視を認め，これらが視力の発達に影響して弱視になるリスクが高い場合は積極的に手術を検討する必要がある．手術時期は，視力測定が可能となる3歳以降が望ましい．小児の場合は基本的に全身麻酔での手

術が必要になるが，患者の年齢によっては局所麻酔での手術も可能であるため，麻酔方法について本人や家族と相談する必要がある．

1．手 術 方 法

　代表的な術式はHotz変法（**図1**）と通糸埋没法である[2]．通糸埋没法は出血が少なく短時間で手術が終了するが，再発率はHotz変法と比較して高い．一方，Hotz変法では再発率は低いが，術中の出血や操作が埋没法と比較して多く，術後腫脹などもあるが，再発の少ないHotz変法が選択されることが多い．

*Miho Shirono：京都府立医科大学眼科学教室
〔別刷請求先〕　城野美保：〒602-8566 京都市上京区河原町通広小路上ル梶井町 465　京都府立医科大学眼科学教室

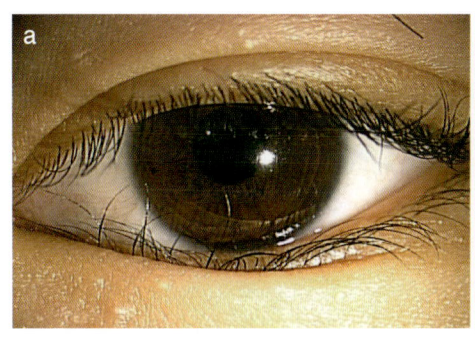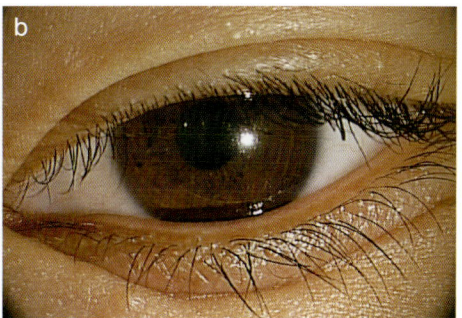

図 1 左下睫毛内反症
a：術前．**b**：Hotz 変法術後 3 カ月．

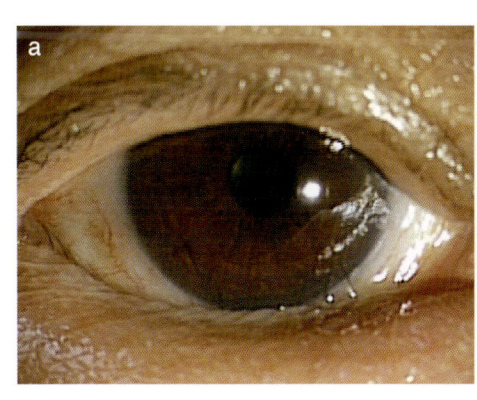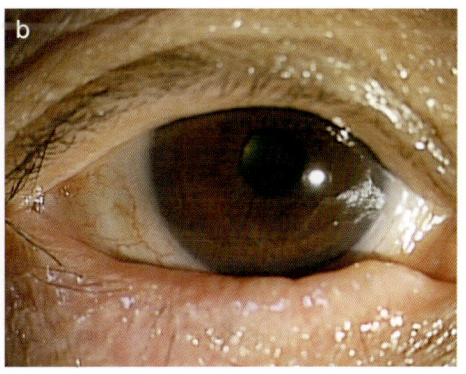

図 2 右下眼瞼内反症の確認
a：自然開瞼では下眼瞼が回旋し，睫毛が接眼している．**b**：下方に下眼瞼を引くと，一時的に瞼板位置が改善する．

2. 手術後に診察するうえでの注意点

症状や視力が改善しているか，内反症の再発があるかに注目して診察を行う．とくに，患者が小児の場合は屈折異常が隠れている場合があるため，角膜上皮障害が改善しても視力が改善しないようであれば通常の弱視治療を行う必要がある．

眼瞼内反症

加齢に伴い瞼板を下方に引いていた下眼瞼牽引筋腱膜（lower eyelid retractor：LER）が弛緩し，瞼板自体が眼表面側に回旋することで睫毛が接触している状態である．睫毛の物理的刺激により点状表角膜症や角膜びらんを生じることがある．日本における加齢による眼瞼内反症の有病率は 60 代では 1.7％，70 代では 3.2％，80 代では 4.7％であり[3]，加齢とともに増加する．両眼の場合もあるが，片眼のみに認める場合も少なくない．眼瞼内反症は下眼瞼皮膚を軽く指で下方に引いて瞼板を正常な位置に戻すと一時的に所見が改善するが，強く閉瞼すると再度瞼板は回旋するという特徴をもつ[4]（**図 2**）．ま

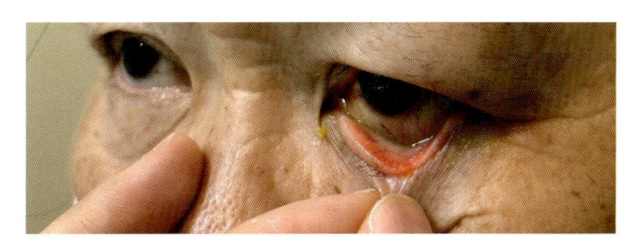

図 3 Pinch test
下眼瞼を指で軽く引くと眼表面から離れ，水平弛緩の程度がわかる．8 mm 以上で pinch test 陽性である．

た，眼瞼内反症は垂直方向の弛緩だけでなく，水平方向の弛緩も伴う．水平方向の弛緩の程度については下眼瞼皮膚をつまんで検者方向に皮膚を引き，どの程度瞼縁が眼表面から離れるか（pinch test）で確認できる（**図 3**）．

1. 治療方法

代表的な術式は Jones 変法（Kakizaki 法）（**図 4**）や埋没法である．Jones 変法は弛緩した LER を瞼板に前転し，瞼板の回旋を改善する術式である．水平方向の弛緩が強い場合は内反症手術だけでは再発，あるいは術後外

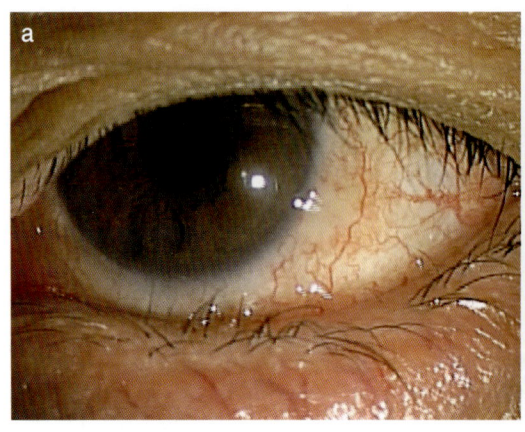
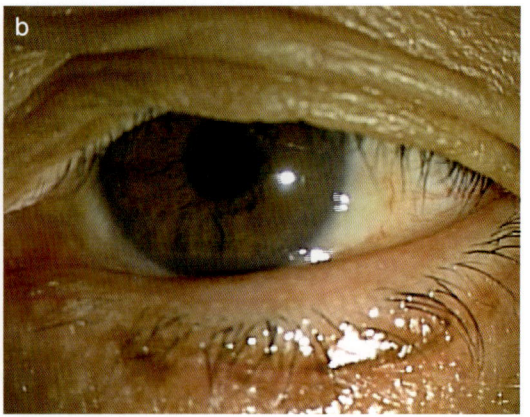

図 4 左下眼瞼内反症
a：術前. b：Jones 変法術後 3 カ月.

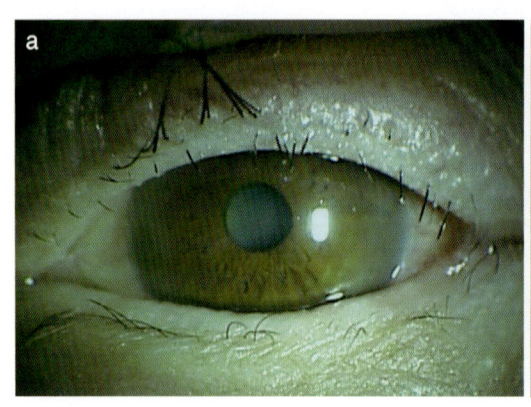
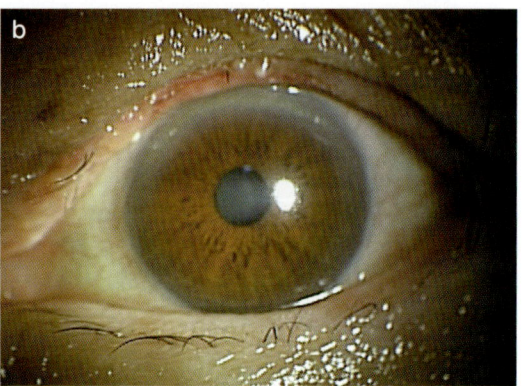

図 5 左上睫毛乱生
a：上眼瞼に睫毛乱生を認める. b：Lid splitting 術後 2 カ月.

反症をきたす可能性があるため，外眥下の骨膜に瞼板外側を縫合する lateral-tarsal strip や lateral-canthopexy などの併用を検討する[2]. 埋没法は短時間で施行でき，出血が少ないという利点はあるが再発しやすい.

2. 手術後に診察するうえでの注意点

術後外反が生じている場合は，前葉の切開部の瘢痕拘縮によるものが多いため，自然経過で改善することが多い. 外反を矯正するように 3M テープを下眼瞼に貼っておくと比較的早期に改善する.

術後に内反症の再発を生じている場合は再手術を検討する.

睫 毛 乱 生

異常な部位からの睫毛や眼表面側に向かって生える睫毛が眼表面に接触して羞明や流涙，異物感をきたしてい

る状態をいう. 眼瞼縁の炎症による marginal entropion[5] や熱傷および外傷による眼瞼の瘢痕，Stevens-Johnson 症候群などで生じる. 睫毛周囲に炎症があると毛根周囲の結合織が乱れ，結果として睫毛の向きも乱れることが原因である. 睫毛抜去で一時的に症状は改善するが，毛周期に合わせて再発してしまうため複数回の抜去が必要になる. また，抜去自体が炎症とさらなる睫毛乱生を引き起こすため，繰り返し抜去が必要な場合は手術を検討する必要がある.

1. 手 術 方 法

部分的な睫毛乱生に対しては睫毛根切除術が，広範囲な場合は lid splitting が適応となる[6]（**図 5**）. 両術式とも切開創は開放創で終了する. 術後に創の収縮で内反症になる患者もいるため，あらかじめ Hotz 変法などの内反症手術を併用する場合もある.

2. 手術後に診察するうえでの注意点

睫毛乱生の再発や内反症を認める場合があるため，睫毛の眼表面への接触の有無や角膜上皮障害を確認する．

文　　献

1) 細川寛子, 鄭　暁東, 高橋靖弘ほか：先天性睫毛内反症術後の角膜形状および角膜高次収差の変化. 日眼会誌 **125**：539-544, 2021
2) 渡辺彰英, 荒木美治：顕微鏡下眼形成手術, メディカルビュー社, 2013
3) 林憲吾, 大野京子, 森山無価ほか：退行性下限瞼内反症に対する水平方向の広範囲な埋没縫合法. 日眼会誌 **115**：529-534, 2011
4) 豊野哲也, 野田実香：高齢者の内反症：退行性下眼瞼内反症の診断と治療. あたらしい眼科 **39**：1311-1316, 2022
5) 柿崎裕彦：睫毛異常と眼瞼. あたらしい眼科 **36**：1049-1050, 2019
6) 大山泰司：加齢による内反症. 眼科グラフィック **10**：57-63, 2021

*　　　*　　　*

Q₆ 眼瞼下垂を診たときに鑑別すべき疾患は

回答者　**米田亜規子***

眼瞼下垂症と眼瞼皮膚弛緩症の違い

　まぶたの重さや開けにくさを主訴に受診する患者には，眼瞼下垂症と眼瞼皮膚弛緩症，あるいはその両方を認める場合がある．眼瞼下垂症とは，上眼瞼縁が下垂し角膜上方や瞳孔領まで覆うことで上方視野が遮られた状態をさす．一方，眼瞼皮膚弛緩症では上眼瞼皮膚が弛緩し，瞼縁より下方へ覆い被さるように垂れ下がることで上方や耳側の視野が遮られる（図1）.

　眼瞼下垂症を認める場合は，挙筋機能に応じて挙筋腱膜前転法や挙筋群短縮術，あるいは前頭筋吊り上げ術といった眼瞼下垂症手術を計画し，皮膚弛緩症の場合は余剰皮膚切除術を計画する．高齢者では両方を認めることも多く，どちらか一方のみに対する手術では症状の改善に乏しい場合もあるため，患者ごとの適切な診断と適切な術式選択が重要となる．

眼瞼下垂をみたときに鑑別すべき疾患

　まぶたの開けにくさを主訴として眼科受診する患者の多くは加齢性眼瞼下垂や眼瞼皮膚弛緩症であるが，先天眼瞼下垂や顔面神経麻痺，重症筋無力症，動眼神経麻痺などの場合もある．これらの疾患では，加齢性眼瞼下垂や眼瞼皮膚弛緩症とは治療法や術式選択が異なる場合や，治療時に疾患特有の注意を要する場合もある．

　そのため一見，加齢性眼瞼下垂や眼瞼皮膚弛緩症にみえるような症例であっても，以下に紹介するような疾患を見逃さないよう正確に鑑別を行う必要がある．

A

■ 眼瞼下垂を診た際は，加齢性眼瞼下垂や眼瞼皮膚弛緩症のほかに，本稿にあげるような種々の鑑別疾患の可能性を考慮して問診や診察所見を行う．

■ 眼瞼下垂の原因疾患により想定される手術術式が異なる場合や，手術が第一選択にならない場合もあるため，正確な術前診断がきわめて重要である．

■ 問診では，眼瞼下垂の発症時期や進行速度，日内変動の有無，既往歴，外眼/内眼手術歴，外傷歴，コンタクトレンズ装用歴などを確認する．

■ 眼瞼下垂の診察では，挙筋機能を必ず測定する．挙筋機能が乏しい場合は，先天眼瞼下垂や重症筋無力症，動眼神経麻痺，外眼筋線維症などの可能性を念頭において鑑別を進める．

■ 斜視や眼球運動障害を伴う場合では，眼瞼下垂により患者が両眼複視を自覚していない場合もあるので，眼瞼挙上による複視出現の有無を確認する．

1. 先天眼瞼下垂

　生下時から片側あるいは両側の眼瞼下垂を認める場合は，先天眼瞼下垂を疑う．同疾患は挙筋機能（levator function：LF）が生下時から弱い，あるいはほとんどないことが特徴であり，診察時に眉毛代償や顎挙上がみられる．小児では形態覚遮断弱視のリスクを考慮し視機能検査も併施する．

　挙筋機能が乏しい先天眼瞼下垂では，通常の挙筋腱膜前転法や挙筋群短縮術では十分な眼瞼挙上を得ることが困難な場合が多く，また小児では手術時期に迷う場合も

*Akiko Yoneda：聖隷浜松病院眼形成眼窩外科
〔別刷請求先〕　米田亜規子：〒430-8558 静岡県浜松市中央区住吉2-12-12　聖隷浜松病院眼形成眼窩外科

0910-1810/24/¥100/頁/JCOPY

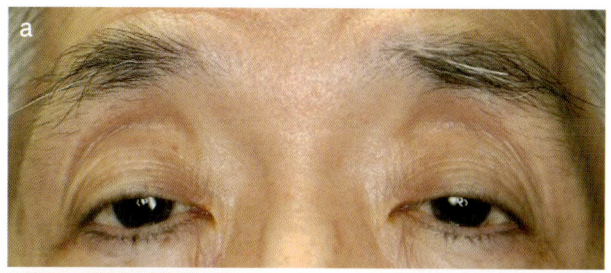
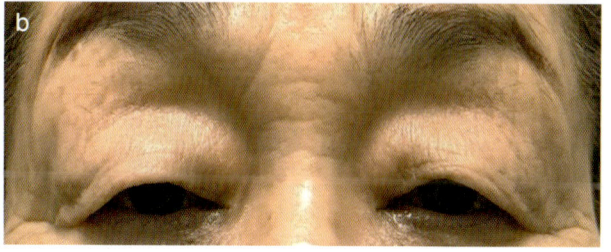

図1 眼瞼下垂症と眼瞼皮膚弛緩症の違い

a：眼瞼下垂症．上眼瞼縁が瞳孔領にかかる程度まで下垂している．**b**：眼瞼皮膚弛緩症．上眼瞼縁よりも眼瞼皮膚が下方へ視界を遮るように覆い被さっている．

少なくない．筆者の病院では，弱視のリスクが高い場合は3歳未満でもナイロン糸による前頭筋吊り上げ術を検討し，視機能発達に影響のない程度であれば3歳以降を目安としてゴアテックスシートを用いた前頭筋吊り上げ術を検討する．

2. 顔面神経麻痺

片側の眼瞼下垂が主訴である場合，通常は代償性に患側の眉毛高がより高くなるが，患側の眉毛下垂を認める場合には顔面神経麻痺の可能性を疑う．同疾患を疑う場合はマスクをはずしてもらい顔面全体を診察し，鼻唇溝や口角の左右差も確認する．同疾患では眼瞼下垂のほかにも，兎眼，閉眼不全，外反症，角膜障害などを認めることがあり，これらによる流涙，眼痛，視力低下の訴えが伴うことも珍しくない．眉毛下垂に対しては眉毛挙上術を検討するが，上記のようにさまざまな症状が重複する場合には，流涙に対する兎眼矯正術や角膜障害に対する点眼・軟膏による加療の併施も検討する（**図2**）．

3. 重症筋無力症

眼瞼下垂を訴える患者には，日内変動の有無だけでなく，いつからどんな症状を自覚しているかを必ず問診する．重症筋無力症でみられる眼瞼下垂では，夕方になるほど眼瞼下垂が増悪するという日内変動のほかに，加齢性眼瞼下垂では考えにくいような寛解や増悪を繰り返す

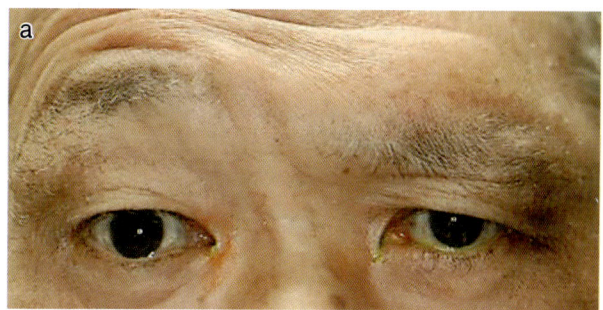
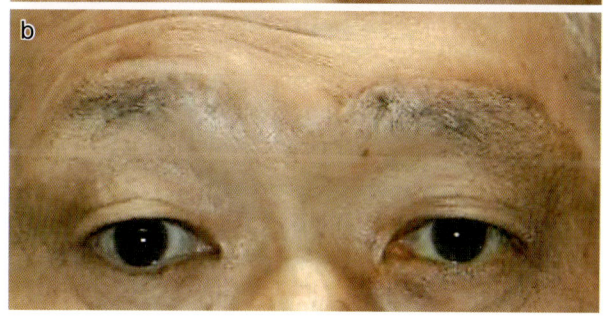

図2 顔面神経麻痺

a：左眉毛下垂およびそれに伴う上眼瞼皮膚弛緩を認める．同症例では下眼瞼下垂と涙液メニスカスの上昇もみられ，流涙症状を認めた．**b**：左眉毛挙上術および左兎眼矯正術後（術後9カ月）．眉毛下垂と下眼瞼下垂の改善を認め，流涙症状も改善した．

経過や，症状の進行が月単位や週単位など比較的速い経過，さらに眼瞼下垂と前後して複視も生じる経過をみることがあり，こういったエピソードがあれば重症筋無力症を鑑別にあげる．同疾患を疑う場合は，アイスパックテスト（**図3**）や抗アセチルコリン受容体抗体価を測定[1]し，これらが陽性となれば神経内科へ紹介し精査を進める．

同疾患の診断が確定した場合，ステロイド内服などの内科的治療により眼瞼下垂が改善することも多いが，内科的治療が無効である場合には挙筋機能や前頭筋機能に応じて眼瞼下垂症手術も検討する．斜視や眼球運動障害を認める患者のなかには，眼瞼下垂により複視を自覚せずにすんでいる患者もいるため，眼瞼下垂症手術後に複視症状が出現するリスクも念頭において，術前に眼球運動障害の有無を評価する．前頭筋機能も低下している場合には前頭筋吊り上げ術による眼瞼挙上も困難になるため，前頭筋吊り上げ術を計画する際には前頭筋機能も確認しておく．

4. 動眼神経麻痺

眼瞼下垂に患側の外斜視や眼球運動制限，瞳孔不同（患側の散瞳）を伴う場合は，動眼神経麻痺を疑う．原

因が明らかでない場合は，脳動脈瘤や脳梗塞などの可能性も考慮し MRI 検査や脳神経外科への紹介を検討する．

　過去の手術や外傷，虚血性疾患など発症原因が明らかで原因疾患に対してすでに治療が行われている場合には，麻痺性の眼瞼下垂に対しては自然経過による改善がみられる場合もあるため，通常は発症から半年程度の経過観察を行う．長期間経過しても改善を認めない場合は，斜視治療とともに眼瞼下垂症についても手術を検討するが，この際も眼瞼挙上により複視が顕在化するリスクを考慮する必要がある．

5. 眼瞼けいれん

　眼瞼けいれんは瞬目の制御異常で生じる局所ジストニ

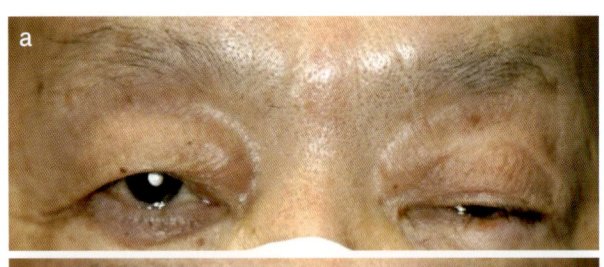
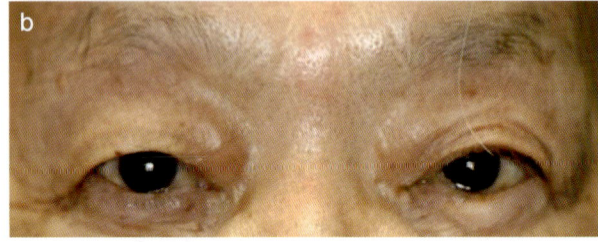

図 3　重症筋無力症に対するアイスパックテスト
a：アイスパックテスト前．左眼に重度の眼瞼下垂を認める．**b**：アイスパックテスト後．眼瞼下垂の著明な改善を認める．

アの一種と考えられている[2]が，患者はまぶたが開けにくい，開けているのが辛いことを主訴に受診することが多く，実際にはドライアイや眼瞼下垂として経過観察されていることも珍しくない．眼瞼けいれんの患者では，眉毛が眼窩上縁より低くなる Charcot 徴候や，鼻根部の横皺や眉間の縦皺が深く入るのが特徴で，羞明を訴えることも多い．重度になると開瞼困難による機能的失明に至る場合もある．

　同疾患を疑う場合には，瞬目負荷テストを行い，瞬目異常が検出され陽性となれば眼瞼けいれんと診断する．眼瞼けいれんの治療としてはボツリヌス治療を検討する．内服薬や羞明に対する遮光眼鏡の処方が有効な場合もあり[3]，向精神薬や睡眠導入薬などによる薬剤性の眼瞼けいれんが疑われた場合には，薬剤調整の可否について処方科への相談を検討する[4]．

6. 甲状腺眼症

　甲状腺眼症では眼球突出や眼瞼腫脹，上眼瞼後退，眼球運動障害などを認めるが，上眼瞼後退が片側性の場合，患者は眼瞼の左右差から対側の眼瞼下垂を主訴として受診する場合がある．甲状腺眼症で上眼瞼後退を生じている場合は，下方視させると Graefe 徴候（下眼瞼が下降せず角膜上方の強膜が露出する）を認める（**図 4**）．甲状腺眼症が疑われる場合には，甲状腺ホルモンなどの各種検査による精査を進める．

7. Horner 症候群

　Horner 症候群では交感神経遠心路が障害されること

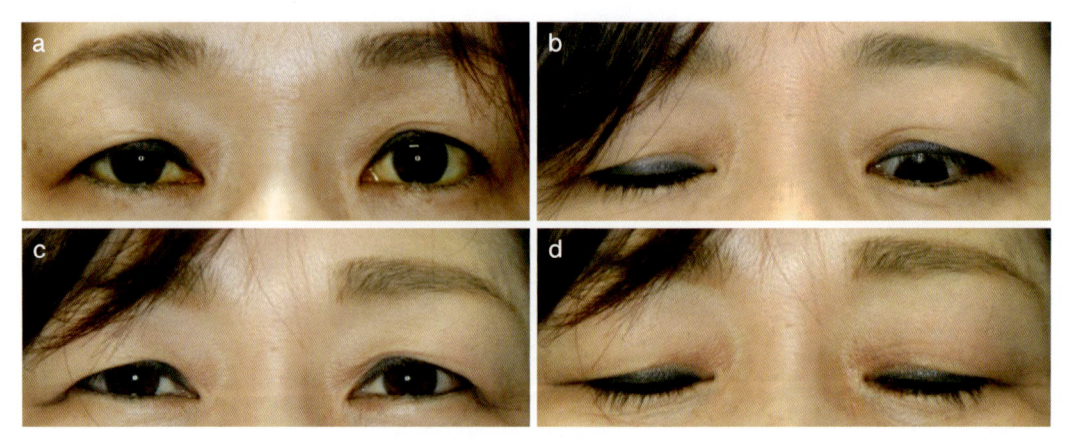

図 4　甲状腺眼症
a：初診時．右眼の眼瞼下垂を主訴に来院．**b**：初診での下方視時左 Graefe 徴候を認める．**c**：初診から 1 年半後．経過観察で眼瞼高の左右差は消失している．**d**：下方視時の Graefe 徴候も認めない．

で縮瞳，眼瞼下垂，眼瞼裂狭小，無汗症などの臨床所見を呈する[5]．加齢性の眼瞼下垂との鑑別には，眼瞼下垂のみならず同側の縮瞳や眼瞼裂狭小も認める点を見逃さないことが重要である．同疾患を疑う場合は，1％アプラクロニジン塩酸塩点眼による薬剤点眼試験（**図5**）が有効である．

　脳幹梗塞や肺尖部・縦隔腫瘍など致命的な疾患を含むさまざまな原因に随伴して発症することもあるため，同疾患を疑った場合は原因疾患の検索のため他科への紹介を迅速に行う[6]．

8. 慢性進行性外眼筋麻痺

　緩徐進行性の眼瞼下垂で挙筋機能が乏しく，外斜視や眼球運動障害を伴う場合には，重症筋無力症のほかに同疾患も鑑別にあがる．同疾患は母系遺伝などの家族性を認めることがあり，骨格筋生検および遺伝子解析によるミトコンドリア DNA の病的変異を確認することで診断が確定する[7]．同疾患による眼瞼下垂では挙筋機能の低下を認めるため，患者ごとの挙筋機能に応じて術式を選択する．

■ ま と め

　眼瞼下垂には，挙筋腱膜前転法や挙筋短縮術のような眼瞼下垂症手術では十分な眼瞼挙上を得られない症例や，眼瞼下垂が全身疾患に随伴する一症状である症例，さらに眼瞼挙上により複視が顕在化するリスクを有する症例など，さまざまなケースが含まれている．本稿にあげたような鑑別疾患を念頭におき日頃の眼瞼下垂診療を行うことで，ただ眼瞼下垂症手術を計画するのではなく，個々の症例ごとに最適な治療方針を模索し続けることが重要である．

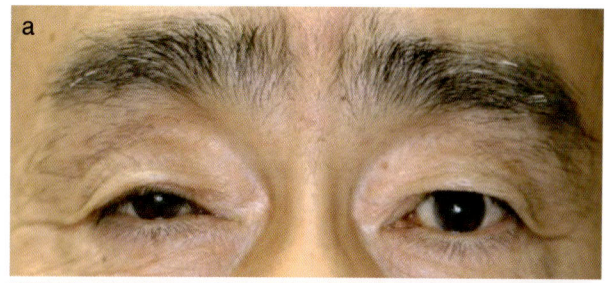
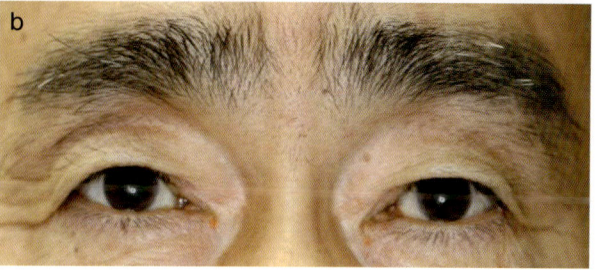

図5　Horner 症候群　1％アプラクロニジン点眼による点眼負荷試験
a：点眼前．右眼瞼下垂および右下眼瞼縁の上昇による眼瞼裂狭小，右縮瞳を認める．b：点眼後30分．左眼と比較し右瞳孔の散大（瞳孔不同の逆転），右眼瞼下垂と瞼裂狭小の改善を認める．右眉毛代償も改善している．

文　　献

1）江本博文，清澤源弘，藤野　貞：重症筋無力症．神経眼科　第4版　臨床のために，p234-237，医学書院，2023
2）若倉雅登：眼瞼ジストニア（眼瞼けいれん）の概念と診断．眼科 **50**：895-901，2008
3）三村　治：眼瞼痙攣に対する遮光レンズの効果．眼科 **63**：465-471，2021
4）若倉雅登：全身薬による眼瞼や眼球運動の障害．あたらしい眼科 **35**：1359-1363，2018
5）原　直人：Horner 症候群 up date．*Brain Medical* **24**：59-65，2012
6）米田亜規子，上田幸典，外園千恵：Horner 症候群による片側性の眼瞼下垂症を発症し肺癌縦隔転移の診断に至った症例．あたらしい眼科 **39**：682-684，2022
7）林　孝雄：慢性進行性外眼筋麻痺．外眼部アトラス（野田実香，渡辺彰英編），p388-389，総合医学社，2019

*　　　　*　　　　*

前房蛋白測定装置
レーザーフレアーメーター® コーワ FM-600α

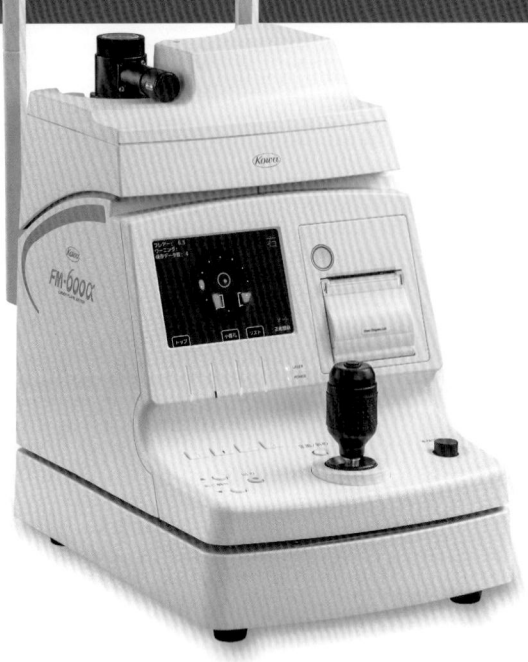

コーワ FM-600αは、クラスⅠレーザー製品です。

販　売　名：コーワ FM-600α
クラス分類：管理医療機器（クラスⅡ）　特定保守管理医療機器
一般的名称：房水・フレアセルアナライザ
認　証　番　号：302AGBZX00042000

炎症の発見や経過観察、術後炎症の評価、
患者様への治療経過説明、アドヒアランス向上に
レーザーフレアーメーター

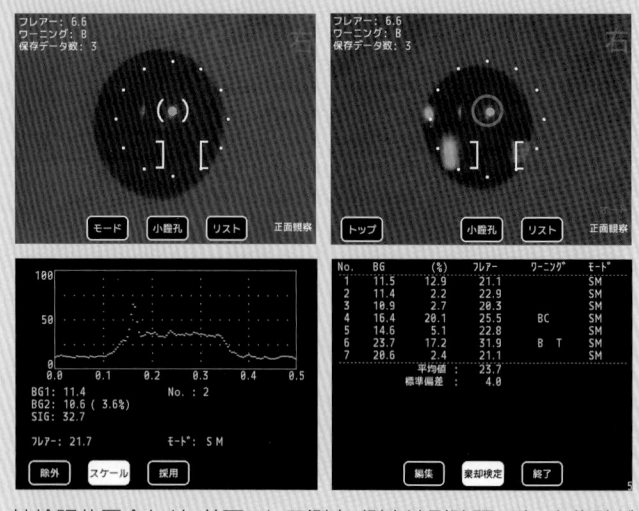

被検眼位置合わせ、前房フレア測定、測定波形確認、データ集計が
簡単操作で行えます。

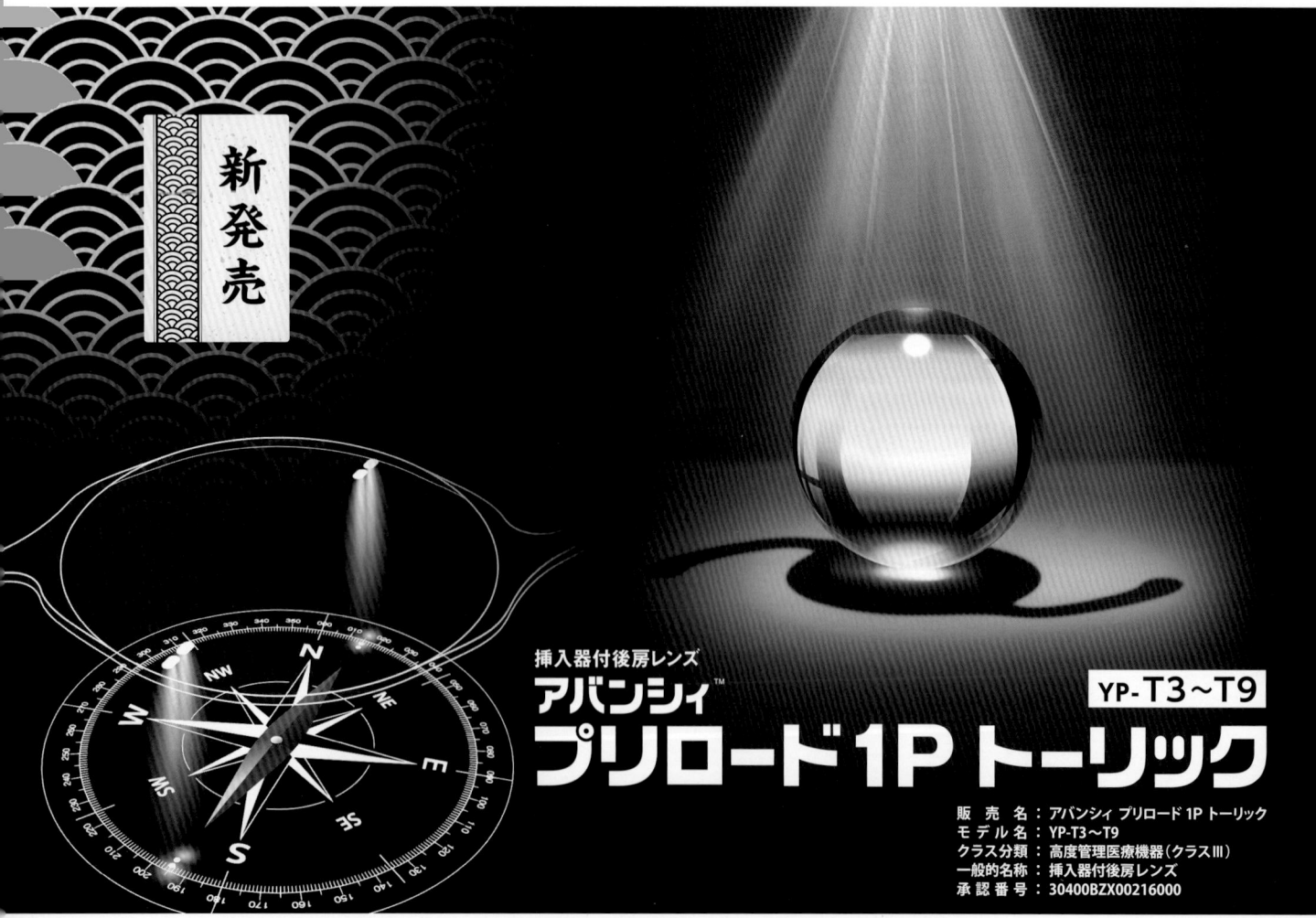

新発売

挿入器付後房レンズ
アバンシィ™ プリロード 1P トーリック

YP-T3〜T9

販　売　名：アバンシィ プリロード 1P トーリック
モデル名：YP-T3〜T9
クラス分類：高度管理医療機器（クラスⅢ）
一般的名称：挿入器付後房レンズ
承認番号：30400BZX00216000

製造販売元
Kowa 興和株式會社
東京都中央区日本橋本町三丁目4-14　URL：https://www.kowa.co.jp

BAUSCH + LOMB
See better. Live better.

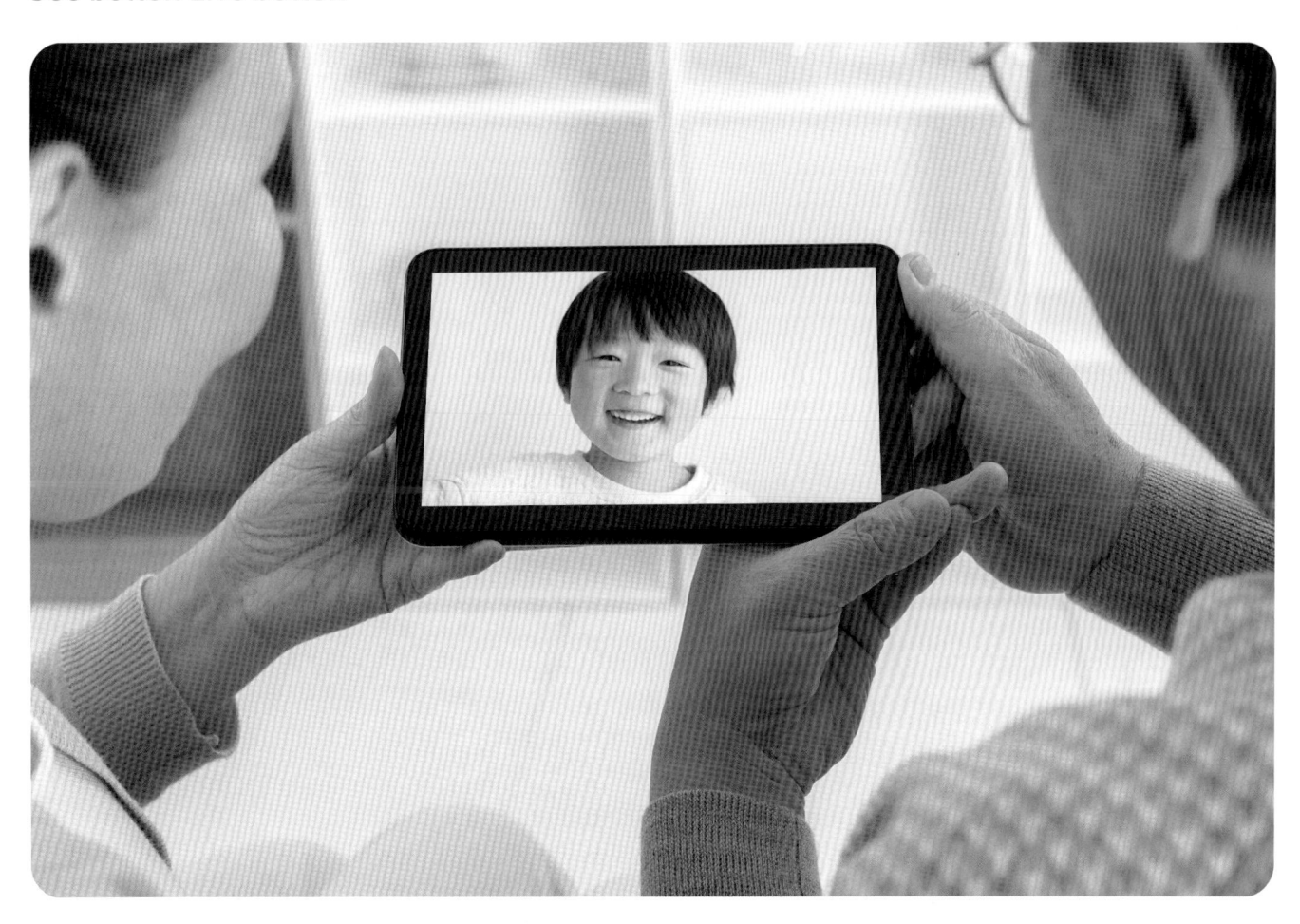

見まもる喜び、会える楽しみ。

その思いを確かな研究成果が支える
「オキュバイト プリザービジョン2」

距離があっても、成長が観られるって、素晴らしい。
なんだか毎日が輝きます。

力強いまなざしを支えてくれるのは日々の食事です。
その上で、医師とも相談しながら、
加齢のリスクに賢く対処する知恵が求められます。

確かな研究*から生まれたプリザービジョン2。
将来を見まもる人のために。

*出典　The Age-Related Eye Disease Study 2. Research Group. Lutein + zeaxanthin and omega-3 fatty acids for age-related macular degeneration The Age-Related Eye Disease Study 2. Randomized Clinical Trial. JAMA. 2013 May 15; 309(19): 2005-2015

ルテイン・ゼアキサンチン、抗酸化ビタミン、
亜鉛、銅を配合するサプリメント

ボシュロム オキュバイト
プリザービジョン2

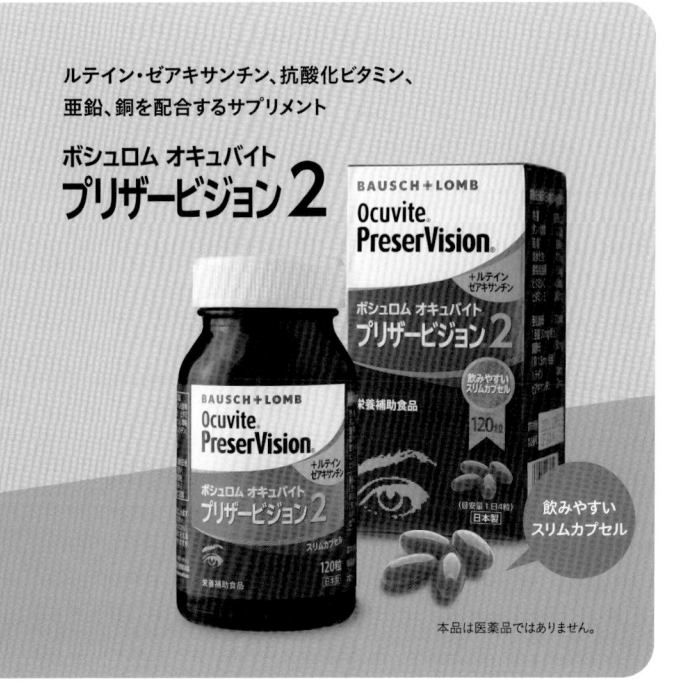

飲みやすい
スリムカプセル

本品は医薬品ではありません。

ボシュロム・ジャパン株式会社　本社・東京営業所：〒140-0013 東京都品川区南大井6-26-2 大森ベルポートB館　TEL：(03) 5763-3861（代）　**www.ocuvite.jp**

2021年11月作成

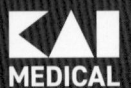

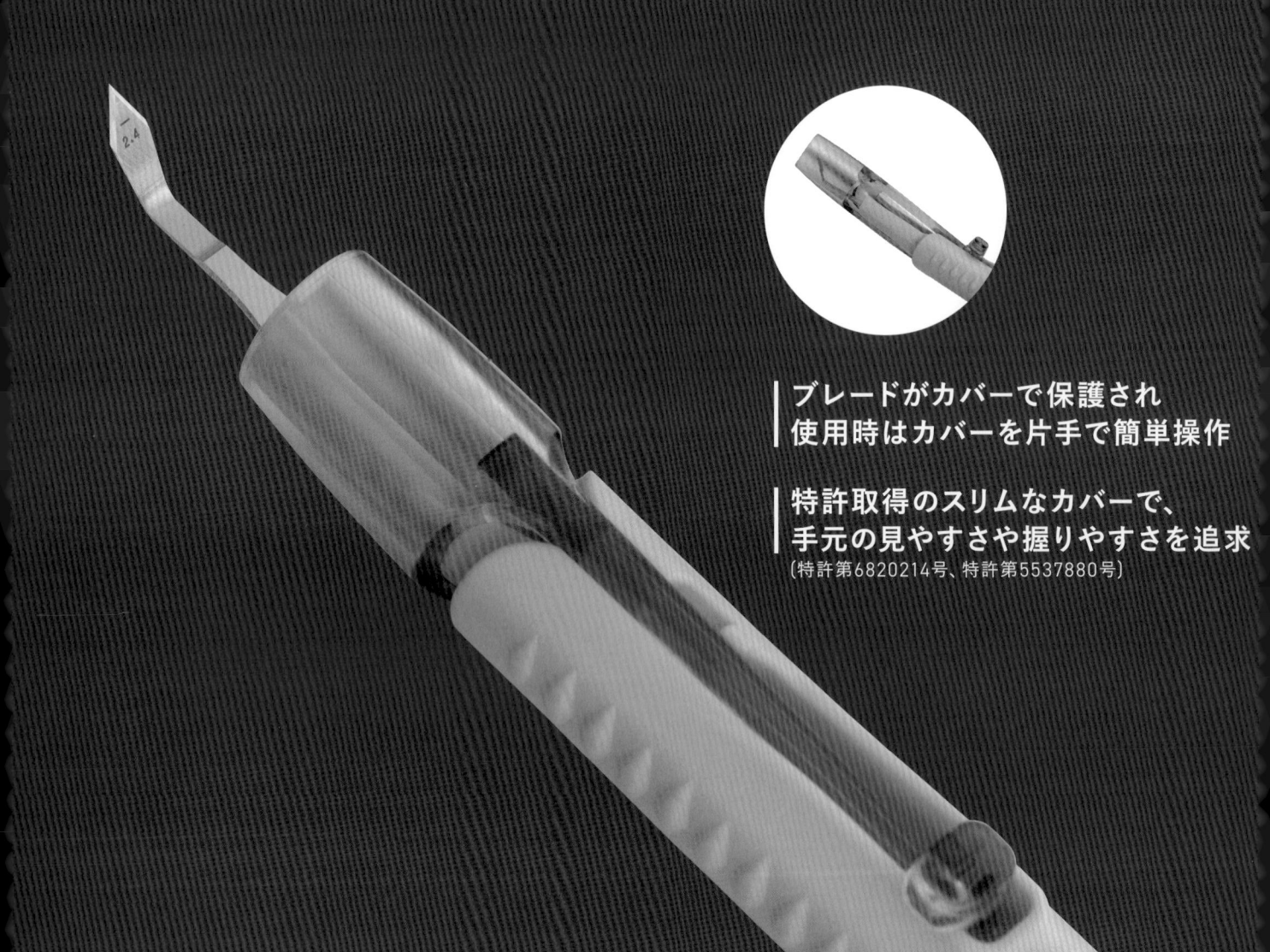

■投 稿 規 定

(1) 眼に関する基礎，臨床ならびに関連領域の論文で他誌に発表されていないものにかぎります．

(2) 人を対象とした臨床研究に関する論文は，臨床研究法を遵守し，世界医師会ヘルシンキ宣言（1964年6月）に則り行われたことを「対象および方法」で明記し，被験者に対し，あらかじめ起こりうる事態の可能性を説明し，本人の自由意志による同意（informed consent）を得たことを記載してください．なお，動物を実験対象にした研究は，動物愛護の観点から十分な配慮をしてください．所属施設の動物委員会の承認を記載してください．

(3) 当該研究につきましては，Institutional Review Board（IRB）または倫理委員会による適切な審査を受け承認を得て行ったことを，あるいは，承認は不要であると判断した根拠を「対象および方法」で明記してください．なお，「症例報告」では上記の事項は不要です．

(4) 症例報告の日付は，個人が特定できないと判断される場合でも年月までの記載にとどめてください．

(5) 利益相反につきましては，「日本眼科学会における公表の基準細則」に基づき，利益相反関係を掲載論文の末尾に記載してください．

(6) 論文の採否は，査読者の意見を参考として，編集委員会で決定いたします．また，必要に応じて修正，加筆などをお願いする場合もあります．とくに，**英文抄録**は雑誌の基準に沿って，大幅な訂正をお願いする場合もあります．

(7) 掲載論文の**著作権**は（株）メディカル葵出版（ただし，学会原著の場合は当該学会と当社）に帰属します．投稿に際しては，著作権譲渡同意書に著者全員の自筆署名をして原稿に添付してください（書類がない場合は「あたらしい眼科」編集部へ請求してください）．

(8) 原稿の執筆は執筆要領に準拠してください．

(9) 掲載論文は，4頁以内に収めますので，本文4,000字以内，図・表はあわせて5点以内とします．本文，文献，図・表の説明などはパソコンで作成してください．1行の文字数は40字，1頁の行数は25行とし，原稿の余白に通し番号を付してください．また，文献は15個以内に収めてください．

(10) 要約本文は本誌のスタイルに統一してください．具体的には，方法と結果を簡潔に述べていただくこととしますが，必要に応じて目的と考按を付加してください．論文内容の評価などは読者にまかせることとし，要約本文では省略してください．

(11) 英文要約を上記の本文とは別に，タイトル，著者名，所属名のほか，150ワード以内で，ワープロを用いて（行間はダブルスペースで）作成してください．

(12) 原稿は本文，文献，図・表などすべてを含め，プリントアウトした原稿を2部お送りください．

(13) 論文の採用が決定した後，**完全原稿のデジタルデータ（写真・図・表含む）とプリントした原稿1部**を提出してください．

(14) 原稿は原則として返却いたしません．写真，図などで返却ご希望のものは，その旨原稿に明記してください．

(15) **掲載料は無料です．**

■執 筆 要 領

・論文は，**題名，著者名，所属**（正式名称），**日本語要約**（400字以内），**英文要約，キーワード，本文，文献，別刷請求先**の順序で記述してください．

・題名は日本語，英語両方でお願いします．

・キーワードは日本語，およびそれに対応する英語を，それぞれ5個以内で付してください．

・別刷請求先を日本語，英語両方で明記してください．

・英文要約は投稿規定（11）を参照してください．

☆本　　文

(1) 内容は，簡潔明瞭に，また専門用語以外は常用漢字，新かなづかいに従って記述してください．

(2) できるかぎり，一般的でない略語は使用しないでください．略語を使用する際は，初出時に必ずフルスペルを併記してください（要約でも同様です）．

(3) 地名・人名・学名は原語のまま用い，薬品名は一般名を使用し，商品名はカッコ内に（……®）として示してください．

(4) 数量の単位はcm，m*l*，*μ*g，g，℃などを，数字はアラビア数字を用いてください．

☆図（写真）・表

(1) 図（写真）・表にはタイトルと説明文を記載してください．

(2) 写真は手札判以上で印画紙など光沢のあるものにプリントしたものを添付してください（印刷物からの複写は避けてください）．
カラー掲載をご希望の場合は，デジタルデータとカラープリント（印画紙など）をお送りください．

(3) 電顕写真など原寸大をご希望の場合は，その旨明記してください．

(4) 図は印刷用にトレースしなおしますので，はっきりと描いてください．

(5) **引用による写真・図・表などはあらかじめ著作権者の了解を得てください．その際，原著者との許諾交渉は筆者側でお願いいたします．**

☆文　　　献

(1) 文献は以下の基準に基づいて引用してください．①印刷中の文献の引用は可です．②投稿中の文献および講演のみの文献の引用は不可です．ただし，投稿中の文献は掲載証明があれば可です．

(2) 文献は出現順に本文末に一括し，本文中には右肩に当該番号をつけてください．

(3) 著者名は最初の3名までを列記し，以後は"ほか"または"et al"と略してください．

(4) 雑誌の略名は，洋誌は"Index Medicus"，和誌は"日本医学雑誌略名表"に準拠してください．

(5) 雑誌は，
　　著者名：論文名．誌名　巻：頁-頁，発行年
　　単行本は，
　　著者名：項目名．書名（編者名），巻，頁-頁，発行所，発行地，発行年
　　（ただし，和書の場合は発行地は不要です）．

■校　　　正

著者校正は原則として1回行いますが，大幅な訂正はご遠慮ください．共著の場合は校正担当者を明記してください．

■掲載誌と別刷

掲載論文には，掲載誌を1部，別刷を20部贈呈いたします．別刷をそれ以上ご希望の場合は50部単位で実費で作製します．

■原稿送付先（原稿は書留便にてお送りください）

㈱メディカル葵出版「あたらしい眼科」編集部

〒113-0033　東京都文京区本郷2-39-5　片岡ビル5階

電話（03）3811-0544　　FAX.（03）3811-0637

あたらしい眼科　Vol. 41　臨時増刊号　2024
Journal of the Eye　（通巻 525 号）

知っておきたい眼科鑑別診断 Q&A

外園千恵　大野京子　古泉英貴
佐藤美保　榛村重人　園田康平
辻川明孝　中野　匡　山上　聡
根岸貴志　渡辺彰英
編集

2024 年 12 月 15 日発行 ⓒ
定価 9,350 円 本体 8,500 円＋税 10%　（送料実費）

編集主幹	外園千恵
編 集 委 員	大野京子　古泉英貴　佐藤美保
	榛村重人　園田康平　辻川明孝
	中野　匡　山上　聡　（五十音順）
編集スタッフ	山田　耕・髙橋真人・吉池夕紀

発 行　株式会社 **メディカル葵出版**
　　　　代 表 者 山 田　耕
　　　　〒113-0033 東京都文京区本郷 2-39-5　片岡ビル 5 階
　　　　TEL. (03) 3811-0544 (代)　FAX. (03) 3811-0637
　　　　URL：http://www.medical-aoi.co.jp
　　　　振替口座 00100-5-69315
印刷所　**(株)教 文 堂**　〒162-0804 東京都新宿区中里町 27

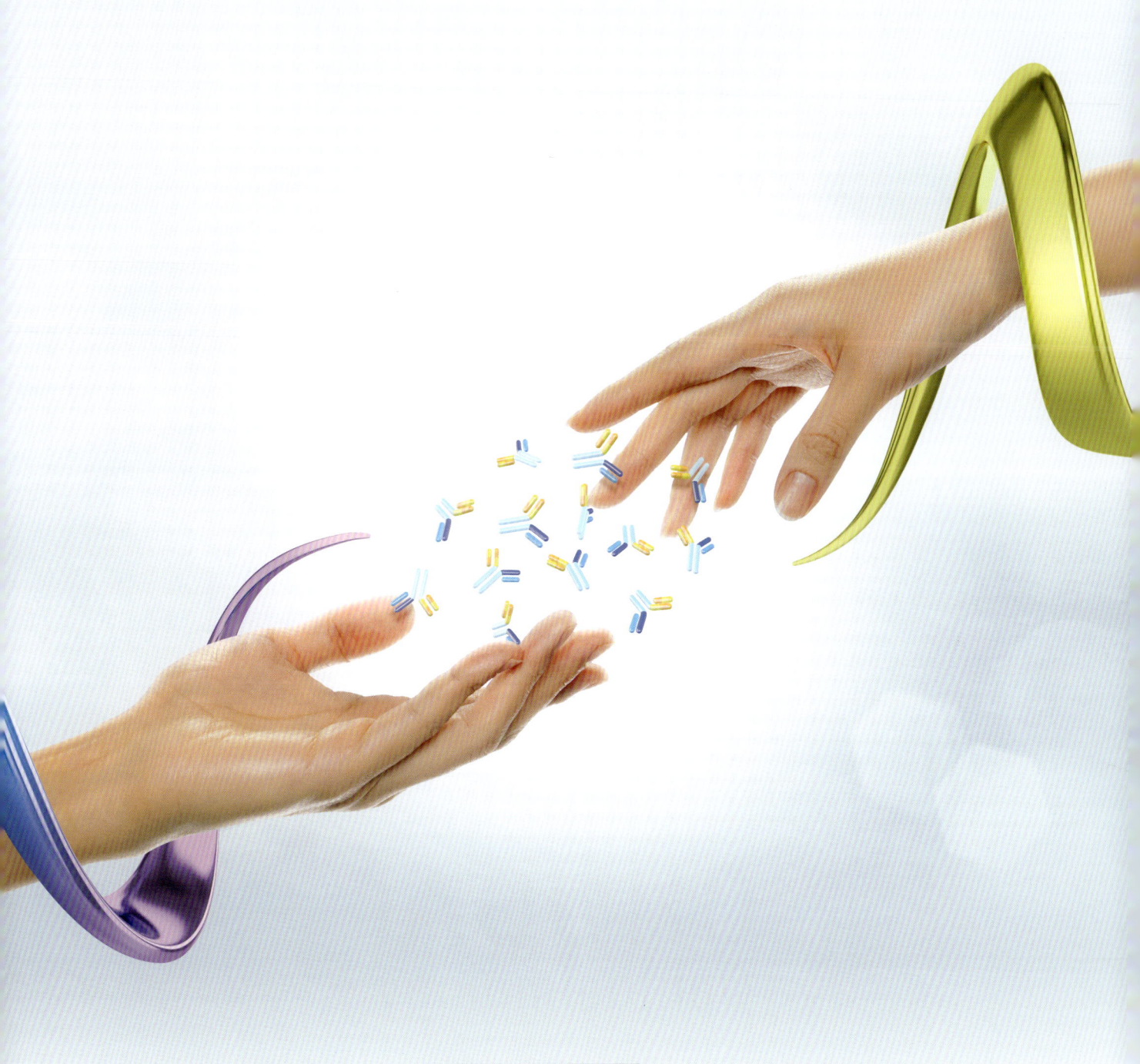

 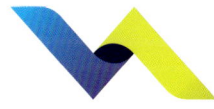

見えるを、
いつまでも。

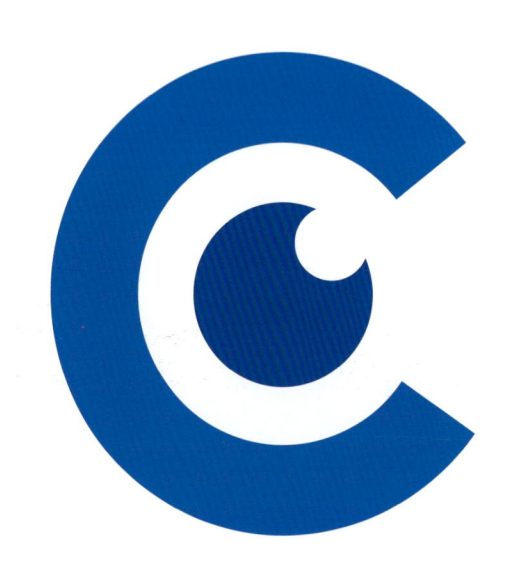

CHUGAI
Ophthalmology

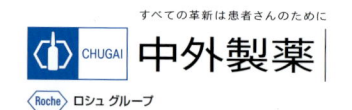
2023年4月作成